2021
中国卫生健康统计年鉴

国家卫生健康委员会　编

中国协和医科大学出版社
北　京

图书在版编目（CIP）数据

中国卫生健康统计年鉴．2021 / 国家卫生健康委员会编．—北京：中国协和医科大学出版社，2021.10
ISBN 978-7-5679-1835-1

Ⅰ．①中…　Ⅱ．①国…　Ⅲ．①卫生统计－统计资料－中国－ 2021 －年鉴　Ⅳ．① R195.1-54

中国版本图书馆 CIP 数据核字（2021）第 186946 号

2021 中国卫生健康统计年鉴

编　　者：国家卫生健康委员会
策划编辑：杨　帆
责任编辑：高淑英
封面设计：许晓晨
责任校对：张　麓
责任印制：张　岱

出版发行：中国协和医科大学出版社
（北京市东城区东单三条9号　邮编100730　电话010-65260431）
网　　址：www.pumcp.com
经　　销：新华书店总店北京发行所
印　　刷：北京联兴盛业印刷股份有限公司

开　　本：880mm×1230mm　1/16
印　　张：26.5
字　　数：700千字
版　　次：2021年10月第1版
印　　次：2021年10月第1次印刷
定　　价：198.00元

ISBN 978-7-5679-1835-1

《中国卫生健康统计年鉴》编辑委员会

《中国卫生健康统计年鉴》编辑工作人员

编者说明

一、《中国卫生健康统计年鉴》是一部反映中国卫生健康事业发展情况和居民健康状况的资料性年刊。本书收录了全国及31个省、自治区、直辖市卫生健康事业发展情况和目前居民健康水平的统计数据，以及历史重要年份的全国统计数据。本书为《中国卫生健康统计年鉴》2021卷，收编的内容截至2020年年底。

二、全书分为16个部分，即医疗卫生机构、卫生人员、卫生设施、卫生经费、医疗服务、基层医疗卫生服务、中医药服务、妇幼保健与计划生育、人民健康水平、疾病控制与公共卫生、居民病伤死亡原因、食品安全与卫生健康监督、医疗保障、人口指标，另附主要社会经济指标、世界各国卫生状况。各章前设简要说明及主要指标解释，简要说明主要介绍本章的主要内容、资料来源、统计范围、统计方法以及历史变动情况。

三、资料来源

（一）本资料主要来自年度卫生健康统计报表，一部分来自抽样调查。

（二）人口和社会经济数据摘自《中国统计年鉴》以及公安部、教育部、民政部统计资料，基本医疗保险数据摘自国家医保局，各国卫生状况数据摘自世界卫生组织《世界卫生统计》和全球卫生观察站数据库。

四、统计口径

（一）除行政区划外，书中所涉及的全国性统计数据均未包括香港特别行政区、澳门特别行政区和台湾省数据。

（二）由于修订《国家卫生健康统计调查制度》，适当调整了医疗卫生机构和人员的统计口径，导致1996年、2002年、2007年、2013年机构和人员数变动较大，2013年起医疗卫生机构及人员数包括原卫生计生部门主管的计划生育技术服务机构。

（三）村卫生室的机构、人员和诊疗人次分别计入医疗卫生机构总数、卫生人员总数、总诊疗人次数中（村卫生室不再单独统计）。

五、统计分组

（一）机构类别：医疗卫生机构分为医院、基层医疗卫生机构、专业公共卫生机构、其他机构四类。医院包括综合医院、中医医院、中西医结合医院、民族医院、各类专科医院和护理院，不包括专科疾病防治院、妇幼保健院和疗养院；基层医疗卫生机构包括社区卫生服务中心（站）、乡镇(街道)卫生院、村卫生室、门诊部、诊所(医务室)；专业公共卫生机构包括疾病预防控制中心、专科疾病防治机构、健康教育机构、妇幼保健机构、急救中心（站）、采供血机构、卫生监督机构、计划生育技术服务机构；其他医疗卫生机构包括疗养院、医学科研机构、医学在职教育机构、医学考试中心、人才交流中心、统计信息中心等卫生健康事业单位。

（二）登记注册类型：分为公立、非公立医疗卫生机构。公立医疗卫生机构包括登记注册类型为国有和集体办的医疗卫生机构；非公立医疗卫生机构包括联营、股份合作、私营、台港澳投资和外国投资等医疗卫生机构。

医院按登记注册类型分为公立医院和民营医院，公立医院指经济类型为国有和集体办的医院，民营医院指公立医院以外的其他医院，包括联营、股份合作、私营、台港澳投资和外国投资等医院。

（三）主办单位：以医疗机构登记注册为依据，分为政府办、社会办和私人办。政府办医疗卫生机构包括卫生健康行政部门和教育、民政、公安、司法等政府机关主办的医疗卫生机构；社会办医疗卫生机构包括企业、事业单位、社会团体和其他社会组织办。

（四）东、中、西部地区：东部地区包括北京、天津、河北、辽宁、上海、江苏、浙江、福建、山东、广东、海南11个省、直辖市；中部地区包括山西、吉林、黑龙江、安徽、江西、河南、湖北、湖南8个省；西部地区包括内蒙古、重庆、广西、四川、贵州、云南、西藏、陕西、甘肃、青海、宁夏、新疆12个省、自治区、直辖市。

（五）城乡：1949～1984年以前医疗卫生机构及其床位和人员按城市、农村分组，1985～2004年按市、县分组，2005年起按城市、农村分组。城市包括直辖市区和地级市辖区，农村包括县及县级市，乡镇卫生院及村卫生室计入农村。

六、符号使用说明："空格"表示无数字，"…"表示数字不详，"-"表示不需填报。

国家卫生健康委统计信息中心

目　　录

一、医疗卫生机构

简要说明

一、本章主要介绍全国及31个省、自治区、直辖市医疗卫生机构数，主要包括各级各类医院、基层医疗卫生机构、专业公共卫生机构和其他医疗卫生机构数与医院等级情况，按床位数分组的医院、乡镇卫生院和社区卫生服务中心数等。

二、本章数据来源于卫生资源统计年报。

三、医疗卫生机构分类

1. 机构类别：医疗卫生机构分为医院、基层医疗卫生机构、专业公共卫生机构、其他医疗卫生机构四类。

2. 登记注册类型：分为公立、非公立医疗卫生机构。公立医疗卫生机构包括登记注册类型为国有和集体办的医疗卫生机构；非公立医疗卫生机构包括联营、股份合作、私营、台港澳投资和外国投资等医疗卫生机构。

3. 按主办单位分为政府办、社会办和私人办。政府办包括卫生健康（原卫生计生）、教育、民政、公安、司法等行政部门办的医疗卫生机构，社会办包括企业、事业单位、社会团体和其他社会组织办的医疗卫生机构。

4. 按分类管理分为非营利性和营利性医疗卫生机构。

5. 按城乡分，城市包括直辖市区和地级市辖区，农村包括县及县级市，乡镇卫生院及村卫生室计入农村。按市县分，市包括直辖市区、地级市区和县级市，县包括自治县和旗。

四、统计口径调整

1. 村卫生室数计入卫生机构总数中（不再单独统计）。

2. 2002年起，医疗卫生机构数按卫生或工商、民政部门登记注册数统计，1949～2001年医疗卫生机构数按卫生或其他行政部门批准成立数统计。

3. 2002年起，按照行业管理原则，医疗卫生机构总数不再包括国境卫生检疫所、高中等医学院校、药品检验所（室）和由各级计生委批准设立的计划生育指导中心。

4. 2013年起，医疗卫生机构总数包括原卫生计生部门主管的计划生育技术服务机构，2013年以前医疗卫生机构数不包括原人口计生部门主管的计划生育技术服务机构数。

5. 1996年起，依据《医疗机构管理条例》将个体开业人员改称私人诊所计入卫生机构，当年医疗卫生机构总数增加较多（包括13万所私人诊所）。

主要指标解释

医疗卫生机构　指从卫生健康行政部门取得《医疗机构执业许可证》，或从民政、工商行政、机构编制管理部门取得法人单位登记证书，为社会提供医疗保健、疾病控制、卫生监督服务或从事医学科研和医学在职培训等工作的单位。医疗卫生机构包括医院、基层医疗卫生机构、专业公共卫生机构、其他医疗卫生机构。

医院　包括综合医院、中医医院、中西医结合医院、民族医院、各类专科医院和护理院，不包括专科疾病防治院、妇幼保健院和疗养院。

中医医院　指中医（综合）医院和中医专科医院，不包括中西医结合医院和民族医院。

专科医院　包括口腔医院、眼科医院、耳鼻喉科医院、肿瘤医院、心血管病医院、胸科医院、血液病医院、妇产（科）医院、儿童医院、精神病医院、传染病医院、皮肤病医院、结核病医院、麻风病医院、职业病医院、骨科医院、康复医院、整形外科医院、美容医院等其他专科医院，不包括中医专科医院、各类专科疾病防治院和妇幼保健院。

公立医院 指经济类型为国有和集体的医院。

民营医院 指经济类型为国有和集体以外的医院，包括联营、股份合作、私营、台港澳投资和外国投资等医院。

基层医疗卫生机构 包括社区卫生服务中心（站）、街道卫生院、乡镇卫生院、村卫生室、门诊部、诊所（医务室）。

专业公共卫生机构 包括疾病预防控制中心、专科疾病防治机构、妇幼保健机构、健康教育机构、急救中心（站）、采供血机构、卫生监督机构、卫生健康部门主管的计划生育技术服务机构。不包括传染病院、结核病医院、血防医院、精神病医院、卫生监督（监测、检测）机构。

其他医疗卫生机构 包括疗养院、临床检验中心、医学科研机构、医学在职教育机构、医学考试中心、人才交流中心、统计信息中心等卫生事业单位。

医院等级 由卫生健康（原卫生计生）行政部门评定，级别分为一级、二级、三级、未定级，等次分为甲、乙、丙、未定等，是反映医院规模和医疗水平的综合指标。

联合办村卫生室 指由两个或多个乡村医生联合办、执业（助理）医师与乡村医生联合办的村卫生室。

1-1-1 医疗卫生机构数

年份	合计	医院	综合医院	中医医院	专科医院	基层医疗卫生机构	社区卫生服务中心（站）	乡镇卫生院	村卫生室	门诊部（所）	专业公共卫生机构数	疾病预防控制中心	专科疾病防治院（所/站）	妇幼保健院（所/站）	卫生监督所（中心）
1950	8915	2803	2692	4	85					3356		61	30	426	
1955	67725	3648	3351	67	188					51600		315	287	3944	
1960	261195	6020	5173	330	401			24849		213823		1866	683	4213	
1965	224266	5330	4747	131	339			36965		170430		2499	822	2910	
1970	149823	5964	5353	117	385			56568		79600		1714	607	1124	
1975	151733	7654	6817	160	543			54026		80739		2912	683	2128	
1980	180553	9902	7859	678	694			55413		102474		3105	1138	2745	
1985	978540	11955	9197	1485	938			47387	777674	126604		3410	1566	2996	
1990	1012690	14377	10424	2115	1362			47749	803956	129332		3618	1781	3148	
1991	1003769	14628	10562	2195	1345			48140	794733	128665		3652	1818	3187	
1992	1001310	14889	10774	2269	1376			46117	796523	125873		3673	1845	3187	
1993	1000531	15436	11426	2298	1438			45024	806945	115161		3729	1872	3115	
1994	1005271	15595	11549	2336	1440			51929	813529	105984		3711	1905	3190	
1995	994409	15663	11586	2361	1445			51797	804352	104406		3729	1895	3179	
1996	1078131	15833	11696	2405	1473			51277	755565	237153		3737	1887	3172	
1997	1048657	15944	11771	2413	1488			50981	733624	229474		3747	1893	3180	
1998	1042885	16001	11779	2443	1495			50071	728788	229349		3746	1889	3191	
1999	1017673	16678	11868	2441	1533			49694	716677	226588		3763	1877	3180	
2000	1034229	16318	11872	2453	1543	1000169		49229	709458	240934	11386	3741	1839	3163	
2001	1029314	16197	11834	2478	1576	995670		48090	698966	248061	11471	3813	1783	3132	
2002	1005004	17844	12716	2492	2237	973098	8211	44992	698966	219907	10787	3580	1839	3067	571
2003	806243	17764	12599	2518	2271	774693	10101	44279	514920	204468	10792	3584	1749	3033	838
2004	849140	18393	12900	2611	2492	817018	14153	41626	551600	208794	10878	3588	1583	2998	1284
2005	882206	18703	12982	2620	2682	849488	17128	40907	583209	207457	11177	3585	1502	3021	1702
2006	918097	19246	13120	2665	3022	884818	22656	39975	609128	212243	11269	3548	1402	3003	2097
2007	912263	19852	13372	2720	3282	878686	27069	39876	613855	197083	11528	3585	1365	3051	2553
2008	891480	19712	13119	2688	3437	858015	24260	39080	613143	180752	11485	3534	1310	3011	2675
2009	916571	20291	13364	2728	3716	882153	27308	38475	632770	182448	11665	3536	1291	3020	2809
2010	936927	20918	13681	2778	3956	901709	32739	37836	648424	181781	11835	3513	1274	3025	2992
2011	954389	21979	14328	2831	4283	918003	32860	37295	662894	184287	11926	3484	1294	3036	3022
2012	950297	23170	15021	2889	4665	912620	33562	37097	653419	187932	12083	3490	1289	3044	3088
2013	974398	24709	15887	3015	5127	915368	33965	37015	648619	195176	31155	3516	1271	3144	2967
2014	981432	25860	16524	3115	5478	917335	34238	36902	645470	200130	35029	3490	1242	3098	2975
2015	983528	27587	17430	3267	6023	920770	34321	36817	640536	208572	31927	3478	1234	3078	2986
2016	983394	29140	18020	3462	6642	926518	34327	36795	638763	216187	24866	3481	1213	3063	2986
2017	986649	31056	18921	3695	7220	933024	34652	36551	632057	229221	19896	3456	1200	3077	2992
2018	997433	33009	19693	3977	7900	943639	34997	36461	622001	249654	18033	3443	1161	3080	2949
2019	1007579	34354	19963	4221	8531	954390	35013	36112	616094	266659	15958	3403	1128	3071	2869
2020	1022922	35394	20133	4426	9021	970036	35365	35762	608828	289542	14492	3384	1048	3052	2934

注：①村卫生室数计入医疗卫生机构数中；② 2008 年，社区卫生服务中心（站）减少的原因是江苏省约 5000 家农村社区卫生服务站划归村卫生室；③ 2002 年起，医疗卫生机构数不再包括高中等医学院校本部、药检机构、出入境卫生检疫所和非卫生部门举办的计划生育指导站；④ 2013 年起，医疗卫生机构数包括原计生部门主管的计划生育技术服务机构；⑤ 1996 年以前，门诊部（所）不包括私人诊所。

1-1-2　2020年各地区医疗卫生机构数

地区	合计	医院							基层医疗卫生机构						
		小计	综合医院	中医医院	中西医结合医院	民族医院	专科医院	护理院	小计	社区卫生服务中心	社区卫生服务站	街道卫生院	乡镇卫生院	村卫生室	门诊部
总　计	**1022922**	**35394**	**20133**	**4426**	**732**	**324**	**9021**	**758**	**970036**	**9826**	**25539**	**539**	**35762**	**608828**	**29709**
东　部	388555	13816	7449	1658	272	5	3828	604	368279	4651	15244	103	9063	209201	18395
中　部	319457	10506	5918	1474	234	10	2772	98	303899	2734	5316	310	11265	208284	7240
西　部	314910	11072	6766	1294	226	309	2421	56	297858	2441	4979	126	15434	191343	4074
北　京	10599	651	226	163	45	2	208	7	9675	346	1619			2472	1259
天　津	5838	424	274	54	2		93	1	5258	128	509	5	138	2196	697
河　北	86939	2244	1517	262	47		413	5	83972	340	1119	2	1996	60183	834
山　西	41140	1420	673	217	35		487	8	39224	234	778	259	1310	26800	559
内蒙古	24549	777	377	126	13	96	159	6	23277	338	862		1257	13030	588
辽　宁	34131	1359	726	191	17	2	407	16	32174	394	915	23	1024	17567	959
吉　林	25616	812	419	122	10	3	252	6	24424	234	68	1	760	9638	1438
黑龙江	20461	1126	740	168	9	4	201	4	18653	465	180	7	966	10385	1018
上　海	5897	398	176	21	11		126	64	5291	331	783			1169	1232
江　苏	35747	1996	989	156	41		518	292	32703	568	2090	6	999	15020	2552
浙　江	34400	1429	591	189	35		535	79	32376	495	4238	11	1058	11300	2418
安　徽	29391	1388	823	155	44		331	35	27400	375	1494	5	1356	15710	1279
福　建	28105	695	377	88	9	1	213	7	26902	231	475		890	17120	1409
江　西	36716	858	532	117	14		191	4	35214	183	413	5	1589	27440	453
山　东	84872	2640	1468	335	39		705	93	81126	592	1830	48	1514	53523	1650
河　南	74644	2205	1314	375	61		439	16	71339	501	1151	7	2020	57003	908
湖　北	35447	1048	560	123	24	2	326	13	33852	355	790	22	1121	23199	895
湖　南	56042	1649	857	197	37	1	545	12	53793	387	442	4	2143	38109	690
广　东	55900	1700	934	176	16		534	40	53069	1163	1516	8	1167	25887	5039
广　西	33875	733	404	107	20	5	189	8	32149	184	141		1265	19298	476
海　南	6127	280	171	23	10		76		5733	63	150		277	2764	346
重　庆	20922	859	448	134	57		208	12	19838	221	336	10	816	9815	469
四　川	82793	2435	1494	260	30	38	602	11	79491	460	599	33	4283	54202	785
贵　州	28880	1378	962	111	23	8	271	3	27138	280	563	47	1330	20162	264
云　南	26626	1445	910	170	19	4	335	7	24592	214	448	23	1372	13582	465
西　藏	6939	172	112	1	1	47	11		6632	9	5		679	5277	9
陕　西	34983	1218	751	166	16		278	7	33208	270	418	10	1525	22976	508
甘　肃	26204	705	373	117	30	17	167	1	24597	211	458	2	1366	16419	85
青　海	6407	215	119	14	6	37	38	1	6018	34	244		411	4473	95
宁　夏	4574	218	137	31	3	1	46		4247	38	193		205	2172	59
新　疆	18158	917	679	57	8	56	117		16671	182	712	1	925	9937	271

1-1-2 续表

	专业公共卫生机构									其他医疗卫生机构					
诊所（医务室、护理站）	小计	疾病预防控制中心	专科疾病防治院（所、站）	健康教育所（站）	妇幼保健院（所、站）	急救中心（站）	采供血机构	卫生监督所（中心）	计划生育技术服务机构	小计	疗养院	医学科研机构	医学在职培训机构	统计信息中心	其他
259833	**14492**	**3384**	**1048**	**174**	**3052**	**484**	**606**	**2934**	**2810**	**3000**	**135**	**167**	**292**	**95**	**2311**
111622	4760	1042	436	54	948	244	193	872	971	1700	68	89	121	49	1373
68750	4351	1056	465	34	968	138	175	946	569	701	31	36	117	15	502
79461	5381	1286	147	86	1136	102	238	1116	1270	599	36	42	54	31	436
3979	105	29	20		18	13	5	18	2	168		30	6	9	123
1585	87	22	8		18	7	6	20	6	69	2	8	9		50
19498	641	188	11	2	187	12	18	179	44	82		1		4	77
9284	440	132	8	10	129	11	23	127		56	5	4	3		44
7202	434	120	29	25	114	9	18	117	2	61	3	4	3	2	49
11292	466	108	54		89	9	15	49	142	132	8	2	2		120
12285	314	67	54	3	70	9	20	44	47	66	6	3	4	2	51
5632	626	147	74		131	15	30	135	94	56	3	5	8	3	37
1776	107	19	16	1	19	12	8	17	15	101	4	9	9	4	75
11468	658	118	39	6	116	54	31	109	185	390	12	9	24	15	330
12856	401	103	14	1	92	57	25	99	10	194	12	5	32	6	139
7181	481	121	43	4	123	19	25	105	41	122	4	11	19	4	84
6777	403	98	22		95	12	9	88	79	105	5	8	15	1	76
5131	564	152	110	8	114	15	20	111	34	80	4	5	3		68
21969	889	192	109	2	160	18	24	145	239	217	13	5	16	3	180
9749	909	180	21	7	163	50	24	182	282	191	7	6	65	1	112
7470	479	112	73	1	101	16	17	107	52	68		1	14	4	49
12018	538	145	82	1	137	3	16	135	19	62	2	1	1	1	57
18289	897	137	130	32	130	44	48	147	229	234	11	12	8	7	196
10785	942	121	32	1	105	4	34	125	520	51	5	11		4	31
2133	106	28	13	10	24	6	4	1	20	8	1				7
8171	149	41	12	4	41		12	39		76	4		5	3	64
19129	716	210	22	13	202	22	52	191	4	151	3	7	8	16	117
4492	322	100	5		99	8	31	75	4	42	2	2	4		34
8488	532	150	27	9	147	44	17	136	2	57	6	10	7	2	32
653	134	82			43		7	2		1			1		
7501	463	119	7	8	118	5	11	114	81	94	4	6	24	2	58
6056	867	102	9	12	99	4	18	94	529	35	5	2	2	1	25
761	172	55	1	3	50		9	53	1	2	1				1
1580	94	25		11	23	3	6	24	2	15				1	14
4643	556	161	3		95	3	23	146	125	14	3				11

1-1-3　2020年各类医疗卫生机构数

机构分类	合计	按城乡分		按登记		
		城市	农村	公立	国有	集体
总　计	**1022922**	**224870**	**798052**	**538767**	**126444**	**412323**
一、医院	35394	18590	16804	11870	11166	704
综合医院	20133	9338	10795	7248	6809	439
中医医院	4426	2252	2174	2332	2237	95
中西医结合医院	732	440	292	162	151	11
民族医院	324	64	260	248	246	2
专科医院	9021	5940	3081	1818	1679	139
口腔医院	945	702	243	164	143	21
眼科医院	1061	653	408	56	46	10
耳鼻喉科医院	102	73	29	7	6	1
肿瘤医院	150	118	32	78	77	1
心血管病医院	95	66	29	19	18	1
胸科医院	20	17	3	12	12	
血液病医院	19	10	9	1	1	
妇产（科）医院	807	604	203	57	54	3
儿童医院	151	110	41	63	59	4
精神病医院	1801	787	1014	729	680	49
传染病医院	172	149	23	170	169	1
皮肤病医院	195	166	29	38	35	3
结核病医院	25	20	5	23	23	
麻风病医院	26	15	11	25	25	
职业病医院	18	16	2	15	15	
骨科医院	655	357	298	42	33	9
康复医院	739	480	259	166	146	20
整形外科医院	48	43	5	3	3	
美容医院	478	453	25			
其他专科医院	1514	1101	413	150	134	16
护理院	758	556	202	62	44	18
二、基层医疗卫生机构	970036	198669	771367	510889	99535	411354
社区卫生服务中心（站）	35365	26335	9030	24939	15085	9854
社区卫生服务中心	9826	7370	2456	8872	6812	2060
社区卫生服务站	25539	18965	6574	16067	8273	7794
卫生院	36301	168	36133	36118	27566	8552
街道卫生院	539	168	371	528	287	241
乡镇卫生院	35762		35762	35590	27279	8311
中心卫生院	10476		10476	10459	8998	1461
乡卫生院	25286		25286	25131	18281	6850
村卫生室	608828		608828	424914	42803	382111
门诊部	29709	23944	5765	2161	1384	777
综合门诊部	8161	6022	2139	1565	979	586
中医门诊部	3000	2568	432	106	57	49
中西医结合门诊部	508	391	117	28	11	17
民族医门诊部	31	12	19	4	2	2
专科门诊部	18009	14951	3058	458	335	123
诊所、卫生所、医务室、护理站	259833	148222	111611	22757	12697	10060
诊所	224063	128460	95603	3788	953	2835
卫生所、医务室	35301	19362	15939	18949	11731	7218
护理站	469	400	69	20	13	7

注：①城市包括直辖市区、地级市辖区；农村包括县和县级市、农村乡镇卫生院和村卫生室；②社会办包括企业、事业单位、社会团体和其他社会组织办的卫生机构。

1-1-3　续表1

注册类型分			按主办单位分			
非公立	联营	私营	政府办	卫生健康部门	社会办	个人办
484155	**15854**	**401793**	**152076**	**146684**	**471550**	**399296**
23524	145	17210	9758	8696	7947	17689
12885	91	9663	5494	4689	4734	9905
2094	5	1631	2254	2237	446	1726
570	3	422	145	144	126	461
76		61	241	241	20	63
7203	44	4981	1597	1364	2320	5104
781	1	545	140	139	267	538
1005	7	600	51	48	385	625
95	1	75	7	6	23	72
72	1	35	73	72	40	37
76		57	17	17	20	58
8		5	12	12	2	6
18		10	1	1	8	10
750	2	502	55	54	227	525
88		54	59	59	33	59
1072	7	836	673	540	292	836
2			166	165	6	
157		121	34	34	37	124
2		2	22	22	1	2
1			23	21	3	
3			13	11	5	
613	6	462	33	31	134	488
573	8	355	106	46	276	357
45		29	2	2	19	27
478	1	293			181	297
1364	10	1000	110	84	361	1043
696	2	452	27	21	301	430
459147	15705	383795	127112	123680	462004	380920
10426	67	8648	17330	16185	8548	9487
954	10	572	6848	6614	2393	585
9472	57	8076	10482	9571	6155	8902
183	6	140	35756	35510	383	162
11	1	8	497	492	31	11
172	5	132	35259	35018	352	151
17		11	10397	10332	67	12
155	5	121	24862	24686	285	139
183914	15286	140297	71858	71858	411467	125503
27548	34	20861	202	38	8049	21458
6596	21	5114	159	31	2783	5219
2894		2192	5		758	2237
480	1	399	2		72	434
27		25			4	27
17551	12	13131	36	7	4432	13541
237076	312	213849	1966	89	33557	224310
220275	211	201459	161	37	12780	211122
16352	101	12092	1798	47	20575	12928
449		298	7	5	202	260

1-1-3 续表2

机构分类	合计	按城乡分		按登记		
		城市	农村	公立	国有	集体
三、专业公共卫生机构	14492	5623	8869	14206	13983	223
疾病预防控制中心	3384	1359	2025	3380	3357	23
省属	31	31		31	31	
地级市（地区）属	403	361	42	403	403	
县级市（区）属	1259	874	385	1259	1255	4
县属	1503	1	1502	1502	1497	5
其他	188	92	96	185	171	14
专科疾病防治院（所、站）	1048	423	625	985	940	45
专科疾病防治院	185	108	77	168	161	7
传染病防治院	10	7	3	10	9	1
结核病防治院	16	11	5	16	16	
职业病防治院	42	37	5	38	36	2
其他	117	53	64	104	100	4
专科疾病防治所（站、中心）	863	315	548	817	779	38
口腔病防治所（站、中心）	82	53	29	65	37	28
精神病防治所（站、中心）	39	16	23	29	25	4
皮肤病与性病防治所（中心）	200	54	146	197	194	3
结核病防治所（站、中心）	258	93	165	258	257	1
职业病防治所（站、中心）	30	24	6	21	21	
地方病防治所（站、中心）	17	4	13	17	17	
血吸虫病防治所（站、中心）	148	31	117	148	147	1
药物戒毒所（中心）	13	10	3	12	11	1
其他	76	30	46	70	70	
健康教育所（站、中心）	174	110	64	171	169	2
妇幼保健院（所、站）	3052	1165	1887	3041	3017	24
省属	29	29		29	29	
地级市（地区）属	376	345	31	376	376	
县级市（区）属	1128	750	378	1128	1112	16
县属	1435		1435	1435	1429	6
其他	84	41	43	73	71	2
妇幼保健院	2165	744	1421	2156	2144	12
妇幼保健所	455	261	194	454	451	3
妇幼保健站	425	157	268	424	415	9
生殖保健中心	7	3	4	7	7	
急救中心（站）	484	297	187	450	437	13
采供血机构	606	358	248	497	491	6
卫生监督所（中心）	2934	1166	1768	2934	2921	13
省属	25	25		25	25	
地级市（地区）属	387	334	53	387	386	1
县级市（区）属	1042	715	327	1042	1037	5
县属	1417	44	1373	1417	1411	6
其他	63	48	15	63	62	1
计划生育技术服务机构	2810	745	2065	2748	2651	97
四、其他医疗卫生机构	3000	1988	1012	1802	1760	42
疗养院	135	92	43	110	105	5
卫生监督检验（监测）机构	9	4	5	7	7	
医学科学研究机构	167	152	15	167	165	2
医学在职培训机构	292	86	206	292	290	2
临床检验中心（所、站）	637	583	54	30	25	5
统计信息中心	95	82	13	95	95	
其他	1665	989	676	1101	1073	28

1-1-3 续表3

注册类型分			按主办单位分			
非公立			政府办		社会办	个人办
	联营	私营		卫生健康部门		
286	3	82	13626	12887	780	86
4			3284	3212	100	
			31	31		
			403	403		
			1259	1259		
1			1503	1503		
3			88	16	100	
63		40	932	915	73	43
17		8	153	147	22	10
			10	10		
			16	16		
4			26	24	16	
13		8	101	97	6	10
46		32	779	768	51	33
17		14	57	57	10	15
10		7	26	24	4	9
3		2	190	190	7	3
			250	250	8	
9		5	13	13	13	4
			17	17		
			147	146	1	
1			11	3	2	
6		4	68	68	6	2
3			150	147	24	
11		4	2989	2973	58	5
			29	29		
			376	376		
			1128	1128		
			1435	1435		
11		4	21	5	58	5
9		4	2127	2118	33	5
1			444	442	11	
1			412	408	13	
			6	5	1	
34		20	391	381	68	25
109	3	18	478	469	115	13
			2933	2894	1	
			25	25		
			387	387		
			1042	1042		
			1417	1417		
			62	23	1	
62			2469	1896	341	
1198	1	706	1580	1421	819	601
25		13	62	33	62	11
2		1	6	5	2	1
			142	137	25	
			281	280	11	
607		347	13	11	313	311
			87	86	8	
564	1	345	989	869	398	278

1-2-1 医院数（按登记注册类型/主办单位/管理类别/等级/机构类别分）

医院分类	2015	2016	2017	2018	2019	2020
总 计	**27587**	**29140**	**31056**	**33009**	**34354**	**35394**
按登记注册类型分						
公立医院	13069	12708	12297	12032	11930	11870
民营医院	14518	16432	18759	20977	22424	23524
按主办单位分						
政府办	9651	9605	9595	9649	9701	9758
社会办	6570	6808	7103	7386	7731	7947
个人办	11366	12727	14358	15974	16922	17689
按管理类别分						
非营利性	18518	19065	19752	20451	20603	20666
营利性	9069	10075	11304	12558	13751	14728
按医院等级分						
其中：三级医院	2123	2232	2340	2548	2749	2996
二级医院	7494	7944	8422	9017	9687	10404
一级医院	8759	9282	10050	10831	11264	12252
按机构类别分						
综合医院	17430	18020	18921	19693	19963	20133
中医医院	3267	3462	3695	3977	4221	4426
中西医结合医院	446	510	587	650	699	732
民族医院	253	266	284	312	312	324
专科医院	6023	6642	7220	7900	8531	9021
护理院	168	240	349	477	628	758

1-2-2 2020年各地区公立医院数

地区	医院合计	按医院级别分				按机构类别分						公立医院中：政府办医院
		三级医院	二级医院	一级医院	未定级	综合医院	中医医院	中西医结合医院	民族医院	专科医院	护理院	
总　计	**11870**	**2588**	**5833**	**2267**	**1182**	**7248**	**2332**	**162**	**248**	**1818**	**62**	**9758**
东　部	4465	1141	1913	920	491	2665	797	86	3	866	48	3578
中　部	3581	652	1889	741	299	2231	797	33	5	508	7	2875
西　部	3824	795	2031	606	392	2352	738	43	240	444	7	3305
北　京	198	81	62	53	2	102	34	16	1	44	1	139
天　津	136	43	49	44		75	20	1		40		98
河　北	700	85	377	194	44	460	148	10		82		550
山　西	458	56	253	69	80	272	118	3		65		343
内蒙古	326	79	192	31	24	168	44	1	72	40	1	287
辽　宁	424	129	174	92	29	253	64	6	1	100		351
吉　林	268	47	160	34	27	152	61	4	2	49		222
黑龙江	564	89	272	155	48	398	92	4	1	68	1	425
上　海	166	44	103	9	10	83	15	9		51	8	152
江　苏	451	170	136	93	52	231	71	10		122	17	364
浙　江	452	132	179	13	128	251	92	12		94	3	405
安　徽	385	83	200	73	29	239	82	3		58	3	315
福　建	283	70	159	49	5	152	69	4	1	57		251
江　西	327	73	177	36	41	195	90	5		37		275
山　东	797	164	324	208	101	495	136	7		146	13	573
河　南	715	102	364	238	11	460	150	7		98		578
湖　北	397	105	208	57	27	244	84	5	2	60	2	321
湖　南	467	97	255	79	36	271	120	2		73	1	396
广　东	735	202	317	128	88	470	132	8		119	6	636
广　西	343	79	204	38	22	187	86	12	5	52	1	325
海　南	123	21	33	37	32	93	16	3		11		59
重　庆	223	42	112	44	25	134	40	5		43	1	172
四　川	690	241	315	39	95	394	154	7	35	100		618
贵　州	288	56	164	47	21	176	67	5	1	39		246
云　南	449	90	230	63	66	277	112	2	3	53	2	382
西　藏	121	14	53	36	18	83			36	2		121
陕　西	444	60	277	79	28	296	103	4		40	1	302
甘　肃	288	45	174	13	56	169	77	5	11	25	1	246
青　海	113	22	74		17	65	13		28	7		102
宁　夏	66	15	46	4	1	38	18	1		9		65
新　疆	473	52	190	212	19	365	24	1	49	34		439

1-2-3　2020年各地区民营医院数

地区	医院	按医院级别分				按机构类别分					
		三级医院	二级医院	一级医院	未定级	综合医院	中医医院	中西医结合医院	民族医院	专科医院	护理院
总　计	**23524**	**408**	**4571**	**9985**	**8560**	**12885**	**2094**	**570**	**76**	**7203**	**696**
东　部	9351	187	1658	3852	3654	4784	861	186	2	2962	556
中　部	6925	115	1390	2754	2666	3687	677	201	5	2264	91
西　部	7248	106	1523	3379	2240	4414	556	183	69	1977	49
北　京	453	25	96	302	30	124	129	29	1	164	6
天　津	288		27	143	118	199	34	1		53	1
河　北	1544	14	224	978	328	1057	114	37		331	5
山　西	962	5	128	236	593	401	99	32		422	8
内蒙古	451	8	122	230	91	209	82	12	24	119	5
辽　宁	935	27	164	366	378	473	127	11	1	307	16
吉　林	544	6	120	123	295	267	61	6	1	203	6
黑龙江	562	13	92	160	297	342	76	5	3	133	3
上　海	232		1	1	230	93	6	2		75	56
江　苏	1545	22	334	621	568	758	85	31		396	275
浙　江	977	5	41	44	887	340	97	23		441	76
安　徽	1003	15	313	456	219	584	73	41		273	32
福　建	412	17	113	206	76	225	19	5		156	7
江　西	531	15	79	187	250	337	27	9		154	4
山　东	1843	33	390	818	602	973	199	32		559	80
河　南	1490	13	241	941	295	854	225	54		341	16
湖　北	651	38	153	210	250	316	39	19		266	11
湖　南	1182	10	264	441	467	586	77	35	1	472	11
广　东	965	29	243	324	369	464	44	8		415	34
广　西	390	6	107	201	76	217	21	8		137	7
海　南	157	15	25	49	68	78	7	7		65	
重　庆	636	19	151	288	178	314	94	52		165	11
四　川	1745	28	426	814	477	1100	106	23	3	502	11
贵　州	1090	9	200	648	233	786	44	18	7	232	3
云　南	996	16	240	471	269	633	58	17	1	282	5
西　藏	51			13	38	29	1	1	11	9	
陕　西	774	13	143	285	333	455	63	12		238	6
甘　肃	417	2	36	56	323	204	40	25	6	142	
青　海	102	2	14	11	75	54	1	6	9	31	1
宁　夏	152		41	75	36	99	13	2	1	37	
新　疆	444	3	43	287	111	314	33	7	7	83	

1-3-1　2020年医院等级情况

医院分类	医院	综合医院	中医医院	中西医结合医院	民族医院	专科医院
总　计	**35394**	**20133**	**4426**	**732**	**324**	**9021**
三级	2996	1631	535	81	33	716
甲等	1580	853	368	59	17	283
乙等	478	310	103	5	13	47
丙等	26	19		1		6
未定等	912	449	64	16	3	380
二级	10404	4924	1926	171	157	3206
甲等	4262	2484	1350	50	96	282
乙等	1392	893	197	22	37	242
丙等	74	35	7	3	1	28
未定等	4676	1512	372	96	23	2654
一级	12252	8878	1155	279	56	1760
甲等	1820	1560	59	21	11	166
乙等	517	411	26	12	6	59
丙等	221	118	65	9	4	23
未定等	9694	6789	1005	237	35	1512
未定级	9742	4700	810	201	78	3339

1-3-2　2020年各地区医院等级情况

地区	合计	三级	甲等	乙等	丙等	二级	甲等	乙等	丙等	一级	甲等	乙等	丙等	未定级
总　计	**35394**	**2996**	**1580**	**478**	**26**	**10404**	**4262**	**1392**	**74**	**12252**	**1820**	**517**	**221**	**9742**
东　部	13816	1328	670	202	20	3571	1363	371	48	4772	704	179	154	4145
中　部	10506	767	448	62	5	3279	1360	499	24	3495	643	179	41	2965
西　部	11072	901	462	214	1	3554	1539	522	2	3985	473	159	26	2632
北　京	651	106	55	1	18	158	33	2	35	355	30		129	32
天　津	424	43	31	4		76	25	13	8	187	28	5	1	118
河　北	2244	99	52	1		601	290	48	2	1172	122	23	6	372
山　西	1420	61	43	8		381	225	61		305	120	38	4	673
内蒙古	777	87	41	16	1	314	105	72	1	261	24	5		115
辽　宁	1359	156	65	20	2	338	137	45	1	458	67	20	5	407
吉　林	812	53	30	11	4	280	111	76	10	157	27	9	2	322
黑龙江	1126	102	73	11	1	364	146	129	3	315	123	25	5	345
上　海	398	44	32	7		104	62	23		10	6			240
江　苏	1996	192	82	53		470	96	40	1	714	211	104	11	620
浙　江	1429	137	67	68		220	118	90	1	57	7	3		1015
安　徽	1388	98	52	5		513	143	42	2	529	48	34		248
福　建	695	87	40	10		272	92	53		255	12	4		81
江　西	858	88	53	9		256	170	28		223	29	13	6	291
山　东	2640	197	108	36		714	253	41		1026	137	16	1	703
河　南	2205	115	68			605	231	58	4	1179	194	37	7	306
湖　北	1048	143	73	18		361	152	65	2	267	45	13	8	277
湖　南	1649	107	56			519	182	40	3	520	57	10	9	503
广　东	1700	231	122	2		560	231	13		452	71	3	1	457
广　西	733	85	51	4		311	147	10		239	18	1	3	98
海　南	280	36	16			58	26	3		86	13	1		100
重　庆	859	61	33			263	72	21		332	20	2		203
四　川	2435	269	105	128		741	260	194		853	158	74	4	572
贵　州	1378	65	31	10		364	136	17		695	18	31		254
云　南	1445	106	54	4		470	196	32		534	9	19	10	335
西　藏	172	14	9	4		53	15	37		49	20	2	4	56
陕　西	1218	73	45	9		420	216	57	1	364	35	9		361
甘　肃	705	47	30	16		210	149	39		69	7	4	1	379
青　海	215	24	10	14		88	66	16		11	2	3	1	92
宁　夏	218	15	6	7		87	35	5		79	3		1	37
新　疆	917	55	47	2		233	142	22		499	159	9	2	130

1-4-1　2020年按床位数分组的医院数

医院分类	合计	0 ～ 49张	50 ～ 99张	100 ～ 199张	200 ～ 299张	300 ～ 399张	400 ～ 499张	500 ～ 799张	800 张及以上
医院	**35394**	**12756**	**8490**	**5297**	**2326**	**1413**	**1022**	**2005**	**2085**
按登记注册类型分									
公立医院	11870	2210	1292	1697	1265	957	804	1713	1932
民营医院	23524	10546	7198	3600	1061	456	218	292	153
按类别分									
综合医院	20133	7371	4814	2778	1146	719	481	1230	1594
中医医院	4426	1375	767	672	450	289	285	395	193
中西医结合医院	732	240	210	130	38	23	35	28	28
民族医院	324	113	75	73	30	13	3	13	4
专科医院	9021	3580	2278	1484	567	330	198	322	262
口腔医院	945	887	36	18	1	2			1
眼科医院	1061	501	465	77	9	6	1	1	1
耳鼻喉科医院	102	27	59	13	2			1	
肿瘤医院	150	14	13	29	19	7	11	14	43
心血管病医院	95	14	32	21	5	9		9	5
胸科医院	20	1	4	2	1	3		4	5
血液病医院	19	8	4	1	4			2	
妇产（科）医院	807	257	417	87	20	7	5	8	6
儿童医院	151	63	23	21	5		3	14	22
精神病医院	1801	100	353	389	306	191	124	197	141
传染病医院	172	21	21	24	22	18	19	32	15
皮肤病医院	195	117	58	17	3				
结核病医院	25	4	1	1	5	3	3	5	3
麻风病医院	26	17	5	2	2				
职业病医院	18	4	3	5	1	2	1	2	
骨科医院	655	188	162	223	47	21	6	4	4
康复医院	739	142	162	294	64	43	12	17	5
整形外科医院	48	29	11	6		1		1	
美容医院	478	461	16	1					
其他专科医院	1514	725	433	253	51	17	13	11	11
护理院	758	77	346	160	95	39	20	17	4

1-4-2 2020年各地区按床位数分组医院数

地区	合计	0～49张	50～99张	100～199张	200～299张	300～399张	400～499张	500～799张	800张及以上
总 计	**35394**	**12756**	**8490**	**5297**	**2326**	**1413**	**1022**	**2005**	**2085**
东 部	13816	5411	2954	1927	896	537	427	788	876
中 部	10506	3592	2563	1696	699	399	273	586	698
西 部	11072	3753	2973	1674	731	477	322	631	511
北 京	651	333	104	76	25	19	21	26	47
天 津	424	239	82	37	10	10	5	22	19
河 北	2244	1121	448	235	101	68	71	126	74
山 西	1420	631	351	218	79	44	27	35	35
内蒙古	777	329	134	138	59	29	20	37	31
辽 宁	1359	536	277	218	84	42	41	82	79
吉 林	812	283	155	188	66	29	16	40	35
黑龙江	1126	404	245	219	79	45	25	59	50
上 海	398	94	50	58	47	37	23	47	42
江 苏	1996	636	524	342	140	72	55	98	129
浙 江	1429	489	263	240	128	84	53	76	96
安 徽	1388	471	306	255	81	50	34	81	110
福 建	695	189	150	114	71	38	31	57	45
江 西	858	225	214	136	75	42	45	70	51
山 东	2640	1205	576	323	109	75	61	117	174
河 南	2205	814	571	253	134	80	49	120	184
湖 北	1048	287	254	161	82	43	33	76	112
湖 南	1649	477	467	266	103	66	44	105	121
广 东	1700	450	413	249	161	83	61	124	159
广 西	733	160	152	131	75	58	46	50	61
海 南	280	119	67	35	20	9	5	13	12
重 庆	859	181	335	130	60	28	21	54	50
四 川	2435	649	761	418	164	104	66	144	129
贵 州	1378	537	413	150	71	50	43	69	45
云 南	1445	489	391	244	91	64	37	66	63
西 藏	172	79	52	27	6	4		4	
陕 西	1218	416	323	191	83	43	31	77	54
甘 肃	705	250	168	93	42	39	26	59	28
青 海	215	69	61	40	14	11	4	6	10
宁 夏	218	88	51	28	16	13	7	9	6
新 疆	917	506	132	84	50	34	21	56	34

1-5 基层医疗卫生机构数（按登记注册类型/主办单位/管理类别/机构类别分）

机构分类	2015	2016	2017	2018	2019	2020
总　计	**920770**	**926518**	**933024**	**943639**	**954390**	**970036**
按登记注册类型分						
公立	495986	502619	505247	506003	507140	510889
非公立	424784	423899	427777	437636	447250	459147
按主办单位分						
政府办	117503	117421	120444	121918	124753	127112
社会办	472631	471008	465831	460221	460467	462004
个人办	330636	338089	346749	361500	369170	380920
按管理类别分						
非营利性	691375	691119	686104	680521	675634	672280
营利性	229395	235399	246920	263118	278756	297753
按机构类别分						
社区卫生服务中心（站）	34321	34327	34652	34997	35013	35365
社区卫生服务中心	8806	8918	9147	9352	9561	9826
社区卫生服务站	25515	25409	25505	25645	25452	25539
卫生院	37341	37241	37094	36987	36624	36301
街道卫生院	524	446	543	526	512	539
乡镇卫生院	36817	36795	36551	36461	36112	35762
村卫生室	640536	638763	632057	622001	616094	608828
门诊部	13282	14779	17649	21635	25666	29709
诊所（医务室）	195290	201408	211572	228019	240993	259833

1-6-1 2020年各地区按床位数分组的社区卫生服务中心（站）数

地区	社区卫生服务中心							社区卫生服务站			
	总计	无床	1～9张	10～29张	30～49张	50～99张	100张及以上	总计	无床	1～9张	10张及以上
总　计	**9826**	**4209**	**525**	**2015**	**1359**	**1356**	**362**	**25539**	**24044**	**1127**	**368**
东　部	4651	2391	187	734	579	559	201	15244	14666	413	165
中　部	2734	894	164	680	429	474	93	5316	4835	373	108
西　部	2441	924	174	601	351	323	68	4979	4543	341	95
北　京	346	179	35	70	30	23	9	1619	1619		
天　津	128	70	1	22	14	20	1	509	508	1	
河　北	340	101	22	126	55	33	3	1119	852	177	90
山　西	234	114	15	59	23	21	2	778	700	64	14
内蒙古	338	151	33	81	36	34	3	862	842	16	4
辽　宁	394	222	15	71	47	27	12	915	858	32	25
吉　林	234	112	16	67	17	22		68	65	1	2
黑龙江	465	221	48	97	53	44	2	180	117	29	34
上　海	331	129	1	18	45	92	46	783	783		
江　苏	568	140	9	92	157	113	57	2090	2067	22	1
浙　江	495	210	53	98	60	59	15	4238	4233	5	
安　徽	375	98	27	114	63	60	13	1494	1491	3	
福　建	231	102	14	58	27	24	6	475	475		
江　西	183	69	15	51	30	16	2	413	319	83	11
山　东	592	246	19	112	84	92	39	1830	1624	160	46
河　南	501	144	19	121	88	112	17	1151	1079	59	13
湖　北	355	79	2	57	74	111	32	790	702	73	15
湖　南	387	57	22	114	81	88	25	442	362	61	19
广　东	1163	962	15	60	49	64	13	1516	1514	1	1
广　西	184	100	8	26	29	16	5	141	138	2	1
海　南	63	30	3	7	11	12		150	133	15	2
重　庆	221	36	4	44	36	74	27	336	331	4	1
四　川	460	143	29	106	82	83	17	599	547	37	15
贵　州	280	77	25	100	36	38	4	563	550	8	5
云　南	214	80	15	43	42	29	5	448	384	48	16
西　藏	9		3	6				5		3	2
陕　西	270	126	21	67	35	20	1	418	416		2
甘　肃	211	78	25	58	32	16	2	458	345	83	30
青　海	34	10	4	15	1	4		244	238	5	1
宁　夏	38	20	2	14	2			193	171	20	2
新　疆	182	103	5	41	20	9	4	712	581	115	16

1-6-2 2020年各地区按床位数分组乡镇卫生院数

类别 地区	合计	无床	1～9张	10～29张	30～49张	50～99张	100张及以上
乡镇卫生院	**35762**	**1394**	**4531**	**12782**	**6249**	**7992**	**2814**
中心卫生院	10476	215	539	2452	1963	3472	1835
乡卫生院	25286	1179	3992	10330	4286	4520	979
各地区乡镇卫生院							
东　部	9063	622	493	2914	1829	2376	829
中　部	11265	275	725	3790	2146	3138	1191
西　部	15434	497	3313	6078	2274	2478	794
北　京							
天　津	138	19	8	63	21	26	1
河　北	1996	29	48	919	513	436	51
山　西	1310	60	164	718	216	137	15
内蒙古	1257	40	425	591	124	67	10
辽　宁	1024	20	31	601	217	121	34
吉　林	760	27	104	473	75	70	11
黑龙江	966	37	109	528	179	97	16
上　海							
江　苏	999	33	1	91	202	415	257
浙　江	1058	380	232	223	95	97	31
安　徽	1356	28	100	333	277	364	254
福　建	890	25	65	424	175	137	64
江　西	1589	22	113	690	294	399	71
山　东	1514	42	5	185	327	724	231
河　南	2020	15	12	307	461	917	308
湖　北	1121	14	12	106	211	514	264
湖　南	2143	72	111	635	433	640	252
广　东	1167	52	58	293	234	377	153
广　西	1265	20	30	327	256	462	170
海　南	277	22	45	115	45	43	7
重　庆	816	12	31	255	173	252	93
四　川	4283	51	1233	1483	572	684	260
贵　州	1330	34	142	570	293	234	57
云　南	1372	43	33	615	279	299	103
西　藏	679	89	486	100	3	1	
陕　西	1525	78	277	735	221	185	29
甘　肃	1366	36	293	758	157	96	26
青　海	411	3	231	147	22	7	1
宁　夏	205	24	33	110	24	14	
新　疆	925	67	99	387	150	177	45

1-6-3 村卫生室数

年份 地区	村卫生室（个）					
	合计	村办	乡卫生院设点	联合办	私人办	其他
1990	803956	266137	29963	87149	381844	38863
1995	804352	297462	36388	90681	354981	22876
2000	709458	300864	47101	89828	255179	16486
2005	583209	313633	32396	38561	180403	18216
2010	648424	365153	49678	32650	177080	23863
2015	640536	353196	60231	29208	153353	44548
2016	638763	351016	60419	29336	152164	45828
2017	632057	349025	63598	28687	147046	43701
2018	622001	342062	65495	28353	141623	44468
2019	616094	339525	69091	27626	134575	45277
2020	608828	337868	71858	26817	125503	46782
东 部	209201	106478	30627	8364	46395	17337
中 部	208284	123682	14295	11902	42314	16091
西 部	191343	107708	26936	6551	36794	13354
北 京	2472	2094	3	3	198	174
天 津	2196	632	756	108	126	574
河 北	60183	29491	5282	1111	20198	4101
山 西	26800	18545	1109	689	2969	3488
内蒙古	13030	5059	2566	258	3881	1266
辽 宁	17567	7881	433	152	8463	638
吉 林	9638	3723	1805	1096	2480	534
黑龙江	10385	7145	1556	144	1009	531
上 海	1169	433	441			295
江 苏	15020	7690	4100	1979	30	1221
浙 江	11300	6876	1711	138	1727	848
安 徽	15710	7360	2812	2174	829	2535
福 建	17120	10594	1077	220	3530	1699
江 西	27440	13101	433	1451	11390	1065
山 东	53523	26944	14063	4458	4679	3379
河 南	57003	33997	931	2753	15830	3492
湖 北	23199	14373	3912	2680	1206	1028
湖 南	38109	25438	1737	915	6601	3418
广 东	25887	13055	2391	169	6061	4211
广 西	19298	13266	1083	148	4127	674
海 南	2764	788	370	26	1383	197
重 庆	9815	6764	895	226	869	1061
四 川	54202	26929	3620	2603	17628	3422
贵 州	20162	11054	1913	363	4926	1906
云 南	13582	10143	1659	529	277	974
西 藏	5277	1958	2525	18	1	775
陕 西	22976	21889	172	68	847	
甘 肃	16419	6055	5230	720	2792	1622
青 海	4473	1782	737	604	806	544
宁 夏	2172	787	630	150	268	337
新 疆	9937	2022	5906	864	372	773

1-7　专业公共卫生机构数（按登记注册类型/主办单位/机构类别分）

机构分类	2015	2016	2017	2018	2019	2020
总　计	**31927**	**24866**	**19896**	**18033**	**15958**	**14492**
按登记注册类型分						
公立	31582	24568	19633	17806	15654	14206
非公立	345	298	263	227	304	286
按主办单位分						
政府办	29019	22859	18362	16754	14896	13626
社会办	2880	1969	1490	1230	980	780
个人办	28	38	44	49	82	86
按机构类别分						
疾病预防控制中心	3478	3481	3456	3443	3403	3384
专科疾病防治院（所/站）	1234	1213	1200	1161	1128	1048
健康教育所（站）	166	163	165	177	170	174
妇幼保健院（所/站）	3078	3063	3077	3080	3071	3052
急救中心（站）	345	355	361	384	448	484
采供血机构	548	552	557	563	594	606
卫生监督所（中心）	2986	2986	2992	2949	2869	2934
计划生育技术服务机构	20092	13053	8088	6276	4275	2810

注：2015 年，由于乡镇撤并、计生与妇保机构合并等原因，计划生育技术服务机构数减少较多。

二、卫生人员

简要说明

一、本章主要介绍全国及31个省、自治区、直辖市卫生人员数，主要包括各类卫生人员，按性别、年龄、学历、职称、科室分专业卫生人员数，执业（助理）医师执业类别及执业范围等。

二、本章数据来源于卫生资源统计年报和教育部《教育事业发展情况统计简报》。

三、统计口径调整

（一）卫生人员总数

1．村卫生室人员数（包括乡村医生、卫生员、执业医师和执业助理医师、注册护士）计入卫生人员总数。

2．2002年起，按照行业管理原则，卫生人员数不再包括国境卫生检疫所、高中等医学院校、药品检验所（室）人员数。

3．2007年起，卫生人员数增加返聘本单位半年以上人员数。

4．2010年起，卫生人员总数包括获得“卫生监督员”证书的公务员数。

5．2013年起卫生人员数包括卫生计生部门主管的计划生育技术服务机构人员数，2013年以前卫生人员数不包括原人口计生部门主管的计划生育技术服务机构人员数。

（二）卫生技术人员

1．2007年起，卫生技术人员不再包括药剂员和检验员等技能人员；2007年以前药师（士）包括药剂员，检验师（士）包括检验员。

2．执业（助理）医师：2002年起，按取得医师执业证书的人数统计（不含未取得执业医师证书的见习医师）；2002年以前按实际在岗的医生统计。执业（助理）医师数包括村卫生室执业（助理）医师数。

2002年以前执业（助理）医师系医生数（包括主任医师、副主任医师、主治医师、住院医师和医士），执业医师系医师数（包括主任医师、副主任医师、主治医师、住院医师）。

3．注册护士：2002年起按注册数统计，2002年以前按实际在岗的护士数统计。

（三）工勤技能人员

2007年以前工勤技能人员系工勤人员数，不包括药剂员和检验员等技能人员。

四、本章涉及卫生机构的口径变动和指标解释与“卫生机构”章一致。

五、分科执业（助理）医师的科室分类主要依据《医疗机构诊疗科目》

中医医院和专科医院人员的科室归类原则如下：中医医院全部计入中医科，中西医结合医院全部计入中西医结合科，民族医院全部计入民族医学科，妇幼保健院分别计入妇产科、儿科，儿童医院计入儿科，传染病院、麻风病院全部计入传染科，疗养院、康复医院全部计入康复医学科，肿瘤医院全部计入肿瘤科，其他专科医院计入相关科室。

主要指标解释

卫生人员 指在医院、基层医疗卫生机构、专业公共卫生机构及其他医疗卫生机构工作的职工，包括卫生技术人员、乡村医生和卫生员、其他技术人员、管理人员和工勤人员。一律按支付年底工资的在岗职工统计，包括各类聘任人员（含合同工）及返聘本单位半年以上人员，不包括临时工、离退休人员、退职人员、离开本单位仍保留劳动关系人员、本单位返聘和临聘不足半年人员。

卫生技术人员 包括执业医师、执业助理医师、注册护士、药师（士）、检验技师（士）、影像技师（士）、卫生监督员和见习医（药、护、技）师（士）等卫生专业人员。不包括从事管理工作的卫生技术人员（如院长、副院长、党委书记等）。

执业医师 指《医师执业证》“级别”为“执业医师”且实际从事医疗、预防保健工作的人员，不包括实际从事管理工作的执业医师。执业医师类别分为临床、中医、口腔和公共卫生四类。

执业助理医师 指《医师执业证》“级别”为“执业助理医师”且实际从事医疗、预防保健工作的人员，不包括实际从事管理工作的执业助理医师。执业助理医师类别分为临床、中医、口腔和公共卫生四类。

见习医师 指毕业于高等院校医学专业、尚未取得医师执业证书的医师。

注册护士 指具有注册护士证书且实际从事护理工作的人员，不包括从事管理工作的护士。

药剂师（士） 包括主任药师、副主任药师、主管药师、药师、药士，不包括药剂员。

技师（士） 指检验技师（士）和影像技师（士）。包括主任技师、副主任技师、主管技师、技师、技士。

检验师（士） 包括主任检验技师、副主任检验技师、主管检验技师、检验技师、检验技士，不包括检验员。

其他卫生技术人员 包括见习医（药、护、技）师（士）等卫生专业人员，不包括药剂员、检验员、护理员等。

其他技术人员 指从事医疗器械修配、卫生宣传、科研、教学等技术工作的非卫生专业人员。

管理人员 指担负领导职责或管理任务的工作人员。包括从事医疗保健、疾病控制、卫生监督、医学科研与教学等业务管理工作的人员；主要从事党政、人事、财务、信息、安全保卫等行政管理工作的人员。

工勤技能人员 指承担技能操作和维护、后勤保障服务等职责的工作人员。工勤技能人员分为技术工和普通工。技术工包括护理员（工）、药剂员（工）、检验员、收费员、挂号员等，但不包括实验员、技术员、研究实习员（计入其他技术人员），也不包括经济员、会计员和统计员等（计入管理人员）。

卫生监督员 指医疗卫生机构中获得“卫生监督员”证书且实际从事卫生监督工作的人员，不包括从事管理工作的卫生监督员。

每千人口卫生技术人员 即卫生技术人员数/人口数×1000。人口数系国家统计局常住人口。

每千人口执业（助理）医师 即执业（助理）医师数/人口数×1000。人口数系国家统计局常住人口。

每万人口全科医生数 即全科医生数/人口数×10000。人口数系国家统计局常住人口。

乡村医生 指在村卫生室工作并且取得“乡村医生”证书的人员。

中专学历（水平） 指获得中专文凭或获得当地卫生健康（卫生计生）行政部门认可的中专水平证书的乡村医生。

卫生员 指在村卫生室工作但未取得“乡村医生”证书的人员。

2-1-1 卫生人员数

年份	卫生人员	卫生技术人员	执业（助理）医师		注册护士	药师（士）	检验师（士）	乡村医生和卫生员	其他技术人员	管理人员	工勤技能人员
				执业医师							
1950	611240	555040	380800	327400	37800	8080				21877	34323
1955	1052787	874063	500398	402409	107344	60974	15394			86465	92259
1960	1769205	1504894	596109	427498	170143	119293				132034	132277
1965	1872300	1531600	762804	510091	234546	117314			10996	168845	160899
1970	6571795	1453247	702304	446251	295147	…		4779280	10813	156862	171593
1975	7435212	2057068	877716	521617	379545	219904	77506	4841695	14122	251420	270907
1980	7355483	2798241	1153234	709473	465798	308438	114290	3820776	27834	310805	397827
1985	5606105	3410910	1413281	724238	636974	365145	145217	1293094	46052	358812	497237
1990	6137711	3897921	1763086	1302997	974541	405978	170371	1231510	85504	396694	526082
1991	6278458	3984974	1779545	1310933	1011943	409325	176832	1253324	91265	408819	540076
1992	6409307	4073986	1808194	1327875	1039674	413598	180754	1269061	99177	417670	549413
1993	6540522	4117067	1831665	1372471	1056096	413025	183657	1325106	113138	432903	552311
1994	6630710	4199217	1882180	1425375	1093544	417166	186415	1323701	116921	438084	552787
1995	6704395	4256923	1917772	1454926	1125661	418520	189488	1331017	120782	450013	545660
1996	6735097	4311845	1941235	1475232	1162609	424952	192873	1316095	125480	444571	537106
1997	6833962	4397805	1984867	1505342	1198228	428295	198016	1317786	133369	448047	536955
1998	6863315	4423721	1999521	1513975	1218836	423644	200846	1327633	145060	435507	531394
1999	6894985	4458669	2044672	1561584	1244844	418574	201272	1324937	150041	434997	526341
2000	6910383	4490803	2075843	1603266	1266838	414408	200900	1319357	157533	426789	515901
2001	6874527	4507700	2099658	1637337	1286938	404087	203378	1290595	157961	412757	505514
2002	6528674	4269779	1843995	1463573	1246545	357659	209144	1290595	179962	332628	455710
2003	6216971	4380878	1942364	1534046	1265959	357378	209616	867778	199331	318692	450292
2004	6332739	4485983	1999457	1582442	1308433	355451	211553	883075	209422	315595	438664
2005	6447246	4564050	2042135	1622684	1349589	349533	211495	916532	225697	312826	428141
2006	6681184	4728350	2099064	1678031	1426339	353565	218771	957459	235466	323705	436204
2007	6964389	4913186	2122925	1715460	1558822	325212	206487	931761	243460	356569	519413
2008	7251803	5174478	2201904	1791881	1678091	330525	212618	938313	255149	356854	527009
2009	7781448	5535124	2329206	1905436	1854818	341910	220695	1050991	275006	362665	557662
2010	8207502	5876158	2413259	1972840	2048071	353916	230572	1091863	290161	370548	578772
2011	8616040	6202858	2466094	2020154	2244020	363993	238874	1126443	305981	374885	605873
2012	9115705	6675549	2616064	2138836	2496599	377398	249255	1094419	319117	372997	653623
2013	9790483	7210578	2794754	2285794	2783121	395578	266607	1081063	359819	420971	718052
2014	10234213	7589790	2892518	2374917	3004144	409595	279277	1058182	379740	451250	755251
2015	10693881	8007537	3039135	2508408	3241469	423294	293680	1031525	399712	472620	782487
2016	11172945	8454403	3191005	2651398	3507166	439246	293680	1000324	426171	483198	808849
2017	11748972	8988230	3390034	2828999	3804021	452968	325909	968611	451480	509093	831558
2018	12300325	9529179	3607156	3010376	4098630	467685	342914	907098	476569	529045	858434
2019	12928335	10154010	3866916	3210515	4445047	483420	362518	842302	503947	543750	884326
2020	13474992	10678019	4085689	3401672	4708717	496793	379962	795510	529601	561157	910705

注：①卫生人员和卫生技术人员包括获得“卫生监督员”证书的公务员1万人；② 2013年以后卫生人员数包括卫生计生部门主管的计划生育技术服务机构人员数，2013年以前不包括原人口计生部门主管的计划生育技术服务机构人员数；③ 2016年起，执业（助理）医师数含乡村全科执业助理医师；④ 1985年以前乡村医生和卫生员系赤脚医生数；⑤ 2020年起，诊所的乡村医生和卫生员纳入统计。

2-1-2　2020年各类医疗卫生机构人员数

机构分类	合计	卫生技术				
		小计	执业（助理）医师	执业医师	注册护士
总　计	**13474992**	**10678019**	**4085689**	**3401672**	**4708717**
一、医院	8111981	6774764	2282574	2128410	3388445
综合医院	5578928	4723029	1589521	1490656	2392992
中医医院	1127425	958516	343792	319301	433444
中西医结合医院	149371	126062	46285	42988	59595
民族医院	44594	36537	14418	12534	13355
专科医院	1164756	901974	281572	256937	471852
口腔医院	78143	61511	27792	24798	27952
眼科医院	91211	60180	19020	17095	30273
耳鼻喉科医院	8716	6704	2274	1989	3353
肿瘤医院	103954	87397	27568	26943	45193
心血管病医院	28079	23376	7267	6919	12729
胸科医院	11386	9771	2947	2901	5493
血液病医院	3733	2753	610	561	1478
妇产（科）医院	113566	85290	28230	26328	44860
儿童医院	78221	66563	21470	21081	33217
精神病医院	239228	185214	45432	40490	111525
传染病医院	65547	53906	16772	16360	27801
皮肤病医院	12153	9282	3020	2726	4451
结核病医院	9110	7438	2161	2092	4005
麻风病医院	546	367	156	119	119
职业病医院	4363	3383	1147	1110	1629
骨科医院	70385	56837	18302	15074	28325
康复医院	75484	58731	16417	14239	26202
整形外科医院	6245	4089	1519	1434	2135
美容医院	39604	21743	8146	7202	11594
其他专科医院	125082	97439	31322	27476	49518
护理院	46907	28646	6986	5994	17207
二、基层医疗卫生机构	4339745	3123955	1536381	1037403	1057420
社区卫生服务中心（站）	647875	558404	233761	192139	219574
社区卫生服务中心	520534	444035	181752	149124	169581
社区卫生服务站	127341	114369	52009	43015	49993
卫生院	1497346	1281192	526006	316100	413200
街道卫生院	16116	13766	5890	3823	4650
乡镇卫生院	1481230	1267426	520116	312277	408550
中心卫生院	644748	556222	225244	143113	186436
乡卫生院	836482	711204	294872	169164	222114
村卫生室	1048776	256849	224943	61266	31906
门诊部	406441	335736	162470	139029	140793
综合门诊部	152942	129223	60765	54985	51256
中医门诊部	41015	32139	19224	17623	7267
中西医结合门诊部	7033	6107	3056	2747	2294
民族医门诊部	200	157	84	78	41
专科门诊部	205251	168110	79341	63596	79935
诊所、卫生所、医务室、护理站	739307	691774	389201	328869	251947
诊所	637155	603507	342001	290372	219612
卫生所、医务室	94049	86353	47071	38385	30707
护理站	8103	1914	129	112	1628

注：①卫生人员数合计包括获得“卫生监督员”证书的公务员 1 万人、乡村医生和卫生员 795510 人；②本表村卫生室人员数不包括乡镇卫生院在村卫生室工作的人员数（这部分人员计入乡镇卫生院中）。

2-1-2 续表1

人员					其他技术人员	管理人员	工勤技能人员
药师（士）	技师（士）	检验师（士）	其他	见习医师			
496793	**560563**	**379962**	**826257**	**182628**	**529601**	**561157**	**910705**
315091	358597	230102	430057	120999	334591	385352	617274
201224	252087	161745	287205	85022	212272	246550	397077
65090	50183	31648	66007	20404	48305	44239	76365
6930	6569	4237	6683	1408	5622	7773	9914
2939	1840	1089	3985	825	3169	1930	2958
37785	47194	30946	63571	12955	61817	81681	119284
916	1472	578	3379	798	3776	5554	7302
2587	2580	1831	5720	1161	7721	10248	13062
333	368	213	376	106	378	693	941
3577	5505	2644	5554	656	5218	5509	5830
812	1164	691	1404	229	1177	1787	1739
415	574	377	342	63	763	405	447
135	338	314	192	16	272	431	277
3410	5636	4199	3154	796	5177	7968	15131
3132	4069	2943	4675	807	3134	4255	4269
7991	7267	5024	12999	3795	12274	14530	27210
2897	3961	3052	2475	603	3500	4088	4053
796	589	521	426	84	609	999	1263
344	550	394	378	100	615	477	580
34	32	30	26		38	59	82
146	257	189	204	13	346	306	328
2349	3386	1724	4475	1378	2561	4387	6600
2447	2580	1593	11085	812	4009	5433	7311
133	142	95	160	35	466	542	1148
712	694	556	597	151	3939	4487	9435
4619	6030	3978	5950	1352	5844	9523	12276
1123	724	437	2606	385	3406	3179	11676
157001	118515	76756	254638	48649	118788	104802	196690
39966	26430	18895	38673	7553	27263	24457	37751
34487	24514	17391	33701	6948	23671	19072	33756
5479	1916	1504	4972	605	3592	5385	3995
80215	76499	47771	185272	35663	70293	42609	103252
814	772	504	1640	292	776	540	1034
79401	75727	47267	183632	35371	69517	42069	102218
34746	34635	21313	75161	16144	28103	16543	43880
44655	41092	25954	108471	19227	41414	25526	58338
11824	12876	8375	7773	1668	12241	23735	34634
5499	8775	5520	2928	365	4007	7175	12453
3531	794	634	1323	268	1537	2959	4377
381	281	185	95	11	196	349	380
17	2	2	13		5	23	15
2396	3024	2034	3414	1024	6496	13229	17409
24996	2710	1715	22920	3765	8991	14001	21053
22869	1974	1146	17051	3274	7147	11833	13587
2124	736	569	5715	488	1551	1782	1956
3			154	3	293	386	5510

2-1-2 续表2

机构分类	合计	卫生技术			
		小计	执业（助理）医师	执业医师	注册护士
三、专业公共卫生机构	924944	727229	251828	222747	248395
疾病预防控制中心	194425	145229	71736	62387	15916
省属	10873	7690	4276	4206	148
地级市（地区）属	44447	33731	18232	17202	2126
县级市（区）属	63292	47187	23636	20619	5756
县属	69016	51560	23354	18359	7255
其他	6797	5061	2238	2001	631
专科疾病防治院（所、站）	49596	38045	14861	12652	13864
专科疾病防治院	21279	16434	5655	5103	7175
传染病防治院	1987	1533	420	409	837
结核病防治院	3446	2676	702	666	1384
职业病防治院	6983	5257	2060	1976	1978
其他	8863	6968	2473	2052	2976
专科疾病防治所（站、中心）	28317	21611	9206	7549	6689
口腔病防治所（站、中心）	2629	2200	1157	1029	716
精神病防治所（站、中心）	2080	1731	499	381	896
皮肤病与性病防治所（中心）	6445	4895	1917	1617	1556
结核病防治所（站、中心）	7142	5290	2186	1808	1436
职业病防治所（站、中心）	1414	1121	525	494	266
地方病防治所（站、中心）	521	373	190	170	40
血吸虫病防治所（站、中心）	4755	3690	1785	1343	1053
药物戒毒所（中心）	324	133	62	51	42
其他	3007	2178	885	656	684
健康教育所（站、中心）	2324	970	426	369	167
妇幼保健院（所、站）	514734	428809	152076	136820	196000
省属	30504	25810	9004	8978	12553
地级市（地区）属	150561	127058	42842	41649	62288
县级市（区）属	162300	134198	49030	44230	59904
县属	163042	134729	48673	39716	58052
其他	8327	7014	2527	2247	3203
妇幼保健院	477092	399026	137649	124416	186909
妇幼保健所	21122	16915	8507	7549	4932
妇幼保健站	16204	12617	5799	4759	4084
生殖保健中心	316	251	121	96	75
急救中心（站）	21324	11672	5114	4614	4932
采供血机构	39129	28529	3854	3384	15150
卫生监督所（中心）	78783	64378			
省属	2222	1803			
地级市（地区）属	12709	10213			
县级市（区）属	495	317			
县属	53353	42041			
其他	4	4			
计划生育技术服务机构	24629	9597	3761	2521	2366
四、其他医疗卫生机构	98322	52071	14906	13112	14457
疗养院	11122	7184	2604	2348	3125
卫生监督检验（监测）机构	193	154	28	21	2
医学科学研究机构	10379	4290	1545	1500	278
医学在职培训机构	9136	4218	1309	1032	1138
临床检验中心（所、站）	29028	14092	1817	1684	904
统计信息中心	1563	102	40	39	6
其他	36901	22031	7563	6488	9004

2-1-2 续表3

人员					其他技术人员	管理人员	工勤技能人员
药师（士）	技师（士）	检验师（士）	其他	见习医师			
23519	71906	62780	131581	12625	58210	58424	81081
2871	29338	27597	25368	2887	16802	13891	18503
58	1960	1949	1248	77	1729	622	832
420	8795	8511	4158	865	4064	3371	3281
986	8889	8329	7920	900	5131	4774	6200
1335	8888	8053	10728	982	5077	4556	7823
72	806	755	1314	63	801	568	367
2590	3512	2787	3218	502	3652	3327	4572
1014	1429	1166	1161	305	1586	1479	1780
90	138	121	48	39	69	231	154
160	258	206	172	79	139	328	303
269	534	430	416	91	794	456	476
495	499	409	525	96	584	464	847
1576	2083	1621	2057	197	2066	1848	2792
33	40	8	254	22	139	132	158
83	54	37	199	15	94	74	181
600	458	431	364	55	449	362	739
387	748	523	533	42	589	593	670
34	187	141	109	9	92	99	102
20	49	47	74	8	43	42	63
212	344	276	296	12	300	283	482
10	12	7	7	2	45	109	37
197	191	151	221	32	315	154	360
36	39	33	302	9	571	545	238
17204	31200	24780	32329	8373	25410	22655	37860
788	1899	1675	1566	266	1172	1292	2230
5038	8850	7476	8040	2355	7774	6606	9123
5633	9884	7807	9747	2385	8198	7420	12484
5496	10140	7481	12368	3282	7755	7022	13536
249	427	341	608	85	511	315	487
16082	28435	22578	29951	7978	22962	19953	35151
647	1735	1430	1094	200	1373	1420	1414
462	1010	757	1262	191	1057	1266	1264
13	20	15	22	4	18	16	31
156	116	93	1354	631	1676	1540	6436
259	6984	6934	2282	100	3516	2322	4762
			64378		2345	7123	4937
			1803		42	277	100
			10213		353	1375	768
			317		40	61	77
			42041		1910	5410	3992
			4				
403	717	556	2350	123	4238	7021	3773
1182	11545	10324	9981	355	18012	12579	15660
324	494	324	637	98	969	1112	1857
1	113	113	10		26	9	4
174	274	226	2019	30	4138	1213	738
243	181	111	1347	65	2845	1068	1005
31	8097	7964	3243	25	4155	3439	7342
8	1	1	47	3	886	505	70
401	2385	1585	2678	134	4993	5233	4644

2-1-3　2019年卫生人员性别、年龄、学历、职称构成（%）

分类	卫生技术人员							其他技术人员	管理人员
	合计	执业（助理）医师	执业医师	注册护士	药师（士）	技师（士）	其他		
总　计	**100.0**	**100.0**	**100.0**	**100.0**	**100.0**	**100.0**	**100.0**	**100.0**	**100.0**
按性别分									
男	27.8	52.9	53.3	2.6	32.6	39.6	39.8	38.9	45.3
女	72.2	47.1	46.7	97.4	67.4	60.4	60.2	61.1	54.7
按年龄分									
25 岁以下	5.9	0.2	0.0	10.0	2.5	4.9	12.4	3.4	1.6
25 ～ 34 岁	39.5	25.4	23.6	51.6	34.1	40.8	40.7	36.0	25.4
35 ～ 44 岁	26.1	32.0	31.8	22.0	26.8	25.9	21.4	29.1	27.1
45 ～ 54 岁	17.6	23.8	23.9	12.1	22.7	17.7	16.3	22.3	28.7
55 ～ 59 岁	5.3	7.6	8.3	3.0	8.2	6.1	5.0	5.9	11.1
60 岁及以上	5.6	10.9	12.4	1.5	5.8	4.7	4.2	3.3	6.0
按工作年限分									
5 年以下	19.3	13.7	12.6	22.6	12.9	19.3	31.0	17.2	12.5
5 ～ 9 年	24.4	18.9	18.3	29.8	21.4	24.0	21.7	23.5	17.1
10 ～ 19 年	24.5	24.7	24.9	25.7	23.3	22.8	19.2	24.5	21.1
20 ～ 29 年	17.4	22.6	22.5	12.9	21.7	18.2	15.2	18.8	22.7
30 年及以上	14.4	20.1	21.8	9.0	20.8	15.8	12.9	15.9	26.5
按学历分									
研究生	5.9	13.6	16.1	0.2	3.9	3.6	3.8	4.5	5.5
大学本科	32.6	43.8	50.1	23.6	32.4	35.9	27.2	33.5	39.1
大专	39.4	27.9	22.7	49.4	34.8	41.3	39.0	36.1	35.5
中专	21.0	13.6	10.2	26.3	24.6	17.9	26.1	18.5	12.9
高中及以下	1.2	1.1	1.0	0.5	4.3	1.4	3.9	7.3	7.0
按专业技术资格分									
正高	2.0	4.6	5.5	0.3	0.9	1.1	0.5	0.4	2.0
副高	6.4	12.4	14.7	2.6	4.1	5.3	1.7	2.8	6.4
中级	19.6	26.6	31.2	15.9	20.5	20.0	7.1	13.5	14.1
师级／助理	30.8	37.9	38.4	26.1	35.7	31.3	19.9	21.8	13.6
士级	31.9	11.1	3.6	47.6	30.4	32.5	43.0	36.0	13.7
不详	9.3	7.3	6.7	7.6	8.5	9.8	27.9	25.5	50.2
按聘任技术职务分									
正高	1.9	4.5	5.3	0.2	0.8	1.0	0.5	0.5	3.6
副高	6.4	12.5	14.8	2.5	4.0	5.2	1.8	2.8	10.3
中级	20.1	27.7	32.5	15.7	21.1	20.7	8.0	13.8	24.2
师级／助理	31.7	39.4	38.7	27.0	36.0	31.4	20.0	24.3	24.5
士级	30.9	10.0	3.7	47.2	30.5	31.9	37.5	32.5	21.3
待聘	9.0	6.0	5.1	7.5	7.6	9.8	32.2	26.2	16.0

注：本表不包括村卫生室数字。

2-1-4　2020年卫生人员性别、年龄、学历、职称构成（%）

分类	卫生技术人员							其他技术人员	管理人员
	合计	执业（助理）医师	执业医师	注册护士	药师（士）	技师（士）	其他		
总　计	100.0	100.0	100.0	100.0	100.0	100.0	100.0	100.0	100.0
按性别分									
男	27.6	52.4	52.7	2.9	31.7	38.8	41.1	38.6	45.0
女	72.4	47.6	47.3	97.1	68.3	61.2	58.9	61.4	55.0
按年龄分									
25 岁以下	8.9	0.8	0.2	14.4	4.3	8.7	17.8	5.7	3.0
25 ～ 34 岁	40.0	27.9	26.6	50.7	36.1	42.1	37.1	37.8	27.4
35 ～ 44 岁	24.8	31.2	31.1	20.4	26.2	24.0	20.3	28.2	27.2
45 ～ 54 岁	16.5	22.8	22.9	10.9	21.4	16.1	16.0	20.7	27.6
55 ～ 59 岁	4.7	7.1	7.7	2.4	7.2	5.2	5.0	5.1	9.9
60 岁及以上	5.1	10.2	11.5	1.3	4.8	3.9	3.8	2.5	4.9
按工作年限分									
5 年以下	24.9	18.5	17.0	28.7	17.3	25.7	36.3	22.9	16.7
5 ～ 9 年	23.1	18.2	18.0	28.1	21.2	23.0	18.4	22.5	16.8
10 ～ 19 年	23.1	23.7	24.0	23.8	22.6	21.2	17.5	23.4	21.0
20 ～ 29 年	16.2	21.4	21.4	11.7	20.6	16.6	14.9	17.6	22.0
30 年及以上	12.7	18.1	19.5	7.6	18.2	13.5	12.9	13.6	23.5
按学历分									
研究生	5.9	13.8	16.3	0.2	4.3	3.7	3.7	5.0	5.9
大学本科	36.2	45.7	51.6	28.7	37.0	40.3	32.2	37.5	42.1
大专	38.4	27.5	22.1	47.8	33.6	39.7	38.4	34.3	33.8
中专	18.4	12.1	9.2	23.0	21.6	15.2	22.3	16.7	11.9
高中及以下	1.0	0.9	0.8	0.4	3.5	1.1	3.4	6.4	6.3
按专业技术资格分									
正高	2.2	5.1	6.0	0.3	1.0	1.3	0.6	0.4	2.0
副高	6.7	12.9	15.2	2.9	4.5	5.5	1.8	3.1	6.2
中级	19.8	26.7	31.2	16.4	21.0	19.6	7.5	13.9	13.3
师级 / 助理	31.1	38.1	38.5	27.0	35.8	31.5	19.8	21.5	12.6
士级	31.2	10.8	3.3	46.7	29.3	32.3	39.4	34.5	13.1
不详	9.0	6.5	5.9	6.8	8.4	9.9	30.9	26.6	52.7
按聘任技术职务分									
正高	2.1	4.8	5.7	0.3	1.0	1.2	0.5	0.6	3.8
副高	6.8	13.2	15.6	2.8	4.6	5.6	2.0	3.1	10.3
中级	20.7	28.1	32.8	16.6	22.1	20.9	8.7	14.2	23.5
师级 / 助理	31.9	39.0	38.1	28.0	35.9	31.4	19.9	24.1	23.7
士级	29.9	9.7	3.4	45.4	29.3	31.6	34.9	31.8	21.1
待聘	8.6	5.2	4.4	6.9	7.2	9.3	33.9	26.2	17.6

注：本表不包括村卫生室数字。

2-1-5　2020年卫生人员数（按城乡/登记注册类型/主办单位分）

分类	合计	卫生技术人员							乡村医生和卫生员	其他技术人员	管理人员	工勤技能人员
		小计	执业（助理）医师	执业医师	注册护士	药师（士）	技师（士）	其他				
总　计	**13474992**	**10678019**	**4085689**	**3401672**	**4708717**	**496793**	**560563**	**826257**	**795510**	**529601**	**561157**	**910705**
按城乡分												
城市	7030095	5854980	2173709	2022110	2761481	266659	302446	350685	1243	299799	359717	514356
农村	6434897	4813039	1911980	1379562	1947236	230134	258117	465572	794267	229802	201440	396349
按登记注册类型分												
公立	10043179	8028872	2965678	2490995	3541628	391102	451104	679360	574655	424210	379036	636406
国有	8739947	7325398	2580060	2285100	3339480	355454	423622	626782	65853	395370	359125	594201
集体	1303232	703474	385618	205895	202148	35648	27482	52578	508802	28840	19911	42205
非公立	3421813	2639147	1120011	910677	1167089	105691	109459	136897	220855	105391	182121	274299
其中：												
联营	45886	20767	11561	6026	7059	567	712	868	21812	561	1163	1583
私营	2334793	1828348	813367	651127	786944	72760	67242	88035	164497	67153	111634	163161
按主办单位分												
政府办	8817273	7363747	2614421	2279248	3307371	367295	426996	647664	102043	404116	347843	599524
其中：												
卫生健康部门	8594247	7187505	2550050	2222539	3227719	358177	417400	634159	102032	392260	331727	580723
社会办	2287264	1425091	634648	449860	592788	54785	65012	77858	559286	57297	98326	147264
个人办	2360455	1879181	836620	672564	808558	74713	68555	90735	134181	68188	114988	163917

注：①卫生人员和卫生技术人员中包括公务员中卫生监督员10000名；②城市包括直辖市区和地级市辖区，农村包括县及县级市；③社会办包括企业、事业单位、社会团体和其他社会组织办的卫生机构。

2-1-6 各地区卫生人员数

地区	合计	卫生技术人员							乡村医生和卫生员	其他技术人员	管理人员	工勤技能人员
		小计	执业（助理）医师	执业医师	注册护士	药师（士）	技师（士）	其他				
2019	12928335	10154010	3866916	3210515	4445047	483420	535917	822710	842302	503947	543750	884326
2020	13474992	10678019	4085689	3401672	4708717	496793	560563	826257	795510	529601	561157	910705
东 部	5791429	4649335	1854494	1578511	2016924	231035	231590	315292	243797	250237	235031	413029
中 部	3898623	3054296	1185189	962453	1370974	133021	164764	200348	285707	151138	165126	242356
西 部	3774940	2964388	1046006	860708	1320819	132737	164209	300617	266006	128226	161000	255320
北 京	348066	276147	107716	101061	117944	15146	14250	21091	2661	17982	21893	29383
天 津	143185	114033	49236	46206	42714	6674	6437	8972	3535	6778	10254	8585
河 北	674956	519556	239665	185229	201377	19818	24909	33787	61822	31085	23420	39073
山 西	351369	268354	108767	92094	116339	11044	14126	18078	31423	13655	15970	21967
内蒙古	254843	202317	80570	68672	83443	11224	10200	16880	15587	11725	12174	13040
辽 宁	401501	316136	126188	113955	142745	13657	16535	17011	17919	17462	19532	30452
吉 林	272940	212103	85090	73713	95420	8717	10289	12587	13726	11866	15811	19434
黑龙江	310391	242527	96088	82025	102278	11066	12933	20162	16867	11287	17465	22245
上 海	261404	214368	78364	74780	97151	10653	12161	16039	649	11720	13738	20929
江 苏	823261	665488	267789	224031	294159	32590	33142	37808	23201	37223	34797	62552
浙 江	659781	548024	217677	191541	233067	31436	27380	38464	6632	27377	24044	53704
安 徽	503172	412110	164229	133307	188182	16662	21459	21578	30870	18759	17785	23648
福 建	351036	278376	105509	90351	122471	15993	14942	19461	19442	14724	11918	26576
江 西	367797	286112	104866	86726	129251	15723	18598	17674	36054	11279	11452	22900
山 东	1027917	813449	329174	271412	355651	37143	39029	52452	83313	48773	33564	48818
河 南	940491	706795	276390	211830	304335	29595	41048	55427	90405	39491	38572	65228
湖 北	538003	428494	159701	134153	200020	18719	21925	28129	32696	23153	22788	30872
湖 南	614460	497801	190058	148605	235149	21495	24386	26713	33666	21648	25283	36062
广 东	1006226	829396	306017	256800	374457	44512	38950	65460	21320	33836	36852	84822
广 西	472215	371983	125515	102833	167487	20192	20238	38551	30121	16444	16666	37001
海 南	94096	74362	27159	23145	35188	3413	3855	4747	3303	3277	5019	8135
重 庆	301617	237686	88706	72127	109417	9927	11856	17780	14913	9391	15080	24547
四 川	824459	632211	234473	195334	285807	28497	33361	50073	57142	26428	37427	71251
贵 州	366886	287754	97537	77136	131472	10505	17225	31015	31348	12153	17349	18282
云 南	458856	366516	122581	100245	173175	13242	18839	38679	36466	18131	11939	25804
西 藏	41027	22730	9453	7367	6843	1082	1191	4161	12564	1846	1467	2420
陕 西	445293	363483	113863	93988	155481	16470	23610	54059	25225	3608	27196	25781
甘 肃	228975	181223	63511	50945	81363	7455	10187	18707	18088	9082	7887	12695
青 海	64290	48926	18303	15400	19678	2528	3128	5289	6671	3322	2036	3335
宁 夏	71979	58627	22240	19343	25972	3250	2981	4184	3143	2912	2887	4410
新 疆	244500	190932	69254	57318	80681	8365	11393	21239	14738	13184	8892	16754

2-1-7　2020年各地区卫生人员数（城市）

地区	合计	卫生技术人员							其他技术人员	管理人员	工勤技能人员
		小计	执业（助理）医师	执业医师	注册护士	药师（士）	技师（士）	其他			
总　计	**7030095**	**5854980**	**2173709**	**2022110**	**2761481**	**266659**	**302446**	**350685**	**299799**	**359717**	**514356**
东　部	3586513	2978022	1138593	1061174	1358549	145692	151125	184063	163862	172458	271346
中　部	1735519	1458002	532900	496189	717288	59425	76031	72358	74749	92716	109688
西　部	1708063	1418956	502216	464747	685644	61542	75290	94264	61188	94543	133322
北　京	344687	275429	107070	100798	117872	15146	14250	21091	17982	21893	29383
天　津	133015	108197	45817	43867	41536	6308	6135	8401	6538	9994	8286
河　北	285299	240317	99158	90303	108052	9202	11987	11918	15059	12486	17244
山　西	183644	154334	57890	53889	73920	6133	8182	8209	7315	10076	11916
内蒙古	123287	103319	38804	36421	47466	5588	5100	6361	5925	7451	6591
辽　宁	270695	226749	87929	83908	107588	9503	11812	9917	11419	13021	19502
吉　林	139358	114716	44296	40885	55291	4605	5925	4599	6174	8156	10152
黑龙江	173775	142961	54192	50791	67934	5938	7135	7762	6892	10752	13170
上　海	260157	213770	77781	74692	97136	10653	12161	16039	11720	13738	20929
江　苏	457274	375007	140016	132227	176414	18057	19698	20822	22373	23590	36259
浙　江	368599	303583	115878	108083	135076	16666	15935	20028	16937	15827	32248
安　徽	234369	200780	74352	69403	98968	7814	10407	9239	10568	11346	11604
福　建	180036	149115	57046	53090	68423	7798	7804	8044	8109	8042	14729
江　西	149451	127174	43843	41037	63390	6009	7546	6386	5756	6872	9632
山　东	503811	430951	168324	154144	201678	19148	20185	21616	26130	20684	25989
河　南	364100	306325	112196	102770	149523	12140	16061	16405	16961	18459	22272
湖　北	257021	214516	76393	72405	107555	8934	10840	10794	12175	13475	16850
湖　南	233801	197196	69738	65009	100707	7852	9935	8964	8908	13580	14092
广　东	733678	614350	224891	206357	284550	31476	29049	44384	25725	30264	62858
广　西	218805	184497	64231	60472	89074	9239	9615	12338	7528	10302	16477
海　南	49262	40554	14683	13705	20224	1735	2109	1803	1870	2919	3919
重　庆	212795	174830	62485	55590	85639	7284	8908	10514	6816	11932	19217
四　川	396430	320647	115851	108375	156652	13578	16459	18107	14547	22430	38772
贵　州	119348	100446	35539	33091	49848	3565	5480	6014	4481	7380	7041
云　南	146036	124288	43329	40215	62373	4680	6162	7744	6908	5633	9206
西　藏	14919	11393	4770	4125	4336	481	730	1076	968	960	1598
陕　西	236091	199103	65308	59683	94630	8098	11844	19223	2018	17908	17061
甘　肃	97394	83084	27966	25433	41147	3389	4797	5785	4450	3943	5902
青　海	30857	25769	8966	8467	12207	1353	1680	1563	1806	1218	2063
宁　夏	45640	38066	14163	12992	17831	1990	1899	2183	2229	2215	3130
新　疆	66461	53514	20804	19883	24441	2297	2616	3356	3512	3171	6264

注：①城市包括直辖市区和地级市辖区；②城市地区有乡村医生及卫生员 1243 人。

2-1-8 2020年各地区卫生人员数（农村）

地区	合计	卫生技术人员								乡村医生和卫生员	其他技术人员	管理人员	工勤技能人员
		小计	执业（助理）医师	执业医师	注册护士	药师（士）	技师（士）	其他					
总计	**6434897**	**4813039**	**1911980**	**1379562**	**1947236**	**230134**	**258117**	**465572**		**794267**	**229802**	**201440**	**396349**
东部	2204916	1671313	715901	517337	658375	85343	80465	131229		242972	86375	62573	141683
中部	2163104	1596294	652289	466264	653686	73596	88733	127990		285343	76389	72410	132668
西部	2066877	1545432	543790	395961	635175	71195	88919	206353		265952	67038	66457	121998
北京	3379	718	646	263	72					2661			
天津	10170	5836	3419	2339	1178	366	302	571		3535	240	260	299
河北	389657	279239	140507	94926	93325	10616	12922	21869		61629	16026	10934	21829
山西	167725	114020	50877	38205	42419	4911	5944	9869		31420	6340	5894	10051
内蒙古	131556	98998	41766	32251	35977	5636	5100	10519		15586	5800	4723	6449
辽宁	130806	89387	38259	30047	35157	4154	4723	7094		17915	6043	6511	10950
吉林	133582	97387	40794	32828	40129	4112	4364	7988		13566	5692	7655	9282
黑龙江	136616	99566	41896	31234	34344	5128	5798	12400		16867	4395	6713	9075
上海	1247	598	583	88	15					649			
江苏	365987	290481	127773	91804	117745	14533	13444	16986		23156	14850	11207	26293
浙江	291182	244441	101799	83458	97991	14770	11445	18436		6628	10440	8217	21456
安徽	268803	211330	89877	63904	89214	8848	11052	12339		30799	8191	6439	12044
福建	171000	129261	48463	37261	54048	8195	7138	11417		19401	6615	3876	11847
江西	218346	158938	61023	45689	65861	9714	11052	11288		36037	5523	4580	13268
山东	524106	382498	160850	117268	153973	17995	18844	30836		83256	22643	12880	22829
河南	576391	400470	164194	109060	154812	17455	24987	39022		90322	22530	20113	42956
湖北	280982	213978	83308	61748	92465	9785	11085	17335		32691	10978	9313	14022
湖南	380659	300605	120320	83596	134442	13643	14451	17749		33641	12740	11703	21970
广东	272548	215046	81126	50443	89907	13036	9901	21076		20839	8111	6588	21964
广西	253410	187486	61284	42361	78413	10953	10623	26213		30120	8916	6364	20524
海南	44834	33808	12476	9440	14964	1678	1746	2944		3303	1407	2100	4216
重庆	88822	62856	26221	16537	23778	2643	2948	7266		14913	2575	3148	5330
四川	428029	311564	118622	86959	129155	14919	16902	31966		57108	11881	14997	32479
贵州	247538	187308	61998	44045	81624	6940	11745	25001		31348	7672	9969	11241
云南	312820	242228	79252	60030	110802	8562	12677	30935		36465	11223	6306	16598
西藏	26108	11337	4683	3242	2507	601	461	3085		12564	878	507	822
陕西	209202	164380	48555	34305	60851	8372	11766	34836		25224	1590	9288	8720
甘肃	131581	98139	35545	25512	40216	4066	5390	12922		18073	4632	3944	6793
青海	33433	23157	9337	6933	7471	1175	1448	3726		6670	1516	818	1272
宁夏	26339	20561	8077	6351	8141	1260	1082	2001		3143	683	672	1280
新疆	178039	137418	48450	37435	56240	6068	8777	17883		14738	9672	5721	10490

2-2-1 每千人口卫生技术人员数

年份	卫生技术人员			执业（助理）医师			其中：执业医师	注册护士		
	合计	城市	农村	合计	城市	农村		合计	城市	农村
1949	0.93	1.87	0.73	0.67	0.70	0.66	0.58	0.06	0.25	0.02
1955	1.42	3.49	1.01	0.81	1.24	0.74	0.70	0.14	0.64	0.04
1960	2.37	5.67	1.85	1.04	1.97	0.90	0.79	0.23	1.04	0.07
1965	2.11	5.37	1.46	1.05	2.22	0.82	0.70	0.32	1.45	0.10
1970	1.76	4.88	1.22	0.85	1.97	0.66	0.43	0.29	1.10	0.14
1975	2.24	6.92	1.41	0.95	2.66	0.65	0.57	0.41	1.74	0.18
1980	2.85	8.03	1.81	1.17	3.22	0.76	0.72	0.47	1.83	0.20
1985	3.28	7.92	2.09	1.36	3.35	0.85	0.70	0.61	1.85	0.30
1990	3.45	6.59	2.15	1.56	2.95	0.98	1.15	0.86	1.91	0.43
1995	3.59	5.36	2.32	1.62	2.39	1.07	1.23	0.95	1.59	0.49
1998	3.64	5.30	2.35	1.65	2.34	1.11	1.25	1.00	1.64	0.51
1999	3.64	5.24	2.38	1.67	2.33	1.14	1.27	1.02	1.64	0.52
2000	3.63	5.17	2.41	1.68	2.31	1.17	1.30	1.02	1.64	0.54
2001	3.62	5.15	2.38	1.69	2.32	1.17	1.32	1.03	1.65	0.54
2002	3.41	…	…	1.47	…	…	1.17	1.00	…	…
2003	3.48	4.88	2.26	1.54	2.13	1.04	1.22	1.00	1.59	0.50
2004	3.53	4.99	2.24	1.57	2.18	1.04	1.25	1.03	1.63	0.50
2005	3.50	5.82	2.69	1.56	2.46	1.26	1.24	1.03	2.10	0.65
2006	3.60	6.09	2.70	1.60	2.56	1.26	1.28	1.09	2.22	0.66
2007	3.72	6.44	2.69	1.61	2.61	1.23	1.30	1.18	2.42	0.70
2008	3.90	6.68	2.80	1.66	2.68	1.26	1.35	1.27	2.54	0.76
2009	4.15	7.15	2.94	1.75	2.83	1.31	1.43	1.39	2.82	0.81
2010	4.39	7.62	3.04	1.80	2.97	1.32	1.47	1.53	3.09	0.89
2011	4.58	7.90	3.19	1.82	3.00	1.33	1.49	1.66	3.29	0.98
2012	4.94	8.54	3.41	1.94	3.19	1.40	1.58	1.85	3.65	1.09
2013	5.27	9.18	3.64	2.04	3.39	1.48	1.67	2.04	4.00	1.22
2014	5.56	9.70	3.77	2.12	3.54	1.51	1.74	2.20	4.30	1.31
2015	5.84	10.21	3.90	2.22	3.72	1.55	1.84	2.37	4.58	1.39
2016	6.12	10.42	4.08	2.31	3.79	1.61	1.92	2.54	4.75	1.50
2017	6.47	10.87	4.28	2.44	3.97	1.68	2.04	2.74	5.01	1.62
2018	6.83	10.91	4.63	2.59	4.01	1.82	2.16	2.94	5.08	1.80
2019	7.26	11.10	4.96	2.77	4.10	1.96	2.30	3.18	5.22	1.99
2020	7.57	11.46	5.18	2.90	4.25	2.06	2.41	3.34	5.40	2.10

注：① 2002 年以前，执业（助理）医师数系医生，执业医师数系医师，注册护士数系护师（士）；②城市包括直辖市区和地级市辖区，农村包括县及县级市；③合计项分母系常住人口数，分城乡项分母系推算户籍人口数。下表同。

2-2-2　2020年各地区每千人口卫生技术人员数

地区	卫生技术人员			执业（助理）医师			其中：执业医师			注册护士		
	合计	城市	农村	合计	城市	农村	合计	城市	农村	合计	城市	农村
总　计	**7.57**	**11.46**	**5.18**	**2.90**	**4.25**	**2.06**	**2.41**	**3.96**	**1.48**	**3.34**	**5.40**	**2.10**
东　部	7.67	11.68	5.60	3.06	4.47	2.40	2.60	4.16	1.73	3.33	5.33	2.21
中　部	7.26	11.40	4.62	2.82	4.17	1.89	2.29	3.88	1.35	3.26	5.61	1.89
西　部	7.74	11.06	5.42	2.73	3.92	1.91	2.25	3.62	1.39	3.45	5.35	2.23
北　京	12.61	18.44		4.92	7.17		4.62	6.75		5.39	7.89	
天　津	8.22	9.71	8.20	3.55	4.11	6.83	3.33	3.94	4.67	3.08	3.73	2.35
河　北	6.96	8.73	5.22	3.21	3.60	2.62	2.48	3.28	1.77	2.70	3.93	1.74
山　西	7.69	15.37	4.53	3.12	5.76	2.02	2.64	5.37	1.52	3.33	7.36	1.69
内蒙古	8.41	13.89	5.91	3.35	5.22	2.49	2.86	4.90	1.92	3.47	6.38	2.15
辽　宁	7.42	12.81	3.66	2.96	4.97	1.57	2.68	4.74	1.23	3.35	6.08	1.44
吉　林	8.81	9.16	6.48	3.53	3.54	2.71	3.06	3.26	2.18	3.96	4.41	2.67
黑龙江	7.61	11.15	4.62	3.02	4.23	1.95	2.58	3.96	1.45	3.21	5.30	1.59
上　海	8.62	15.12		3.15	5.50	0.86	3.01	5.28		3.91	6.87	
江　苏	7.85	10.26	6.61	3.16	3.83	2.91	2.64	3.62	2.09	3.47	4.83	2.68
浙　江	8.49	14.24	8.11	3.37	5.43	3.38	2.97	5.07	2.77	3.61	6.34	3.25
安　徽	6.75	9.01	4.28	2.69	3.34	1.82	2.18	3.11	1.30	3.08	4.44	1.81
福　建	6.70	10.83	4.85	2.54	4.14	1.82	2.18	3.86	1.40	2.95	4.97	2.03
江　西	6.33	9.63	4.11	2.32	3.32	1.58	1.92	3.11	1.18	2.86	4.80	1.70
山　东	8.01	11.18	5.77	3.24	4.37	2.43	2.67	4.00	1.77	3.50	5.23	2.32
河　南	7.11	13.82	4.22	2.78	5.06	1.73	2.13	4.63	1.15	3.06	6.74	1.63
湖　北	7.42	10.48	5.22	2.77	3.73	2.03	2.32	3.54	1.51	3.46	5.25	2.25
湖　南	7.49	13.78	5.02	2.86	4.87	2.01	2.24	4.54	1.40	3.54	7.04	2.24
广　东	6.58	10.86	4.71	2.43	3.98	1.78	2.04	3.65	1.11	2.97	5.03	1.97
广　西	7.42	9.83	4.75	2.50	3.42	1.55	2.05	3.22	1.07	3.34	4.75	1.99
海　南	7.38	15.28	5.09	2.69	5.53	1.88	2.30	5.17	1.42	3.49	7.62	2.25
重　庆	7.42	10.70	3.48	2.77	3.83	1.45	2.25	3.40	0.92	3.41	5.24	1.32
四　川	7.56	9.84	5.27	2.80	3.55	2.01	2.33	3.33	1.47	3.42	4.81	2.18
贵　州	7.46	12.18	4.86	2.53	4.31	1.61	2.00	4.01	1.14	3.41	6.05	2.12
云　南	7.76	14.93	5.98	2.60	5.20	1.96	2.12	4.83	1.48	3.67	7.49	2.74
西　藏	6.23	5.31	5.02	2.59	2.22	2.07	2.02	1.92	1.44	1.88	2.02	1.11
陕　西	9.20	11.56	6.99	2.88	3.79	2.06	2.38	3.46	1.46	3.93	5.49	2.59
甘　肃	7.24	9.88	4.98	2.54	3.32	1.80	2.04	3.02	1.30	3.25	4.89	2.04
青　海	8.26	13.37	5.50	3.09	4.65	2.22	2.60	4.39	1.65	3.32	6.33	1.77
宁　夏	8.14	11.34	5.77	3.09	4.22	2.26	2.69	3.87	1.78	3.61	5.31	2.28
新　疆	7.39	15.38	7.04	2.68	5.98	2.48	2.22	5.72	1.92	3.12	7.03	2.88

2-3-1 2019年执业（助理）医师性别、年龄、学历及职称构成（%）

分类	执业（助理）医师					其中：执业医师				
	合计	临床	中医	口腔	公共卫生	合计	临床	中医	口腔	公共卫生
总　计	100.0	100.0	100.0	100.0	100.0	100.0	100.0	100.0	100.0	100.0
按性别分										
男	52.9	52.3	59.9	48.7	51.0	53.3	52.8	59.9	49.1	50.6
女	47.1	47.7	40.1	51.3	49.0	46.7	47.2	40.2	50.9	49.4
按年龄分										
25 岁以下	0.2	0.2	0.2	0.9	0.1	0.0	0.0	0.0	0.1	0.1
25 ～ 34 岁	25.4	20.8	23.9	32.9	18.0	23.6	19.7	22.2	27.7	19.8
35 ～ 44 岁	32.0	33.8	29.4	33.4	26.7	31.8	33.5	29.2	35.0	25.3
45 ～ 54 岁	23.8	26.3	21.2	18.3	32.3	23.9	26.0	21.2	20.3	30.7
55 ～ 59 岁	7.6	8.0	8.2	5.9	13.8	8.3	8.6	8.7	6.8	14.6
60 岁及以上	10.9	10.9	17.1	8.6	9.2	12.4	12.2	18.7	10.2	9.7
按工作年限分										
5 年以下	13.7	10.7	14.3	18.7	7.5	12.6	9.9	13.0	14.9	7.7
5 ～ 9 年	18.9	17.5	18.9	21.3	13.6	18.3	17.2	18.4	20.0	14.6
10 ～ 19 年	24.7	25.6	24.3	27.4	18.7	24.9	25.8	24.3	28.4	18.8
20 ～ 29 年	22.6	25.3	18.3	17.8	28.2	22.5	24.9	18.5	19.7	26.5
30 年及以上	20.1	20.9	24.1	14.8	32.0	21.8	22.3	25.8	17.1	32.4
按学历分										
研究生	13.6	14.3	14.6	9.5	8.3	16.1	16.5	16.7	12.1	10.2
大学本科	43.8	45.4	37.7	32.3	40.0	50.1	50.5	41.8	38.6	46.8
大专	27.9	26.5	29.3	41.2	27.9	22.7	22.5	25.9	34.9	25.2
中专	13.6	13.1	15.5	15.8	20.9	10.2	9.9	12.8	13.6	15.9
高中及以下	1.1	0.7	3.0	1.2	3.0	1.0	0.6	2.9	1.0	1.9
按专业技术资格分										
正高	4.6	5.4	4.4	2.0	3.2	5.5	6.3	5.0	2.5	4.0
副高	12.4	14.4	11.0	6.0	11.2	14.7	16.6	12.7	7.6	13.8
中级	26.6	29.4	25.9	21.3	32.2	31.2	33.6	29.5	26.7	38.8
师级 / 助理	37.9	36.9	43.6	49.8	37.4	38.4	36.3	44.4	52.1	36.7
士级	11.1	8.5	8.4	11.8	11.0	3.6	2.1	2.1	2.7	2.1
不详	7.3	5.5	6.6	9.1	5.1	6.7	5.1	6.2	8.5	4.7
按聘任技术职务分										
正高	4.5	5.3	4.2	1.9	3.0	5.3	6.1	4.8	2.4	3.7
副高	12.5	14.5	11.3	6.3	10.9	14.8	16.7	13.0	8.0	13.5
中级	27.7	30.4	27.3	23.3	33.9	32.5	34.7	31.1	29.1	40.8
师级 / 助理	39.4	38.6	45.6	53.2	39.1	38.7	37.1	45.2	52.7	37.2
士级	10.0	8.0	7.8	10.6	10.4	3.7	2.5	2.6	3.5	2.4
待聘	6.0	3.3	3.7	4.8	2.8	5.1	3.0	3.4	4.3	2.4

2-3-2 2020年执业(助理)医师性别、年龄、学历及职称构成(%)

分类	执业（助理）医师 合计	临床	中医	口腔	公共卫生	其中：执业医师 合计	临床	中医	口腔	公共卫生
总　计	**100.0**	**100.0**	**100.0**	**100.0**	**100.0**	**100.0**	**100.0**	**100.0**	**100.0**	**100.0**
按性别分										
男	52.4	51.9	58.4	47.4	49.8	52.7	52.3	58.4	47.8	49.4
女	47.6	48.1	41.6	52.6	50.2	47.3	47.7	41.6	52.2	50.6
按年龄分										
25 岁以下	0.8	0.7	0.8	2.7	0.5	0.2	0.1	0.2	0.4	0.3
25 ～ 34 岁	27.9	24.2	27.9	37.9	21.5	26.6	23.4	26.7	33.9	23.8
35 ～ 44 岁	31.2	32.7	28.6	31.0	25.9	31.1	32.6	28.4	33.0	24.4
45 ～ 54 岁	22.8	24.9	19.8	16.0	31.3	22.9	24.7	19.8	17.9	29.5
55 ～ 59 岁	7.1	7.4	7.5	5.1	12.8	7.7	7.9	7.9	5.9	13.3
60 岁及以上	10.2	10.1	15.4	7.4	8.1	11.5	11.2	17.0	8.9	8.6
按工作年限分										
5 年以下	18.5	15.8	20.4	27.2	11.9	17.0	14.5	18.8	22.2	12.4
5 ～ 9 年	18.2	17.3	18.5	20.6	13.8	18.0	17.3	18.3	20.3	14.9
10 ～ 19 年	23.7	24.4	23.1	24.9	18.2	24.0	24.8	23.2	26.4	18.2
20 ～ 29 年	21.4	23.8	17.0	15.3	27.1	21.4	23.5	17.3	17.1	25.4
30 年及以上	18.1	18.7	20.9	11.9	29.0	19.5	19.9	22.4	14.0	29.1
按学历分										
研究生	13.8	14.5	15.0	9.3	9.1	16.3	16.8	17.3	11.9	11.1
大学本科	45.7	47.5	40.1	34.3	44.3	51.6	52.5	44.2	40.6	51.0
大专	27.5	25.9	28.4	41.8	26.3	22.1	21.5	24.7	34.9	23.1
中专	12.1	11.5	14.0	13.7	18.0	9.2	8.7	11.4	11.9	13.4
高中及以下	0.9	0.6	2.5	0.9	2.3	0.8	0.5	2.4	0.7	1.4
按专业技术资格分										
正高	5.1	5.9	4.4	2.0	3.8	6.0	6.8	5.1	2.6	4.6
副高	12.9	14.9	11.2	5.9	12.1	15.2	17.2	12.8	7.5	14.7
中级	26.7	29.0	25.8	21.0	30.8	31.2	33.1	29.4	26.6	36.6
师级 / 助理	38.1	36.6	43.8	49.7	37.6	38.5	36.2	44.8	52.4	36.9
士级	10.8	8.6	8.6	12.3	10.5	3.3	2.1	2.1	2.7	2.2
不详	6.5	5.1	6.2	9.0	5.3	5.9	4.7	5.8	8.3	5.0
按聘任技术职务分										
正高	4.8	5.6	4.3	2.1	3.5	5.7	6.4	4.9	2.6	4.3
副高	13.2	15.1	11.5	6.2	12.3	15.6	17.5	13.2	7.9	15.0
中级	28.1	30.3	27.4	23.0	32.9	32.8	34.6	31.2	29.0	39.1
师级 / 助理	39.0	37.7	45.1	52.8	38.5	38.1	36.0	44.7	52.4	36.5
士级	9.7	7.9	8.0	10.9	9.9	3.4	2.5	2.6	3.6	2.5
待聘	5.2	3.4	3.7	4.9	2.9	4.4	3.1	3.4	4.5	2.7

2-3-3　各类别执业（助理）医师数

	合计		执业医师		执业助理医师	
	2019	2020	2019	2020	2019	2020
人数（万人）	**386.7**	**408.6**	**321.1**	**340.2**	**65.6**	**68.4**
临床类别	288.2	300.7	238.7	250.5	49.5	50.3
中医类别	62.5	68.3	53.4	57.8	9.1	10.5
口腔类别	24.5	27.8	19.5	22.1	5.0	5.7
公共卫生类别	11.5	11.8	9.4	9.7	2.1	2.0
构成（%）	**100.0**	**100.0**	**100.0**	**100.0**	**100.0**	**100.0**
临床类别	74.5	73.6	74.3	73.6	75.5	73.5
中医类别	16.2	16.7	16.6	17.0	13.9	15.4
口腔类别	6.3	6.8	6.1	6.5	7.6	8.3
公共卫生类别	3.0	2.9	2.9	2.9	3.2	2.9

2-3-4　全科医生数

	合计		注册为全科医学专业的人数		取得全科医生培训合格证的人数	
	2019	2020	2019	2020	2019	2020
总　计	**365082**	**408820**	**210622**	**255867**	**154460**	**152953**
其中：医院	60499	72090	26931	36396	33568	35694
社区卫生服务中心（站）	103841	110190	68001	78447	35840	31743
乡镇卫生院	161658	179411	90244	110862	71414	68549

注：全科医生数指注册为全科医学专业和取得全科医生培训合格证的执业（助理）医师数之和，下表同。2020 年注册为乡村全科执业助理医师数为 6.3 万人。

2-3-5　2020年各地区分类别执业（助理）医师和全科医生数

地区	执业（助理）医师数					全科医生数			每万人口全科医生数
	合计	临床	中医	口腔	公共卫生	注册为全科医学专业的人数	注册为乡村全科执业助理医师的人数	取得全科医生培训合格证书的人数	
总　计	**4085689**	**3007457**	**682770**	**277797**	**117665**	**255867**	**63291**	**152953**	**2.90**
东　部	1854494	1352067	294414	150741	57272	140902	28278	66960	3.43
中　部	1185189	903214	184314	67274	30387	59535	19627	46771	2.53
西　部	1046006	752176	204042	59782	30006	55430	15386	39222	2.47
北　京	107716	69814	21665	12399	3838	6622	186	3296	4.53
天　津	49236	33042	10644	4074	1476	3279	511	1772	3.64
河　北	239665	178878	40850	16481	3456	11127	5739	7868	2.55
山　西	108767	78783	18806	8226	2952	3314	2389	3719	2.01
内蒙古	80570	54506	17578	5536	2950	2964	1554	3078	2.51
辽　宁	126188	94544	17754	10651	3239	7419	1013	4352	2.76
吉　林	85090	60238	13412	9127	2313	5543	600	2449	3.32
黑龙江	96088	72482	13505	7838	2263	3487	781	3455	2.18
上　海	78364	57484	10345	6768	3767	9206	14	670	3.97
江　苏	267789	205041	34795	17440	10513	37816	4770	11812	5.86
浙　江	217677	157730	34185	19823	5939	17435	468	10193	4.28
安　徽	164229	124962	26316	8515	4436	11985	2595	6516	3.03
福　建	105509	73663	18848	9556	3442	5655	1224	4490	2.44
江　西	104866	80638	16500	4140	3588	3699	1422	4332	1.78
山　东	329174	242572	52516	25414	8672	13295	12302	11465	2.44
河　南	276390	210943	45853	14008	5586	12717	7590	11641	2.45
湖　北	159701	126512	20164	8711	4314	7349	1351	6498	2.40
湖　南	190058	148656	29758	6709	4935	11441	2899	8161	2.95
广　东	306017	218318	49574	26092	12033	27329	1830	9848	2.95
广　西	125515	91775	21784	7829	4127	9040	1314	4109	2.62
海　南	27159	20981	3238	2043	897	1719	221	1194	2.89
重　庆	88706	62105	19796	5018	1787	5724	1387	3045	2.74
四　川	234473	158342	59255	12377	4499	14955	1924	10258	3.01
贵　州	97537	75674	15169	4024	2670	4910	2133	2662	1.96
云　南	122581	93175	18202	6611	4593	5754	2736	3727	2.01
西　藏	9453	5689	2703	235	826	547	62	183	2.00
陕　西	113863	86318	17052	8088	2405	4742	2535	3356	2.05
甘　肃	63511	43651	15480	2782	1598	2679	1046	3837	2.60
青　海	18303	13115	3744	798	646	889	270	736	2.74
宁　夏	22240	15923	3147	2214	956	857	264	781	2.27
新　疆	69254	51903	10132	4270	2949	2369	161	3450	2.25

2-3-6 分科执业（助理）医师构成（%）

分科	2019			2020		
	合计	执业医师	执业助理医师	合计	执业医师	执业助理医师
总 计	**100.0**	**100.0**	**100.0**	**100.0**	**100.0**	**100.0**
预防保健科	2.4	1.8	5.8	2.3	1.7	5.6
全科医疗科	4.8	4.0	9.2	4.9	4.2	9.2
内科	22.3	22.0	24.3	21.8	21.4	23.9
外科	12.0	12.7	8.1	11.7	12.4	7.6
儿科	4.1	4.4	2.4	4.0	4.3	2.3
妇产科	8.4	8.4	8.3	8.3	8.3	8.0
眼科	1.3	1.4	0.7	1.3	1.4	0.7
耳鼻咽喉科	1.3	1.4	0.7	1.2	1.3	0.6
口腔科	6.2	5.7	8.8	6.9	6.3	10.4
皮肤科	0.8	0.9	0.4	0.8	0.9	0.4
医疗美容科	0.3	0.4	0.2	0.4	0.5	0.2
精神科	1.2	1.2	1.1	1.1	1.2	1.0
传染科	0.5	0.6	0.2	0.5	0.6	0.1
结核病科	0.2	0.2	0.1	0.2	0.2	0.1
地方病科	0.0	0.0	0.0	0.0	0.0	0.0
肿瘤科	1.0	1.1	0.1	1.0	1.1	0.1
急诊医学科	2.0	2.1	1.0	2.0	2.1	0.9
康复医学科	1.2	1.1	1.5	1.2	1.1	1.3
运动医学科	0.0	0.0	0.0	0.0	0.0	0.0
职业病科	0.1	0.1	0.0	0.1	0.1	0.0
麻醉科	2.5	2.7	1.1	2.4	2.7	1.0
重病医学科	0.7	0.8	0.1	0.7	0.8	0.1
医学检验科	0.4	0.3	0.8	0.4	0.3	0.7
病理科	0.5	0.6	0.2	0.5	0.6	0.2
医学影像科	6.9	6.9	6.5	6.8	6.9	6.3
中医科	12.2	12.6	9.7	12.4	12.8	10.0
民族医学科	0.2	0.2	0.2	0.2	0.2	0.2
中西医结合科	1.1	1.0	1.6	1.1	1.0	1.6
其他	5.6	5.3	7.1	5.7	5.4	7.2

注：本表不包括村卫生室数字。

2-4-1 医院人员数

	合计	卫生技术人员							其他技术人员	管理人员	工勤技能人员
		小计	执业（助理）医师	执业医师	注册护士	药师（士）	技师（士）	其他			
2019	7782171	6487497	2174264	2028296	3237987	307570	344461	423215	320600	373120	600954
2020	8111981	6774764	2282574	2128410	3388445	315091	358597	430057	334591	385352	617274
按城乡分											
城市	5109532	4245907	1452901	1390999	2139862	193827	216591	242726	215319	266785	381521
农村	3002449	2528857	829673	737411	1248583	121264	142006	187331	119272	118567	235753
按登记注册类型分											
公立医院	6212939	5292442	1785809	1711048	2653472	248662	275845	328654	258234	250418	411845
民营医院	1899042	1482322	496765	417362	734973	66429	82752	101403	76357	134934	205429
按主办单位分											
政府办	5857817	4996117	1683154	1615763	2511666	233977	259344	307976	246692	228613	386395
社会办	1088506	863497	290030	260729	427216	39221	46804	60226	39855	75535	109619
个人办	1165658	915150	309390	251918	449563	41893	52449	61855	48044	81204	121260
按管理类别分											
非营利性	6980854	5914761	1997902	1886429	2958807	276868	310856	370328	285515	299194	481384
营利性	1131127	860003	284672	241981	429638	38223	47741	59729	49076	86158	135890
按医院等级分											
其中：三级医院	3949604	3365213	1140006	1123693	1731715	144882	163318	185292	164327	170629	249435
二级医院	2946042	2464016	806695	730383	1216310	120618	139135	181258	117205	128641	236180
一级医院	609254	488329	179948	143572	219527	27471	30737	30646	24730	40662	55533

2-4-2 2019年医院人员性别、年龄、学历及职称构成（%）

分类	卫生技术人员							其他技术人员	管理人员
	合计	执业（助理）医师	执业医师	注册护士	药师（士）	技师（士）	其他		
总 计	100.0	100.0	100.0	100.0	100.0	100.0	100.0	100.0	100.0
按性别分									
男	25.7	53.7	54.0	3.0	32.0	41.2	35.7	39.9	42.7
女	74.3	46.3	46.0	97.0	68.0	58.8	64.4	60.1	57.3
按年龄分									
25岁以下	6.3	0.2	0.0	9.8	2.3	4.7	16.0	3.2	1.8
25～34岁	44.0	29.6	28.0	53.9	36.3	42.1	52.2	38.9	28.3
35～44岁	25.3	33.2	33.3	20.8	25.6	25.3	17.0	28.1	25.9
45～54岁	15.5	21.4	22.0	11.4	22.5	16.8	9.2	21.0	27.0
55～59岁	4.9	7.4	7.9	3.0	8.3	6.1	3.1	5.8	11.1
60岁及以上	4.0	8.2	8.8	1.1	5.1	5.0	2.6	3.0	6.0
按工作年限分									
5年以下	20.5	15.2	14.4	22.6	12.9	19.4	40.6	17.7	14.0
5～9年	26.9	21.7	21.1	31.1	23.1	25.1	26.3	25.6	19.4
10～19年	25.2	26.0	26.1	25.9	23.0	23.3	17.4	24.3	21.0
20～29年	14.9	19.8	20.3	11.7	20.2	16.6	7.8	16.6	19.7
30年及以上	12.5	17.2	18.2	8.7	20.8	15.6	7.9	15.8	25.9
按学历分									
研究生	8.1	20.8	22.7	0.3	5.8	4.2	6.4	6.0	7.2
大学本科	37.2	52.3	55.9	26.8	38.0	39.8	35.5	38.2	42.2
大专	38.0	20.1	15.8	50.5	33.4	39.6	39.4	35.5	33.1
中专	16.0	6.5	5.3	22.2	19.7	15.2	16.5	14.1	10.9
高中及以下	0.7	0.4	0.3	0.4	3.2	1.2	2.2	6.3	6.6
按专业技术资格分									
正高	2.6	6.7	7.3	0.3	1.3	1.3	0.6	0.5	2.5
副高	7.5	15.7	17.2	2.9	5.4	5.8	1.8	3.4	7.7
中级	20.6	28.4	30.8	16.4	23.7	21.1	7.4	15.1	16.0
师级／助理	30.2	34.7	34.7	27.1	36.5	33.0	23.5	24.0	14.2
士级	30.6	7.4	3.6	46.0	25.5	29.6	40.2	33.1	12.9
不详	8.5	7.1	6.5	7.4	7.7	9.2	26.5	24.0	46.7
按聘任技术职务分									
正高	2.5	6.5	7.1	0.3	1.2	1.1	0.6	0.6	4.4
副高	7.5	15.8	17.2	2.8	5.4	5.8	1.9	3.3	11.6
中级	20.7	29.2	31.6	16.1	24.1	21.6	7.8	15.0	25.2
师级／助理	30.7	35.5	34.9	27.7	36.6	32.5	21.6	26.2	24.2
士级	29.5	6.6	3.5	45.4	25.2	28.8	32.0	29.7	18.8
待聘	9.1	6.4	5.8	7.8	7.7	10.2	36.0	25.2	16.0

2-4-3 2020年医院人员性别、年龄、学历及职称构成（%）

分类	卫生技术人员							其他技术人员	管理人员
	合计	执业（助理）医师	执业医师	注册护士	药师（士）	技师（士）	其他		
总　计	**100.0**	**100.0**	**100.0**	**100.0**	**100.0**	**100.0**	**100.0**	**100.0**	**100.0**
按性别分									
男	25.6	53.5	53.8	3.4	31.7	40.7	38.6	39.8	42.5
女	74.4	46.5	46.2	96.6	68.3	59.3	61.4	60.2	57.5
按年龄分									
25 岁以下	7.3	0.4	0.1	11.1	2.9	6.2	15.5	4.1	2.2
25 ～ 34 岁	43.7	28.3	27.0	53.1	36.5	42.5	54.3	39.0	28.9
35 ～ 44 岁	25.4	33.5	33.7	21.1	26.2	24.9	17.9	28.5	26.7
45 ～ 54 岁	15.1	21.9	22.3	11.1	21.9	16.2	7.9	20.3	26.3
55 ～ 59 岁	4.7	7.8	8.2	2.6	7.9	5.7	2.4	5.5	10.5
60 岁及以上	3.8	8.2	8.6	1.1	4.6	4.4	2.0	2.6	5.4
按工作年限分									
5 年以下	22.3	16.1	15.1	24.2	14.5	21.7	42.5	19.9	15.4
5 ～ 9 年	26.0	20.6	20.2	29.9	22.6	24.6	26.9	24.5	19.1
10 ～ 19 年	25.7	26.4	26.6	26.7	24.0	23.5	17.7	25.1	22.0
20 ～ 29 年	14.1	19.7	20.0	11.0	19.2	15.5	6.5	15.6	18.9
30 年及以上	12.0	17.3	18.1	8.3	19.8	14.7	6.2	14.8	24.6
按学历分									
研究生	8.3	21.7	23.5	0.3	6.3	4.4	7.6	6.5	7.7
大学本科	40.6	52.8	55.8	31.9	41.9	43.5	42.9	41.3	45.0
大专	36.5	19.3	15.6	48.2	31.8	37.8	35.3	33.7	31.3
中专	14.0	5.9	4.8	19.3	17.4	13.3	12.5	12.9	10.0
高中及以下	0.5	0.3	0.3	0.3	2.7	1.0	1.6	5.6	6.0
按专业技术资格分									
正高	2.8	7.5	8.1	0.4	1.4	1.4	0.6	0.5	2.6
副高	7.8	16.8	18.2	3.2	5.9	6.1	1.7	3.6	7.5
中级	21.1	29.8	32.0	17.2	24.3	21.0	6.8	15.5	15.5
师级 / 助理	30.6	34.5	34.2	28.0	36.1	32.8	25.0	23.6	13.4
士级	29.5	5.9	2.4	44.2	24.3	29.1	38.6	32.0	12.3
不详	8.1	5.4	5.1	6.9	8.1	9.5	27.3	24.8	48.6
按聘任技术职务分									
正高	2.7	7.2	7.8	0.3	1.4	1.3	0.6	0.6	4.6
副高	7.9	17.0	18.4	3.1	5.8	6.1	1.8	3.5	11.7
中级	21.7	30.9	33.1	17.4	25.3	22.3	7.2	15.5	25.1
师级 / 助理	31.0	35.0	34.0	28.9	36.1	32.4	22.5	26.1	23.9
士级	28.2	5.5	2.6	43.0	24.1	28.3	31.4	29.5	18.6
待聘	8.6	4.4	4.0	7.3	7.2	9.7	36.4	24.8	16.2

2-4-4 各地区医院人员数

地区	合计	卫生技术人员							其他技术人员	管理人员	工勤技能人员
		小计	执业（助理）医师	执业医师	注册护士	药师（士）	技师（士）	其他			
2019	7782171	6487497	2174264	2028296	3237987	307570	344461	423215	320600	373120	600954
2020	8111981	6774764	2282574	2128410	3388445	315091	358597	430057	334591	385352	617274
东　部	3553407	2960380	1037226	978996	1450112	143897	149931	179214	157960	159613	275454
中　部	2331736	1958763	661220	611991	1002919	87835	106165	100624	96018	115802	161153
西　部	2226838	1855621	584128	537423	935414	83359	102501	150219	80613	109937	180667
北　京	237782	191323	68831	66862	89975	9576	9511	13430	10854	14963	20642
天　津	96635	80281	31579	30803	34152	4378	4201	5971	3724	6949	5681
河　北	404408	337699	130718	118440	157490	13831	18246	17414	20851	17970	27888
山　西	216395	180098	62673	58827	89701	7969	10374	9381	9420	11512	15365
内蒙古	155581	129097	44733	41913	62551	6640	6579	8594	7839	9000	9645
辽　宁	278955	229286	82195	78863	114271	10261	12299	10260	13017	13297	23355
吉　林	168899	136197	47372	44279	70432	5954	7306	5133	7503	10740	14459
黑龙江	207397	170332	60694	56519	82713	7964	9032	9929	7376	12469	17220
上　海	170824	145015	47532	46942	71534	6967	8255	10727	7683	9375	8751
江　苏	489434	406220	140084	133278	206335	19285	20057	20459	22306	22211	38697
浙　江	419464	346790	119119	113974	168523	18800	17673	22675	18312	16053	38309
安　徽	306549	263437	89170	83220	137468	11317	13114	12368	13176	12878	17058
福　建	200836	167731	55575	52484	84983	8710	8505	9958	8722	7750	16633
江　西	207283	177430	57271	53354	91802	9402	10326	8629	7214	8002	14637
山　东	593574	506927	181331	168061	251744	23028	24514	26310	29999	22897	33751
河　南	548924	461209	155783	140144	229019	20159	27222	29026	23864	26110	37741
湖　北	316394	265735	89032	84549	138037	11841	13597	13228	13784	15501	21374
湖　南	359895	304325	99225	91099	163747	13229	15194	12930	13681	18590	23299
广　东	606026	504650	165608	155645	248250	26889	24211	39692	20773	24499	56104
广　西	248607	206640	63464	60324	106110	10050	11246	15770	8108	10756	23103
海　南	55469	44458	14654	13644	22855	2172	2459	2318	1719	3649	5643
重　庆	181563	146646	46784	42634	76379	6225	7662	9596	5898	10960	18059
四　川	482639	391777	127025	118650	201637	17756	20398	24961	16467	25200	49195
贵　州	215786	183687	56545	51638	94926	6796	10061	15359	7446	11189	13464
云　南	265711	228549	68879	62875	118517	9851	11639	19663	10385	8634	18143
西　藏	18650	14071	5324	4358	5071	784	919	1973	1377	1146	2056
陕　西	276082	236099	66761	61621	115830	10227	14962	28319	2296	18857	18830
甘　肃	132883	113157	35115	31171	57680	4797	7014	8551	6426	4331	8969
青　海	40160	33760	11335	10109	15495	1838	2185	2907	2447	1375	2578
宁　夏	45952	38263	13197	12263	18839	2124	2008	2095	2056	2204	3429
新　疆	163224	133875	44966	39867	62379	6271	7828	12431	9868	6285	13196

2-5-1 基层医疗卫生机构人员数

机构分类	合计	卫生技术人员							乡村医生和卫生员	其他技术人员	管理人员	工勤技能人员
		小计	执业（助理）医师	执业医师	注册护士	药师（士）	技师（士）	其他				
2019	4160571	2920999	1436619	957251	960374	152020	113154	258832	842302	111334	98157	187779
2020	4339745	3123955	1536381	1037403	1057420	157001	118515	254638	795510	118788	104802	196690
按城乡分												
城市	1332901	1166527	568258	488447	462879	59204	33817	42369	1243	37126	51165	76840
农村	3006844	1957428	968123	548956	594541	97797	84698	212269	794267	81662	53637	119850
按登记注册类型分												
公立	2874381	2001810	921030	551196	636978	118102	101945	223755	574655	95746	63198	138972
非公立	1465364	1122145	615351	486207	420442	38899	16570	30883	220855	23042	41604	57718
按主办单位分												
政府办	2029092	1648926	678613	440295	549577	109449	96076	215211	102028	90509	57160	130454
社会办	1139454	525259	333895	179457	153363	14900	10753	12348	558991	10675	16097	28137
个人办	1171199	949770	523873	417651	354480	32652	11686	27079	130908	17604	31545	38099
按管理类别分												
非营利性	3262600	2202782	1036840	622525	705713	125045	106157	229027	736717	100494	71082	151525
营利性	1077137	921166	499537	414878	351704	31956	12358	25611	58793	18294	33719	45165

2-5-2 各地区基层医疗卫生机构人员数

地区	合计	卫生技术人员							乡村医生和卫生员	其他技术人员	管理人员	工勤技能人员
		小计	执业（助理）医师	执业医师	注册护士	药师（士）	技师（士）	其他				
2019	4160571	2920999	1436619	957251	960374	152020	113154	258832	842302	111334	98157	187779
2020	4339745	3123955	1536381	1037403	1057420	157001	118515	254638	795510	118788	104802	196690
东　部	1825965	1381717	705619	498293	465079	76847	47973	86199	243797	54888	48624	96939
中　部	1265076	865324	445596	282779	287728	37985	34521	59494	285707	34266	27818	51961
西　部	1248704	876914	385166	256331	304613	42169	36021	108945	266006	29634	28360	47790
北　京	86400	68856	33570	29043	23981	5181	2751	3373	2661	3744	4913	6226
天　津	36689	27704	15140	13001	7506	2154	1285	1619	3535	1253	2163	2034
河　北	225307	148476	96724	56578	33716	5110	3514	9412	61822	5544	3088	6377
山　西	110820	70289	40177	28035	21686	2611	1779	4036	31423	2648	2328	4132
内蒙古	78094	56451	29513	21210	16508	4090	1738	4602	15587	2349	1635	2072
辽　宁	103145	73342	38126	29856	25478	3108	2404	4226	17919	2760	3665	5459
吉　林	86059	63364	32755	25023	21708	2430	1598	4873	13726	2589	2867	3513
黑龙江	81040	55995	29837	20768	15578	2655	2040	5885	16867	2269	2865	3044
上　海	73182	58215	26696	23951	23118	3526	2363	2512	649	2301	2937	9080
江　苏	285750	224353	113718	77838	78198	12413	8842	11182	23201	9820	9209	19167
浙　江	196621	167264	85919	65506	53479	11469	5734	10663	6632	5551	5816	11358
安　徽	169973	127505	67370	43316	44503	4796	5319	5517	30870	3634	3258	4706
福　建	123695	90457	42604	31237	30913	6531	3797	6612	19442	3884	2751	7161
江　西	122870	78300	37335	24205	25403	5042	4934	5586	36054	2316	1510	4690
山　东	356927	246915	126763	84168	81415	12059	9013	17665	83313	10917	6115	9667
河　南	311634	189967	103219	57405	55505	7653	8525	15065	90405	8789	6223	16250
湖　北	178432	127520	58817	39285	48025	5784	5033	9861	32696	6367	4853	6996
湖　南	204248	152384	76086	44742	55320	7014	5293	8671	33666	5654	3914	8630
广　东	307240	252080	116005	79545	97169	14261	7531	17114	21320	8137	7090	18613
广　西	171149	125489	49414	31222	45052	8508	5069	17446	30121	4944	2155	8440
海　南	31009	24055	10354	7570	10106	1035	739	1821	3303	977	877	1797
重　庆	102150	77610	37587	25497	27860	3318	2594	6251	14913	2345	2668	4614
四　川	285911	197626	93714	64282	68652	9513	7382	18365	57142	6178	8445	16520
贵　州	124823	82672	33717	19289	28567	3096	4841	12451	31348	3605	4123	3075
云　南	154144	107069	42932	28047	43920	2590	3916	13711	36466	4612	1771	4226
西　藏	20485	7093	3233	2359	1556	252	126	1926	12564	389	224	215
陕　西	130527	97134	39262	25642	29375	5163	5540	17794	25225	538	4267	3363
甘　肃	74988	52831	23282	15411	18502	2259	1970	6818	18088	1410	979	1680
青　海	20138	12024	5744	4260	3479	614	463	1724	6671	559	421	463
宁　夏	19915	15439	7101	5322	5617	962	461	1298	3143	487	271	575
新　疆	66380	45476	19667	13790	15525	1804	1921	6559	14738	2218	1401	2547

2-6-1 各地区社区卫生服务中心（站）人员数

地区	合计	卫生技术人员							其他技术人员	管理人员	工勤技能人员
		小计	执业（助理）医师	执业医师	注册护士	药师（士）	技师（士）	其他			
2019	610345	524709	220271	180373	202408	38240	24918	38872	25756	23918	35962
2020	647875	558404	233761	192139	219574	39966	26430	38673	27263	24457	37751
东　部	358527	309471	135902	113491	111680	26159	14440	21290	15614	11738	21704
中　部	153664	131893	54619	44174	56760	6882	6218	7414	6488	6638	8645
西　部	135684	117040	43240	34474	51134	6925	5772	9969	5161	6081	7402
北　京	40222	33557	14655	12583	10659	3921	1735	2587	2006	1729	2930
天　津	10331	8655	4012	3687	2652	812	460	719	552	684	440
河　北	19909	17170	8518	6947	6591	823	708	530	867	862	1010
山　西	14241	12387	5448	4608	5538	483	383	535	490	627	737
内蒙古	14790	12609	5093	4165	5439	788	449	840	863	629	689
辽　宁	19212	16113	6890	6193	6996	938	770	519	896	1039	1164
吉　林	10702	8547	3356	2766	3697	495	401	598	747	608	800
黑龙江	15379	12563	4929	4092	5140	787	705	1002	829	933	1054
上　海	37454	32247	13703	12390	12163	2798	1576	2007	1792	1310	2105
江　苏	58000	50044	22238	18473	17694	4211	2538	3363	2530	1636	3790
浙　江	45984	40454	19016	15278	12234	3835	2046	3323	1938	1025	2567
安　徽	23338	21081	9178	7329	9196	880	878	949	779	775	703
福　建	15780	13781	5676	4743	5068	1303	713	1021	700	394	905
江　西	9492	8298	3140	2684	3676	596	542	344	307	348	539
山　东	46335	40142	16634	13034	15523	2709	1738	3538	2575	1427	2191
河　南	30912	26183	11392	9330	10833	1159	1347	1452	1228	1397	2104
湖　北	26173	22392	8699	7190	10041	1242	1069	1341	1235	1177	1369
湖　南	23427	20442	8477	6175	8639	1240	893	1193	873	773	1339
广　东	61166	53632	23267	19148	20263	4623	2027	3452	1673	1465	4396
广　西	10516	9214	3509	2893	3902	748	460	595	382	295	625
海　南	4134	3676	1293	1015	1837	186	129	231	85	167	206
重　庆	15897	13446	5296	3978	5524	827	699	1100	577	698	1176
四　川	27164	22914	8598	7033	10201	1619	1134	1362	917	1273	2060
贵　州	15199	13075	4547	3252	5539	564	778	1647	603	935	586
云　南	12070	10788	3973	3134	5083	324	449	959	517	325	440
西　藏	303	244	131	101	61	11	21	20	4	7	48
陕　西	13882	11836	3863	3111	4818	756	812	1587	106	1117	823
甘　肃	9918	9008	3154	2531	4466	391	373	624	339	297	274
青　海	2967	2589	939	783	1131	187	103	229	139	100	139
宁　夏	3230	2959	902	712	1427	257	96	277	133	40	98
新　疆	9748	8358	3235	2781	3543	453	398	729	581	365	444

2-6-2　2019年社区卫生服务中心人员性别、年龄、学历及职称构成（%）

分类	卫生技术人员							其他技术人员	管理人员
	合计	执业（助理）医师	执业医师	注册护士	药师（士）	技师（士）	其他		
总　计	**100.0**	**100.0**	**100.0**	**100.0**	**100.0**	**100.0**	**100.0**	**100.0**	**100.0**
按性别分									
男	24.1	42.2	42.1	0.8	25.1	30.8	34.3	27.9	38.8
女	75.9	57.8	58.0	99.2	74.9	69.2	65.7	72.1	61.2
按年龄分									
25 岁以下	4.0	0.3	0.0	6.3	2.6	4.8	13.8	3.1	1.6
25 ~ 34 岁	31.4	21.3	18.9	39.4	35.3	36.3	38.8	33.7	22.7
35 ~ 44 岁	32.0	35.2	35.6	30.8	32.3	30.5	22.4	33.0	30.2
45 ~ 54 岁	22.6	28.4	28.8	19.0	19.4	18.1	15.9	22.4	31.9
55 ~ 59 岁	5.1	6.7	7.2	3.5	6.1	5.0	3.8	4.7	9.2
60 岁及以上	4.8	8.2	9.4	1.1	4.3	5.3	5.4	3.0	4.4
按工作年限分									
5 年以下	14.1	9.8	8.3	15.8	10.8	16.4	31.0	15.8	10.6
5 ~ 9 年	19.6	16.6	15.5	22.3	19.6	20.9	21.3	22.6	14.5
10 ~ 19 年	27.3	26.0	26.6	29.1	31.7	26.1	21.7	28.2	23.9
20 ~ 29 年	23.4	28.2	28.6	20.6	21.3	21.4	15.4	20.6	26.6
30 年及以上	15.6	19.4	21.0	12.2	16.5	15.2	10.7	12.9	24.3
按学历分									
研究生	1.5	3.4	4.3	0.1	0.7	0.3	0.4	0.5	1.8
大学本科	35.5	48.0	56.3	24.7	36.3	33.9	22.5	32.3	39.9
大专	40.6	33.4	28.3	47.7	38.4	44.7	43.6	40.9	39.9
中专	20.6	13.8	10.1	26.8	20.2	19.2	27.9	19.2	12.9
高中及以下	1.7	1.4	1.1	0.7	4.4	2.0	5.6	7.2	5.5
按专业技术资格分									
正高	0.6	1.3	1.7	0.1	0.2	0.2	0.1	0.1	0.9
副高	4.9	8.9	11.2	2.4	1.9	2.5	0.7	0.7	5.4
中级	25.3	32.4	40.4	23.9	19.2	20.8	4.6	10.1	15.0
师级 / 助理	31.8	36.4	37.3	28.9	36.7	31.8	16.3	20.7	14.4
士级	27.2	13.2	2.6	37.2	31.6	33.5	45.1	39.2	15.9
不详	10.1	7.8	6.8	7.5	10.5	11.2	33.3	29.3	48.4
按聘任技术职务分									
正高	0.6	1.2	1.5	0.1	0.2	0.1	0.1	0.1	1.5
副高	4.9	8.9	11.3	2.2	1.9	2.5	0.6	0.6	9.3
中级	25.8	33.4	41.6	23.5	19.8	21.7	5.5	10.0	25.7
师级 / 助理	34.6	39.8	39.5	31.7	39.0	33.7	16.7	24.1	26.4
士级	26.8	12.1	2.8	38.2	32.5	33.8	39.3	35.0	24.8
待聘	7.3	4.5	3.3	4.3	6.7	8.3	37.8	30.2	12.3

2-6-3 2020年社区卫生服务中心人员性别、年龄、学历及职称构成（%）

分类	卫生技术人员							其他技术人员	管理人员
	合计	执业（助理）医师	执业医师	注册护士	药师（士）	技师（士）	其他		
总　计	**100.0**	**100.0**	**100.0**	**100.0**	**100.0**	**100.0**	**100.0**	**100.0**	**100.0**
按性别分									
男	23.8	41.8	41.6	0.8	24.5	30.5	35.3	27.2	38.0
女	76.2	58.2	58.4	99.2	75.5	69.5	64.7	72.8	62.0
按年龄分									
25 岁以下	4.8	0.7	0.1	7.3	3.3	6.2	13.9	4.0	2.1
25 ～ 34 岁	32.1	21.2	19.6	40.3	35.2	37.7	40.6	34.1	22.9
35 ～ 44 岁	31.7	34.8	35.5	30.3	33.3	29.7	22.5	33.7	30.8
45 ～ 54 岁	22.4	29.1	29.1	18.2	19.3	17.5	14.9	22.1	31.7
55 ～ 59 岁	4.8	6.7	7.2	2.9	5.5	4.4	3.5	4.1	8.6
60 岁及以上	4.3	7.5	8.5	0.9	3.4	4.5	4.6	2.0	3.9
按工作年限分									
5 年以下	15.9	11.2	9.6	17.6	12.1	19.0	32.2	17.9	11.7
5 ～ 9 年	19.4	16.1	15.6	22.1	19.4	21.3	22.2	21.9	14.6
10 ～ 19 年	27.6	26.1	27.0	29.6	32.7	25.8	21.9	28.6	24.9
20 ～ 29 年	22.3	27.5	27.6	19.2	20.7	20.2	14.0	20.1	25.8
30 年及以上	14.8	19.1	20.2	11.4	15.1	13.7	9.8	11.4	23.0
按学历分									
研究生	1.6	3.7	4.6	0.1	0.7	0.3	0.6	0.5	2.0
大学本科	41.6	52.7	60.4	32.2	44.0	41.2	28.7	38.6	43.2
大专	38.2	31.1	25.9	45.1	35.3	41.1	41.9	38.0	38.0
中专	17.3	11.4	8.3	22.2	16.8	16.1	24.3	17.0	12.0
高中及以下	1.3	1.1	0.8	0.5	3.3	1.4	4.5	5.9	4.8
按专业技术资格分									
正高	0.7	1.6	1.9	0.2	0.2	0.2	0.1	0.1	0.9
副高	5.5	10.0	12.3	2.8	2.3	2.7	0.6	0.7	5.3
中级	25.5	32.9	40.3	24.3	20.1	20.8	4.2	10.7	14.0
师级 / 助理	32.0	37.2	37.8	29.0	36.5	31.7	16.5	20.7	13.5
士级	27.0	12.3	2.1	37.1	30.4	33.3	44.6	37.9	15.7
不详	9.4	6.1	5.5	6.6	10.5	11.3	34.0	29.8	50.6
按聘任技术职务分									
正高	0.7	1.5	1.9	0.2	0.2	0.2	0.1	0.1	1.5
副高	5.6	10.3	12.7	2.8	2.4	2.9	0.6	0.7	9.3
中级	26.7	34.4	42.2	24.9	21.7	22.9	5.2	10.6	24.9
师级 / 助理	34.2	39.5	38.4	31.8	38.8	33.3	16.9	24.3	26.0
士级	25.7	11.3	2.5	36.2	30.4	32.8	38.5	34.5	25.4
待聘	7.0	3.0	2.3	4.2	6.5	7.9	38.6	29.9	12.8

2-7-1 各地区乡镇卫生院人员数

地区	合计	卫生技术人员							其他技术人员	管理人员	工勤技能人员	每千农村人口乡镇卫生院人员数
		小计	执业（助理）医师	执业医师	注册护士	药剂人员	技师（士）	其他				
2019	1445043	1232224	502912	297091	391384	78626	72618	186684	67272	43008	102539	1.56
2020	1481230	1267426	520116	312277	408550	79401	75727	183632	69517	42069	102218	1.59
东　部	509078	434748	191694	120056	138826	30732	23775	49721	25486	12044	36800	1.71
中　部	472072	398036	174307	104068	129942	24813	24815	44159	23289	14645	36102	1.37
西　部	500080	434642	154115	88153	139782	23856	27137	89752	20742	15380	29316	1.75
北　京												
天　津	5790	4991	2590	2154	1162	366	302	571	240	260	299	
河　北	59129	49594	28115	15903	10350	2340	2256	6533	3844	1286	4405	1.10
山　西	26368	21359	10855	6998	5544	1243	997	2720	1572	1035	2402	1.05
内蒙古	22769	19797	9847	6419	4744	1229	1049	2928	1258	636	1078	1.36
辽　宁	24024	18100	8688	5750	5459	1166	1087	1700	1439	1434	3051	0.98
吉　林	23331	18149	8433	5837	5544	1002	866	2304	1339	1649	2194	1.55
黑龙江	22770	18808	8600	5528	3898	1169	1025	4116	1138	1329	1495	1.06
上　海												
江　苏	104393	90001	41901	28068	31280	5820	4728	6272	4467	2304	7621	2.37
浙　江	55310	49020	22575	15459	13781	4542	2451	5671	2010	1103	3177	1.83
安　徽	62777	56577	27284	16996	18771	3111	3559	3852	2134	1303	2763	1.27
福　建	40775	34469	12352	8547	11866	3239	2291	4721	2238	682	3386	1.53
江　西	51925	45605	17155	11982	15558	4081	4226	4585	1774	715	3831	1.34
山　东	109644	95100	39946	26153	30241	6355	6027	12531	6821	2483	5240	1.65
河　南	111495	87888	39215	21532	24204	5545	6615	12309	7000	3762	12845	1.18
湖　北	79319	68176	27718	16421	25696	3666	3437	7659	4296	2513	4334	1.93
湖　南	94087	81474	35047	18774	30727	4996	4090	6614	4036	2339	6238	1.57
广　东	97576	83432	31918	15821	30799	6260	4151	10304	3697	2100	8347	2.14
广　西	84062	71801	21844	11258	24646	5163	4301	15847	4104	1069	7088	2.13
海　南	12437	10041	3609	2201	3888	644	482	1418	730	392	1274	1.87
重　庆	36408	31025	12747	7615	10389	1592	1634	4663	1485	1349	2549	2.02
四　川	115163	96516	36861	21982	33113	5533	5515	15494	4435	5243	8969	1.95
贵　州	54521	47617	16672	8417	15019	2087	3806	10033	2448	2547	1909	1.41
云　南	61520	54320	18340	9935	19190	1661	3179	11950	3656	676	2868	1.52
西　藏	5762	5141	1958	1285	1006	223	98	1856	340	155	126	2.55
陕　西	50711	46101	11717	6975	12372	3115	4255	14642	419	2450	1741	2.16
甘　肃	31630	28943	11206	6982	9986	1571	1440	4740	929	512	1246	1.61
青　海	6068	5573	2319	1587	1367	250	288	1349	226	130	139	1.44
宁　夏	6040	5481	2496	1760	1400	453	287	845	238	95	226	1.69
新　疆	25426	22327	8108	3938	6550	979	1285	5405	1204	518	1377	1.30

2-7-2　2019年乡镇卫生院人员性别、年龄、学历及职称构成（%）

分类	卫生技术人员							其他技术人员	管理人员
	合计	执业（助理）医师	执业医师	注册护士	药师（士）	技师（士）	其他		
总　计	**100.0**	**100.0**	**100.0**	**100.0**	**100.0**	**100.0**	**100.0**	**100.0**	**100.0**
按性别分									
男	35.7	57.8	60.3	1.4	38.5	41.0	43.9	40.2	58.8
女	64.3	42.2	39.7	98.6	61.5	59.0	56.2	59.9	41.2
按年龄分									
25 岁以下	6.0	0.5	0.0	10.2	3.5	7.8	12.1	4.8	1.6
25 ～ 34 岁	33.4	22.7	17.1	45.5	31.9	44.2	33.9	34.1	20.4
35 ～ 44 岁	29.1	33.9	33.8	26.3	27.4	24.9	24.8	29.3	30.1
45 ～ 54 岁	23.2	31.1	33.5	15.4	23.9	17.1	20.5	23.5	34.0
55 ～ 59 岁	4.9	6.6	8.3	2.1	8.5	4.0	4.7	5.0	9.5
60 岁及以上	3.4	5.2	7.4	0.5	4.9	2.1	4.1	3.4	4.4
按工作年限分									
5 年以下	18.8	12.2	8.8	22.8	14.2	24.5	27.6	20.2	10.6
5 ～ 9 年	21.1	16.6	13.5	27.4	19.4	24.2	20.0	22.5	13.2
10 ～ 19 年	21.6	22.3	21.6	22.3	19.5	18.9	20.0	22.7	20.7
20 ～ 29 年	25.3	31.5	34.4	20.1	26.2	21.0	20.4	21.9	32.4
30 年及以上	13.3	17.4	21.7	7.4	20.7	11.4	12.0	12.7	23.0
按学历分									
研究生	0.1	0.2	0.4	0.0	0.1	0.0	0.0	0.1	0.2
大学本科	17.3	23.9	35.8	12.2	17.7	15.9	10.3	14.7	19.6
大专	43.4	44.0	39.6	44.8	36.5	50.1	39.2	36.7	42.1
中专	36.6	29.8	22.2	42.0	38.0	31.5	44.4	36.7	27.9
高中及以下	2.7	2.0	2.1	1.0	7.7	2.5	6.1	11.8	10.3
按专业技术资格分									
正高	0.2	0.3	0.6	0.1	0.1	0.1	0.0	0.0	0.2
副高	2.5	4.5	8.1	1.5	1.2	0.9	0.2	0.3	2.3
中级	13.7	18.4	32.0	14.3	13.1	9.7	2.2	4.8	9.9
师级 / 助理	30.5	41.6	48.3	25.9	31.5	24.3	12.7	14.6	17.5
士级	43.1	28.7	6.7	51.0	45.8	53.5	60.0	53.8	27.7
不详	10.0	6.5	4.4	7.3	8.4	11.5	24.9	26.4	42.4
按聘任技术职务分									
正高	0.1	0.2	0.4	0.0	0.0	0.0	0.0	0.0	0.3
副高	2.3	4.3	7.8	1.4	1.1	0.9	0.2	0.3	3.5
中级	14.1	19.2	33.3	14.1	13.6	10.2	2.7	5.5	16.6
师级 / 助理	32.2	44.7	49.0	26.9	31.6	24.9	13.4	15.7	28.4
士级	40.3	25.7	6.4	49.9	45.4	52.0	52.8	48.3	39.8
待聘	10.9	5.9	3.2	7.7	8.3	12.1	30.9	30.1	11.5

2-7-3 2020年乡镇卫生院人员性别、年龄、学历及职称构成（%）

分类	卫生技术人员							其他技术人员	管理人员
	合计	执业（助理）医师	执业医师	注册护士	药师（士）	技师（士）	其他		
总　计	100.0	100.0	100.0	100.0	100.0	100.0	100.0	100.0	100.0
按性别分									
男	35.2	57.3	59.4	1.5	37.7	40.3	44.7	39.9	57.8
女	64.8	42.7	40.6	98.5	62.3	59.7	55.3	60.1	42.2
按年龄分									
25 岁以下	6.9	1.1	0.1	11.1	4.2	9.1	12.7	5.5	2.0
25 ～ 34 岁	33.4	21.6	17.5	45.2	32.1	44.7	35.2	33.6	20.7
35 ～ 44 岁	28.4	33.1	33.1	25.9	27.2	23.8	24.2	29.3	29.8
45 ～ 54 岁	23.4	32.4	34.2	15.5	23.8	16.8	19.7	23.6	33.9
55 ～ 59 岁	4.8	6.8	8.3	1.9	8.3	3.8	4.5	5.1	9.4
60 岁及以上	3.1	5.0	6.8	0.5	4.4	1.8	3.7	2.9	4.1
按工作年限分									
5 年以下	20.1	13.1	9.2	24.1	15.4	26.0	29.0	21.4	11.3
5 ～ 9 年	20.7	15.8	13.8	26.6	19.1	24.5	20.3	21.6	13.3
10 ～ 19 年	21.7	22.1	22.0	22.9	20.0	18.8	20.2	23.2	21.0
20 ～ 29 年	24.3	31.2	33.4	19.0	25.6	19.8	19.2	21.3	31.1
30 年及以上	13.2	17.9	21.5	7.4	19.9	10.9	11.4	12.5	23.3
按学历分									
研究生	0.1	0.3	0.4	0.0	0.1	0.0	0.0	0.1	0.2
大学本科	22.1	28.7	40.3	17.9	23.4	21.3	14.3	18.0	23.4
大专	42.8	43.0	38.4	44.2	35.5	48.6	40.6	36.1	40.8
中专	32.8	26.4	19.3	37.1	34.6	28.2	40.2	34.9	26.1
高中及以下	2.2	1.6	1.5	0.8	6.4	1.9	4.9	10.8	9.5
按专业技术资格分									
正高	0.2	0.5	0.8	0.1	0.1	0.1	0.0	0.0	0.2
副高	3.0	5.4	9.4	2.0	1.7	1.3	0.2	0.3	2.2
中级	13.9	18.9	31.8	14.7	13.4	9.7	2.0	5.2	9.2
师级 / 助理	30.9	43.0	48.5	26.6	31.4	24.6	12.8	14.7	16.2
士级	41.8	26.3	5.4	49.3	44.2	52.4	59.3	52.1	27.3
不详	10.2	5.8	4.0	7.4	9.2	12.0	25.6	27.6	44.9
按聘任技术职务分									
正高	0.2	0.5	0.8	0.1	0.1	0.1	0.0	0.1	0.3
副高	3.1	5.6	9.7	2.1	1.8	1.4	0.2	0.4	3.5
中级	14.7	20.1	33.6	15.2	14.7	10.8	2.5	5.8	15.7
师级 / 助理	32.6	45.6	48.2	28.1	31.5	25.3	13.4	15.8	27.4
士级	39.0	23.9	5.5	47.2	43.8	50.9	52.5	47.6	40.9
待聘	10.5	4.3	2.2	7.4	8.1	11.6	31.3	30.3	12.1

2-8-1 村卫生室乡村医生和卫生员数

年份	乡村医生和卫生员			平均每村乡村医生和卫生员	每千农村人口乡村医生和卫生员
	合计	乡村医生	卫生员		
1980	1463406	607879	2357370	2.10	1.79
1985	1293094	643022	650072	1.80	1.55
1990	1231510	776859	454651	1.64	1.38
1992	1269061	816557	452504	1.73	1.41
1993	1325106	910664	414442	1.81	1.47
1994	1323701	933386	390351	1.81	1.47
1995	1331017	955933	375084	1.81	1.48
1996	1316095	954630	361465	1.79	1.46
1997	1317786	972288	345498	1.80	1.45
1998	1327633	990217	337416	1.81	1.46
1999	1324937	1009665	315272	1.82	1.45
2000	1319357	1019845	299512	1.81	1.44
2001	1290595	1021542	269053	1.82	1.41
2003	867778	791956	75822	1.31	0.98
2004	883075	825672	57403	1.37	1.00
2005	916532	864168	52364	1.46	1.05
2006	957459	906320	51139	1.53	1.10
2007	931761	882218	49543	1.52	1.06
2008	938313	893535	44778	1.55	1.06
2009	1050991	995449	55542	1.75	1.19
2010	1091863	1031828	60035	1.68	1.14
2011	1126443	1060548	65895	1.91	1.20
2012	1094419	1022869	71550	1.86	1.14
2013	1081063	1004502	76561	1.83	1.12
2014	1058182	985692	72490	1.64	1.09
2015	1031525	962514	69011	1.78	1.07
2016	1000324	932936	67388	1.79	1.04
2017	968611	900995	67616	1.75	1.01
2018	907098	845436	61662	1.67	0.97
2019	842302	792074	50228	1.58	0.91
2020	791927	746715	45212	1.58	0.85

注：① 1985 年以前的乡村医生系赤脚医生；② 2010 年前系每千农业人口乡村医生和卫生员。

2-8-2 村卫生室人员数

按主办单位分	人员总数	执业（助理）医师	注册护士	乡村医生	卫生员
2010	1292410	173275	27272	1031828	60035
2011	1350222	193277	30502	1060548	65895
2012	1371592	232826	44347	1022869	71550
2013	1457276	291291	84922	1004502	76561
2014	1460389	304343	97864	985692	72490
2015	1447712	309923	106264	962514	69011
2016	1435766	319797	115645	932936	67388
2017	1454890	351723	134556	900995	67616
2018	1441005	381353	152554	845436	61662
2019	1445525	435471	167752	792074	50228
2020	1442311	465214	185170	746715	45212
村办	622570	145159	20522	432786	24103
乡卫生院设点	495563	240271	153264	94637	7391
联合办	61017	15534	1862	40958	2663
私人办	180910	43573	6429	124217	6691
其他	82251	20677	3093	54117	4364

注：本表包括卫生院在村卫生室工作的执业（助理）医师和注册护士。

2-8-3 2019年村卫生室人员性别、年龄、学历及职称构成（%）

	合计	执业（助理）医师	注册护士	乡村医生
总 计	**100.0**	**100.0**	**100.0**	**100.0**
按性别分				
男	67.3	67.5	41.2	69.5
女	32.8	32.5	58.8	30.5
按年龄分				
25 岁以下	0.9	0.1	4.4	0.6
25 ～ 34 岁	6.0	4.5	22.1	4.3
35 ～ 44 岁	27.7	41.6	31.0	24.7
45 ～ 54 岁	33.0	40.2	24.6	32.7
55 ～ 59 岁	9.4	5.5	5.4	10.5
60 岁及以上	23.0	8.1	12.5	27.2
按工作年限分				
5 年以下	10.1	10.4	25.9	7.3
5 ～ 9 年	9.9	11.9	15.9	8.7
10 ～ 19 年	32.0	42.5	31.4	30.6
20 ～ 29 年	23.9	25.6	14.9	24.9
30 年及以上	24.0	9.7	11.9	28.5
按学历分				
大学本科及以上	10.4	25.3	18.3	6.9
大专	22.6	16.2	23.3	24.2
中专	54.0	54.4	53.8	54.7
中专水平	4.6	1.9	1.9	5.2
高中及以下	8.4	2.2	2.7	8.9
按专业技术资格分				
副高及以上		0.2		
中级	0.7	2.0	0.8	
师级 / 助理	12.5	47.4	8.2	
士级	32.7	48.5	46.2	
不详	54.1	1.8	44.8	
按聘任技术职务分				
高级	0.1	0.2		
中级	1.7	2.6	1.6	
师级 / 助理	26.2	51.0	13.1	
士级	59.5	37.1	72.5	
待聘	12.6	9.2	12.8	

2-8-4　2020年村卫生室人员性别、年龄、学历及职称构成（%）

	合计	执业（助理）医师	注册护士	乡村医生
总　计	100.0	100.0	100.0	100.0
按性别分				
男	65.9	65.2	30.0	68.3
女	34.1	34.8	70.0	31.7
按年龄分				
25 岁以下	1.1	0.3	6.4	0.7
25 ～ 34 岁	6.0	4.3	29.4	4.3
35 ～ 44 岁	25.6	38.4	28.2	22.4
45 ～ 54 岁	34.8	44.0	21.4	33.7
55 ～ 59 岁	10.6	6.6	4.7	12.1
60 岁及以上	21.9	6.3	9.9	26.8
按工作年限分				
5 年以下	13.7	11.7	32.5	8.3
5 ～ 9 年	9.4	10.9	18.3	8.6
10 ～ 19 年	29.7	39.1	27.5	29.4
20 ～ 29 年	24.3	27.9	12.3	25.5
30 年及以上	22.9	10.5	9.4	28.2
按学历分				
大学本科及以上	10.5	22.5	22.3	7.1
大专	26.0	19.7	24.2	27.3
中专	51.5	54.6	49.1	53.3
中专水平	4.3	1.6	2.1	4.9
高中及以下	7.7	1.6	2.3	7.4
按专业技术资格分				
副高及以上	0.1	0.2	0.1	
中级	0.7	1.9	1.1	
师级 / 助理	13.7	45.4	8.5	
士级	34.9	50.2	51.2	
不详	50.6	2.3	39.1	
按聘任技术职务分				
副高及以上	0.1	0.2	0.1	
中级	1.7	2.4	2.5	
师级 / 助理	27.1	49.9	14.6	
士级	57.4	38.2	73.1	
待聘	13.8	9.2	9.7	

2-8-5 各地区村卫生室人员数

地区	人员总数	执业（助理）医师	注册护士	乡村医生和卫生员			平均每村卫生室人员	每千农村人口村卫生室人员数
				合计	乡村医生	卫生员		
2019	1445525	435471	167752	842302	792074	50228	2.35	1.56
2020	1442311	465214	185170	791927	746715	45212	2.37	1.55
东　部	496141	187537	66620	241984	233786	8198	2.37	1.66
中　部	538638	179658	74777	284203	267002	17201	2.59	1.56
西　部	407532	98019	43773	265740	245927	19813	2.13	1.43
北　京	3967	1032	274	2661	2638	23	1.60	
天　津	6876	2434	907	3535	3485	50	3.13	
河　北	115532	46874	7977	60681	59696	985	1.92	2.16
山　西	51108	14799	4894	31415	29404	2011	1.91	2.03
内蒙古	29437	10159	3763	15515	14303	1212	2.26	1.76
辽　宁	32213	9682	4633	17898	17339	559	1.83	1.32
吉　林	21819	6419	2603	12797	12222	575	2.26	1.45
黑龙江	30330	10683	2780	16867	16156	711	2.92	1.41
上　海	3786	2159	978	649	554	95	3.24	
江　苏	73143	35792	14198	23153	22002	1151	4.87	1.66
浙　江	29337	15549	7160	6628	6257	371	2.60	0.97
安　徽	66765	26097	9892	30776	28791	1985	4.25	1.35
福　建	34625	10665	4563	19397	18846	551	2.02	1.30
江　西	60536	16782	7769	35985	34952	1033	2.21	1.57
山　东	143704	44071	16389	83244	80134	3110	2.68	2.17
河　南	161075	52109	18765	90201	82683	7518	2.83	1.70
湖　北	66237	20496	13058	32683	31206	1477	2.86	1.61
湖　南	80768	32273	15016	33479	31588	1891	2.12	1.35
广　东	44614	16790	6989	20835	20205	630	1.72	0.98
广　西	38937	6883	1971	30083	28085	1998	2.02	0.99
海　南	8344	2489	2552	3303	2630	673	3.02	1.26
重　庆	22792	6551	1329	14912	14682	230	2.32	1.26
四　川	95430	28398	9939	57093	56181	912	1.76	1.61
贵　州	40060	6215	2528	31317	26143	5174	1.99	1.04
云　南	49038	7575	4998	36465	34467	1998	3.61	1.21
西　藏	14195	1087	544	12564	9868	2696	2.69	6.28
陕　西	38482	10182	3078	25222	24506	716	1.67	1.64
甘　肃	35604	10307	7263	18034	15753	2281	2.17	1.81
青　海	10492	2662	1163	6667	5807	860	2.35	2.49
宁　夏	6432	1994	1297	3141	2949	192	2.96	1.80
新　疆	26633	6006	5900	14727	13183	1544	2.68	1.36

注：本表包括乡镇卫生院在村卫生室工作的执业（助理）医师和注册护士。

2-9-1　专业公共卫生机构人员数

机构分类	合计	卫生技术人员							其他技术人员	管理人员	工勤技能人员
		小计	执业（助理）医师	执业医师	注册护士	药师（士）	技师（士）	其他			
2019	886554	699957	242188	212815	235220	22601	69018	130930	55633	60101	80863
2020	924944	727229	251828	222747	248395	23519	71906	131581	58210	58424	81081
按城乡分											
城市	481550	379640	133145	125284	137683	11850	40580	56382	31486	30266	40158
农村	433394	337589	118683	97463	110712	11669	31326	65199	26724	28158	40923
按登记注册类型分											
公立	905972	710610	250150	221326	244747	23369	71160	121184	57580	57717	80065
非公立	8972	6619	1678	1421	3648	150	746	397	630	707	1016
按主办单位分											
政府办	888692	698892	245356	217028	240802	23048	69988	119698	55875	55854	78071
社会办	23551	16255	5775	5161	6550	404	1779	1747	2213	2409	2674
个人办	2701	2082	697	558	1043	67	139	136	122	161	336

注：①人员总计中包括公务员中卫生监督员 10000 名；② 2020 年每万人口专业公共卫生机构人员为 6.56 人。

2-9-2 各地区专业公共卫生机构人员数

地区	合计	卫生技术人员 小计	执业（助理）医师	执业医师	注册护士	药师（士）	技师（士）	其他	其他技术人员	管理人员	工勤技能人员
2019	896554	699957	242188	212815	235220	22601	69018	130930	55633	60101	80863
2020	924944	727229	251828	222747	248395	23519	71906	131581	58210	58424	81081
东　部	355077	278204	103231	93705	94498	9722	26892	43861	25907	19321	31645
中　部	281233	218310	75012	64858	76874	6821	21549	38054	17761	19140	26022
西　部	278634	220715	73585	64184	77023	6976	23465	39666	14542	19963	23414
北　京	15974	12656	4716	4560	3727	354	1232	2627	906	815	1597
天　津	6485	4900	2171	2064	908	112	623	1086	652	614	319
河　北	43397	32590	11970	9986	10002	871	2910	6837	4170	2117	4520
山　西	22138	16807	5493	4846	4611	454	1666	4583	1449	1863	2019
内蒙古	20055	16140	6102	5360	4170	471	1784	3613	1389	1393	1133
辽　宁	15039	10876	4819	4289	2388	233	1457	1979	1134	1798	1231
吉　林	16084	11544	4563	4053	2990	309	1227	2455	1357	1924	1259
黑龙江	20832	15549	5388	4600	3879	434	1742	4106	1399	2000	1884
上　海	13627	9285	3652	3408	2166	136	978	2353	919	768	2655
江　苏	37831	28908	11994	11390	8013	797	2876	5228	3399	2265	3259
浙　江	36589	30574	11843	11324	10393	1088	3034	4216	2129	1113	2773
安　徽	23323	19148	7246	6368	5646	495	2312	3449	1411	1312	1452
福　建	23649	18670	6910	6248	6096	704	2230	2730	1649	1065	2265
江　西	34315	28424	9700	8684	11397	1234	2898	3195	1416	1632	2843
山　东	69543	55054	19703	17933	20710	1950	4723	7968	6444	3940	4105
河　南	73960	52403	16520	13639	19048	1608	4722	10505	5868	5501	10188
湖　北	41428	34210	11546	10064	13695	1047	3225	4697	2635	2257	2326
湖　南	49153	40225	14556	12604	15608	1240	3757	5064	2226	2651	4051
广　东	85406	68882	23318	20585	27879	3274	6181	8230	3924	4354	8246
广　西	50808	38951	12354	11032	15924	1603	3822	5248	3102	3581	5174
海　南	7537	5809	2135	1918	2216	203	648	607	581	472	675
重　庆	15179	11989	3949	3640	4532	354	1309	1845	749	1061	1380
四　川	50785	40266	13290	12010	14880	1197	4868	6031	2887	2980	4652
贵　州	24459	20217	6933	5905	7392	607	2114	3171	969	1869	1404
云　南	35430	29493	10244	8831	10332	758	2991	5168	1907	1275	2755
西　藏	1882	1563	893	649	216	46	146	262	80	94	145
陕　西	35575	28089	7279	6257	9559	1036	2740	7475	633	3601	3252
甘　肃	20581	15008	5054	4311	5143	383	1188	3240	1163	2431	1979
青　海	3769	2984	1121	929	692	74	456	641	290	227	268
宁　夏	5643	4682	1845	1668	1445	162	457	773	320	303	338
新　疆	14468	11333	4521	3592	2738	285	1590	2199	1053	1148	934

2-10-1 各地区妇幼保健院（所、站）人员数

地区	合计	卫生技术人员							其他技术人员	管理人员	工勤技能人员
		小计	执业（助理）医师	执业医师	注册护士	药师（士）	技师（士）	其他			
2019	486856	405060	142879	128114	184710	16287	29706	31478	23290	21819	36687
2020	514734	428809	152076	136820	196000	17204	31200	32329	25410	22655	37860
东　部	199832	166828	61983	56841	74317	7076	11392	12060	11340	7354	14310
中　部	153751	127851	46398	41232	59626	4743	9516	7568	7482	7346	11072
西　部	161151	134130	43695	38747	62057	5385	10292	12701	6588	7955	12478
北　京	6965	5865	2465	2413	2456	275	410	259	251	289	560
天　津	1326	968	546	506	194	45	109	74	121	152	85
河　北	26963	21588	8962	7496	8538	765	1504	1819	2204	888	2283
山　西	10866	8335	3351	2977	3417	342	618	607	743	800	988
内蒙古	9818	8076	3268	2926	3280	339	620	569	630	562	550
辽　宁	4234	3275	1653	1505	1031	92	298	201	251	458	250
吉　林	6396	4816	2175	1972	1823	159	347	312	491	690	399
黑龙江	7826	6067	2514	2214	2334	236	506	477	407	648	704
上　海	2969	2541	973	964	1178	90	194	106	131	141	156
江　苏	16305	13493	5696	5431	5632	527	920	718	1219	517	1076
浙　江	24422	21133	8128	7821	9442	966	1354	1243	1173	492	1624
安　徽	11730	10011	4026	3620	4170	359	864	592	523	600	596
福　建	13449	11317	4180	3752	4958	527	1032	620	647	413	1072
江　西	21437	18484	6301	5758	8812	868	1503	1000	709	701	1543
山　东	42934	35948	13007	11994	16745	1339	2265	2592	3174	1637	2175
河　南	40390	32631	11013	9408	15641	1172	2403	2402	2247	1789	3723
湖　北	25138	21742	7416	6601	10879	723	1511	1213	1373	951	1072
湖　南	29968	25765	9602	8682	12550	884	1764	965	989	1167	2047
广　东	55945	47215	15213	13844	22572	2312	3078	4040	1776	2186	4768
广　西	32647	27318	8327	7581	13364	1258	2102	2267	1383	906	3040
海　南	4320	3485	1160	1115	1571	138	228	388	393	181	261
重　庆	10117	8164	2621	2447	4091	314	557	581	348	598	1007
四　川	29966	24717	8034	7347	11998	1012	1969	1704	1302	1432	2515
贵　州	15747	13348	4407	3778	6283	493	1048	1117	592	988	819
云　南	20935	17892	5538	4750	8418	636	1290	2010	1037	685	1321
西　藏	467	383	130	82	125	27	34	67	10	18	56
陕　西	20487	16900	4701	4116	7247	701	1424	2827	237	1637	1713
甘　肃	10102	8383	3022	2637	3893	237	508	723	364	494	861
青　海	1509	1223	507	428	407	46	98	165	102	87	97
宁　夏	3586	3047	1216	1076	1214	142	198	277	183	169	187
新　疆	5770	4679	1924	1579	1737	180	444	394	400	379	312

2-10-2 2019年妇幼保健院（所、站）人员性别、年龄、学历及职称构成（%）

分类	卫生技术人员							其他技术人员	管理人员
	合计	执业（助理）医师	执业医师	注册护士	药师（士）	技师（士）	其他		
总　计	**100.0**	**100.0**	**100.0**	**100.0**	**100.0**	**100.0**	**100.0**	**100.0**	**100.0**
按性别分									
男	14.8	26.3	26.6	1.0	25.3	30.1	22.8	31.8	39.9
女	85.2	73.7	73.4	99.0	74.7	69.9	77.2	68.3	60.1
按年龄分									
25岁以下	5.3	0.1	0.0	8.4	2.5	4.2	13.3	2.9	1.4
25～34岁	39.7	24.5	23.3	50.6	36.0	43.9	45.2	37.8	22.6
35～44岁	28.6	34.3	33.8	25.0	30.9	28.7	22.4	30.6	28.6
45～54岁	19.3	28.6	29.2	12.8	22.5	17.3	14.6	22.3	32.4
55～59岁	5.1	8.4	9.3	2.7	6.2	4.4	3.0	4.6	11.2
60岁及以上	2.0	4.0	4.4	0.5	2.0	1.6	1.5	1.8	3.7
按工作年限分									
5年以下	17.6	11.2	10.6	20.3	13.2	18.2	33.9	17.3	10.2
5～9年	22.9	16.1	15.6	28.4	19.9	25.2	21.7	22.8	12.8
10～19年	25.6	24.6	24.4	27.4	26.4	24.9	19.4	25.3	20.3
20～29年	20.7	28.4	28.2	15.3	23.8	19.3	16.1	20.4	27.7
30年及以上	13.3	19.9	21.2	8.6	16.8	12.4	9.0	14.3	29.0
按学历分									
研究生	3.5	8.0	9.1	0.1	3.5	3.4	2.4	2.4	3.6
大学本科	36.4	52.5	57.9	23.7	37.5	40.1	32.2	37.5	41.5
大专	42.3	29.5	24.7	52.7	36.5	41.6	44.4	40.7	38.0
中专	17.3	9.8	8.1	23.3	20.4	14.1	19.1	13.9	11.5
高中及以下	0.5	0.3	0.2	0.3	2.1	0.9	1.9	5.5	5.4
按专业技术资格分									
正高	1.6	3.7	4.3	0.3	0.6	0.7	0.3	0.1	2.1
副高	7.4	14.6	16.7	3.1	4.6	5.1	1.8	2.5	7.4
中级	22.4	31.9	36.0	17.8	22.0	20.2	7.8	14.4	14.1
师级／助理	30.3	34.7	34.1	27.4	36.5	33.6	20.9	22.8	12.8
士级	30.5	9.3	3.7	45.1	29.2	31.6	43.5	35.7	13.6
不详	7.8	5.8	5.2	6.3	7.2	8.9	25.7	24.5	50.0
按聘任技术职务分									
正高	1.5	3.6	4.1	0.2	0.5	0.6	0.3	0.2	3.5
副高	7.2	14.3	16.4	3.0	4.3	5.0	1.9	2.4	12.2
中级	22.5	32.4	36.6	17.3	22.3	20.5	8.1	14.5	25.0
师级／助理	31.1	35.8	34.6	28.2	36.9	33.7	20.5	26.3	23.6
士级	29.4	8.5	3.5	44.8	29.1	31.1	35.7	31.9	21.4
待聘	8.4	5.4	4.7	6.5	6.9	9.2	33.5	24.7	14.4

2-10-3 2020年妇幼保健院（所、站）人员性别、年龄、学历及职称构成（%）

分类	卫生技术人员							其他技术人员	管理人员
	合计	执业（助理）医师	执业医师	注册护士	药师（士）	技师（士）	其他		
总　计	**100.0**	**100.0**	**100.0**	**100.0**	**100.0**	**100.0**	**100.0**	**100.0**	**100.0**
按性别分									
男	14.9	26.4	26.7	1.1	25.1	30.0	24.0	32.1	39.8
女	85.1	73.6	73.3	98.9	74.9	70.0	76.0	67.9	60.2
按年龄分									
25岁以下	6.0	0.3	0.1	9.2	3.1	5.3	13.4	3.6	1.9
25～34岁	39.7	23.3	22.4	50.2	36.3	44.1	47.8	37.7	23.5
35～44岁	28.4	34.2	34.0	25.2	30.8	28.1	22.0	30.5	29.0
45～54岁	19.2	29.7	30.0	12.5	22.1	16.9	12.8	22.2	31.8
55～59岁	4.8	8.5	9.2	2.4	5.8	4.2	2.6	4.4	10.4
60岁及以上	1.9	4.0	4.4	0.5	1.9	1.4	1.4	1.6	3.4
按工作年限分									
5年以下	18.5	10.8	10.1	20.9	14.8	19.5	36.3	18.2	11.3
5～9年	22.8	15.6	15.5	28.0	19.8	25.0	23.0	22.3	13.1
10～19年	26.0	25.0	25.0	28.1	26.8	25.2	19.1	25.6	21.3
20～29年	19.8	28.2	27.8	14.7	22.6	18.3	13.8	19.8	26.7
30年及以上	13.0	20.3	21.5	8.3	16.0	12.0	7.8	14.0	27.7
按学历分									
研究生	3.8	8.7	9.9	0.1	4.2	3.7	3.5	2.8	3.8
大学本科	39.7	54.1	58.8	28.3	41.1	43.2	38.3	41.3	44.2
大专	40.9	28.2	24.0	51.1	35.1	40.0	41.3	38.4	36.4
中专	15.1	8.6	7.1	20.2	17.8	12.4	15.5	12.6	10.5
高中及以下	0.4	0.2	0.2	0.2	1.8	0.7	1.4	4.9	5.0
按专业技术资格分									
正高	1.8	4.3	4.9	0.3	0.7	0.9	0.3	0.1	1.9
副高	7.8	15.9	18.0	3.5	5.1	5.5	1.7	2.6	6.8
中级	22.7	32.7	36.4	18.5	22.6	20.5	6.7	15.3	13.2
师级／助理	30.9	34.9	33.9	28.6	36.3	33.8	22.5	22.6	12.6
士级	29.4	7.6	2.6	43.3	28.3	30.6	42.1	34.2	13.5
不详	7.4	4.6	4.2	5.7	7.0	8.7	26.6	25.2	52.1
按聘任技术职务分									
正高	1.7	4.2	4.7	0.3	0.6	0.8	0.3	0.2	3.4
副高	7.7	15.8	17.8	3.3	4.9	5.4	1.8	2.5	11.5
中级	23.0	33.7	37.5	18.3	23.2	21.2	7.3	15.2	24.4
师级／助理	31.6	36.0	34.3	29.6	36.7	33.8	20.9	26.5	23.9
士级	28.0	7.0	2.7	42.3	27.8	30.0	35.4	31.3	21.9
待聘	8.0	3.4	2.9	6.2	6.9	8.8	34.5	24.3	14.8

2-11-1 各地区疾病预防控制中心人员数

地区	合计	卫生技术人员							其他技术人员	管理人员	工勤技能人员
		小计	执业（助理）医师	执业医师	注册护士	药师（士）	技师（士）	其他			
2019	187564	139839	69947	60498	15250	2732	27934	23976	15607	13599	18519
2020	194425	145229	71736	62387	15916	2871	29338	25368	16802	13891	18503
东　部	68329	51426	27291	24895	3924	791	10794	8624	6910	4449	5544
中　部	59908	42297	19707	16402	5694	1070	8308	7518	5491	4725	7395
西　部	66188	51506	24738	21090	6298	1010	10236	9224	4401	4717	5564
北　京	3685	3092	1438	1427	143	8	670	833	246	222	125
天　津	2127	1604	919	885	105	20	370	190	207	213	103
河　北	8462	5698	2443	2004	531	67	1072	1585	1069	569	1126
山　西	4822	3379	1604	1363	371	79	748	577	363	557	523
内蒙古	5796	4561	2336	1997	454	71	856	844	456	407	372
辽　宁	5648	3966	2039	1791	363	53	909	602	490	755	437
吉　林	4496	3279	1589	1363	334	60	591	705	408	520	289
黑龙江	5814	4250	1768	1460	352	90	836	1204	601	558	405
上　海	2963	2241	1338	1271	24	3	567	309	452	135	135
江　苏	10185	7854	4930	4770	529	140	1371	884	1207	448	676
浙　江	5936	4768	2863	2752	175	46	1238	446	578	245	345
安　徽	5131	4126	2216	1909	312	66	964	568	379	290	336
福　建	5330	4031	2147	1989	265	51	951	617	482	254	563
江　西	5527	4463	2116	1831	865	124	897	461	287	286	491
山　东	11485	8842	4299	3882	708	183	1607	2045	1127	861	655
河　南	16603	9523	4118	3166	1383	275	1557	2190	1992	1454	3634
湖　北	7992	6310	2891	2430	1167	163	1211	878	718	421	543
湖　南	9523	6967	3405	2880	910	213	1504	935	743	639	1174
广　东	10874	8119	4283	3631	928	203	1764	941	935	624	1196
广　西	7940	6252	3099	2711	938	189	1254	772	576	363	749
海　南	1634	1211	592	493	153	17	275	174	117	123	183
重　庆	2976	2189	1117	1012	139	20	587	326	253	289	245
四　川	13453	9999	4544	4008	1128	125	2359	1843	1171	961	1322
贵　州	5433	4354	2258	1891	466	98	866	666	227	570	282
云　南	9495	7743	3899	3392	887	89	1358	1510	630	303	819
西　藏	1332	1111	748	556	64	19	85	195	69	65	87
陕　西	6828	5249	1794	1445	782	183	892	1598	219	754	606
甘　肃	4471	3306	1570	1312	582	102	556	496	244	456	465
青　海	1531	1228	570	466	201	25	296	136	121	64	118
宁　夏	1127	941	556	523	88	14	213	70	64	42	80
新　疆	5806	4573	2247	1777	569	75	914	768	371	443	419

2-11-2　2019年疾病预防控制中心人员性别、年龄、学历及职称构成（%）

分类	卫生技术人员						其他技术人员	管理人员
	小计	执业（助理）医师	执业医师	药师（士）	技师（士）	其他		
总　计	100.0	100.0	100.0	100.0	100.0	100.0	100.0	100.0
按性别分								
男	42.3	51.9	52.3	35.5	40.4	44.3	40.6	54.1
女	57.7	48.2	47.7	64.5	59.6	55.8	59.4	45.9
按年龄分								
25 岁以下	0.8	0.1	0.1	0.4	1.1	1.9	0.8	0.3
25 ～ 34 岁	20.3	16.7	17.4	12.5	24.4	24.9	22.8	14.5
35 ～ 44 岁	29.4	26.6	25.7	37.8	29.9	30.4	32.4	27.3
45 ～ 54 岁	32.0	34.7	33.4	34.0	29.6	28.0	30.4	35.3
55 ～ 59 岁	13.0	15.9	17.1	11.4	12.1	10.7	10.0	16.2
60 岁及以上	4.4	5.9	6.4	3.9	3.0	4.2	3.6	6.5
按工作年限分								
5 年以下	7.7	6.1	6.4	3.0	8.5	11.7	7.2	4.1
5 ～ 9 年	12.2	11.1	11.7	7.1	15.0	13.0	13.3	7.9
10 ～ 19 年	21.2	19.3	19.3	22.7	22.4	21.9	24.9	19.8
20 ～ 29 年	29.4	29.6	27.6	37.3	27.2	27.3	28.0	29.4
30 年及以上	29.6	33.9	35.1	29.9	26.9	26.1	26.6	38.8
按学历分								
研究生	6.7	8.4	9.7	1.3	8.6	5.1	5.3	3.8
大学本科	39.4	44.9	49.6	26.4	43.0	34.7	37.9	41.0
大专	34.5	30.3	26.8	42.4	33.7	35.6	38.0	38.5
中专	17.6	15.1	12.8	25.8	13.6	20.9	13.2	11.5
高中及以下	1.8	1.5	1.0	4.1	1.1	3.7	5.7	5.2
按专业技术资格分								
正高	3.0	4.3	5.1	0.6	3.4	1.5	0.7	2.3
副高	10.6	14.2	16.6	3.9	11.9	4.8	5.4	6.2
中级	29.9	34.5	39.1	24.7	32.6	17.2	22.5	14.7
师级 / 助理	31.2	32.9	30.9	36.4	30.4	28.0	26.3	13.4
士级	16.2	8.3	2.7	27.0	14.7	29.0	25.1	10.9
不详	9.1	5.8	5.6	7.5	7.0	19.6	19.9	52.5
按聘任技术职务分								
正高	2.8	4.1	4.8	0.5	3.1	1.4	0.7	4.2
副高	10.4	13.9	16.2	4.0	11.7	5.0	5.4	10.9
中级	31.7	36.4	41.3	26.6	33.8	19.1	23.7	27.6
师级 / 助理	32.5	33.9	31.3	37.3	31.2	30.0	30.5	25.7
士级	15.9	7.6	2.4	28.5	14.4	28.9	23.9	19.0
待聘	6.8	4.1	4.1	3.1	5.8	15.6	15.8	12.7

2-11-3　2020年疾病预防控制中心人员性别、年龄、学历及职称构成（%）

分类	卫生技术人员						其他技术人员	管理人员
	小计	执业（助理）医师	执业医师	药师（士）	技师（士）	其他		
总　计	**100.0**	**100.0**	**100.0**	**100.0**	**100.0**	**100.0**	**100.0**	**100.0**
按性别分								
男	41.8	51.3	51.6	35.4	39.8	43.8	40.4	53.9
女	58.2	48.7	48.4	64.6	60.2	56.2	59.6	46.1
按年龄分								
25岁以下	1.7	0.3	0.3	0.6	2.5	3.9	1.4	1.0
25～34岁	20.6	16.5	17.2	12.5	24.6	26.1	22.9	14.5
35～44岁	28.9	26.2	25.5	36.9	29.5	29.4	32.6	27.7
45～54岁	31.8	35.0	33.6	34.5	28.9	26.9	30.4	34.8
55～59岁	12.8	16.2	17.3	11.5	11.8	9.9	9.5	15.9
60岁及以上	4.3	5.8	6.2	3.9	2.8	4.0	3.2	6.0
按工作年限分								
5年以下	9.1	6.7	6.9	3.3	10.6	14.8	8.5	5.3
5～9年	12.1	10.7	11.4	7.2	14.6	13.5	13.0	7.6
10～19年	21.3	19.4	19.7	23.1	22.8	21.6	25.2	20.5
20～29年	28.2	28.9	26.9	36.7	25.8	25.4	27.3	28.4
30年及以上	29.2	34.3	35.2	29.7	26.2	24.7	25.9	38.3
按学历分								
研究生	7.1	8.9	10.2	1.4	9.0	5.4	5.8	4.2
大学本科	42.5	47.4	51.8	30.5	46.4	38.8	41.1	42.7
大专	32.9	28.9	25.8	40.6	31.6	33.5	35.4	37.3
中专	15.9	13.5	11.4	23.7	12.1	19.0	12.6	10.8
高中及以下	1.6	1.3	0.9	3.8	0.9	3.3	5.1	4.9
按专业技术资格分								
正高	3.4	5.0	5.8	0.8	3.7	1.5	0.7	2.2
副高	11.0	15.3	17.6	4.3	12.2	4.7	5.7	5.7
中级	29.2	34.4	38.7	25.8	31.3	15.7	22.5	13.7
师级／助理	30.9	32.8	30.8	35.0	30.3	27.6	25.8	12.8
士级	15.8	7.3	2.0	25.6	14.3	29.1	24.3	11.2
不详	9.7	5.3	5.1	8.5	8.3	21.4	20.9	54.3
按聘任技术职务分								
正高	3.2	4.7	5.5	0.5	3.4	1.5	0.9	4.6
副高	11.1	15.3	17.7	4.7	12.2	5.0	5.6	10.5
中级	31.3	36.8	41.4	27.9	33.2	17.8	24.1	26.3
师级／助理	31.8	33.3	30.4	36.2	31.0	28.9	30.0	25.2
士级	15.6	6.9	2.0	27.3	14.2	28.8	23.5	20.1
待聘	7.0	3.0	3.0	3.4	6.0	18.0	16.0	13.2

2-12-1 各地区卫生监督所（中心）人员数

地区	合计	卫生技术人员			其他技术人员	管理人员	工勤技能人员
		小计	卫生监督员	其他			
2019	78829	64556	61412	3144	2258	6865	5150
2020	78783	64378	50916	3462	2345	7123	4937
东　部	23364	18897	17422	1475	969	2139	1359
中　部	26598	20318	18934	1384	1002	3119	2159
西　部	18821	15163	14560	603	374	1865	1419
北　京	1219	1176	1168	8	2	11	30
天　津	843	730	699	31	50	48	15
河　北	4388	3117	2635	482	303	444	524
山　西	3928	3242	3160	82	80	339	267
内蒙古	2451	2038	1877	161	77	278	58
辽　宁	1275	981	929	52	33	199	62
吉　林	1637	1259	1109	150	105	202	71
黑龙江	2444	1989	1844	145	51	325	79
上　海	1348	1235	1129	106	7	87	19
江　苏	3640	3241	3041	200	112	167	120
浙　江	2705	2421	2358	63	67	155	62
安　徽	2413	2036	1914	122	65	164	148
福　建	1679	1312	1156	156	68	186	113
江　西	2061	1502	1369	133	64	304	191
山　东	3342	2523	2233	290	189	434	196
河　南	7479	5075	4648	427	490	956	958
湖　北	3038	2288	2076	212	80	461	209
湖　南	3598	2927	2814	113	67	368	236
广　东	2925	2161	2074	87	138	408	218
广　西	2281	1842	1758	84	128	184	127
海　南							
重　庆	1033	911	863	48	56	52	14
四　川	2695	2280	2231	49	21	166	228
贵　州	1632	1317	1286	31	11	182	122
云　南	1803	1455	1442	13	12	168	168
西　藏							
陕　西	3167	2308	2179	129	31	446	382
甘　肃	1823	1432	1383	49	17	191	183
青　海	402	326	320	6	3	50	23
宁　夏	462	390	371	19	11	28	33
新　疆	1072	864	850	14	7	120	81

注：本表人员总计中包括 10000 名公务员中取得卫生监督员证书的人员。因机构改革，海南和西藏未报送数据。

2-12-2 卫生监督所（中心）人员性别、年龄、学历及职称构成（%）

分类	2019			2020		
	卫生技术人员	其他技术人员	管理人员	卫生技术人员	其他技术人员	管理人员
总　计	100.0	100.0	100.0	100.0	100.0	100.0
按性别分						
男	57.7	50.6	62.6	57.8	49.9	64.8
女	42.3	49.4	37.4	42.2	50.1	35.2
按年龄分						
25 岁以下	0.3	0.8	0.2	0.3	1.1	0.4
25 ～ 34 岁	16.0	24.9	15.3	15.7	25.5	13.5
35 ～ 44 岁	29.2	33.7	27.4	28.6	32.0	26.7
45 ～ 54 岁	35.3	29.6	36.2	33.9	27.9	37.3
55 ～ 59 岁	14.2	8.0	15.6	14.4	9.3	16.3
60 岁及以上	4.9	3.0	5.3	7.1	4.2	5.8
按工作年限分						
5 年以下	4.7	5.6	4.3	4.5	7.2	3.7
5 ～ 9 年	8.7	14.0	8.9	8.8	14.3	7.9
10 ～ 19 年	20.1	27.9	18.3	20.3	25.5	17.9
20 ～ 29 年	31.6	29.7	31.0	29.6	27.5	31.1
30 年及以上	34.9	22.8	37.6	36.9	25.4	39.4
按学历分						
研究生	2.7	1.1	3.6	3.0	1.8	3.9
大学本科	42.6	35.7	48.4	44.7	39.9	52.5
大专	37.9	39.8	36.8	35.8	37.7	34.3
中专	13.2	13.9	8.1	12.5	12.3	6.8
高中及以下	3.6	9.5	3.2	3.9	8.3	2.4

2-13-1 医学专业招生及在校学生数

年份	普通高等学校				中等职业学校			
	招生总数（人）	医学专业	在校生总数（人）	医学专业	招生总数（人）	医学专业	在校生总数（人）	医学专业
1955	98000	9927	288000	36472	190000	22647	537000	57284
1965	164000	20044	674000	82861	208000	36604	547000	88972
1970	42000	8620	48000	13235	54000	8092	64000	10688
1975	191000	33785	501000	86336	344000	66890	707000	139113
1980	281000	31277	1144000	139569	468000	65719	1243000	244695
1985	619000	42919	1703000	157388	668000	87925	1571000	221441
1986	572000	40647	1880000	170317	677000	88259	1757000	250679
1987	617000	43699	1959000	182154	715000	96818	1874000	274575
1988	670000	48135	2066000	191527	776000	109504	2052000	300061
1989	597000	46245	2082000	199305	735000	93142	2177000	306506
1990	608850	46772	2062695	201789	730000	93261	2244000	308394
1991	619874	48943	2043662	202344	780000	95700	2277000	298540
1992	754192	58915	2184376	214285	879000	106215	2408000	311040
1993	923952	66877	2535517	231375	1149000	138168	2820000	355410
1994	899846	66105	2798639	247485	1225000	127874	3198000	364700
1995	925940	65695	2906429	256003	1381000	133357	3722000	402319
1996	965812	68576	3021079	262665	1523000	141868	4228000	432216
1997	1000393	70425	3174362	271137	1621000	152717	4654000	462396
1998	1083627	75188	3408764	283320	1668000	168744	4981000	499117
1999	1548554	108384	4085874	329200	1634000	175854	5155000	534161
2000	2206072	149928	5560900	422869	1325870	179210	4895000	567599
2001	2847987	190956	7190658	529410	1276754	197565	4580000	647800
2002	3407587	227724	9033631	656560	1553062	252455	4563511	678833
2003	4090626	284182	11085642	814741	4241166	359361	10635841	1081853
2004	4799708	332326	13334969	976261	4565045	388142	11747467	1108831
2005	5409412	386905	15617767	1132165	5372922	468960	13247421	1226777
2006	5858455	422283	18493094	1384488	6130607	491784	14890719	1328663
2007	6077806	410229	20044001	1514760	6514754	477527	16198590	1371676
2008	6656404	449365	21867111	1673448	6502739	538974	16882421	1442658
2009	7021870	499582	23245843	1788175	7117770	628765	17798473	1597102
2010	7280599	533618	24276639	1864655	7113957	582799	18164447	1683865
2011	7509238	593030	25192616	2001756	6499626	530467	17749068	1650724
2012	7618638	591683	26122830	2120880	5970785	513420	16898820	1539531
2013	7777287	630203	27033409	2256404	5412624	519612	15363842	1470917
2014	7992684	680128	27920774	2419365	4953553	488066	14163127	1465838
2015	8111373	708858	28630905	2554393	4798174	468240	13352414	1401127
2016	8250646	777207	29421646	2756139	4198668	450903	12758604	1340680
2017	8389517	808558	30075350	2891864	4515235	421440	12542893	1285590
2018	8767897	855229	31041605	3050131	4285024	389999	12136280	1209161
2019	10065529	1005775	33178974	3314539	4574121	394314	12161663	1155266
2020	10770310	1122565	35951985	3677236	4846056	442354	12678379	1185131

注：①普通高等学校招生和在校生数包括博士和硕士研究生、本科生及大专生，含研究机构研究生和在职研究生，不含成人本专科生；2003 年起中等职业学校包括调整后中职学生、普通中专学生、成人中专学生，职业高中学生，下表同；② 2020 年医学专业成人本专科招生 572904 人。

2-13-2 医学专业毕业人数

年份	普通高等学校毕业人数	医学专业	中等职业学校毕业人数	医学专业
1950 ～ 1952	69000	6393	200000	31263
1953 ～ 1957	269000	25918	842000	96042
1958 ～ 1962	606000	60135	1393000	169545
1963 ～ 1965	589000	72882	452000	69513
1966 ～ 1970	669000	78246	617000	100956
1971 ～ 1975	215000	44167	720000	126437
1976 ～ 1980	740000	116612	1502000	256473
1981 ～ 1985	1535000	152054	2231000	329218
1986 ～ 1990	2668000	179431	2922000	392637
1986	393000	27907	496000	61952
1987	532000	32124	578000	70362
1988	553000	38153	596000	83365
1989	576000	38366	591000	82783
1990	614000	42881	661000	94175
1991 ～ 1995	3230715	243052	3787000	464913
1991	614000	46028	740000	103515
1992	604000	45664	743000	93883
1993	570715	48559	736000	93813
1994	637000	47090	729000	81718
1995	805000	55711	839000	92369
1996 ～ 2000	4295217	305437	6378000	625354
1996	839000	61417	1019000	112608
1997	829000	61239	1157000	121885
1998	829833	61379	1293000	127608
1999	847617	61545	1402000	137255
2000	949767	59857	1507000	129893
2001 ～ 2005	10310478	673667	8591583	1277051
2001	1104132	69630	1502867	141989
2002	1418150	88177	1441539	161151
2003	1988583	123563	1884786	302174
2004	2541929	170315	1801330	340554
2005	3257684	221982	1961061	331183
2006 ～ 2010	26105920	1933525	23482806	1977097
2006	4030610	279667	3926271	350700
2007	4789746	332842	4312433	360584
2008	5464323	408983	4710924	409167
2009	5683396	428422	5096654	420776
2010	6137845	483611	5436524	435870
2011 ～ 2015	34597530	2786145	26424852	2451740
2011	6511559	498184	5411252	504644
2012	6733793	513376	5543840	534092
2013	6900836	559000	5575587	500063
2014	7129534	588724	5161519	452132
2015	7321808	626861	4732654	460809
2016 ～ 2020	40524973	3917505	20224392	2049940
2016	7569429	674263	4405572	443900
2017	7905343	745914	4063981	421861
2018	8137455	790668	3969770	408589
2019	8224964	828398	3950427	401072
2020	8687782	878262	3834642	374518

补充资料：① 2020 年医学专业成人本专科毕业 482796 人，2003 年起中等职业学校包括调整后中职学生、普通中专学生、成人中专学生、职业高中学生；② 1928 ～ 1947 年高校医药专业毕业生 9499 人，新中国成立以前中等医药学校毕业生 41437 人。

2-13-3 医学专业研究生数

年份	研究生总数（人）			其中：医学专业（人）		
	招生数	在校生数	毕业生数	招生数	在校生数	毕业生数
1978	10708	10934	9	1417	1474	
1979	8110	18830	140	1462	3113	57
1980	3616	21604	476	640	3651	32
1981	9363	18848	11669	591	2442	1512
1982	11080	25847	4058	610	2558	558
1983	15642	37166	4497	1869	3781	966
1984	23181	57566	2756	2243	5608	424
1985	46871	87331	17004	4373	9196	777
1986	41310	110371	16950			
1987	39017	120191	27603	4583	13331	2359
1988	35645	112776	40838			
1989	28569	101339	37232			
1990	29649	93018	35440			
1991	29679	88128	23537			
1992	33439	94164	25692			
1993	42145	106771	28214			
1994	50864	127935	28047			
1995	51053	145443	31877			
1996	59398	163322	39652			
1997	63749	176353	46539	6452	17652	4886
1998	72508	198885	47077	7280	19375	4681
1999	92225	233513	54670	9056	22706	5370
2000	128484	301239	58767	12832	30070	6166
2001	165197	393256	67809	16274	37571	6722
2002	203000	501000	81000	16800	38837	6992
2003	268925	651260	111091	26501	63939	12207
2004	326286	819896	150777	33012	81859	16128
2005	364831	978610	189728	31602	80107	21923
2006	397925	1104653	255902	42200	115901	26415
2007	418612	1195047	311839	44161	128471	32453
2008	446422	1283046	344825	47412	140030	37402
2009	510953	1404942	371273	44713	128205	34629
2010	538177	1538416	383600	40067	128916	35582
2011	560168	1645845	429994	60831	181129	49039
2012	589673	1719818	486455	64868	188666	56001
2013	611381	1793953	513626	66525	196621	58550
2014	621323	1847689	535863	70466	204148	61192
2015	645055	1911406	551522	75325	215232	62602
2016	667064	1981051	563938	79341	227162	65798
2017	806103	2639561	578045	86539	253719	66869
2018	857966	2731257	604368	95172	271406	70708
2019	916503	2863712	639666	101347	290132	74371
2020	1106551	3139598	728627	130740	336215	80405

注：研究生包括博士和硕士研究生，2017 年以后含在职研究生。

三、卫生设施

简要说明

一、本章主要介绍全国及31个省、自治区、直辖市医疗卫生机构床位、医用设备和房屋面积情况。主要包括各级各类医疗卫生机构床位数，医院、社区卫生服务中心、乡镇卫生院主要医用设备台数，各类医疗卫生机构房屋建筑面积等。

二、本章数据来源于卫生资源与医疗服务统计年报。

三、分科床位数中所列科室主要依据医疗机构《诊疗科目》。中医医院和专科医院床位的科室归类原则如下：中医医院全部计入中医科，中西医结合医院全部计入中西医结合科，民族医院全部计入民族医学科，妇幼保健院分别计入妇产科、儿科，儿童医院全部计入儿科，传染病院、麻风病院全部计入传染科，疗养院、康复医院全部计入康复医学科，肿瘤医院全部计入肿瘤科，其他专科医院计入相关科室。

四、房屋面积统计口径和指标解释与《综合医院建设标准》《妇幼保健院建设标准》《乡镇卫生院建设标准》《防疫站建设标准》一致。

主要指标解释

床位数　指年底固定实有床位（非编制床位），包括正规床、简易床、监护床、正在消毒和修理床位、因扩建或大修而停用的床位，不包括产科新生儿床、接产室待产床、库存床、观察床、临时加床和病人家属陪侍床。

每千人口医疗卫生机构床位数　即医疗卫生机构床位数/人口数×1000。人口数系国家统计局常住人口。

设备台数　指实有设备数，即单位实际拥有、可供调配的设备，包括安装的和未安装的设备，不包括已经批准报废的设备和已订购尚未运抵单位的设备。

房屋建筑面积　指单位购建且有产权证的房屋建筑面积，不包括租房面积。

租房面积　医疗卫生机构使用的无产权证的房屋建筑面积，无论其是否缴纳租金均计入租房面积。

业务用房面积　医院包括门急诊、住院、医技科室、保障系统、行政管理和院内生活用房面积；社区卫生服务中心和卫生院包括医疗、预防保健、行政后勤保障用房面积；妇幼保健院（所、站）包括医疗保健、医技、行政后勤保障等用房面积；专科疾病防治院（所、站）包括医疗、医技、疾控、行政后勤保障等用房面积；疾病预防控制中心（防疫站）包括检验、疾病控制、行政后勤保障等用房面积。

每床占用业务用房面积　即业务用房面积/床位数。床位数系实有床位（非编制床位）数。

3-1-1 医疗卫生机构床位数（万张）

年份	合计	医院				基层医疗卫生机构			专业公共卫生机构			其他医疗卫生机构
			综合医院	中医医院	专科医院		社区卫生服务中心（站）	乡 镇卫生院		妇 幼保健院（所、站）	专科疾病防治院（所、站）	
1950	11.91	9.71	8.46	0.01	0.74					0.27		
1955	36.28	21.53	17.08	0.14	2.80					0.57		
1960	97.68	59.14	44.74	1.42	7.95			4.63		0.88	1.74	
1965	103.33	61.20	48.04	1.04	7.49			13.25		0.92		
1970	126.15	70.50	57.21	1.01	7.79			36.80		0.70		
1975	176.43	94.02	76.33	1.37	11.11			62.03		0.97	2.88	
1980	218.44	119.58	94.11	5.00	12.87			77.54		1.64	2.73	
1985	248.71	150.86	112.77	11.23	16.56			72.06		3.46	2.95	
1990	292.54	186.89	136.90	17.57	21.95			72.29		4.66	3.10	
1991	299.19	192.61	140.55	18.82	22.26			72.92		4.80	3.17	
1992	304.94	197.66	144.10	20.04	22.71			73.28		5.00	3.22	
1993	309.90	203.64	156.63	21.35	24.37			73.08		4.50	3.03	
1994	313.40	207.04	158.70	22.18	24.85			73.24		4.80	2.98	
1995	314.06	206.33	158.72	22.72	24.51			73.31		5.13	3.07	
1996	309.96	209.65	159.73	23.75	24.86			73.47		5.60	2.83	
1997	313.45	211.92	161.21	24.46	24.97			74.24		6.02	3.06	
1998	314.30	213.41	162.00	24.95	25.01			73.77		6.30	2.90	
1999	315.90	215.07	163.25	25.33	25.03			73.40		6.63	2.93	
2000	317.70	216.67	164.09	25.93	25.08	76.65		73.48	11.86	7.12	2.84	12.52
2001	320.12	215.56	150.50	24.60	25.65	77.14		74.00	12.02	7.40	2.70	15.40
2002	313.61	222.18	168.38	24.67	26.21	71.05	1.20	67.13	12.37	7.98	3.18	8.01
2003	316.40	226.95	171.34	26.02	26.72	71.05	1.21	67.27	12.61	8.09	3.38	5.79
2004	326.84	236.35	177.68	27.55	28.26	71.44	1.81	66.89	12.73	8.70	3.12	6.32
2005	336.75	244.50	183.47	28.77	29.21	72.58	2.50	67.82	13.58	9.41	3.34	6.09
2006	351.18	256.04	190.29	30.32	32.05	76.19	4.12	69.62	13.50	9.93	2.80	5.45
2007	370.11	267.51	197.16	32.16	34.37	85.03	7.66	74.72	13.29	10.62	2.59	4.28
2008	403.87	288.29	211.28	35.03	37.77	97.10	9.80	84.69	14.66	11.73	2.64	3.82
2009	441.66	312.08	227.11	38.56	41.67	109.98	13.13	93.34	15.40	12.61	2.71	4.21
2010	478.68	338.74	244.95	42.42	45.95	119.22	16.88	99.43	16.4515	13.44	2.93	4.26
2011	515.99	370.51	267.07	47.71	49.65	123.37	18.71	102.63	17.8132	14.59	3.14	4.29
2012	572.48	416.15	297.99	54.80	55.74	132.43	20.32	109.93	19.82	16.16	3.57	4.08
2013	618.19	457.86	325.52	60.88	62.11	134.99	19.42	113.65	21.49	17.55	3.85	3.85
2014	660.12	496.12	349.99	66.50	68.58	138.12	19.59	116.72	22.30	18.48	3.76	3.58
2015	701.52	533.06	372.10	71.54	76.25	141.38	20.10	119.61	23.63	19.54	4.03	3.45
2016	741.05	568.89	392.79	76.18	84.46	144.19	20.27	122.39	24.72	20.65	4.00	3.24
2017	794.03	612.05	417.24	81.82	94.56	152.85	21.84	129.21	26.26	22.11	4.08	2.87
2018	840.41	651.97	437.89	87.21	105.41	158.36	23.13	133.39	27.44	23.28	4.08	2.64
2019	880.70	686.65	453.27	93.26	115.81	163.11	23.74	136.99	28.50	24.32	4.11	2.43
2020	910.07	713.12	462.25	98.11	125.83	164.94	23.83	139.03	29.61	25.29	4.23	2.41

3-1-2 2020年各类医疗卫生机构床位数

机构分类	合计	按城乡分		按登记注册		
		城市	农村	公立	国有	集体
总　计	**9100700**	**4502529**	**4598171**	**7009538**	**6550763**	**458775**
医院	7131186	4161036	2970150	5090558	5006984	83574
综合医院	4622462	2627156	1995306	3470806	3423065	47741
中医医院	981142	465619	515523	843867	830365	13502
中西医结合医院	124614	96277	28337	76656	75252	1404
民族医院	42379	12723	29656	37342	37223	119
专科医院	1258267	878968	379299	653431	633970	19461
护理院	102322	80293	22029	8456	7109	1347
基层医疗卫生机构	1649384	175699	1473685	1605616	1233796	371820
社区卫生服务中心（站）	238343	165448	72895	208536	145769	62767
社区卫生服务中心	225539	155839	69700	202902	142947	59955
社区卫生服务站	12804	9609	3195	5634	2822	2812
卫生院	1402955	4482	1398473	1395246	1086711	308535
街道卫生院	12630	4482	8148	12499	8259	4240
乡镇卫生院	1390325		1390325	1382747	1078452	304295
门诊部	7522	5414	2108	1832	1316	516
护理站	564	355	209	2		2
专业公共卫生机构	296063	148665	147398	292316	289328	2988
专科疾病防治院（所、站）	42323	24356	17967	39447	37126	2321
专科疾病防治院	22773	16359	6414	21441	20028	1413
专科疾病防治所（中心）	19550	7997	11553	18006	17098	908
妇幼保健院（所、站）	252920	123844	129076	252063	251422	641
其中：妇幼保健院	241227	121430	119797	240380	239809	571
妇幼保健所（站）	11600	2376	9224	11590	11520	70
急救中心（站）	820	465	355	806	780	26
其他医疗卫生机构	24067	17129	6938	21048	20655	393
疗养院	24067	17129	6938	21048	20655	393

注：①城市包括直辖市区和地级市辖区，农村包括县和县级市；②社会办包括企业、事业单位、社会团体和其他社会组织办的医疗卫生机构。

3-1-2 续表

类型分			按主办单位分				按管理类别分	
非公立	联营	私营	政府办	卫生健康部门	社会办	个人办	非营利	营利
2091162	**16656**	**1339399**	**6635067**	**6430216**	**1096673**	**1368960**	**7934265**	**1166435**
2040628	16127	1306840	4770232	4587417	1027437	1333517	5975532	1155654
1151656	9217	720028	3204814	3108216	685357	732291	4015257	607205
137275	250	92437	834653	829936	47045	99444	901227	79915
47958	170	33472	74188	74022	13134	37292	96890	27724
5037		4384	34834	34834	3167	4378	39232	3147
604836	6290	400720	618293	537546	231115	408859	866488	391779
93866	200	55799	3450	2863	47619	51253	56438	45884
43768	529	29756	1563067	1548923	53801	32516	1641231	8153
29807	279	18617	179967	175663	38325	20051	235951	2392
22637	272	12718	177263	173584	34665	13611	223850	1689
7170	7	5899	2704	2079	3660	6440	12101	703
7709	240	5813	1382898	1373180	13114	6943	1402734	221
131	30	85	12224	12104	291	115	12600	30
7578	210	5728	1370674	1361076	12823	6828	1390134	191
5690	10	4918	202	80	2173	5147	2337	5185
562		408			189	375	209	355
3747		2095	287002	283976	6903	2158	295296	767
2876		1514	35940	34073	4602	1781	41862	461
1332		563	18414	17932	3592	767	22413	360
1544		951	17526	16141	1010	1014	19449	101
857		569	250341	249256	2212	367	252626	294
847		569	238745	237712	2115	367	240933	294
10			11503	11476	97		11600	
14		12	721	647	89	10	808	12
3019		708	14766	9900	8532	769	22206	1861
3019		708	14766	9900	8532	769	22206	1861

3-1-3　2020年各地区医疗卫生机构床位数

地区	合计	医院						
		小计	综合医院	中医医院	中西医结合医院	民族医院	专科医院	护理院
总　计	**9100700**	**7131186**	**4622462**	**981142**	**124614**	**42379**	**1258267**	**102322**
东　部	3487135	2845171	1799890	357892	61307	686	535664	89732
中　部	2942187	2246479	1496681	336666	29000	816	375085	8231
西　部	2671378	2039536	1325891	286584	34307	40877	347518	4359
北　京	127033	119180	65104	15005	10289	306	28186	290
天　津	68275	61524	34717	8370	1073		17344	20
河　北	441962	347959	244098	49337	11252		42654	618
山　西	223650	181312	118846	20443	3761		37522	740
内蒙古	162072	130166	78324	13399	1536	17203	19471	233
辽　宁	314488	269067	177492	30800	3016	320	56146	1293
吉　林	173123	148846	94230	19227	2100	150	32619	520
黑龙江	253345	215214	146808	29581	823	276	37482	244
上　海	152191	134308	70315	6619	4695		33082	19597
江　苏	535006	421681	237669	52481	7129		78889	45513
浙　江	361317	316997	185093	43896	9154		67140	11714
安　徽	407813	318499	212916	46205	4937		50669	3772
福　建	216753	169245	109264	20811	3068	60	35442	600
江　西	285847	206819	138393	33308	2070		32783	265
山　东	646863	499490	336356	69559	4171		82799	6605
河　南	667156	502903	348780	80747	5875		66531	970
湖　北	411351	296015	203836	43535	6028	350	41468	798
湖　南	519902	376871	232872	63620	3406	40	76011	922
广　东	564773	459106	306705	56091	6548		86280	3482
广　西	295562	201994	125756	31373	5145	1303	37618	799
海　南	58474	46614	33077	4923	912		7702	
重　庆	235520	174917	105376	29873	6296		32538	834
四　川	649756	484832	296514	68343	8923	1770	108079	1203
贵　州	276379	212967	140090	26772	3094	386	42475	150
云　南	325212	252460	173040	35892	1485	375	41030	638
西　藏	18586	14335	10743	90	50	2895	557	
陕　西	272424	219299	155920	33836	3410		25725	408
甘　肃	171866	132679	85050	27524	3028	1649	15428	
青　海	41285	35339	23836	2955	253	3586	4615	94
宁　夏	41261	35565	26287	5504	234	20	3520	
新　疆	181455	144983	104955	11023	853	11690	16462	

3-1-3 续表

基层医疗卫生机构							专业公共卫生机构				其他医疗卫生机构
小计	社区卫生服务中心	社区卫生服务站	街道卫生院	乡镇卫生院	门诊部	护理站	小计	专科疾病防治院（所、站）	妇幼保健院（所、站）	急救中心（站）	
1649384	**225539**	**12804**	**12630**	**1390325**	**7522**	**564**	**296063**	**42323**	**252920**	**820**	**24067**
515156	100057	5127	4073	403776	1699	424	113667	19093	94143	431	13141
590484	70953	4377	4677	508148	2190	139	99597	17160	82359	78	5627
543744	54529	3300	3880	478401	3633	1	82799	6070	76418	311	5299
5145	5145						2708	632	2056	20	
6007	2096	4	110	3783	14		514	514			230
78970	6348	2357	66	70002	197		15033	183	14774	76	
37414	3517	557	2654	30551	129	6	4296	390	3896	10	628
26769	5046	139		21481	103		4805	372	4433		332
38346	6044	853	359	31011	77	2	3305	1350	1827	128	3770
19627	3049	72	30	16303	167	6	2852	960	1892		1798
31168	6279	864	116	23715	194		6088	2223	3859	6	875
15612	15612						1412	204	1208		859
101630	23894	57	319	76886	232	242	9448	1909	7526	13	2247
30718	9993	17	174	20211	273	50	11966	427	11461	78	1636
79745	9720	14	168	69196	520	127	9082	1580	7498	4	487
37278	4334			32944			8930	1666	7218	46	1300
62398	3124	573	75	58462	164		15365	3794	11565	6	1265
118285	16593	1708	2493	96943	418	130	26582	6069	20449	64	2506
137822	14355	532	390	122162	383		26056	1447	24571	38	375
98093	15756	570	1104	80429	234		17243	2334	14905	4	
124217	15153	1195	140	107330	399		18615	4432	14173	10	199
73595	8643	21	552	64286	93		31581	6139	25440	2	491
76256	3146	23		72947	140		16587	568	16018	1	725
9570	1355	110		7710	395		2188		2184	4	102
55901	11225	42	822	43662	150		4387	188	4199		315
149620	12992	554	827	134980	267		14034	705	13273	56	1270
54113	5994	133	1133	44600	2253		9151	60	9091		148
61932	5417	447	849	54899	320		9845	661	8963	221	975
3867	108	30		3703	26		384		384		
39906	3835	40	229	35743	59		12442	2921	9521		777
32896	3260	928	20	28606	82		5723	500	5205	18	568
5398	560	39		4720	79		529	40	489		19
4094	320	112		3657	5		1602		1602		
32992	2626	813		29403	149	1	3310	55	3240	15	170

3-1-4 每千人口医疗卫生机构床位数

年份 地区	医疗卫生机构床位数（张）			每千人口医疗卫生机构床位数（张）			每千农村人口乡镇卫生院床位数（张）
	合计	城市	农村	合计	城市	农村	
2015	7015214	3418194	3597020	5.11	8.27	3.71	1.24
2016	7410453	3654956	3755497	5.37	8.41	3.91	1.27
2017	7940252	3922024	4018228	5.72	8.75	4.19	1.35
2018	8404088	4141427	4262661	6.03	8.70	4.56	1.43
2019	8806956	4351540	4455416	6.30	8.78	4.81	1.48
2020	9100700	4502529	4598171	6.46	8.81	4.95	1.50
东　部	3487135	2065059	1422076	5.75	8.10	4.76	1.35
中　部	2942187	1295120	1647067	6.99	10.13	4.77	1.47
西　部	2671378	1142350	1529028	6.98	8.91	5.36	1.68
北　京	127033	127033		5.80	8.50		
天　津	68275	64492	3783	4.92	5.79	7.56	7.56
河　北	441962	182596	259366	5.92	6.63	4.84	1.31
山　西	223650	115292	108358	6.41	11.48	4.30	1.21
内蒙古	162072	79166	82906	6.74	10.64	4.95	1.28
辽　宁	314488	206761	107727	7.38	11.68	4.41	1.27
吉　林	173123	91724	81399	7.19	7.32	5.41	1.08
黑龙江	253345	155555	97790	7.95	12.13	4.54	1.10
上　海	152191	152191		6.12	10.77		
江　苏	535006	295827	239179	6.31	8.09	5.44	1.75
浙　江	361317	204981	156336	5.60	9.61	5.19	0.67
安　徽	407813	185535	222278	6.68	8.32	4.50	1.40
福　建	216753	99769	116984	5.22	7.25	4.39	1.24
江　西	285847	116852	168995	6.33	8.85	4.37	1.51
山　东	646863	318613	328250	6.37	8.27	4.95	1.46
河　南	667156	254903	412253	6.71	11.50	4.35	1.29
湖　北	411351	185106	226245	7.12	9.04	5.52	1.96
湖　南	519902	190153	329749	7.82	13.29	5.51	1.79
广　东	564773	384279	180494	4.48	6.79	3.96	1.41
广　西	295562	128077	167485	5.90	6.82	4.25	1.85
海　南	58474	28517	29957	5.80	10.75	4.51	1.16
重　庆	235520	158676	76844	7.35	9.71	4.26	2.42
四　川	649756	284108	365648	7.77	8.72	6.18	2.28
贵　州	276379	88915	187464	7.17	10.79	4.86	1.16
云　南	325212	91361	233851	6.89	10.97	5.78	1.36
西　藏	18586	9274	9312	5.09	4.32	4.12	1.64
陕　西	272424	143871	128553	6.89	8.35	5.46	1.52
甘　肃	171866	72171	99695	6.87	8.58	5.06	1.45
青　海	41285	20179	21106	6.97	10.47	5.01	1.12
宁　夏	41261	25924	15337	5.73	7.72	4.30	1.03
新　疆	181455	40628	140827	7.02	11.68	7.22	1.51

注：千人口床位数的合计项分母系常住人口数，分城乡分母系户籍人口数推算。

3-1-5 2020年医疗卫生机构分科床位数及构成

分科	医疗卫生机构		其中：医院	
	床位数（张）	构成（%）	床位数（张）	构成（%）
总 计	**9100700**	**100.00**	**7131186**	**100.00**
预防保健科	21856	0.24	4988	0.07
全科医疗科	455136	5.00	79556	1.12
内科	2375299	26.10	1774533	24.88
外科	1506295	16.55	1290003	18.09
儿科	551600	6.06	352412	4.94
妇产科	718436	7.89	458283	6.43
眼科	146214	1.61	138322	1.94
耳鼻咽喉科	93413	1.03	88138	1.24
口腔科	44386	0.49	36979	0.52
皮肤科	32242	0.35	26120	0.37
医疗美容科	16097	0.18	15248	0.21
精神科	670871	7.37	652939	9.16
传染科	153465	1.69	143214	2.01
结核病科	28447	0.31	20711	0.29
肿瘤科	258778	2.84	258758	3.63
急诊医学科	60467	0.66	50710	0.71
康复医学科	300391	3.30	246907	3.46
职业病科	15542	0.17	8798	0.12
中医科	1222859	13.44	1103026	15.47
民族医学科	355882	0.39	35580	0.50
中西医结合科	151272	1.66	151064	2.12
重症医学科	63527	0.70	63519	0.89
其他	178225	1.96	131078	1.84

注：儿科包括小儿外科和儿童保健科，妇产科包括妇女保健科。下表同。

3-1-6 2020年各地区医院分科床位数

地区	总计	预防保健科	全科医疗科	内科	外科	儿科	妇产科	眼科	耳鼻咽喉科	口腔科	皮肤科
总 计	**7131186**	**4988**	**79556**	**1774533**	**1290003**	**352412**	**458283**	**138322**	**88138**	**36979**	**26120**
北 京	119180	23	622	28403	22382	3945	6366	1917	1386	853	596
天 津	61524	22	643	15527	10556	2440	3962	944	830	397	233
河 北	347959	269	2801	97395	66237	20613	24788	7046	3091	1589	731
山 西	181312	159	1514	52099	37100	8418	12098	3716	2019	1293	1124
内蒙古	130166	82	868	31961	21462	5416	8757	2398	1129	739	374
辽 宁	269067	68	1610	78462	50792	9755	15167	5874	2924	1270	961
吉 林	148846	69	1345	43652	27135	5368	8415	2774	1564	687	352
黑龙江	215214	80	1518	70139	37027	8369	10024	3860	2295	1227	671
上 海	134308	176	2975	44890	20101	4256	5877	1266	1650	475	388
江 苏	421681	241	4609	127359	72360	17675	24371	7745	4537	2353	745
浙 江	316997	75	4342	82230	59535	10873	17236	4663	2899	3395	712
安 徽	318499	297	3641	72525	57380	14957	22873	7505	4560	2005	1007
福 建	169245	21	1013	32029	30888	12004	15373	4644	2141	642	204
江 西	206819	85	2751	47116	39747	10353	11489	3412	2570	529	724
山 东	499490	804	3694	127347	92839	27059	31152	11726	5818	3511	2226
河 南	502903	525	4693	129730	91267	29354	30310	11009	7234	3021	1396
湖 北	296015	75	2537	65789	56592	14099	18699	7203	5250	1646	2053
湖 南	376871	138	5270	85562	65466	19269	22790	6533	5155	1911	1166
广 东	459106	360	6056	94619	92131	25040	35762	8135	5673	2065	1833
广 西	201994	129	2680	38247	31564	10820	12749	4615	2979	725	801
海 南	46614	9	1513	10487	7708	2070	3126	1081	503	336	195
重 庆	174917	11	2005	38292	28866	7811	9186	3031	2630	642	418
四 川	484832	209	4535	117100	82531	18883	24840	7875	6453	1366	2252
贵 州	212967	142	4260	41148	38911	11751	18937	2948	2737	937	949
云 南	252460	667	4192	58992	46209	14358	20469	5105	3150	821	1469
西 藏	14335	54	305	2779	2752	997	2203	145	163	50	5
陕 西	219299	28	1553	59572	40895	15337	14754	5387	2751	943	638
甘 肃	132679	36	833	27547	21693	7901	9029	2062	1294	528	356
青 海	35339		434	7948	6357	2427	3514	617	431	258	387
宁 夏	35565	5	422	9239	6437	2149	2482	835	450	226	208
新 疆	144983	129	4322	36348	25083	8645	11485	2251	1872	539	946

注：儿科包括小儿外科和儿童保健科，妇产科包括妇女保健科。

3-1-6 续表

医疗美容科	精神科	传染科	结核病科	肿瘤科	急诊医学科	康复医学科	中医科	民族医学科	中西医结合科	重症医学科	其他
15248	**652939**	**143214**	**20711**	**258758**	**50710**	**246907**	**1103026**	**35880**	**151064**	**63519**	**139876**
745	8777	2187	362	5419	221	3902	16067	104	10444	1042	3417
159	6856	762	157	3476	103	775	9339		1258	540	2545
490	18806	6267	683	11023	3397	5962	53691	42	13133	3292	6613
273	9610	3531	1088	7237	835	5226	24532		4232	1091	4117
151	6292	3279	15	4831	1300	3363	15134	14694	2141	875	4905
471	26577	6642	2167	11843	531	9050	33917	38	3867	1673	5408
311	12044	3498	1129	8195	545	4854	21347	131	2323	608	2500
200	16519	6814	480	9120	1443	6570	31787	266	2017	1110	3678
443	13753	1963	1205	5830	1144	6907	8176		4908	815	7110
1074	26091	10598	703	20047	2680	24876	55832		7773	3267	6745
1084	27945	4995	394	10700	2333	19954	45542	80	10025	4128	3857
933	25041	7272	1206	12887	3970	11878	50599	30	5741	2730	9462
353	22313	3198	742	5012	1525	5452	23468	60	3768	1691	2704
278	21445	5192	1200	8933	2647	4861	35750	94	2402	1967	3274
1208	39871	7641	1397	21239	5046	17578	79516	20	5078	5624	9096
744	25322	9027	799	21764	5301	17998	88756	5	8637	7555	8456
985	23105	5434	1242	11939	765	11127	49278	390	7065	2670	8072
632	44731	6125	1736	12376	1473	14863	68208	58	5093	2438	5878
1494	56301	8719	1219	17029	1673	17573	62671	73	7995	5144	7541
120	31879	5479	307	6591	539	4420	35713	1667	5716	1990	2264
202	6798	660	92	1852	593	1042	5982		970	377	1018
619	21733	2729	52	5100	766	6603	34287		7225	1194	1717
940	76108	6938	142	12528	1332	14850	79693	1613	12764	3646	8234
278	29964	4546	270	4381	2060	4586	33273	430	4333	1698	4428
337	23902	6422	71	5580	2470	6531	42995	297	2096	1536	4791
20	131	637	6	43	258	111	171	2190	155	72	1088
309	12462	3066	133	4882	1671	8039	37089		3888	1426	4476
105	7696	2323	159	3353	1367	3720	33720	1281	4124	1051	2501
97	424	1291	15	1081	935	622	3542	1791	307	301	2560
24	1801	773		839	430	1125	6621	20	476	210	793
169	8642	5206	1540	3628	1357	2489	16330	10506	1110	1758	628

3-2 医院床位数

医院分类	2015	2016	2017	2018	2019	2020
总　计	**5330580**	**5688875**	**6120484**	**6519749**	**6866546**	**7131186**
按登记注册类型分						
公立医院	4296401	4455238	4631146	4802171	4975633	5090558
民营医院	1034179	1233637	1489338	1717578	1890913	2040628
按主办单位分						
政府办	3910400	4080615	4284633	4466885	4654099	4770232
社会办	704108	763186	835984	907378	969716	1027437
个人办	716072	845074	999867	1145486	1242731	1333517
按管理类别分						
非营利性	4785769	5041777	5329381	5598444	5817149	5975532
营利性	544811	647098	791103	921305	1049397	1155654
按医院等级分						
其中：三级医院	2047819	2213718	2359911	2567138	2777932	3002503
二级医院	2196748	2302887	2450707	2554366	2665974	2718116
一级医院	481876	517837	584911	630281	651045	712732
按机构类别分						
综合医院	3721036	3927857	4172353	4378892	4532676	4622462
中医医院	715393	761755	818216	872052	932578	981142
中西医结合医院	78611	89074	99680	110579	117672	124614
民族医院	25408	26484	33460	38917	41380	42379
专科医院	762519	844580	945576	1054107	1158126	1258267
护理院	27613	39125	51199	65202	84114	102322

3-3　基层医疗卫生机构床位数

机构分类	2015	2016	2017	2018	2019	2020
总　计	**1413842**	**1441940**	**1528528**	**1583587**	**1631132**	**1649384**
按登记注册类型分						
公立	1375150	1403522	1487774	1539991	1581726	1605616
非公立	38692	38418	40754	43596	49406	43768
按主办单位分						
政府办	1335057	1364587	1445721	1494425	1534779	1563067
社会办	48383	47694	51401	55510	57113	53801
个人办	30402	29659	31406	33652	39240	32516
按管理类别分						
非营利性	1406143	1435220	1521785	1577220	1619526	1641231
营利性	7699	6720	6743	6367	11606	8153
按机构类别分						
社区卫生服务中心（站）	200979	202689	218358	231274	237445	238343
社区卫生服务中心	178410	182191	198586	209024	214559	225539
社区卫生服务站	22569	20498	19772	22250	22886	12804
卫生院	1204989	1232623	1303695	1345628	1381996	1402955
街道卫生院	8867	8732	11619	11719	12082	12630
乡镇卫生院	1196122	1223891	1292076	1333909	1369914	1390325
门诊部	7716	6474	6308	6338	11291	7522
护理站	158	154	167	337	400	564

3-4 2020年医疗卫生机构万元以上设备台数

机构分类	万元以上设备总价值（万元）	万元以上设备台数			
		合计	50 万元以下	50 万～ 99 万元	100 万元及以上
总　计	**156343352**	**9203166**	**8663763**	**281530**	**257873**
一、医院	131921662	7091920	6645985	222232	223703
综合医院	98069950	5112041	4784718	160533	166790
中医医院	15012793	902258	849599	26411	26248
中西医结合医院	2246741	124129	116412	3940	3777
民族医院	639074	38597	36441	1094	1062
专科医院	15864150	904905	849112	30061	25732
口腔医院	900010	98871	96067	1840	964
眼科医院	1304465	73346	67621	3693	2032
耳鼻喉科医院	118812	6573	6107	287	179
肿瘤医院	3088233	108414	99766	3744	4904
心血管病医院	821694	45611	43170	1147	1294
胸科医院	369591	15489	14300	542	647
血液病医院	54595	4008	3832	76	100
妇产（科）医院	1155232	88960	84100	2492	2368
儿童医院	1676181	92065	86400	2811	2854
精神病医院	1467663	90924	85295	3457	2172
传染病医院	1480739	74136	68739	2690	2707
皮肤病医院	110520	8111	7586	287	238
结核病医院	198086	8255	7482	430	343
麻风病医院	4509	309	289	13	7
职业病医院	59468	3324	3014	222	88
骨科医院	609242	34197	31784	1238	1175
康复医院	746559	49356	46710	1401	1245
整形外科医院	57200	2742	2486	169	87
美容医院	171267	11993	10815	995	183
其他专科医院	1470084	88221	83549	2527	2145
护理院	88954	9990	9703	193	94
二、基层医疗卫生机构	9760184	1023965	989193	24483	10289
社区卫生服务中心（站）	2985637	350090	339677	7084	3329
社区卫生服务中心	2871611	330915	320760	6894	3261
社区卫生服务站	114026	19175	18917	190	68
卫生院	6772847	673664	649309	17397	6958
街道卫生院	61296	6625	6425	135	65
乡镇卫生院	6711551	667039	642884	17262	6893
中心卫生院	3357497	303833	291057	8616	4160
乡卫生院	3354054	363206	351827	8646	2733
护理站	1700	211	207	2	2
三、专业公共卫生机构	12907564	975451	923468	31370	20613
疾病预防控制中心	3212864	272877	257607	11385	3885
省属	535629	39848	37383	1609	856
地级市（地区）属	1279275	94941	88307	4690	1944
县级市（区）属	664420	66408	63285	2596	527
县属	551826	55381	53095	1971	315
其他	181714	16299	15537	519	243

注：本表不包括门诊部、诊所、卫生所、医务室和村卫生室数字。

3-4 续表

机构分类	万元以上设备总价值（万元）	万元以上设备台数			
		合计	50 万元以下	50 万～ 99 万元	100 万元及以上
专科疾病防治院（所、站）	502605	33985	32050	1172	763
专科疾病防治院	314899	17152	15962	643	547
传染病防治院	41056	2355	2220	63	72
结核病防治院	55557	2424	2204	111	109
职业病防治院	130519	6966	6489	273	204
其他	87767	5407	5049	196	162
专科疾病防治所（站、中心）	187706	16833	16088	529	216
口腔病防治所（站、中心）	30698	3957	3863	72	22
精神病防治所（站、中心）	5681	493	474	14	5
皮肤病与性病防治所（中心）	35872	3336	3194	103	39
结核病防治所（站、中心）	57981	4552	4300	171	81
职业病防治所（站、中心）	25304	1763	1643	78	42
地方病防治所（站、中心）	3983	317	304	8	5
血吸虫病防治所（站、中心）	10428	1079	1045	27	7
药物戒毒所（中心）	1058	50	44	4	2
其他	16701	1286	1221	52	13
健康教育所（站、中心）	8951	1443	1434	6	3
妇幼保健院（所、站）	7394788	500923	473981	13401	13541
省属	786516	46508	43695	1305	1508
地级市（地区）属	2560537	165469	156189	4432	4848
县级市（区）属	2016445	147827	140081	3949	3797
县属	1885890	129336	122606	3523	3207
其他	145400	11783	11410	192	181
妇幼保健院	6743703	465225	440213	12410	12602
妇幼保健所	260843	20978	19914	618	446
妇幼保健站	388523	14369	13513	365	491
生殖保健中心	1719	351	341	8	2
急救中心（站）	406294	42418	40924	1313	181
采供血机构	1144159	79170	73040	3952	2178
卫生监督所（中心）	142830	37967	37967		
省属	18833	3123	3123		
地级市（地区）属	43353	8631	8631		
县级市（区）属	415	211	211		
县属	80196	25984	25984		
其他	33	18	18		
计划生育技术服务机构	95073	6668	6465	141	62
四、其他机构	1753942	111830	105117	3445	3268
疗养院	150826	7464	6826	335	303
卫生监督检验（监测）机构	3170	281	272	4	5
医学科学研究机构	507946	32238	30304	1030	904
医学在职培训机构	53787	7216	7049	117	50
临床检验中心（所、站）	465866	32219	30224	935	1060
卫生统计信息中心	65774	6493	6302	126	65
其他	506573	25919	24140	898	881

3-5-1 2020年医疗卫生机构房屋建筑面积（平方米）

机构分类	合计	房屋建筑面积	业务用房面积	危房面积	危房（%）	租房面积
总 计	**954765144**	**859225867**	**638180814**	**5374658**	**0.84**	**95539277**
一、医院	631817112	552791492	467660539	2680032	0.57	79025620
综合医院	431553390	392042275	332644358	1882264	0.57	39511115
中医医院	76510094	69202163	59366271	409489	0.69	7307931
中西医结合医院	10357313	8487478	7256587	30827	0.42	1869835
民族医院	3876088	3722652	3161325	31112	0.98	153436
专科医院	102432207	75380955	62261990	325940	0.52	27051252
口腔医院	4437624	2902907	2428469	1144	0.05	1534717
眼科医院	8184491	3541268	3007063	2433	0.08	4643223
耳鼻喉科医院	729432	401715	320218			327717
肿瘤医院	7637425	7050891	6014311	28704	0.48	586534
心血管病医院	2716088	2493266	2094762	3882	0.19	222822
胸科医院	676003	614471	539199			61532
血液病医院	337251	209192	136422			128059
妇产（科）医院	10286469	6201777	5301536	591	0.01	4084692
儿童医院	5429556	5040341	4208402	64606	1.54	389215
精神病医院	25031443	20875626	17010440	81283	0.48	4155817
传染病医院	5912839	5831444	4471251	52600	1.18	81395
皮肤病医院	1095380	748786	552080	132	0.02	346594
结核病医院	671931	653157	528749	19371	3.66	18774
麻风病医院	90092	83715	67637	3396	5.02	6377
职业病医院	305269	299922	196292	8852	4.51	5347
骨科医院	5980618	4233296	3583596	8782	0.25	1747322
康复医院	9467929	6112162	5039328	18108	0.36	3355767
整形外科医院	349452	218261	154276	8457	5.48	131191
美容医院	2228678	841291	700534	200	0.03	1387387
其他专科医院	10864237	7027467	5907425	23399	0.40	3836770
护理院	7088020	3955969	2970008	400	0.01	3132051
二、基层医疗卫生机构	250944107	239744806	117747270	2130040	1.81	11199301
社区卫生服务中心（站）	39498939	30120988	25782528	251880	0.98	9377951
社区卫生服务中心	32897916	26269427	22449826	238524	1.06	6628489
社区卫生服务站	6601023	3851561	3332702	13356	0.40	2749462
卫生院	121491945	119714661	91906164	1878160	2.04	1777284
街道卫生院	1049620	1007724	828081	33592	4.06	41896
乡镇卫生院	120442325	118706937	91078083	1844568	2.03	1735388
中心卫生院	53434710	52806379	39924374	854734	2.14	628331
乡卫生院	67007615	65900558	51153709	989834	1.94	1107057
村卫生室	52242135	52242135				
门诊部	14124263	14124263				
综合门诊部	6069810	6069810				
中医门诊部	1369581	1369581				
中西医结合门诊部	207304	207304				
民族医门诊部	6713	6713				
专科门诊部	6470855	6470855				
诊所、卫生所、医务室、护理站	23586825	23542759	58578			44066
诊所	19217652	19217652				
卫生所、医务室	4193886	4193886				
护理站	175287	131221	58578			44066

3-5-1 续表

机构分类	合计	房屋建筑面积	业务用房面积	危房面积	危房（%）	租房面积
三、专业公共卫生机构	61057736	58232734	46633117	495629	1.06	2825002
疾病预防控制中心	14829140	14356224	11085661	134277	1.21	472916
省属	1053613	1041215	614443	18533	3.02	12398
地级市（地区）属	3726509	3644572	2704938	18485	0.68	81937
县级市（区）属	4577277	4293533	3432119	37276	1.09	283744
县属	4863264	4786537	3902952	56646	1.45	76727
其他	608477	590367	431209	3337	0.77	18110
专科疾病防治院（所、站）	3585116	3308323	2594012	48230	1.86	276793
专科疾病防治院	1617033	1522365	1293928	11663	0.90	94668
传染病防治院	132766	132096	107619			670
结核病防治院	201228	197260	176807	7257	4.10	3968
职业病防治院	586074	567206	487452			18868
其他	696965	625803	522050	4406	0.84	71162
专科疾病防治所（站、中心）	1968083	1785958	1300084	36567	2.81	182125
口腔病防治所（站、中心）	87929	44380	39438	363	0.92	43549
精神病防治所（站、中心）	178310	138342	115985			39968
皮肤病与性病防治所（中心）	457749	425333	325800	11784	3.62	32416
结核病防治所（站、中心）	505335	475438	317533	5548	1.75	29897
职业病防治所（站、中心）	98465	90715	68760			7750
地方病防治所（站、中心）	27567	25918	20887	1569	7.51	1649
血吸虫病防治所（站、中心）	372214	367934	252804	16661	6.59	4280
药物戒毒所（中心）	53849	52349	35094			1500
其他	186665	165549	123783	642	0.52	21116
健康教育所（站、中心）	110567	99630	83003	664	0.80	10937
妇幼保健院（所、站）	33297409	31872439	26251417	258968	0.99	1424970
省属	1915460	1886941	1667772			28519
地级市（地区）属	3726509	3644572	2704938	18485	0.68	81937
县级市（区）属	4577277	4293533	3432119	37276	1.09	283744
县属	11299661	10984371	8794744	108394	1.23	315290
其他	585584	556124	449617	236	0.05	29460
妇幼保健院	29694395	28387867	24092879	235226	0.98	1306528
妇幼保健所	2218378	2152239	1251701	10158	0.81	66139
妇幼保健站	1363298	1311229	890681	13584	1.53	52069
生殖保健中心	21338	21104	16156			234
急救中心（站）	774480	702243	601705	5896	0.98	72237
采供血机构	3465994	3402276	2369068	8165	0.34	63718
卫生监督所（中心）	3414851	2962362	2443512	22984	0.94	452489
省属	122553	103507	73847	5909	8.00	19046
地级市（地区）属	635057	491958	398426	4225	1.06	143099
县级市（区）属	22712	19596	14762			3116
县属	2634489	2347301	1956477	12850	0.66	287188
其他	40					40
计划生育技术服务机构	1580179	1529237	1204739	16445	1.37	50942
四、其他医疗卫生机构	10946189	8456835	6139888	68957	1.12	2489354
疗养院	2226648	2132370	1337059	7451	0.56	94278
卫生监督检验（监测）机构	11482	5826	4430			5656
医学科学研究机构	1035168	951493	770989	42517	5.51	83675
医学在职培训机构	1991995	1948367	1397812	4534	0.32	43628
临床检验中心（所、站）	1724369	727526	567981	3		996843
卫生统计信息中心	59701	46070	38540			13631
其他	3896826	2645183	2023077	14452	0.71	1251643

3-5-2 2020年政府办医疗卫生机构房屋建筑面积（平方米）

机构分类	合计	房屋建筑面积	业务用房	危房（%）	租房面积	每床占用业务用房面积
总　计	**634558104**	**614241448**	**503500903**	**1.00**	**20316656**	**73.56**
医院	418191970	406469112	345749181	0.70	11722858	74.19
综合医院	300894849	293034708	249617553	0.68	7860141	79.65
中医医院	63335596	61270852	52830725	0.76	2064744	64.92
中西医结合医院	5818592	5588033	4818435	0.63	230559	67.68
民族医院	3313008	3262833	2778828	0.63	50175	80.55
专科医院	44575121	43078200	35526107	0.82	1496921	58.93
护理院	254804	234486	177533		20318	52.40
基层医疗卫生机构	152462378	146850501	109007240	1.90	5611877	67.75
其中：社区卫生服务中心（站）	25896917	21999393	18651441	1.14	3897524	86.96
社区卫生服务中心	24692178	21107829	17894211	1.15	3584349	87.53
社区卫生服务站	1204739	891564	757230	0.94	313175	49.91
卫生院	119491219	117776866	90355242	2.06	1714353	65.25
街道卫生院	1011043	973387	799323	4.05	37656	64.65
乡镇卫生院	118480176	116803479	89555919	2.04	1676697	65.26
门诊部	192829	192829				
专业公共卫生机构	58487514	55851074	45015703	1.09	2636440	95.88
其中：专科疾病防治院（所、站）	3124251	2943748	2280211	2.08	180503	53.89
专科疾病防治院	1321755	1257935	1056688	1.06	63820	56.58
专科疾病防治所（中心）	1802496	1685813	1223523	2.97	116683	51.07
妇幼保健院（所、站）	32880205	31482680	25948227	1.00	1397525	101.88
内：妇幼保健院	29309705	28030622	23818127	0.99	1279083	102.04
妇幼保健所（站）	3549595	3431387	2114377	1.12	118208	98.78
急救中心（站）	683916	628068	544343	1.08	55848	103.06
其他医疗卫生机构	5416242	5070761	3728779	1.12	345481	49.72
其中：疗养院	1224273	1184986	734012	0.71	39287	50.00
临床检验中心（所、站）	29197	27197	20482		2000	

四、卫生经费

简要说明

一、本章主要介绍全国及31个省、自治区、直辖市卫生经费情况，包括卫生总费用、医疗卫生机构资产与负债、年收入与支出、门诊和住院病人人均医药费用等。

二、卫生总费用系核算数。其他卫生经费数据主要来源于卫生资源与医疗服务统计年报，城乡居民医疗保障支出摘自《中国统计年鉴》。

三、非营利性机构各项指标的统计口径和解释与2017年印发的《政府会计制度》一致；营利性医院与《企业会计制度》一致。

四、统计口径调整

1. 2007年起，卫生总费用按新的统计口径核算。

2. 本章涉及医疗卫生机构的口径变动和指标解释与“医疗卫生机构”章一致。

主要指标解释

卫生总费用 指一个国家或地区在一定时期内，为开展卫生服务活动从全社会筹集的卫生资源的货币总额，按来源法核算。它反映一定经济条件下，政府、社会和居民个人对卫生保健的重视程度和费用负担水平，以及卫生筹资模式的主要特征和卫生筹资的公平性、合理性。

政府卫生支出 指各级政府用于医疗卫生服务、医疗保障补助、卫生和医疗保障行政管理、人口与计划生育事务性支出等各项事业的经费。

社会卫生支出 指政府支出外的社会各界对卫生事业的资金投入。包括社会医疗保障支出、商业健康保险费、社会办医支出、社会捐赠援助、行政事业性收费收入等。

个人现金卫生支出 指城乡居民在接受各类医疗卫生服务时的现金支付，包括享受各种医疗保险制度的居民就医时自付的费用。可分为城镇居民、农村居民个人现金卫生支出，反映城乡居民医疗卫生费用的负担程度。

当年价格 即报告期当年的实际价格，是指用“当年价格”计算的一些以货币表现的物量指标，如国内生产总值、卫生总费用等。在计算增长速度时，一般都使用“可比价格”来消除价格变动的因素，真实地反映经济发展动态。“不变价格”（也叫固定价格）是用某一时期同类产品的平均价格作为固定价格来计算各个时期的产品价值，目的是消除各时期价格变动的影响，保证前后时期之间指标的可比性。

人均卫生费用 即某年卫生总费用与同期平均人口数之比。

卫生总费用占GDP% 指某年卫生总费用与同期国内生产总值（GDP）之比，是用来反映一定时期国家对卫生事业的资金投入力度，以及政府和全社会对卫生对居民健康的重视程度。

总资产 包括流动资产、非流动资产。

负债 包括流动负债、非流动负债。

平均每床固定资产 即固定资产/床位数。

总收入 指单位为开展业务及其他活动依法取得的非偿还性资金。总收入包括医疗收入、财政补助收入、科教项目收入/上级补助收入、其他收入。

财政拨款收入 指单位从主管部门或主办单位取得的财政性事业经费（包括定额和定项补助）。

业务收入 包括医疗收入和其他收入。

医疗收入 指医疗卫生机构在开展医疗服务活动中取得的收入。包括挂号收入、床位收入、诊察收入、检查收入、化验收入、治疗收入、手术收入、卫生材料收入、药品收入、药事服务费收入、护理收入和其他收入。

总费用/支出 指单位在开展业务及其他活动中发生的资金耗费和损失。包括医疗业务成本/医疗卫生支出、财政项目补助支出/财政基建设备补助支出、科教项目支出、管理费用和其他支出。

业务活动费用 指单位为实现其职能目标，依法履职或开展专业业务活动及其辅助活动所发生的各项费用。

单位管理费用 指单位本级行政及后勤管理部门开展管理活动发生的各项费用，包括单位行政及后勤管理部门发生的人员经费、公用经费、资产折旧（摊销）等费用，以及由单位统一负担的离退休人员经费、工会经费、诉讼费、中介费等。

医疗业务成本/医疗卫生支出 指医疗卫生机构开展医疗服务及其辅助活动发生的各项费用，包括人员经费、耗用的药品及卫生材料费、固定资产折旧费、无形资产摊销费、提取医疗风险基金和其他费用。

人员经费支出 包括人员的基本工资、绩效工资、津贴、社会保险缴费等，但不包括对个人家庭的补助支出。基本工资指事业单位工作人员的岗位工资和薪级工资。

门诊病人次均医药费用 又称每诊疗人次医药费用、次均门诊费用。即医疗门诊收入/总诊疗人次数。

住院病人人均医药费用 又称出院者人均医药费用、人均住院费用。即医疗住院收入/出院人数。

住院病人日均医药费 即医疗住院收入/出院者占用总床日数。

每一职工年业务收入 即年业务收入/年平均职工数。

每一医师年业务收入 即年业务收入/年平均医师数。

4-1-1 卫生总费用

年份	卫生总费用（亿元）				卫生总费用构成（%）			城乡卫生费用（亿元）		人均卫生费用（元）			卫生总费用占GDP%
	合计	政府卫生支出	社会卫生支出	个人卫生支出	政府卫生支出	社会卫生支出	个人卫生支出	城市	农村	合计	城市	农村	
1980	143.23	51.91	60.97	30.35	36.24	42.57	21.19			14.5			3.15
1985	279.00	107.65	91.96	79.39	38.58	32.96	28.46			26.4			3.09
1990	747.39	187.28	293.10	267.01	25.06	39.22	35.73	396.00	351.39	65.4	158.8	38.8	3.96
1991	893.49	204.05	354.41	335.03	22.84	39.67	37.50	482.60	410.89	77.1	187.6	45.1	4.06
1992	1096.86	228.61	431.55	436.70	20.84	39.34	39.81	597.30	499.56	93.6	222.0	54.7	4.03
1993	1377.78	272.06	524.75	580.97	19.75	38.09	42.17	760.30	617.48	116.3	268.6	67.6	3.86
1994	1761.24	342.28	644.91	774.05	19.43	36.62	43.95	991.50	769.74	146.9	332.6	86.3	3.62
1995	2155.13	387.34	767.81	999.98	17.97	35.63	46.40	1239.50	915.63	177.9	401.3	112.9	3.51
1996	2709.42	461.61	875.66	1372.15	17.04	32.32	50.64	1494.90	1214.52	221.4	467.4	150.7	3.77
1997	3196.71	523.56	984.06	1689.09	16.38	30.78	52.84	1771.40	1425.31	258.6	537.8	177.9	4.01
1998	3678.72	590.06	1071.03	2017.63	16.04	29.11	54.85	1906.92	1771.80	294.9	625.9	194.6	4.32
1999	4047.50	640.96	1145.99	2260.55	15.84	28.31	55.85	2193.12	1854.38	321.8	702.0	203.2	4.47
2000	4586.63	709.52	1171.94	2705.17	15.47	25.55	58.98	2624.24	1962.39	361.9	813.7	214.7	4.57
2001	5025.93	800.61	1211.43	3013.89	15.93	24.10	59.97	2792.95	2232.98	393.8	841.2	244.8	4.53
2002	5790.03	908.51	1539.38	3342.14	15.69	26.59	57.72	3448.24	2341.79	450.7	987.1	259.3	4.76
2003	6584.10	1116.94	1788.50	3678.66	16.96	27.16	55.87	4150.32	2433.78	509.5	1108.9	274.7	4.79
2004	7590.29	1293.58	2225.35	4071.35	17.04	29.32	53.64	4939.21	2651.08	583.9	1261.9	301.6	4.69
2005	8659.91	1552.53	2586.41	4520.98	17.93	29.87	52.21	6305.57	2354.34	662.3	1126.4	315.8	4.62
2006	9843.34	1778.86	3210.92	4853.56	18.07	32.62	49.31	7174.73	2668.61	748.8	1248.3	361.9	4.49
2007	11573.97	2581.58	3893.72	5098.66	22.31	33.64	44.05	8968.70	2605.27	876.0	1516.3	358.1	4.29
2008	14535.40	3593.94	5065.60	5875.86	24.73	34.85	40.42	11251.90	3283.50	1094.5	1861.8	455.2	4.55
2009	17541.92	4816.26	6154.49	6571.16	27.46	35.08	37.46	13535.61	4006.31	1314.3	2176.6	562.0	5.03
2010	19980.39	5732.49	7196.61	7051.29	28.69	36.02	35.29	15508.62	4471.77	1490.1	2315.5	666.3	4.85
2011	24345.91	7464.18	8416.45	8465.28	30.66	34.57	34.80	18571.87	5774.04	1804.5	2697.5	879.4	4.99
2012	28119.00	8431.98	10030.70	9656.32	29.99	35.67	34.34	21280.46	6838.54	2068.8	2999.3	1064.8	5.22
2013	31668.95	9545.81	11393.79	10729.34	30.10	36.00	33.90	23644.95	8024.00	2316.2	3234.1	1274.4	5.34
2014	35312.40	10579.23	13437.75	11295.41	29.96	38.05	31.99	26575.60	8736.80	2565.5	3558.3	1412.2	5.49
2015	40974.64	12475.28	16506.71	11992.65	30.45	40.29	29.27	31297.85	9676.79	2962.2	4058.5	1603.6	5.95
2016	46344.88	13910.31	19096.68	13337.90	30.01	41.21	28.78	35458.01	10886.87	3328.6	4471.5	1846.1	6.21
2017	52598.28	15205.87	22258.81	15133.60	28.91	42.32	28.77			3756.7			6.32
2018	59121.91	16399.13	25810.78	16911.99	27.74	43.66	28.61			4206.7			6.43
2019	65841.39	18016.95	29150.57	18673.87	27.36	44.27	28.36			4669.3			6.67
2020	72175.00	21941.90	30273.67	19959.43	30.40	41.94	27.65			5112.3			7.10

注：①本表系核算数，2020 年为初步核算数；②按当年价格计算；③ 2001 年起卫生总费用不含高等医学教育经费，2006 年起包括城乡医疗救助经费。

4-1-2 2019年各地区卫生总费用

地区	卫生总费用（亿元）				卫生总费用构成（%）			卫生总费用占GDP%	人均卫生总费用（元）
	合计	政府卫生支出	社会卫生支出	个人卫生支出	政府卫生支出	社会卫生支出	个人卫生支出		
全　国	**65841.39**	**18016.95**	**29150.57**	**18673.87**	**27.36**	**44.27**	**28.36**	**6.67**	**4669.30**
北　京	2964.81	703.21	1850.52	411.08	23.72	62.42	13.87	8.38	13766.77
天　津	973.51	217.97	465.78	289.76	22.39	47.85	29.76	6.90	6233.15
河　北	2939.94	721.61	1256.81	961.52	24.54	42.75	32.71	8.37	3872.42
山　西	1292.28	385.60	497.09	409.59	29.84	38.47	31.69	7.59	3465.29
内蒙古	1169.40	342.63	469.42	357.34	29.30	40.14	30.56	6.79	4604.72
辽　宁	1810.59	378.75	843.17	588.68	20.92	46.57	32.51	7.27	4160.65
吉　林	1172.29	295.72	504.39	372.18	25.23	43.03	31.75	10.00	4356.76
黑龙江	1510.68	329.56	703.48	477.64	21.82	46.57	31.62	11.10	4027.08
上　海	2532.68	564.16	1439.66	528.86	22.28	56.84	20.88	6.64	10430.53
江　苏	4459.17	962.85	2426.12	1070.20	21.59	54.41	24.00	4.48	5525.61
浙　江	3440.53	795.53	1777.19	867.81	23.12	51.65	25.22	5.52	5881.25
安　徽	2240.12	702.38	886.14	651.59	31.35	39.56	29.09	6.04	3518.93
福　建	1699.13	481.58	807.09	410.46	28.34	47.50	24.16	4.01	4276.70
江　西	1667.62	644.18	588.21	435.23	38.63	35.27	26.10	6.74	3573.89
山　东	4285.76	961.43	2061.35	1262.99	22.43	48.10	29.47	6.03	4255.88
河　南	3608.80	1021.44	1429.51	1157.86	28.30	39.61	32.08	6.65	3743.57
湖　北	2580.95	638.57	1097.84	844.55	24.74	42.54	32.72	5.63	4354.57
湖　南	2771.68	709.78	1184.36	877.53	25.61	42.73	31.66	6.97	4006.25
广　东	6126.41	1666.10	2907.57	1552.74	27.20	47.46	25.34	5.69	5317.60
广　西	1668.31	587.17	620.75	460.39	35.20	37.21	27.60	7.86	3363.52
海　南	454.41	182.47	179.17	92.77	40.16	39.43	20.42	8.56	4810.05
重　庆	1415.43	391.89	623.19	400.35	27.69	44.03	28.28	6.00	4530.36
四　川	3705.41	1020.72	1651.85	1032.84	27.55	44.58	27.87	7.95	4424.37
贵　州	1390.84	550.13	513.83	326.88	39.55	36.94	23.50	8.29	3838.96
云　南	1801.89	646.47	663.59	491.83	35.88	36.83	27.30	7.76	3708.89
西　藏	189.13	126.47	50.78	11.88	66.87	26.85	6.28	11.14	5395.01
陕　西	1824.45	483.74	781.78	558.94	26.51	42.85	30.64	7.07	4706.80
甘　肃	933.84	342.50	321.38	269.96	36.68	34.42	28.91	10.71	3527.34
青　海	355.16	158.00	108.73	88.43	44.49	30.61	24.90	11.97	5843.23
宁　夏	341.06	112.54	131.27	97.24	33.00	38.49	28.51	9.10	4909.75
新　疆	1355.03	373.07	624.93	357.03	27.53	46.12	26.35	9.21	4844.05

4-1-3 政府卫生支出

年份	政府卫生支出（亿元）				
	合计	医疗卫生服务支出	医疗保障支出	行政管理事务支出	人口与计划生育事务支出
1990	187.28	122.86	44.34	4.55	15.53
1991	204.05	132.38	50.41	5.15	16.11
1992	228.61	144.77	58.10	6.37	19.37
1993	272.06	164.81	76.33	8.04	22.89
1994	342.28	212.85	92.02	10.94	26.47
1995	387.34	230.05	112.29	13.09	31.91
1996	461.61	272.18	135.99	15.61	37.83
1997	523.56	302.51	159.77	17.06	44.23
1998	590.06	343.03	176.75	19.90	50.38
1999	640.96	368.44	191.27	22.89	58.36
2000	709.52	407.21	211.00	26.81	64.50
2001	800.61	450.11	235.75	32.96	81.79
2002	908.51	497.41	251.66	44.69	114.75
2003	1116.94	603.02	320.54	51.57	141.82
2004	1293.58	679.72	371.60	60.90	181.36
2005	1552.53	805.52	453.31	72.53	221.18
2006	1778.86	834.82	602.53	84.59	256.92
2007	2581.58	1153.30	957.02	123.95	347.32
2008	3593.94	1397.23	1577.10	194.32	425.29
2009	4816.26	2081.09	2001.51	217.88	515.78
2010	5732.49	2565.60	2331.12	247.83	587.94
2011	7464.18	3125.16	3360.78	283.86	694.38
2012	8431.98	3506.70	3789.14	323.29	812.85
2013	9545.81	3838.93	4428.82	373.15	904.92
2014	10579.23	4288.70	4958.53	436.95	895.05
2015	12475.28	5191.25	5822.99	625.94	835.10
2016	13910.31	5867.38	6497.20	804.31	741.42
2017	15205.87	6550.45	7007.51	933.82	714.10
2018	16399.13	6908.05	7795.57	1005.79	689.72
2019	18016.95	7986.42	8459.16	883.77	687.61
2020	21941.90	11415.83	8844.93	1021.15	660.00

注：①本表按当年价格计算；② 2020 年为初步核算数；③政府卫生支出是指各级政府用于医疗卫生服务、医疗保障补助、卫生和医疗保险行政管理事务、人口与计划生育事务支出等各项事业的经费。

4-1-4 政府卫生支出所占比重

年份	政府卫生支出（亿元）	占财政支出比重（%）	占卫生总费用比重（%）	占国内生产总值比重（%）
1990	187.28	6.07	25.06	1.00
1991	204.05	6.03	22.84	0.93
1992	228.61	6.11	20.84	0.84
1993	272.06	5.86	19.75	0.76
1994	342.28	5.91	19.43	0.70
1995	387.34	5.68	17.97	0.63
1996	461.61	5.82	17.04	0.64
1997	523.56	5.67	16.38	0.66
1998	590.06	5.46	16.04	0.69
1999	640.96	4.86	15.84	0.71
2000	709.52	4.47	15.47	0.71
2001	800.61	4.24	15.93	0.72
2002	908.51	4.12	15.69	0.75
2003	1116.94	4.53	16.96	0.81
2004	1293.58	4.54	17.04	0.80
2005	1552.53	4.58	17.93	0.83
2006	1778.86	4.40	18.07	0.81
2007	2581.58	5.19	22.31	0.96
2008	3593.94	5.74	24.73	1.13
2009	4816.26	6.31	27.46	1.38
2010	5732.49	6.38	28.69	1.39
2011	7464.18	6.83	30.66	1.53
2012	8431.98	6.69	29.99	1.57
2013	9545.81	6.81	30.14	1.61
2014	10579.23	6.97	29.96	1.64
2015	12475.28	7.09	30.45	1.81
2016	13910.31	7.41	30.01	1.86
2017	15205.87	7.49	28.91	1.83
2018	16399.13	7.42	27.74	1.78
2019	18016.95	7.54	27.36	1.83
2020	21941.90	8.41	30.40	2.17

注：①本表按当年价格计算；② 2020 年为初步核算数；③为保证支出口径均为一般公共预算支出及历史时间序列数据可比，2020 年政府卫生支出占财政支出比重中，政府卫生支出不含政府性基金支出下抗疫特别国债安排的支出。

4-1-5　城乡居民医疗保健支出

年份 地区	城镇居民			农村居民		
	人均年消费支出（元）	人均医疗保健支出（元）	医疗保健支出占消费性支出（%）	人均年消费支出（元）	人均医疗保健支出（元）	医疗保健支出占消费性支出（%）
2000	4998.0	318.1	6.4	1670.1	87.6	5.2
2005	7942.9	600.9	7.6	2555.4	168.1	6.6
2010	13471.5	871.8	6.5	4381.8	326.0	7.4
2015	21392.4	1443.4	6.7	9222.6	846.0	9.2
2016	23078.9	1630.8	7.1	10129.8	929.2	9.2
2017	24445.0	1777.4	7.3	10954.5	1058.7	9.7
2018	26112.3	2045.7	7.8	12124.3	1240.1	10.2
2019	28063.4	2282.7	8.1	13327.7	1420.8	10.7
北　京	46358.2	3973.9	8.6	21881.0	2246.9	10.3
天　津	34810.7	3179.3	9.1	17843.3	2104.3	11.8
河　北	23483.1	2056.3	8.8	12372.0	1334.0	10.8
山　西	21159.0	2383.4	11.3	9728.4	1169.1	12.0
内蒙古	25382.5	2348.6	9.3	13816.0	1748.8	12.7
辽　宁	27355.0	2827.8	10.3	12030.2	1657.1	13.8
吉　林	23394.3	2525.2	10.8	11456.6	1736.9	15.2
黑龙江	22164.9	2840.9	12.8	12494.9	1925.2	15.4
上　海	48271.6	3331.6	6.9	22448.9	2104.0	9.4
江　苏	31329.1	2419.9	7.7	17715.9	1675.2	9.5
浙　江	37507.9	2300.3	6.1	21351.7	1776.6	8.3
安　徽	23781.5	1658.2	7.0	14545.8	1323.5	9.1
福　建	30945.5	1691.5	5.5	16281.4	1210.4	7.4
江　西	22714.3	1559.3	6.9	12496.7	964.4	7.7
山　东	26731.5	2183.8	8.2	12308.9	1343.4	10.9
河　南	21971.6	2081.1	9.5	11546.0	1461.8	12.7
湖　北	26421.8	2471.4	9.4	15328.0	1921.8	12.5
湖　南	26924.0	2305.2	8.6	13968.8	1614.5	11.6
广　东	34424.1	1883.0	5.5	16949.4	1520.7	9.0
广　西	21590.9	2071.0	9.6	12045.0	1231.2	10.2
海　南	25316.7	1597.3	6.3	12417.5	918.4	7.4
重　庆	25785.5	2359.1	9.1	13112.1	1262.3	9.6
四　川	25367.4	2293.3	9.0	14055.6	1620.8	11.5
贵　州	21402.4	1850.8	8.6	10221.7	878.3	8.6
云　南	23454.9	2048.2	8.7	10260.2	936.3	9.1
西　藏	25636.7	965.8	3.8	8417.9	355.9	4.2
陕　西	23514.3	2528.5	10.8	10934.7	1382.6	12.6
甘　肃	24453.9	2224.2	9.1	9694.0	1183.0	12.2
青　海	23799.2	2509.8	10.5	11343.1	1485.8	13.1
宁　夏	24161.0	2342.2	9.7	11464.6	1448.3	12.6
新　疆	25594.2	2495.5	9.8	10318.4	1060.5	10.3

注：①本表按当年价格计算；②分地区系 2019 年数字。

4-2-1　2020年各类医疗卫生机构资产与负债

机构分类	总资产（万元）			负债（万元）	净资产（万元）
	合计	流动资产	非流动资产		
总　计	**595201456**	**257664323**	**32656774**	**264499718**	**318321670**
一、医院	477948913	213199918	264747149	235426394	242521472
综合医院	338612989	149369721	189241422	170861356	167750214
中医医院	59028517	25800783	33227734	30131671	28896846
中西医结合医院	8380738	3758233	4622505	4676649	3704089
民族医院	2515059	830970	1684089	756485	1758574
专科医院	68267844	32960159	35307685	28245481	40022735
口腔医院	4495171	2699867	1795303	1203574	3291597
眼科医院	4419296	2419720	1999576	2112552	2307291
耳鼻喉科医院	452794	180869	271925	178572	274222
肿瘤医院	11949288	7163084	4786204	4765418	7183870
心血管病医院	3084331	1587249	1497082	1610254	1474076
胸科医院	838224	398885	439339	387467	450757
血液病医院	308721	209461	99260	195824	112897
妇产（科）医院	5053780	2191948	2861833	2770636	2283144
儿童医院	5762749	2179032	3583717	1959266	3803484
精神病医院	11322069	4989839	6332230	3272005	8050065
传染病医院	4933274	2016696	2916578	1864846	3068428
皮肤病医院	542689	290274	252415	222456	320233
结核病医院	685458	384534	300925	209266	476193
麻风病医院	30913	9118	21794	2032	28881
职业病医院	274664	112100	162565	60730	213934
骨科医院	2713170	1212689	1500481	1604317	1108853
康复医院	3751283	1456084	2295199	1991761	1759522
整形外科医院	298429	148873	149556	126667	171761
美容医院	2373303	1004934	1368369	913018	1460285
其他专科医院	4978237	2304904	2673334	2794820	2183243
护理院	1143767	480052	663714	754752	389015
二、基层医疗卫生机构	58297287	22084157	25245672	15394462	31933508
社区卫生服务中心（站）	14457288	8170280	6287008	5102160	9354840
社区卫生服务中心	12445725	7231730	5213995	4648561	7797079
社区卫生服务站	2011563	938550	1073013	453599	1557761
卫生院	32806180	13868526	18937654	10247786	22556823
街道卫生院	312782	143470	169313	101576	211207
乡镇卫生院	32493398	13725057	18768341	10146210	22345617
中心卫生院	14415784	6045140	8370644	4725050	9690863
乡卫生院	18077614	7679917	10397697	5421160	12654754
门诊部	6368428				
诊所、卫生所、医务室、护理站	4665392	45351	21011	44517	21845
内：护理站	66362	45351	21011	44517	21845
三、专业公共卫生机构	46826638	17229349	29597233	11987868	34820310
疾病预防控制中心	15277026	6032145	9244882	2919837	12344689
省属	1948697	1162542	786155	379698	1568999
地级市（地区）属	2968564	1221356	1747209	485890	2475415
县级市（区）属	5451194	1734977	3716217	1227372	4223823
县属	4138346	1374841	2763505	741562	3396758
其他	770225	538429	231796	85316	679694

注：①本表不含村卫生室数字；②统计范围：医疗卫生机构22.8万个；③门诊部、诊所、卫生所、医务室只统计总资产。

4-2-3　2020年政府办医疗卫生机构资产与负债

机构分类	总资产（万元）			负债（万元）	净资产（万元）	平均每床固定资产（万元）
	合计	流动资产	非流动资产			
总　计	**477914785**	**210884494**	**266816391**	**202475986**	**275216039**	**25.8**
医院	385564881	173004800	212558742	176371381	209191875	30.3
综合医院	278675021	124157552	154516129	131820338	146853293	33.4
中医医院	53922108	23512679	30409429	27176331	26745778	22.0
中西医结合医院	6193763	2810140	3383624	2944617	3249146	28.5
民族医院	2146863	686694	1460169	614618	1532245	30.0
专科医院	44562592	21816502	22746090	13797359	30764997	25.5
护理院	64534	21233	43301	18118	46416	10.6
基层医疗卫生机构	43239326	19698729	23353182	13787187	29263103	11.0
其中：社区卫生服务中心（站）	10695828	6017420	4678408	3706455	6989321	16.5
社区卫生服务中心	10292906	5922549	4370357	3641001	6651853	16.6
社区卫生服务站	402922	94871	308051	65455	337468	6.8
卫生院	32356075	13681308	18674767	10080731	22273773	10.3
街道卫生院	306120	139998	166122	99760	206360	8.8
乡镇卫生院	32049955	13541310	18508645	9980971	22067413	10.4
专业公共卫生机构	45499093	16510323	28988714	11663170	33822568	33.1
其中：疾病预防控制中心	14754452	5624840	9129612	2870379	11876677	
专科疾病防治院（所、站）	1637023	768259	868764	437554	1199469	13.8
专科疾病防治院	897488	400621	496866	286282	611206	18.7
专科疾病防治所（中心）	739535	367638	371898	151272	588263	8.8
妇幼保健院（所、站）	24995633	8843383	16152195	7817930	17177647	35.9
内：妇幼保健院	23693507	8470085	15223366	7626456	16066995	36.1
妇幼保健所（站）	1297756	371851	925904	191109	1106646	31.3
急救中心（站）	747157	143714	603443	54196	688855	44.5
其他医疗卫生机构	3611485	1670642	1915752	654250	2938494	15.0
其中：疗养院	501996	241677	260319	100430	401566	15.0
临床检验中心（所、站）	66485	41394			47942	

注：本表不含村卫生室数字。

4-3-1 2020年各类医疗卫生机构收入与支出

机构分类	总收入（万元）	财政拨款收入	事业收入		总费用／总支出（万元）	业务活动费用和单位管理费用		总费用用中：人员经费（万元）
				医疗收入			财政拨款费用	
总　计	**486899801**	**97144963**	**364550410**	**357136076**	**500186278**	**420084494**	**19490695**	**168163188**
一、医院	368703016	51514877	304588293	302740140	344467905	333670681	13108115	123401846
综合医院	264065419	34415743	220627669	219366227	249025255	242312111	8687854	87994814
中医医院	45568580	7950514	36312851	36189011	41871641	40859493	1914660	15615784
中西医结合医院	6661763	872142	5567272	5528370	6443347	6195162	292528	2326764
民族医院	1441665	602278	795135	791890	1227014	1197225	140682	493021
专科医院	50307555	7653350	40715838	40295229	45246383	42522882	2067500	16738908
口腔医院	2905730	265511	2564201	2543948	2512823	2325779	67963	1284946
眼科医院	3557784	78947	3336433	3321811	3022456	2609026	95243	891353
耳鼻喉科医院	394266	33476	348905	346741	401759	367887	16475	143612
肿瘤医院	9073324	811839	8021087	7837895	8163238	8049488	204201	2443131
心血管病医院	1801430	244735	1502702	1475067	1696458	1654626	56266	491934
胸科医院	988815	161412	793238	787243	933453	920503	51845	307396
血液病医院	373155	17823	349080	336204	358385	346674	2146	74797
妇产（科）医院	3528752	307737	3120591	3113351	3441717	3102645	54682	1451967
儿童医院	4427778	885230	3383700	3314422	4109321	4041474	189509	1835066
精神病医院	7227131	1696158	5295320	5279496	6452607	6096612	425383	3066430
传染病医院	4471952	2046803	2187509	2155777	3757510	3723060	552648	1274534
皮肤病医院	447331	73750	357775	355573	407983	375698	20359	144970
结核病医院	704399	156260	523908	521037	653527	640680	71196	219678
麻风病医院	30378	18156	11307	11307	29192	28671	9284	11232
职业病医院	200415	87760	106619	105712	136018	131749	8321	57660
骨科医院	2136923	148679	1959773	1959275	1976739	1820482	17841	563549
康复医院	1819043	222335	1494695	1492552	1761680	1622030	60757	709729
整形外科医院	198096	23805	170014	166815	165375	147104	3077	72769
美容医院	1894247	3040	1523136	1522712	1312899	918271	13396	321093
其他专科医院	4126609	369894	3665845	3648291	3953245	3600424	146910	1373063
护理院	658034	20850	569529	569414	654265	583807	4892	232555
二、基层医疗卫生机构	75196747	24874395	43424079	42113754	93405078	51765039	844	29516149
社区卫生服务中心（站）	22176206	8413375	12939246	12547644	22050583	20283313		8024204
社区卫生服务中心	20224180	7931452	11525659	11337558	19687823	18254552		7335443
社区卫生服务站	1952026	481923	1413587	1210086	2362760	2028761		688761
卫生院	34819639	16460004	16874604	16460416	33813207	31376235		14993636
街道卫生院	404174	194380	165337	161114	402436	338922		166084
乡镇卫生院	34415464	16265624	16709267	16299302	33410771	31037313		14827551
中心卫生院	15716616	6981507	8108176	7958975	15114528	13955873		6690526
乡卫生院	18698849	9284117	8601091	8340328	18296244	17081440		8137026
村卫生室	4847288		3201975	2697473	27872004			1865061
门诊部	7275839		5834590	5834590	5323469			2310694
综合门诊部	2822950		1954206	1954206	2062769			855038
中医门诊部	979940		927435	927435	825812			284202
中西医结合门诊部	91000		69800	69800	62256			28099
民族医门诊部	1345		995	995	1143			615
专科门诊部	3380604		2882155	2882155	2371489			1142741
诊所、卫生所、医务室、护理站	6077776	1016	4573665	4573632	4345815	105491	844	2322554
诊所	5077135		4185597	4185597	3731765			1992044
卫生所、医务室	552929		380837	380837	480707			253954
护理站	447712	1016	7232	7199	133343	105491	844	76556

统计范围：医疗卫生机构 102.3 万个，其中：社区卫生服务中心（站）3.5 万个，诊所（医务室）26 万个，村卫生室 60.9 万个。

4-3-1 续表

机构分类	总收入（万元）	财政拨款收入	事业收入	医疗收入	总费用／总支出（万元）	业务活动费用和单位管理费用	财政拨款费用	总费用中：人员经费（万元）
三、专业公共卫生机构	36338884	19146122	15009050	12114907	35616295	30757501	5875387	13634186
疾病预防控制中心	12437508	9396115	2115726		13043922	9135432	3242564	2870671
省属	1761400	1441236	258582		1282894	1233698	662499	244834
地级市（地区）属	324138	312981	1695		329121	314748	34278	243337
县级市（区）属	4047892	2894414	837020		6292802	3113004	980890	922332
县属	2865412	2059228	605555		2540751	2123389	608962	735074
其他	458253	233735	81276		342701	297913	90935	108899
专科疾病防治院（所、站）	1698241	762775	830545	826491	1473190	1411126	195429	671673
专科疾病防治院	879105	372105	438513	436809	737681	714817	110020	328365
传染病防治院	104575	49387	48170	47959	71306	71194	11208	29675
结核病防治院	180439	78827	88372	87802	130203	129911	27739	56104
职业病防治院	266156	94944	132230	131614	253891	240095	19343	122928
其他	327934	148947	169742	169434	282281	273617	51730	119658
专科疾病防治所（站、中心）	819137	390670	392032	389681	735509	696309	85408	343309
口腔病防治所（站、中心）	107095	19911	84557	84505	91677	90202	2542	53113
精神病防治所（站、中心）	59994	21814	37053	37053	52263	49514	7135	24777
皮肤病与性病防治所（中心）	206125	77305	123662	123532	189498	183509	17807	80388
结核病防治所（站、中心）	194551	118167	67849	67817	175289	166667	26941	77375
职业病防治所（站、中心）	39026	19408	10636	8631	35013	27020	1623	14072
地方病防治所（站、中心）	11455	9802	1584	1584	10002	8036	1305	5227
血吸虫病防治所（站、中心）	103098	74252	23229	23196	91797	83127	14102	45327
药物戒毒所（中心）	3924	3026	151	151	3762	3713	1295	1391
其他	93869	46985	43312	43212	86209	84521	12658	41639
健康教育所（站、中心）	61941	59686	320		58915	48117	14354	33133
妇幼保健院（所、站）	17626476	5703565	11309045	11288417	16566245	16236910	1725842	7820745
省属	1938478	315822	1526111	1519409	1669304	1639019	105951	761856
地级市（地区）属	324138	312981	1695		329121	314748	34278	243337
县级市（区）属	8401	8098	58		7690	7322	426	6036
县属	3959594	1723495	2101033	2098944	4355160	4249108	506203	2134421
其他	293165	103826	181583	181250	220349	210834	21649	136365
妇幼保健院	16594162	4957465	11063486	11043528	14766202	14485803	1519371	6671376
妇幼保健所	644537	473537	144120	143734	555484	527466	126721	43804398
妇幼保健站	381862	267494	100622	100337	1239407	1218552	78040	825991
生殖保健中心	5916	5070	817	817	5152	5089	1711	2473
急救中心（站）	716965	539366	95583		676357	577748	150559	376491
采供血机构	1997826	1061167	598134		1994353	1737291	360695	662139
卫生监督所（中心）	1438533	1341887	16190		1457471	1375672	132473	1025294
省属	75377	74576	364		75481	74799	17593	49079
地级市（地区）属	324138	312981	1695		329121	314748	34278	243337
县级市（区）属	8401	8098	58		7690	7322	426	6036
县属	1030550	946226	14067		1045109	978750	80176	726790
其他	66	6	5		71	53		53
计划生育技术服务机构	361394	281562	43506		345843	235204	53474	174040
四、其他医疗卫生机构	6661153	1609570	1528988	167274	26697001	3891273	506349	1611007
疗养院	339404	115881	169903	167274	311828	278135	27738	155782
卫生监督检验（监测）机构	15033	1746			13224	1409	57	1526
医学科学研究机构	901389	475612	172238		754296	703409	178552	234300
医学在职培训机构	235921	182213	48396		234832	199851	42808	136576
临床检验中心（所、站）	3245871	32854	853185		23751770	1609853	14356	570168
卫生统计信息中心	105032	93003	8171		90706	87320	44274	25136
其他	1818504	708261	277096		1540346	1011297	198564	487520

4-3-2　2020年医疗卫生机构收入与支出（按登记注册类型/主办单位/地区分）

	总收入（万元）	财政拨款收入	事业收入	医疗收入	总费用/总支出（万元）	业务活动费用和单位管理费用	财政拨款费用	总费用中：人员经费（万元）
总　计	**486899801**	**97144963**	**364550410**	**357135095**	**500186278**	**420084494**	**19490695**	**168163188**
按登记注册类型分								
公立	419299186	96366490	306376952	300576059	419519917	378077822	19268922	148416878
其中：国有	398078230	89663251	293806809	288501223	375619030	361817663	19144807	139829138
非公立	67600616	778473	58173458	56559036	80666361	42006672	221773	19746310
其中：私营	37349148	388236	31269685	30140803	52558975	20079182	121853	11127424
按主办单位分								
政府办	399444903	93911697	291136809	285882172	399950103	362805358	18938198	141337544
内：卫生健康部门	391141275	91265910	285877695	280715140	392227733	355578228	18509220	138307095
社会办	50495558	2773613	41623113	40423016	47814745	37135497	429185	15605306
个人办	36959286	459654	31790457	30829875	52421377	20143638	123312	11220307
按地区分								
东　部	248963479	45319602	190836393	187358917	281391135	220400289	10008788	87234585
中　部	121768423	24354509	90388410	88225637	112731607	102010047	4177184	39836941
西　部	116167899	27470853	83325608	81550541	106063537	97674157	5304723	84575155
北　京	24162656	5159865	17944500	17105408	23698192	22492724	1188103	8125383
天　津	7870282	1280402	6142616	6041128	29218743	7200040	270628	2737052
河　北	19519929	3066101	15402567	15154710	18028864	16910989	610166	5366770
山　西	9381773	2278831	6453630	6292408	8313739	7630178	456471	3376571
内蒙古	6810813	2136353	4494194	4425148	6313861	5919724	380066	2457357
辽　宁	11870987	1378778	10180167	10074959	11626540	11100173	363586	3872436
吉　林	7757964	1979414	5519188	5437841	9885085	6811002	287426	2489528
黑龙江	8810549	2712697	5741799	5672629	7833539	7268251	362579	2916964
上　海	22488207	3461378	17446740	17051277	21551043	20014743	575425	7426106
江　苏	34746998	5756673	27268011	26913221	33927659	31327303	1036614	12670095
浙　江	31546292	5530546	24124185	23857071	29491057	27097818	1148722	11749511
安　徽	16666169	2837311	12324825	12066708	15058355	13859648	406260	5590092
福　建	12898225	3017575	9368100	9230128	11518737	10738272	615832	4367082
江　西	12358165	2633287	9319524	9171149	11108072	10339602	366232	4219729
山　东	31829192	4676547	25477189	25086518	53550716	27735517	916133	10896762
河　南	27054463	3861556	22223103	21324688	24863059	23012205	573029	7914739
湖　北	21091797	5203084	13749124	13453775	18024752	16646125	1285387	6688145
湖　南	18647544	2848329	15057217	14806440	17645007	16443035	439801	6641173
广　东	48550985	10805956	35327458	34721730	45473622	42792293	3005130	18861309
广　西	14465668	3010227	10959603	10769704	12958736	12321935	658988	5028018
海　南	3479726	1185780	2154860	2122767	3305961	2990418	278451	1162080
重　庆	11228996	2259258	8639243	8377173	10146005	9307209	467444	3854104
四　川	27274615	5196059	20877773	20593454	25150553	23171834	1118640	9594324
贵　州	10392939	2209498	7411199	7118331	8857883	8061877	363130	3534802
云　南	13869665	3344814	9729592	9519724	12217858	11150808	534635	4737482
西　藏	1025720	479418	512514	489073	998087	764030	69043	391010
陕　西	11630622	2402153	8749432	8639880	12002308	11019252	420844	5020526
甘　肃	5909202	1812998	3834652	3625962	5049683	4479270	293928	1791863
青　海	2262882	838253	1278327	1252114	1979494	1803129	108022	850172
宁　夏	2271777	612872	1558193	1533359	2095307	1961916	129449	819799
新　疆	9025000	3168950	5280885	5206620	8293761	7713172	760534	3012204

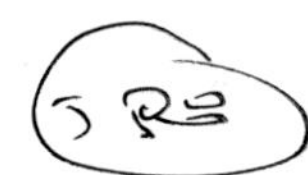

4-4-1　公立医院收入与支出

指标名称	2015	2016	2017	2018	2019	2020
机构数（个）	12633	12302	11872	11600	11465	11363
平均每所医院总收入（万元）	16498.5	18915.7	21452.8	24182.9	27552.1	28289.9
财政拨款收入*	1480.1	1727.0	1982.2	2306.1	2670.0	4503.8
事业收入	–	–	–	–	24276.3	22859.7
其中：医疗收入	14612.4	16721.5	18909.0	21200.8	24159.9	22723.8
门急诊收入	5048.3	5703.5	6390.3	7158.1	8205.5	7864.2
内：药品收入	2441.1	2664.1	2810.7	3019.3	3450.1	3188.6
住院收入	9564.1	11017.9	12518.8	14042.7	15950.8	14847.8
内：药品收入	3529.3	3814.7	3869.0	3915.8	4342.7	3858.5
平均每所医院总费用（万元）	15996.5	18386.1	20968.1	23546.7	26271.7	26482.3
其中：业务活动费用和单位管理费用#	13263.2	15333.8	17556.2	19695.4	25860.2	26015.0
内：药品费	5322.1	5916.2	6360.1	6722.6	7712.5	6957.2
平均每所医院人员经费（万元）	4900.6	5829.8	6984.2	8092.3	9448.8	9663.2
职工人均年业务收入（万元）	37.0	39.5	41.5	43.9	46.9	42.3
医师人均年业务收入（万元）	132.7	141.1	147.1	154.8	164.5	147.3
门诊病人次均医药费（元）	235.2	246.5	257.1	272.2	287.6	320.2
其中：药费	113.7	115.1	113.1	114.8	120.9	129.8
检查费	44.3	46.9	49.6	53.0	56.1	64.4
住院病人人均医药费（元）	8833.0	9229.7	9563.2	9976.4	10484.3	11364.3
其中：药费	3259.6	3195.6	2955.6	2781.9	2854.4	2953.2
检查费	753.4	805.2	864.3	943.3	1021.1	1131.6
住院病人日均医药费（元）	903.1	965.3	1017.4	1067.6	1154.8	1225.7

注：①本表按当年价格计算；② 2010 年医疗业务成本为医疗支出和药品支出之和；③ *2018 年及以前系财政补助收入；④ #2018 年及以前系医疗业务成本。

4-4-2　2020年公立医院收入与支出

指标名称	公立医院	三级医院	二级医院	一级医院	公立医院中：政府办医院
机构数（个）	11363	2548	5736	2086	9389
平均每所医院总收入（万元）	28289.9	91203.7	14517.4	1441.0	32933.8
财政拨款收入	4503.8	11966.1	3277.9	474.0	5342.9
事业收入	22859.7	76213.2	10790.0	903.9	26525.4
医疗收入	22723.8	75627.8	10781.6	902.4	26363.2
门急诊收入	7864.2	25180.3	4078.4	477.3	9082.1
内：检查收入	1582.6	5049.7	850.9	59.2	1840.8
治疗收入	908.9	2831.3	492.4	67.8	1041.0
手术收入	202.4	690.6	85.6	10.0	233.6
卫生材料收入	272.8	891.1	135.3	11.8	313.9
药品收入	3188.6	10162.2	1656.0	245.2	3682.2
西药收入	2245.6	7238.8	1127.4	167.5	2593.7
中药收入	943.0	2923.4	528.6	77.8	1088.5
住院收入	14847.8	50430.6	6690.5	423.9	17268.5
内：床位收入	517.4	1592.3	295.0	31.7	598.5
检查收入	1478.5	4970.9	692.9	38.0	1721.6
治疗收入	2138.3	6814.6	1140.0	93.2	2474.6
手术收入	1155.6	4119.3	442.5	21.4	1352.9
护理收入	465.0	1389.2	283.4	28.0	539.5
卫生材料收入	2976.1	11213.5	886.4	23.1	3482.4
药品收入	3858.5	13093.7	1747.1	108.6	4479.4
西药收入	3504.1	12059.5	1516.0	90.3	4067.2
中药收入	354.4	1034.2	231.0	18.3	412.3
科教收入	137.5	592.0	8.5	1.5	164.0
上级补助收入	59.0	117.7	57.8	12.9	62.3
其他收入	867.3	2906.8	391.7	50.2	1003.3
平均每所医院总费用（万元）	26482.2	86286.7	13161.4	1362.3	30761.3
其中：业务活动费用	23129.4	76485.4	11115.2	1084.6	26925.5
单位管理费用	2885.6	8517.9	1744.5	199.8	3341.8
其他费用	467.3	1283.4	301.7	77.9	494.0
业务活动费用和单位管理费用	23129.4	76485.4	11115.2	1084.6	26925.5
内：财政拨款经费	2040.0	5304.5	1487.4	330.8	2389.4
药品费	6957.2	22596.0	3520.1	352.0	8068.5
科教经费	130.3	498.1	35.0	4.7	150.7
平均每所医院人员经费（万元）	9663.2	31064.0	4977.3	558.3	11260.7
职工人均年业务收入（元）	423255.0	529447.1	274826.4	146877.6	430149.4
医师人均年业务收入（元）	1472785.7	1819886.0	982000.2	460418.4	1497302.8
门诊病人次均医药费（元）	320.2	373.6	238.4	175.5	319.9
内：检查费	64.4	74.9	49.7	21.8	64.8
治疗费	37.0	42.0	28.8	24.9	36.7
药费	129.8	150.8	96.8	90.2	129.7
住院病人人均医药费（元）	11364.3	14442.0	6760.5	5447.9	11394.5
内：床位费	396.0	456.0	298.1	407.4	394.9
检查费	1131.6	1423.5	700.1	488.9	1136.0
治疗费	1636.6	1951.5	1151.9	1198.3	1632.8
手术费	884.5	1179.7	447.1	275.1	892.7
护理费	355.9	397.8	286.3	360.4	356.0
卫生材料费	2277.9	3211.2	895.6	296.7	2297.8
药费	2953.2	3749.7	1765.3	1395.3	2955.7
住院病人日均医药费（元）	1225.7	1566.1	746.4	384.6	1242.0

4-4-3　综合医院收入与支出

指标名称	2015	2016	2017	2018	2019	2020
机构数（个）	4519	4510	4521	4522	4505	4503
平均每所医院总收入（万元）	31210.1	35007.1	38857.3	42507.3	48203.4	48956.4
财政拨款收入	2555.3	2911.1	3227.7	3617.3	4140.9	7109.7
事业收入	–	–	–	–	43052.1	40280.8
其中：医疗收入	27962.6	31305.6	34677.0	37764.9	42872.5	40060.7
门急诊收入	9132.1	10098.4	11061.8	12082.4	13828.6	13186.9
内：药品收入	4200.3	4475.8	4585.7	4784.8	5492.1	5008.3
住院收入	18830.4	21207.1	23615.2	25682.4	29030.6	26846.9
内：药品收入	6870.2	7256.6	7243.4	7086.6	7804.2	6928.0
平均每所医院总费用（万元）	30317.5	34035.7	37961.5	41368.2	45980.4	46093.6
其中：业务活动费用和单位管理费用	25542.2	28823.2	32288.7	35137.2	45423.1	45383.3
内：药品费	10038.2	10871.5	11428.4	11648.1	13148.4	11696.2
平均每所医院人员经费（万元）	9170.8	10640.2	12427.6	13997.0	16149.7	16495.7
职工人均年业务收入（万元）	40.0	42.5	44.7	47.1	50.5	45.5
医师人均年业务收入（万元）	145.0	153.7	159.9	167.5	177.7	159.3
门诊病人次均医药费（元）	237.5	247.8	257.4	271.4	286.4	319.6
其中：药费	109.3	109.8	106.7	107.5	113.8	121.4
检查费	50.1	52.7	55.6	59.3	62.3	71.4
住院病人人均医药费（元）	8953.3	9339.1	9735.4	10124.6	10644.2	11605.0
其中：药费	3266.6	3195.6	2986.1	2793.7	2861.4	2994.7
检查费	775.6	826.4	894.9	978.7	1056.7	1171.7
住院病人日均医药费（元）	1009.7	1079.1	1142.3	1203.0	1300.5	1403.3

注：①本表系卫生健康部门综合医院数字；②本表按当年价格计算；③ 2010 年医疗业务成本为医疗支出和药品支出之和。

4-4-4　2020年各级综合医院收入与支出

指标名称	合计	委属	省属	地级市属	县级市属	县属
机构数（个）	4503	25	255	934	1513	1776
平均每所医院总收入（万元）	48956.4	556908.6	202992.6	81092.0	27708.6	20890.5
财政拨款收入	7109.7	50784.5	19751.7	11154.2	5134.9	4235.0
事业收入	40280.8	467830.8	176734.6	67698.1	21637.7	16133.7
医疗收入	40060.7	454374.0	175244.2	67453.1	21616.2	16126.3
门急诊收入	13186.9	156744.3	53109.7	21633.8	8057.9	5361.1
内：检查收入	2947.7	29464.6	11103.9	4893.2	1843.7	1320.8
治疗收入	1398.5	15370.3	5269.9	2266.6	889.2	623.3
手术收入	342.8	4373.8	1705.7	562.8	180.1	113.3
卫生材料收入	475.5	5578.6	1994.0	763.6	279.7	200.8
药品收入	5008.3	63924.9	21103.8	8181.8	2951.2	1951.4
西药收入	3985.1	53562.1	17260.6	6401.5	2341.2	1510.7
中药收入	1023.2	10362.7	3843.2	1780.3	609.9	440.7
住院收入	26846.9	298031.0	121902.6	45810.9	13531.7	10751.6
内：床位收入	857.8	7305.6	3111.6	1446.4	525.8	416.7
检查收入	2710.6	23660.7	11224.7	4864.0	1429.4	1152.2
治疗收入	3438.9	26260.0	12541.0	6150.6	1955.6	1648.4
手术收入	2200.5	31790.4	10612.5	3680.8	1054.4	774.2
护理收入	786.0	4596.8	2601.9	1320.5	488.6	444.0
卫生材料收入	5877.2	93648.5	34652.7	9734.7	2292.8	1535.1
药品收入	6928.0	75310.6	31874.3	11809.6	3467.9	2764.0
西药收入	6488.8	72647.7	30452.7	11019.7	3204.2	2532.1
中药收入	439.2	2662.8	1421.6	789.9	263.7	231.9
科教收入	222.3	13410.0	1489.3	257.4	21.5	7.4
上级补助收入	85.6	7.8	191.2	89.0	89.9	66.1
其他收入	644.1	6547.8	3206.5	975.0	413.4	215.6
平均每所医院总费用（万元）	46093.6	529077.0	196928.2	76658.1	25990.2	18690.4
业务活动费用	40667.1	477126.5	178772.1	67658.1	22436.4	16030.5
单位管理费用	4716.1	45789.5	15843.0	7817.1	3080.9	2302.7
其他费用	710.3	6161.1	2313.1	1182.8	472.9	357.3
业务活动费用和单位管理费用						
内：财政拨款经费	3889.7	22003.5	11315.8	5895.1	3080.5	2203.2
药品费	11696.2	137523.0	51964.0	19559.0	6236.6	4659.3
科教经费	215.8	11082.5	1394.2	180.9	63.4	41.8
平均每所医院人员支出（万元）	16495.7	177625.7	65704.7	27875.5	9910.8	6787.1
职工人均年业务收入（元）	455186.1	855587.0	713159.6	487630.2	346770.1	295493.6
医师人均年业务收入（元）	1592489.7	3316175.2	2450810.5	1665905.3	1185550.2	1092001.1
门诊病人次均医药费（元）	319.6	592.4	457.5	337.9	256.7	225.0
内：检查费	71.4	111.4	95.6	76.4	58.7	55.4
治疗费	33.9	58.1	45.4	35.4	28.3	26.2
药费	121.4	241.6	181.8	127.8	94.0	81.9
住院病人人均医药费（元）	11605.0	27212.0	20186.4	13562.9	8559.5	6246.6
内：床位费	370.8	667.0	515.3	428.2	332.6	242.1
检查费	1171.7	2160.4	1858.7	1440.0	904.1	669.4
治疗费	1486.5	2397.7	2076.7	1821.0	1237.0	957.7
手术费	951.2	2902.7	1757.4	1089.7	667.0	449.8
护理费	339.8	419.7	430.9	390.9	309.0	258.0
卫生材料费	2540.5	8550.7	5738.3	2882.1	1450.3	891.9
药费	2994.7	6876.3	5278.2	3496.4	2193.6	1605.9
住院病人日均医药费（元）	1403.3	3489.8	2379.2	1518.5	1052.7	818.7

注：①本表系卫生健康部门综合医院数字；②地级市属含地区和省辖市区属，县级市属包括地级市辖区属。

4-5-1　医院门诊病人次均医药费用

	门诊病人次均医药费（元）			占门诊医药费（%）	
		药费	检查费	药费	检查费
医院合计					
2015	233.9	110.5	42.7	47.3	18.3
2016	245.5	111.7	45.2	45.5	18.4
2017	257.0	109.7	47.6	42.7	18.5
2018	274.1	112.0	51.0	40.9	18.6
2019	290.8	118.1	54.1	40.6	18.6
2020	324.4	126.9	61.6	39.1	19.0
其中：公立医院					
2015	235.2	113.7	44.3	48.4	18.8
2016	246.5	115.1	46.9	46.7	19.0
2017	257.1	113.1	49.6	44.0	19.3
2018	272.2	114.8	53.0	42.2	19.5
2019	287.6	120.9	56.1	42.0	19.5
2020	320.2	129.8	64.4	40.5	20.1
内：三级医院					
2015	283.7	139.8	51.1	49.3	18.0
2016	294.9	139.8	53.9	47.4	18.3
2017	306.1	135.7	57.0	44.3	18.6
2018	322.1	135.8	61.5	42.2	19.1
2019	337.6	141.3	65.3	41.8	19.4
2020	373.6	150.8	74.9	40.4	20.1
二级医院					
2015	184.1	85.0	39.2	46.2	21.3
2016	190.6	85.5	40.6	44.9	21.3
2017	197.1	84.3	42.1	42.8	21.4
2018	204.3	85.2	43.0	41.7	21.0
2019	214.5	90.4	44.1	42.1	20.5
2020	238.4	96.8	49.7	40.6	20.9
一级医院					
2015	132.9	70.6	17.6	53.1	13.3
2016	144.5	73.8	19.4	51.0	13.4
2017	150.1	76.2	19.9	50.8	13.3
2018	156.8	80.5	20.5	51.3	13.1
2019	162.2	82.6	19.8	50.9	12.2
2020	175.5	90.2	21.8	51.4	12.4

注：本表按当年价格计算。

4-5-2 医院住院病人人均医药费用

	住院病人人均医药费（元）			占住院医药费（%）	
		药费	检查费	药费	检查费
医院合计					
2015	8268.1	3042.0	697.2	36.8	8.4
2016	8604.7	2977.5	740.7	34.6	8.6
2017	8890.7	2764.9	791.3	31.1	8.9
2018	9291.9	2621.6	861.3	28.2	9.3
2019	9848.4	2710.5	938.5	27.5	9.5
2020	10619.2	2786.6	1033.7	26.2	9.7
其中：公立医院					
2015	8833.0	3259.6	753.4	36.9	8.5
2016	9229.7	3195.6	805.2	34.6	8.7
2017	9563.2	2955.6	864.3	30.9	9.0
2018	9976.4	2781.9	943.3	27.9	9.5
2019	10484.3	2854.4	1021.1	27.2	9.7
2020	11364.3	2953.2	1131.6	26.0	10.0
内：三级医院					
2015	12599.3	4641.6	1078.1	36.8	8.6
2016	12847.8	4459.0	1121.8	34.7	8.7
2017	13086.7	4024.2	1181.4	30.8	9.0
2018	13313.3	3678.1	1254.9	27.6	9.4
2019	13670.0	3699.9	1321.8	27.1	9.7
2020	14442.0	3749.7	1423.5	26.0	9.9
二级医院					
2015	5358.2	1981.2	456.2	37.0	8.5
2016	5569.9	1913.6	487.4	34.4	8.8
2017	5799.1	1812.3	528.2	31.3	9.1
2018	6002.2	1713.1	576.8	28.5	9.6
2019	6232.4	1726.9	624.1	27.7	10.0
2020	6760.5	1765.3	700.1	26.1	10.4
一级医院					
2015	3844.5	1525.3	304.4	39.7	7.9
2016	4312.2	1604.3	358.2	37.2	8.3
2017	4602.8	1542.6	388.3	33.5	8.4
2018	4937.0	1530.8	412.3	31.0	8.4
2019	5100.4	1470.8	443.4	28.8	8.7
2020	5447.9	1395.3	488.9	25.6	9.0

注：本表按当年价格计算。

4-5-3 综合医院门诊病人次均医药费用

级别 年份		门诊病人 次均医药费（元）			占门诊医药费（%）	
			药费	检查费	药费	检查费
医院合计	2015	237.5	109.3	50.1	46.0	21.1
	2016	247.8	109.8	52.7	44.3	21.2
	2017	257.4	106.7	55.6	41.5	21.6
	2018	271.4	107.5	59.3	39.6	21.9
	2019	286.8	113.8	62.4	39.7	21.8
	2020	319.6	121.4	71.4	38.0	22.4
委属	2015	441.1	234.6	69.9	53.2	15.8
	2016	451.7	231.6	73.6	51.3	16.3
	2017	476.1	220.8	80.8	46.4	17.0
	2018	506.5	218.2	90.5	43.1	17.9
	2019	523.4	220.7	95.2	42.2	18.2
	2020	592.4	241.6	111.4	40.8	18.8
省属	2015	332.6	161.2	59.6	48.5	17.9
	2016	347.8	162.5	64.1	46.7	18.4
	2017	362.3	157.2	69.2	43.4	19.1
	2018	383.3	157.7	75.9	41.1	19.8
	2019	400.4	163.3	81.4	40.8	20.3
	2020	457.5	181.8	95.6	39.7	20.9
地级市属	2015	246.7	116.3	51.8	47.1	21.0
	2016	258.5	116.9	54.6	45.2	21.1
	2017	267.3	111.8	58.0	41.8	21.7
	2018	281.7	111.5	61.9	39.6	22.0
	2019	298.2	118.1	65.7	39.6	22.0
	2020	337.9	127.8	76.4	37.8	22.6
县级市属	2015	191.0	82.3	42.2	43.1	22.1
	2016	197.9	82.2	44.2	41.5	22.3
	2017	205.2	81.4	46.3	39.7	22.6
	2018	216.9	83.0	49.0	38.3	22.6
	2019	229.3	88.6	50.7	38.7	22.1
	2020	256.7	94.0	58.7	36.6	22.9
县属	2015	170.5	68.7	46.0	40.3	27.0
	2016	176.0	68.7	47.0	39.0	26.7
	2017	183.2	69.2	48.0	37.8	26.2
	2018	191.7	71.6	49.1	37.4	25.6
	2019	203.7	78.0	50.1	38.3	24.6
	2020	225.0	81.9	55.4	36.4	24.6

注：①本表系卫生健康部门办综合医院数字；②按当年价格计算。

4-5-4 综合医院住院病人人均医药费用

		住院病人人均医药费（元）			占住院医药费（%）	
			药费	检查费	药费	检查费
医院合计	2015	8953.3	3266.6	775.6	36.5	8.7
	2016	9339.1	3195.6	826.4	34.2	8.8
	2017	9735.4	2986.1	894.9	30.7	9.2
	2018	10124.6	2793.7	978.7	27.6	9.7
	2019	10646.6	2861.5	1056.7	26.9	9.9
	2020	11605.0	2994.7	1171.7	25.8	10.1
委属	2015	21544.8	7705.0	1518.8	35.8	7.0
	2016	22327.3	7644.0	1594.3	34.2	7.1
	2017	22977.3	6837.2	1702.7	29.8	7.4
	2018	23192.0	6141.1	1829.1	26.5	7.9
	2019	24281.1	6360.5	1925.8	26.2	7.9
	2020	27212.0	6876.3	2160.4	25.3	7.9
省属	2015	16709.4	6055.7	1350.8	36.2	8.1
	2016	17183.7	5927.4	1404.5	34.5	8.2
	2017	17587.9	5505.9	1476.4	31.3	8.4
	2018	18014.6	4983.6	1614.2	27.7	9.0
	2019	18523.2	4955.9	1716.8	26.8	9.3
	2020	20186.4	5278.2	1858.7	26.1	9.2
地级市属	2015	10972.9	4085.7	1018.4	37.2	9.3
	2016	11324.4	3946.1	1067.7	34.8	9.4
	2017	11594.9	3546.7	1145.7	30.6	9.9
	2018	11914.0	3279.7	1223.7	27.5	10.3
	2019	12395.4	3334.1	1298.8	26.9	10.5
	2020	13562.9	3496.4	1440.0	25.8	10.6
县级市属	2015	6641.1	2401.2	587.5	36.2	8.8
	2016	6856.0	2313.0	624.3	33.7	9.1
	2017	7115.0	2165.5	672.1	30.4	9.4
	2018	7445.1	2061.7	739.8	27.7	9.9
	2019	7702.0	2080.4	795.9	27.0	10.3
	2020	8559.5	2193.6	904.1	25.6	10.6
县属	2015	4656.3	1670.3	401.2	35.9	8.6
	2016	4850.4	1596.3	436.4	32.9	9.0
	2017	5115.5	1559.4	481.1	30.5	9.4
	2018	5401.4	1510.9	535.8	28.0	9.9
	2019	5715.5	1553.8	582.9	27.2	10.2
	2020	6246.6	1605.9	669.4	25.7	10.7

注：①本表系卫生健康部门综合医院数字；②按当年价格计算。

4-5-5 2020年各地区医院门诊和住院病人人均医药费用

地区	门诊病人次均医药费（元）	药费	检查费	住院病人人均医药费（元）	药费	检查费	手术费
总 计	**324.4**	**126.9**	**61.6**	**10619.2**	**2786.6**	**1033.7**	**851.0**
北 京	682.1	322.5	72.0	26846.9	6210.1	1669.2	2226.3
天 津	457.3	236.2	61.4	20252.2	5137.6	1706.7	1503.6
河 北	289.9	117.6	62.0	10373.4	3267.2	1121.5	563.2
山 西	295.1	115.4	59.9	10138.6	2534.2	895.1	699.8
内蒙古	310.5	112.2	71.6	9318.3	2560.2	1045.9	732.4
辽 宁	369.3	141.7	81.3	11362.9	2992.7	1137.0	1062.9
吉 林	322.2	108.6	71.1	11955.9	3639.5	1047.7	789.6
黑龙江	332.0	98.0	86.4	10950.7	3619.1	871.7	606.9
上 海	476.0	203.0	64.1	21902.1	5460.8	1571.6	1938.2
江 苏	337.7	135.6	63.1	12681.6	4021.2	1101.3	789.3
浙 江	306.6	117.9	40.3	12303.2	3137.7	789.1	1178.4
安 徽	283.4	119.4	57.6	8664.2	2320.4	846.1	670.7
福 建	313.6	118.8	61.3	10435.7	2406.7	1174.1	1136.3
江 西	305.0	137.3	58.6	9294.7	2625.0	799.9	713.3
山 东	305.9	121.1	67.9	11003.9	2734.8	1107.5	1001.5
河 南	236.8	101.1	53.9	9373.7	2738.7	1062.1	675.8
湖 北	300.8	110.2	62.2	11174.1	2874.5	1088.4	1031.6
湖 南	345.6	118.7	72.8	8777.8	2338.4	835.6	666.7
广 东	342.1	123.8	67.2	13839.2	3018.9	1355.3	1418.4
广 西	243.4	85.6	51.1	9813.7	2386.4	1141.2	658.2
海 南	324.6	128.6	61.2	11645.1	3244.6	955.3	802.3
重 庆	363.1	142.9	61.2	9412.1	2513.0	1000.1	651.8
四 川	298.1	100.7	65.0	9097.7	2146.0	999.2	725.8
贵 州	274.3	83.8	60.5	6584.8	1678.6	731.2	548.2
云 南	245.3	84.7	51.3	6956.7	1674.7	853.9	438.7
西 藏	251.6	83.4	53.0	7961.9	2114.9	642.1	601.7
陕 西	288.8	107.2	64.7	8740.8	2505.9	963.3	740.9
甘 肃	211.7	89.3	49.0	6132.5	1465.0	693.2	470.8
青 海	252.9	84.1	59.5	9114.0	2372.9	1122.2	541.6
宁 夏	256.3	104.5	54.8	8676.3	2017.4	919.3	762.1
新 疆	260.5	103.7	54.2	8328.7	1799.2	1059.7	592.2

4-5-6 2020年各地区公立医院门诊和住院病人人均医药费用

地区	门诊病人次均医药费（元）	药费	检查费	住院病人人均医药费（元）	药费	检查费	手术费
总　计	**320.2**	**129.8**	**64.4**	**11364.3**	**2953.2**	**1131.6**	**884.5**
北　京	663.7	321.3	74.2	27182.4	6160.2	1763.4	2100.5
天　津	460.2	225.9	73.6	20609.0	5318.1	1750.5	1462.1
河　北	297.2	122.1	65.8	10945.8	3326.9	1226.9	609.0
山　西	294.5	119.4	63.5	11198.4	2792.3	993.0	722.9
内蒙古	308.4	112.3	74.3	9738.4	2666.6	1103.5	737.0
辽　宁	372.8	150.1	84.3	12557.2	3371.9	1257.8	1138.1
吉　林	335.0	116.4	77.1	13196.5	4027.4	1198.9	863.3
黑龙江	331.4	98.9	90.8	11740.2	3955.6	921.4	628.9
上　海	459.3	200.4	64.9	20871.0	5236.5	1559.0	1825.8
江　苏	350.5	147.1	69.4	14166.1	4403.6	1279.3	846.8
浙　江	285.4	117.0	39.3	12133.6	3033.0	819.7	1182.9
安　徽	283.8	124.2	61.5	9429.2	2559.0	922.3	697.8
福　建	302.0	122.4	59.9	11056.5	2673.9	1287.1	1102.3
江　西	311.1	143.5	61.3	10038.4	2830.9	867.2	749.7
山　东	307.6	124.9	72.1	11616.2	2862.2	1188.8	1020.8
河　南	246.4	108.2	58.1	10298.0	2976.2	1182.2	731.4
湖　北	293.8	112.2	64.4	11738.5	3068.6	1162.7	1053.5
湖　南	329.9	122.8	77.9	9594.3	2509.1	934.7	691.6
广　东	330.2	126.8	67.8	14353.5	3188.1	1424.2	1423.3
广　西	243.3	86.9	52.7	10243.1	2524.7	1184.7	655.8
海　南	304.9	132.3	60.3	11871.8	3279.8	974.6	770.4
重　庆	344.1	145.3	64.6	10470.9	2613.5	1159.3	650.4
四　川	282.5	100.3	69.3	10018.6	2247.0	1133.2	792.8
贵　州	294.2	89.9	68.7	7569.7	1848.1	866.6	612.4
云　南	243.2	85.7	56.1	7540.0	1771.8	967.3	444.1
西　藏	215.9	81.6	46.6	9280.4	2438.5	712.2	627.8
陕　西	285.0	110.2	66.8	9279.5	2651.2	1031.2	786.2
甘　肃	213.6	91.1	51.7	6489.2	1561.3	753.1	473.3
青　海	250.7	86.2	61.2	9719.2	2471.6	1232.2	527.7
宁　夏	260.2	107.7	59.3	9291.6	2161.6	1019.5	769.9
新　疆	259.7	104.1	55.4	8737.6	1882.9	1117.2	613.7

4-6-1　2020年公立医院部分病种平均住院医药费用

疾病名称（ICD-10）	出院人数（人）	平均住院日	人均医药费（元）					
				药费	检查费	治疗费	手术费	卫生材料费
病毒性肝炎	128668	10.9	7694.5	2976.0	817.4	497.1	353.8	328.2
浸润性肺结核	299463	12.5	9486.6	2847.6	984.8	1012.5	843.1	687.1
急性心肌梗死	597496	8.0	30171.0	4399.1	1918.3	2475.7	4466.6	13990.4
充血性心力衰竭	77375	9.1	9176.0	2997.3	1178.2	1433.9	606.3	542.3
细菌性肺炎	881117	8.4	7638.0	2505.5	883.7	1045.3	383.3	329.2
慢性肺源性心脏病	103000	9.7	8084.9	2730.6	1017.6	1347.9	305.2	298.7
急性上消化道出血	185023	7.6	9092.0	3356.7	955.7	981.4	499.9	553.6
原发性肾病综合征	155467	9.0	7580.8	2367.5	893.5	496.5	227.4	316.4
甲状腺功能亢进	111111	7.0	5716.0	1160.4	1075.6	492.8	2594.8	382.0
脑出血	625246	14.2	20606.3	6234.8	2525.8	3999.7	2653.0	2236.8
脑梗死	3961935	9.9	9823.9	3510.3	1831.7	1298.4	1089.9	623.6
再生障碍性贫血	170584	7.3	10236.7	4027.8	659.0	611.7	160.5	298.1
急性白血病	71304	13.5	23663.7	9673.7	1241.6	1542.4	181.8	1041.1
结节性甲状腺肿	188500	6.7	13542.1	1871.4	1034.5	784.3	4151.8	3127.4
急性阑尾炎	842460	6.3	9476.3	2292.8	645.9	705.7	2783.2	1609.7
急性胆囊炎	99678	7.4	8142.7	2702.6	1105.8	661.6	2236.4	810.1
腹股沟疝	611849	5.8	9409.5	1183.8	593.9	513.3	2575.9	3078.8
胃恶性肿瘤	253030	12.9	26360.7	7093.2	2173.3	1905.2	4770.6	7742.1
肺恶性肿瘤	309324	11.8	33105.1	5718.4	2967.1	2223.3	5540.7	11680.8
食管恶性肿瘤	137534	13.6	21058.1	5714.4	2227.5	2948.1	3944.8	4784.0
心肌梗死冠状动脉搭桥	3364	18.0	74942.4	12676.4	5286.2	5395.1	13111.1	26391.2
膀胱恶性肿瘤	85360	11.6	20183.3	5144.0	1863.0	1355.2	4455.4	3614.8
前列腺增生	327378	10.2	12815.1	2788.0	1320.0	966.8	3800.7	1855.6
颅内损伤	728725	11.7	13533.5	4393.4	1948.0	1894.0	2033.1	1608.1
腰椎间盘突出症	554567	9.6	10474.2	1394.0	1118.6	1634.6	4011.8	3623.6
儿童支气管肺炎	1385605	6.4	3285.6	1008.5	184.1	512.6	104.8	171.6
子宫平滑肌瘤	366009	8.2	14528.3	2244.4	936.2	1020.9	4623.6	2445.4
剖宫产	1973861	6.0	8539.5	1513.4	457.3	888.4	2213.0	1113.8
老年性白内障	782440	3.3	7122.0	305.6	536.8	260.0	2553.9	2610.2

4-6-2　2020年各级医院部分病种平均住院医药费用

疾病名称 (ICD-10)	住院病人人均医药费（元）					平均住院日（日）				
	委属	省属	地级 市属	县级 市属	县属	委属	省属	地级 市属	县级 市属	县属
病毒性肝炎	13070.0	9403.4	8730.5	7006.7	5585.0	8.5	8.6	11.8	11.6	10.8
浸润性肺结核	20302.6	14319.2	11862.2	8490.7	6309.4	9.0	11.7	13.6	12.2	11.8
急性心肌梗死	42982.1	38263.5	32500.7	25788.9	19803.8	7.0	7.9	8.5	7.9	7.2
充血性心力衰竭	21352.9	12477.1	11413.7	7878.8	6590.3	9.8	9.7	9.7	8.8	8.5
细菌性肺炎	21000.9	12742.5	9279.3	6637.7	5149.3	11.9	9.6	8.9	8.2	7.7
慢性肺源性心脏病	19592.0	15283.3	11395.6	8093.9	6615.9	9.8	10.9	10.5	9.9	9.4
急性上消化道出血	20369.3	15848.1	11892.1	7940.9	6899.5	8.4	8.5	8.3	7.4	7.2
原发性肾病综合征	12169.2	9325.4	7519.6	5878.2	4773.4	9.5	8.9	9.6	8.3	8.1
甲状腺功能亢进	10297.5	6500.3	5801.6	5123.8	4273.4	6.9	7.0	7.0	6.8	7.0
脑出血	28418.2	27615.1	24534.7	18916.9	16264.5	12.3	13.5	14.9	14.1	14.0
脑梗死	19301.7	15480.2	12721.5	8479.1	6657.4	10.7	10.6	10.7	9.7	9.3
再生障碍性贫血	16638.1	14721.2	10477.1	7936.9	5894.9	7.6	8.2	7.6	6.9	5.8
急性白血病	35768.2	30512.1	23673.4	16025.8	9467.5	15.5	15.0	14.1	11.6	8.8
结节性甲状腺肿	19109.8	16258.6	13498.6	11939.8	9665.0	4.7	6.0	6.8	7.2	7.6
急性阑尾炎	17949.4	14172.9	11534.6	9038.4	7240.3	5.3	6.4	6.4	6.2	6.4
急性胆囊炎	21946.0	15388.5	11183.3	7153.6	5595.1	8.1	8.4	8.2	7.2	7.0
腹股沟疝	14332.7	13343.3	10871.1	8845.5	6859.6	3.9	5.0	5.5	6.0	6.2
胃恶性肿瘤	42829.0	38725.3	30845.7	19568.6	12334.9	11.1	13.1	14.3	12.8	11.2
肺恶性肿瘤	43842.1	42757.3	31086.3	22374.0	13851.3	9.5	11.1	12.6	12.8	11.6
食管恶性肿瘤	31063.6	30700.0	25773.2	17626.1	12450.6	10.4	13.7	14.7	14.0	12.3
心肌梗死冠状动脉移植旁路	78652.4	79078.8	76302.8	55176.1	54036.2	13.1	16.7	20.9	16.6	10.8
膀胱恶性肿瘤	24314.3	24598.5	20920.9	16135.6	11971.8	7.7	10.8	12.7	12.4	11.5
前列腺增生	19320.4	17323.5	14499.9	11285.4	9142.5	8.1	9.7	10.9	10.2	9.8
颅内损伤	30483.3	22514.8	17545.0	12083.6	9982.4	11.3	12.0	13.0	11.5	11.1
腰椎间盘突出症	34129.0	22679.6	14555.4	7695.0	5418.6	7.8	9.4	10.3	9.8	9.0
儿童支气管肺炎	6712.5	5111.0	4092.7	3122.6	2725.1	6.4	6.8	6.6	6.4	6.4
子宫平滑肌瘤	21138.2	18084.9	15171.3	12611.1	10354.8	7.2	7.7	8.3	8.4	8.8
剖宫产	14693.4	12229.6	9985.2	7754.2	6315.1	6.0	6.1	6.1	6.0	6.0
老年性白内障	8893.7	8993.9	7891.1	6647.9	5358.3	2.2	2.7	3.3	3.3	3.8

注：本表系卫生健康部门综合医院数字。

五、医疗服务

简要说明

一、本章主要介绍全国及31个省、自治区、直辖市医疗卫生机构门诊、住院和床位利用情况，包括诊疗人次、住院人数、病床使用率、平均住院日、医师担负工作量、住院病人疾病构成、居民两周就诊率、居民住院率等。

二、诊疗人次、住院人数、病床使用率、平均住院日、医生人均工作量、住院病人疾病转归情况数据来源于医疗服务统计年报。居民就诊率、住院率、经常就诊单位和医疗保障方式等数据来源于2003、2008、2013、2018年国家卫生服务调查。

三、本章涉及的口径变动和指标解释与“医疗卫生机构”章一致。

四、统计口径调整：村卫生室诊疗人次计入总诊疗人次数中，按此口径调整了各年数据。

五、住院病人疾病转归情况系各级卫生健康部门所属医院汇总数，采用ICD-10国际疾病分类标准。

六、2003、2008、2013、2018年国家卫生服务调查采取多阶段分层整群随机抽样法。2003年抽取了95个样本县/市（28个城市、67个县）的5.7万户共21万人；2008年抽取了94个样本县/市（28个城市、66个县）的5.6万户共18万人；2013年抽取了156个样本县/市（78个城市、78个县）约9.36万户共27.37万人；2018年的服务调查材料如下：2018年抽取了156个样本县/市（80个城市、76个县）约9.41万户共25.63万人。

七、2020年受新冠肺炎疫情影响，诊疗人次数和出院人数均有所下降。

主要指标解释

总诊疗人次数 指所有诊疗工作的总人次数，统计界定原则为：①按挂号数统计，包括门诊、急诊、出诊、预约诊疗、单项健康检查、健康咨询指导（不含健康讲座）人次。患者一次就诊多次挂号，按实际诊疗次数统计，不包括根据医嘱进行的各项检查、治疗、处置工作量以及免疫接种、健康管理服务人次数。②未挂号就诊、本单位职工就诊及外出诊（不含外出会诊）不收取挂号费的，按实际诊疗人次统计。

急诊病死率 即急诊室死亡人数/急诊人次数×100%。

观察室病死率 即观察室死亡人数/观察室留观人次数×100%。

出院人数 指报告期内所有住院后出院的人数。包括医嘱离院、医嘱转其他医疗机构、非医嘱离院、死亡及其他人数，不含家庭病床撤床人数。统计界定原则为：①“死亡”：包括已办住院手续后死亡、未办理住院手续而实际上已收容入院的死亡者。②“其他”：指正常分娩和未产出院、未治和住院经检查无病出院、无并发症的人工流产或绝育手术出院者。

每百门急诊入院人数 即入院人数/门急诊人次×100%。

住院病死率 即出院人数中的死亡人数/出院人数×100%。其死亡人数包括：①已办住院手续后死亡人数。②虽未办理住院手续但实际已收容入院后的死亡者，不包括门、急诊室及观察室内的死亡人数。

住院病人手术人次数 指有正规手术单和麻醉单施行手术的住院病人总数（包括产科手术病人数）。同一病人本次在院就诊期间患有同一疾病或不同疾病施行多次手术者，按实际施行的手术次数统计。

实际开放总床日数 指年内医院各科每日夜晚12点开放病床数总和，不论该床是否被病人占用，都应计算在内。包括消毒和小修理等暂停使用的病床，超过半年的加床。不包括因病房扩建或大修而停用的病床及临时增设病床。

实际占用总床日数 指医院各科每日夜晚12点实际占用病床数（即每日夜晚12点住院人数）总和。包括实际占用的临时加床在内。病人入院后于当晚12点前死亡或因故出院的病人，作为实际占用床位1天进行统计，同时亦应统计“出院者占用总床日数”1天，入院及出院人数各1人。

出院者占用总床日数 指所有出院人数的住院床日之总和。包括正常分娩、未产出院、住院经检查无病出院、未治出院及健康人进行人工流产或绝育手术后正常出院者的住院床日数。

平均开放病床数 即实际开放总床日数/本年日历日数（365）。

出院者占用总床日数 指出院者（包括正常分娩、未产出院、住院经检查无病出院、未治出院及健康人进行人工流产或绝育手术后正常出院者）住院日数的总和。

平均就诊次数 即总诊疗人次数/人口数。人口数系国家统计局常住人口。

年住院率 即入院人数/人口数。人口数系国家统计局常住人口。

病床使用率 即实际占用总床日数/实际开放总床日数×100%。

病床周转次数 即出院人数/平均开放床位数。

病床工作日 即实际占用总床日数/平均开放病床数。

出院者平均住院日 即出院者占用总床日数/出院人数。

医生人均每日担负诊疗人次 即诊疗人次数/平均医师人数/251。

医生人均每日担负住院床日 即实际占用总床日数/平均医师人数/365。

居民两周就诊率 是指调查前两周内居民因病或身体不适到医疗机构就诊的人次数与调查人口数之比。

居民两周未就诊率 是指调查前两周内居民患病而未就诊的人次数与两周患病人次数之比。

居民住院率 是指调查前一年内居民因病住院人次数与调查人口数之比。

医疗保险 指为公民提供因疾病所需医疗服务费用补偿的一种保险制度。包括社会医疗保险（为主）和商业医疗保险。社会医疗保险可分为基本医疗保险和补充医疗保险。基本医疗是指基本用药、基本医疗技术、基本医疗服务，即医疗保险允许报销的范围。基本医疗保险由政府承办，带有强制性。补充医疗保险自愿参保，其基金主要用于支付由参保人个人自理的医疗费用。商业医疗保险一般由商业保险公司承办，自愿参加，以营利为目的。

5-1-1 医疗卫生机构诊疗人次数

机构分类	2010	2015	2016	2017	2018	2019	2020
总诊疗人次数（万人次）	**583761.6**	**769342.5**	**793170.0**	**818311.0**	**830801.7**	**871987.3**	**774104.8**
医院	203963.3	308364.1	326955.9	343892.1	357737.5	384240.5	332287.9
综合医院	151058.2	225675.2	238512.9	250228.7	258918.8	277879.5	238579.9
中医医院	32770.2	48502.6	50774.5	52849.2	54840.5	58620.2	51847.8
中西医结合医院	2702.6	5401.4	5927.3	6363.0	6821.0	7456.6	6542.4
民族医院	553.8	966.8	968.7	1167.5	1391.1	1451.5	1309.1
专科医院	16821.5	27702.5	30627.1	33114.0	35553.5	38588.4	33753.3
护理院	57.1	115.4	145.5	169.7	212.6	244.4	255.5
基层医疗卫生机构	361155.6	434192.7	436663.3	442891.6	440632.0	453087.1	411614.4
社区卫生服务中心（站）	48451.6	70645.0	71888.9	76725.6	79909.4	85916.4	75472.1
内：社区卫生服务中心	34740.4	55902.6	56327.0	60743.2	63897.9	69110.7	62068.4
卫生院	90118.7	106256.4	109114.5	112298.3	112835.3	118644.1	110695.4
街道卫生院	2698.7	792.1	881.4	1222.8	1239.6	1190.4	1179.1
乡镇卫生院	87420.1	105464.3	108233.0	111075.6	111595.8	117453.7	109516.3
村卫生室	165702.3	189406.9	185263.6	178932.5	167207.0	160461.7	142753.8
门诊部	6561.3	9394.2	10288.7	12044.7	13581.4	15631.7	15722.1
诊所（医务室）	50321.7	58490.1	60107.6	62890.5	67098.8	72433.3	66971.1
专业公共卫生机构	18244.7	26391.6	29300.1	31239.6	32153.7	34470.6	30052.5
专科疾病防治院（所、站）	1896.6	2256.8	2246.6	2189.0	2197.3	2148.7	1888.7
内：专科疾病防治院	649.6	805.7	791.7	785.1	778.0	782.3	694.2
妇幼保健院（所、站）	15967.3	23529.1	26400.6	28370.3	29246.5	31511.7	27309.8
内：妇幼保健院	14224.8	21472.4	24280.4	26341.1	27331.1	29714.5	25782.3
急救中心（站）	380.9	605.6	652.9	680.3	710.0	810.2	853.9
其他医疗卫生机构	397.9	394.2	250.7	287.7	278.5	189.2	150.0
疗养院	234.8	224.5	250.7	250.9	203.5	189.2	150.0
临床检验中心	163.1	169.7					
居民平均就诊次数（次）	4.4	5.6	5.7	5.9	6.0	6.2	5.5

5-1-2　2020年各类医疗卫生机构门诊服务情况

机构分类	诊疗人次数	门急诊	观察室留观病例数	健康检查人数	急诊病死率（%）	观察室病死率（%）	医师日均担负诊疗人次
总　计	**7741048129**	**7404560425**	**31423286**	**430938231**	**0.08**	**0.12**	**6.8**
一、医院	3322879253	3231762185	19453258	217424485	0.10	0.19	5.9
综合医院	2385798878	2325673757	15523517	166398596	0.11	0.20	6.0
中医医院	518477941	500111298	2108730	30178916	0.08	0.21	6.1
中西医结合医院	65423687	63291991	418035	4826183	0.09	0.11	5.7
民族医院	13090609	12501528	11227	720852	0.20	0.22	3.6
专科医院	337533256	327852581	1389114	15191552	0.04	0.08	4.8
口腔医院	39945945	39267151	2293	1355147	0.01	0.04	5.8
眼科医院	34626254	33389751	13757	1311592			7.3
耳鼻喉科医院	3774936	3736266	3554	112772			6.7
肿瘤医院	22043415	21347563	21805	1317514	0.13	0.41	3.2
心血管病医院	6157856	5873239	67754	581534	0.14	0.23	3.4
胸科医院	2439698	2422470	43119	72722	0.26	0.64	3.3
血液病医院	586713	574163	845	8540	0.04		3.9
妇产（科）医院	37388558	36634392	59883	1204883	0.01		5.3
儿童医院	47915174	47798795	857622	1139311	0.01		9.0
精神病医院	45944475	44499524	54682	1426571	0.02	0.22	4.1
传染病医院	17191488	16729128	24349	1830059	0.06	0.21	4.1
皮肤病医院	7573571	7370999	17780	35066			10.1
结核病医院	2140951	2040063	575	214192	0.03	4.35	4.0
麻风病医院	471711	471461		94			12.1
职业病医院	994462	833998	8760	460922	0.03	0.05	3.5
骨科医院	16015525	15403010	12522	499828	0.04	0.02	3.5
康复医院	11013443	10183044	18926	1694768	0.11	0.66	2.7
整形外科医院	960027	858385	1764	40446			2.5
美容医院	8892996	8510514	27256	207995			4.4
其他专科医院	31456058	29908665	151868	1677596	0.06	0.12	4.0
护理院	2554882	2331030	2635	108386	1.64	0.68	1.5
二、基层医疗卫生机构	4116144105	3879907256	11020840	180910427	0.02	0.01	8.3
社区卫生服务中心（站）	754721087	710647466	4624428	55048991	0.01		13.2
社区卫生服务中心	620683853	583691039	3240350	45865162	0.01	0.01	13.9
社区卫生服务站	134037234	126956427	1384078	9183829	0.01		10.8
卫生院	1106953597	1044711106	6396412	103379150	0.02	0.01	8.5
街道卫生院	11790893	11284537	74360	1091679	0.09		8.1
乡镇卫生院	1095162704	1033426569	6322052	102287471	0.02	0.01	8.5
中心卫生院	469881672	443877634	2698507	39730666	0.02	0.01	8.4
乡卫生院	625281032	589548935	3623545	62556805	0.02	0.02	8.5
村卫生室	1427537955	1326784770					
门诊部	157220500	138491996		22430583			3.9
诊所、医务室、护理站	669710966	659271918		51703	0.09		7.0
三、专业公共卫生机构	300524738	291589149	946254	31845608		0.01	7.1
专科疾病防治院（所、站）	18887188	17788636	5584	3100481	0.03	0.02	5.2
妇幼保健院（所、站）	273098421	265261384	940670	28745127	0.01	0.01	7.3
内：妇幼保健院	257823078	250918583	935097	23886330	0.01	0.01	7.6
急救中心	8539129	8539129					6.7
四、其他医疗卫生机构	1500033	1301835	2934	757711	0.12		2.4
疗养院	1500033	1301835	2934	757711	0.12		2.4

5-1-3　2020年各地区医疗卫生机构门诊服务情况

地区	诊疗人次数	门急诊	观察室留观病例数	健康检查人数	急诊病死率（%）	观察室病死率（%）	居民年平均就诊次数
总　计	**7741048129**	**7404560425**	**31423286**	**430938231**	**0.08**	**0.12**	**5.49**
东　部	3822397182	3683233962	13035900	200370672	0.08	0.17	6.30
中　部	2002237478	1888239567	8245586	111550916	0.09	0.09	4.76
西　部	1916413469	1833086896	10141800	119016643	0.08	0.08	5.01
北　京	182288842	181159755	1374965	7799174	0.16	0.38	8.33
天　津	97827812	94726874	773890	3637574	0.13	0.13	7.06
河　北	381796303	356255037	987284	15699016	0.18	0.16	5.12
山　西	123003226	114004768	436980	8910147	0.16	0.26	3.52
内蒙古	96123394	90462534	311882	5458001	0.16	0.18	4.00
辽　宁	162991678	151580108	1496455	8547592	0.16	0.14	3.83
吉　林	92785361	82673346	303975	4183162	0.17	0.23	3.85
黑龙江	85003332	78912329	195378	5706065	0.18	0.73	2.67
上　海	225640261	220750116	123256	9344792	0.15	1.88	9.07
江　苏	533555175	516708262	969898	33260279	0.05	0.05	6.30
浙　江	604998673	588457112	953038	29639969	0.04	0.22	9.37
安　徽	346065533	322623893	725609	17311540	0.07	0.03	5.67
福　建	240447642	228167511	423520	10624307	0.03	0.07	5.79
江　西	219947192	211159946	844755	12838998	0.04	0.04	4.87
山　东	613289478	586452784	2187364	28441898	0.18	0.18	6.04
河　南	573645895	547735423	1076584	26257253	0.10	0.08	5.77
湖　北	294560007	281061209	1863649	20005764	0.09	0.09	5.10
湖　南	267226932	250068653	2798656	16337987	0.03	0.05	4.02
广　东	726395018	707260046	3615362	51097802	0.04	0.07	5.76
广　西	231821373	224740976	737568	15921772	0.04	0.09	4.62
海　南	53166300	51716357	130868	2278269	0.04	0.04	5.27
重　庆	170277291	163318741	1479733	10253528	0.08	0.02	5.31
四　川	512277273	481870587	1799615	31403330	0.09	0.10	6.12
贵　州	162092511	157948033	980723	8599905	0.04	0.02	4.20
云　南	269825202	263199468	2715150	12093015	0.04	0.10	5.72
西　藏	16283090	14147491	36008	1766824	0.18	0.09	4.46
陕　西	176644472	173465763	146862	10592863	0.09	0.25	4.47
甘　肃	110440999	104333341	844010	6763215	0.07	0.02	4.41
青　海	24002967	22624963	254407	1641766	0.14	0.04	4.05
宁　夏	39628932	37614822	361564	2342960	0.11	0.01	5.50
新　疆	106995965	99360177	474278	12179464	0.16	0.36	4.14

5-1-4 2020年医疗卫生机构分科门急诊人次及构成

科室分类	门急诊人次数（人次）	医院	构成（%）	医院
总 计	**5280822699**	**3231762185**	**100.00**	**100.00**
预防保健科	111881857	14739041	2.12	0.46
全科医疗科	693722836	41300049	13.14	1.28
内科	1182086074	701439038	22.38	21.70
外科	431742678	322436480	8.18	9.98
儿科	367182396	206583583	6.95	6.39
妇产科	452806661	264824066	8.57	8.19
眼科	112646766	104505195	2.13	3.23
耳鼻咽喉科	91783554	83918556	1.74	2.60
口腔科	158354664	105287627	3.00	3.26
皮肤科	99940041	91635124	1.89	2.84
医疗美容科	16867615	12521545	0.32	0.39
精神科	60119534	58638669	1.14	1.81
传染科	57184453	55545947	1.08	1.72
结核病科	8039577	5255526	0.15	0.16
肿瘤科	46956488	46934426	0.89	1.45
急诊医学科	198214321	178819092	3.75	5.53
康复医学科	48371685	31092433	0.92	0.96
职业病科	3518419	2016092	0.07	0.06
中医科	769688571	587948149	14.58	18.19
民族医学科	10808651	10767132	0.20	0.33
中西医结合科	76350447	73020163	1.45	2.26
重症医学科	2380711	2380657	0.05	0.07
其他	280174700	230153595	5.31	7.12

注：本表不包括门诊部、诊所（医务室）、村卫生室数字。

5-2-1 医院诊疗人次数

年份	诊疗人次（亿次）	卫生健康部门	综合医院	中医医院	诊疗人次中：门急诊（亿次）	卫生健康部门	综合医院	中医医院
1985	12.55	7.21	5.08	0.87	11.37	7.00	4.93	0.83
1986	13.02	7.76	5.36	1.04	12.18	7.54	5.22	0.99
1987	14.80	8.50	5.61	1.38	14.00	8.30	5.49	1.33
1988	14.63	8.38	5.48	1.44	13.76	8.18	5.36	1.41
1989	14.43	8.16	5.25	1.46	13.52	7.96	5.13	1.43
1990	14.94	8.58	5.47	1.60	14.05	8.32	5.30	1.55
1991	15.33	8.88	5.54	1.78	14.40	8.64	5.42	1.70
1992	15.35	8.84	5.50	1.78	14.31	8.60	5.35	1.74
1993	13.07	7.98	4.95	1.61	12.19	7.70	4.77	1.55
1994	12.69	7.75	4.81	1.58	11.86	7.47	4.62	1.53
1995	12.52	7.76	4.78	1.58	11.65	7.49	4.59	1.53
1996	12.81	8.08	4.78	1.70	11.61	7.55	4.54	1.58
1997	12.27	7.95	4.76	1.65	11.38	7.61	4.57	1.56
1998	12.39	8.17	4.88	1.62	11.51	7.84	4.69	1.57
1999	12.31	8.19	4.93	1.56	11.51	7.90	4.73	1.51
2000	12.86	8.76	5.27	1.64	11.83	8.32	5.00	1.54
2001	12.50	8.74	5.18	1.64	11.74	8.39	4.96	1.57
2002	12.43	9.27	6.69	1.79	11.58	8.78	6.35	1.70
2003	12.13	9.05	6.69	1.85	11.50	8.72	6.44	1.78
2004	13.05	9.73	7.44	1.97	12.45	9.44	7.18	1.90
2005	13.87	10.34	8.12	2.06	13.36	10.13	7.86	1.99
2006	14.71	10.97	8.60	2.19	14.24	10.80	8.35	2.14
2007	16.38	13.00	9.55	2.29	15.82	12.63	9.30	2.21
2008	17.82	14.45	10.54	2.64	17.37	14.12	10.30	2.57
2009	19.22	15.53	11.27	2.87	18.75	15.19	11.02	2.81
2010	20.40	16.60	11.98	3.12	19.92	16.23	11.73	3.03
2011	22.59	18.34	13.28	3.43	22.11	17.99	13.03	3.36
2012	25.42	20.49	14.74	3.85	24.83	20.07	14.45	3.76
2013	27.42	22.12	15.87	4.15	26.79	21.66	15.56	4.04
2014	29.72	23.80	17.17	4.31	29.03	23.32	16.83	4.21
2015	30.84	24.52	17.64	4.42	30.17	24.04	17.30	4.31
2016	32.70	25.88	18.62	4.60	31.97	25.36	18.27	4.49
2017	34.39	27.35	19.74	4.79	33.63	26.83	19.39	4.67
2018	35.77	28.37	20.45	4.94	34.95	27.81	20.08	4.81
2019	38.42	30.54	22.05	5.28	37.53	29.91	21.64	5.11
2020	33.23	26.15	18.79	4.67	32.32	25.53	18.38	4.51

注：① 1993 年以前诊疗人次系推算数字；② 2002 年前医院数字包括妇幼保健院、专科疾病防治院数字；③ 2002 年以前综合医院不含高等院校附属医院。

5-2-2 各类医院诊疗人次数（按登记注册类型/主办单位/管理类别/等级/机构类别分）

单位：万人次

医院分类	2015	2016	2017	2018	2019	2020
总 计	**308364.1**	**326955.9**	**343892.1**	**357737.5**	**384240.5**	**332287.9**
按登记注册类型分						
公立医院	271243.6	284771.6	295201.5	305123.7	327232.3	279193.8
民营医院	37120.5	42184.3	48690.5	52613.8	57008.2	53094.1
按主办单位分						
政府办	253498.0	267516.9	279419.9	289797.5	312018.8	266675.3
社会办	32173.2	34027.1	35191.2	37159.3	39108.3	34719.3
个人办	22692.8	25411.9	29281.0	30780.7	33113.4	30893.4
按管理类别分						
非营利性	290055.6	305891.9	319046.8	330849.1	354204.6	303626.3
营利性	18308.5	21064.0	24845.3	26888.4	30035.9	28661.6
按医院等级分						
三级医院	149764.6	162784.8	172642.5	185478.7	205701.2	179824.5
二级医院	117233.1	121666.5	126785.1	128493.4	134342.5	115606.8
一级医院	20567.9	21790.9	22217.3	22464.4	22965.2	20225.9
未定级医院	20798.5	20713.7	22247.1	21301.1	21231.7	16630.8
按机构类别分						
综合医院	225675.2	238512.9	250228.7	258918.8	277879.5	238579.9
中医医院	48502.6	50774.5	52849.2	54840.5	58620.2	51847.8
中西医结合医院	5401.4	5927.3	6363.0	6821.0	7456.6	6542.4
民族医院	966.8	968.7	1167.5	1391.1	1451.5	1309.1
专科医院	27702.5	30627.1	33114.0	35553.5	38588.4	33753.3
护理院	115.4	145.5	169.7	212.6	244.4	255.5

5-2-3 2020年各地区医院门诊服务情况

地区	诊疗人次数			健康检查人数		
	合计	公立	民营	合计	公立	民营
总 计	**3322879253**	**2791937768**	**530941485**	**217424485**	**179061225**	**38363260**
东 部	1708563146	1439296267	269266879	106661722	85447495	21214227
中 部	784032906	648902491	135130415	52174682	42982718	9191964
西 部	830283201	703739010	126544191	58588081	50631012	7957069
北 京	107863286	89756436	18106850	3338142	2697640	640502
天 津	55367137	43500436	11866701	2310309	2014256	296053
河 北	151542868	122767233	28775635	9034425	7204930	1829495
山 西	62541822	52928058	9613764	5211899	4305243	906656
内蒙古	49105880	43965869	5140011	3141250	2616342	524908
辽 宁	91692262	72808409	18883853	4986340	3573007	1413333
吉 林	48432780	39156608	9276172	2454841	1931020	523821
黑龙江	51107371	43323241	7784130	3638477	3130870	507607
上 海	131632704	120112975	11519729	5188734	4546477	642257
江 苏	240455478	181223918	59231560	14714452	9730678	4983774
浙 江	259173560	225493153	33680407	13630346	11001076	2629270
安 徽	122336565	97827863	24508702	6567429	4871073	1696356
福 建	95165502	84283377	10882125	6468494	5524840	943654
江 西	74786885	64902470	9884415	4862036	4306456	555580
山 东	221540413	183437448	38102965	14729454	12035636	2693818
河 南	202776683	159811085	42965598	10635102	8253972	2381130
湖 北	117871611	103985252	13886359	12071041	10534784	1536257
湖 南	104179189	86967914	17211275	6733857	5649300	1084557
广 东	334609481	298872051	35737430	30692772	25950719	4742053
广 西	98667880	91736430	6931450	7172723	6658820	513903
海 南	19520455	17040831	2479624	1568254	1168236	400018
重 庆	73461559	60335701	13125858	5602912	4636722	966190
四 川	199847998	165488839	34359159	12276328	10682993	1593335
贵 州	71953441	55300873	16652568	5498084	4836905	661179
云 南	108810331	87665777	21144554	5911478	4939426	972052
西 藏	6733389	5261567	1471822	797927	647332	150595
陕 西	86170684	71403730	14766954	6599546	5082589	1516957
甘 肃	46758750	41778785	4979965	2922779	2501019	421760
青 海	12871831	11239951	1631880	800450	662708	137742
宁 夏	19725292	16664985	3060307	1384310	1108881	275429
新 疆	56176166	52896503	3279663	6480294	6257275	223019

5-2-4　2020年各地区医院分科门急诊人次数（万人次）

地区	合计	预防保健科	全科医疗科	内科	外科	儿科	妇产科	眼科	耳鼻咽喉科	口腔科	皮肤科
总　计	**323176.2**	**1473.9**	**4130.0**	**70143.9**	**32243.6**	**20658.4**	**26482.4**	**10450.5**	**8391.9**	**10528.8**	**9163.5**
东　部	167645.4	766.6	2086.5	36631.1	16954.4	10045.0	13581.3	5377.9	4412.6	5830.2	5039.8
中　部	75331.8	372.0	906.2	17028.1	7772.3	5057.0	5946.4	2621.5	1996.1	2072.7	2054.7
西　部	80199.0	335.3	1137.3	16484.7	7517.0	5556.3	6954.7	2451.1	1983.1	2625.8	2069.1
北　京	10763.2	12.5	142.0	2378.9	1087.5	584.3	674.7	308.5	230.2	463.1	280.4
天　津	5475.2	8.5	61.3	1572.6	524.0	240.4	332.4	167.2	88.4	194.1	97.1
河　北	14650.7	56.3	120.9	3433.7	1523.1	885.0	1200.0	601.7	332.5	377.0	348.8
山　西	5896.7	26.3	87.8	1353.8	610.5	366.1	459.2	233.1	131.9	172.0	155.1
内蒙古	4778.6	5.6	63.6	972.1	433.4	212.8	391.7	162.8	103.7	134.2	106.6
辽　宁	8988.0	14.1	50.4	2250.8	988.2	410.7	812.6	425.1	216.3	266.2	245.7
吉　林	4584.1	5.3	40.1	1202.3	554.4	194.9	348.7	148.4	103.7	104.9	104.1
黑龙江	4973.7	10.2	43.2	1321.4	559.9	176.2	321.9	181.8	129.5	123.5	109.5
上　海	12964.4	23.9	113.2	3492.0	1475.9	639.2	882.3	341.5	462.2	510.6	560.7
江　苏	23531.0	60.9	189.4	5151.1	2565.4	1652.5	1868.9	654.0	539.3	808.1	738.1
浙　江	25653.8	62.3	581.9	5078.7	2840.9	1362.1	1718.2	833.5	755.7	1040.4	880.9
安　徽	11822.5	36.4	150.6	2606.7	1343.9	789.3	1055.1	369.4	319.9	347.3	350.4
福　建	9411.6	14.5	69.0	2186.6	820.5	655.2	828.0	301.3	288.1	250.2	241.8
江　西	7257.4	10.6	88.4	1818.6	646.2	518.5	537.5	218.2	197.0	171.7	197.1
山　东	21443.3	98.9	273.6	4475.2	2264.6	1344.6	1760.4	764.3	516.8	780.2	566.4
河　南	19516.5	66.7	216.0	4586.7	1877.1	1469.9	1486.4	732.5	510.6	479.3	559.1
湖　北	11280.0	189.9	129.4	2171.4	1086.8	691.7	822.8	370.3	306.5	376.2	308.9
湖　南	10000.9	26.6	150.8	1967.3	1093.5	850.4	914.8	367.9	297.0	297.8	270.4
广　东	32875.3	407.2	430.7	6174.3	2690.9	2171.4	3283.1	924.2	935.1	1081.0	1028.7
广　西	9544.7	61.4	93.0	1952.3	740.1	523.8	877.4	289.1	270.2	278.7	235.4
海　南	1889.0	7.5	54.0	437.1	173.6	99.6	220.7	56.7	48.0	59.3	50.9
重　庆	7063.2	33.5	61.7	1482.5	619.3	536.5	492.8	190.5	163.8	278.6	160.9
四　川	19147.6	36.4	175.9	3983.9	1742.7	1206.4	1459.2	560.9	537.6	663.9	619.2
贵　州	6994.9	6.0	178.8	1380.8	750.9	524.8	745.4	153.9	173.5	214.5	163.4
云　南	10598.5	41.0	200.2	2129.7	1009.1	914.7	1025.0	333.6	244.6	344.4	249.2
西　藏	632.6	5.5	20.3	119.4	66.1	39.3	63.9	14.2	12.7	14.7	6.8
陕　西	8480.9	36.9	103.4	1624.0	863.7	778.6	805.8	363.5	201.2	292.6	263.4
甘　肃	4440.7	6.4	30.6	857.9	410.0	322.1	386.2	138.2	85.4	123.0	77.2
青　海	1242.6	0.2	19.0	267.6	152.6	82.9	124.8	41.1	20.8	54.4	23.8
宁　夏	1871.9	12.6	33.2	378.1	167.6	105.1	144.0	75.8	42.2	79.3	50.2
新　疆	5402.9	89.9	157.6	1336.3	561.3	309.1	438.4	127.5	127.3	147.4	113.1

5-2-4 续表

医疗美容科	精神科	传染科	结核病科	肿瘤科	急诊医学科	康复医学科	职业病科	中医科	民族医学科	中西医结合科	重症医学科	其他
1252.2	**5863.9**	**5554.6**	**525.6**	**4693.4**	**17881.9**	**3109.2**	**201.6**	**58794.8**	**1076.7**	**7302.0**	**238.1**	**23015.4**
724.3	3061.4	2964.1	294.3	2504.8	8542.9	1614.3	83.0	30889.3	38.6	4647.4	92.2	11463.5
220.4	1351.7	1138.6	125.9	1231.6	3998.5	733.8	39.3	13550.2	20.9	1084.3	88.6	5920.7
307.4	1450.7	1451.9	105.4	957.1	5340.5	761.1	79.2	14355.2	1017.2	1570.3	57.3	5631.2
54.4	161.9	230.5	10.9	154.8	258.9	71.3	8.9	2541.0	3.8	673.9	0.1	430.6
21.0	95.0	84.4	2.0	150.8	113.7	20.0		1322.9	8.6	87.2	5.1	278.7
23.7	234.5	301.5	11.0	188.8	673.7	112.5	2.3	2519.8	0.8	560.8	7.9	1134.5
8.9	120.9	78.6	14.1	87.4	285.7	53.1	12.3	911.4		74.1	2.7	651.9
4.4	101.4	80.1	1.1	100.1	297.9	32.6	3.2	525.2	515.1	41.2	4.2	485.6
16.3	213.9	209.1	14.3	202.7	557.5	82.3	2.0	1068.7	1.5	115.8	5.3	818.5
9.5	121.9	51.8	5.1	103.8	283.0	25.3	0.6	789.8	4.6	80.2	1.6	300.2
10.8	128.1	62.1	4.0	131.5	358.5	34.3	3.4	829.4	1.9	40.6	2.8	389.1
40.7	218.4	170.3	109.6	237.3	195.9	129.8	6.0	1871.9		732.9	1.7	748.5
121.5	474.6	439.9	34.1	458.3	1173.9	235.7	5.3	4557.0		528.8	23.7	1250.3
166.1	585.3	554.8	32.8	324.0	919.4	251.3	7.9	5513.3	6.2	780.1	2.3	1355.6
27.7	181.6	211.9	19.3	196.4	547.1	115.2	5.5	2008.3	0.2	138.0	6.1	996.4
36.3	159.4	156.7	26.2	106.6	599.5	100.2	3.8	1785.3	4.2	214.6	8.3	555.4
16.2	108.0	140.6	25.8	93.4	403.4	56.7	0.4	1524.4		85.9	6.9	391.7
64.8	394.5	287.2	18.1	294.3	1147.7	180.7	13.3	3478.7	0.3	172.9	16.0	2529.7
40.8	312.4	259.0	12.1	337.9	841.3	208.9	14.2	3906.3		267.3	51.4	1280.6
58.7	172.9	181.5	18.1	147.4	653.8	161.3	2.0	1791.1	12.8	306.8	14.1	1305.8
47.9	206.0	153.2	27.5	133.9	625.6	79.0	1.0	1789.6	1.3	91.5	3.1	605.0
174.9	500.2	518.4	32.0	362.1	2755.9	410.9	33.4	5938.6	13.2	750.8	20.4	2237.9
15.2	166.1	209.3	21.4	100.0	812.9	72.1	19.4	1824.2	73.5	217.2	5.3	686.4
4.6	23.8	11.3	3.4	25.1	146.8	19.5		292.2		29.6	1.3	123.8
73.2	162.5	141.3	8.6	93.5	367.7	76.2	3.8	1472.0		155.8	2.7	485.7
108.3	505.0	271.2	14.3	229.1	1119.4	205.6	31.6	3837.4	47.1	608.7	8.6	1175.2
20.1	59.9	154.2	20.9	46.9	549.6	48.6	7.3	1099.5	7.9	144.4	3.2	540.4
31.3	155.8	191.5	7.9	117.5	816.2	97.8	3.5	1996.2	26.2	79.4	4.3	579.7
0.9	1.5	9.4		1.2	31.1	3.5		6.3	90.3	3.4	0.1	121.9
39.2	129.9	117.4	3.7	80.2	503.4	98.5	3.1	1441.3		129.4	8.8	592.8
3.8	49.5	62.1	3.3	63.5	230.2	66.8	6.0	1114.6	26.2	129.7	11.3	236.8
3.3	9.8	32.4	0.8	8.0	82.5	5.1	0.1	151.4	37.3	14.0	0.3	110.4
2.3	20.3	39.0	0.1	27.3	133.4	14.3	0.6	366.7	6.9	23.1	0.5	149.1
5.5	88.8	144.0	23.4	89.7	396.3	39.9	0.7	520.3	186.8	24.2	8.1	467.1

5-2-5 综合医院分科门诊人次及构成

年份	合计	内科	外科	妇产科	儿科	中医科
门诊人次（万人次）						
2000	79544.5	24546.5	9764.3	6649.4	5475.8	6603.2
2005	93248.9	28608.4	12582.6	9655.5	7553.0	5850.7
2006	98373.8	30041.4	13612.4	10627.4	8191.1	5921.3
2007	119227.3	33531.2	14661.3	12294.2	9797.7	4886.0
2008	130677.3	36075.8	15356.1	13484.5	11589.5	5247.1
2009	140012.5	38910.3	15977.7	14320.3	13009.5	5769.5
2010	147730.4	40660.9	16754.0	15456.2	13811.9	6185.4
2011	163983.3	44772.6	18394.3	17422.2	15235.0	6822.1
2012	183339.6	51344.9	22691.4	20196.9	17607.4	8031.6
2013	197235.6	55338.5	24576.2	21514.0	19234.3	8577.6
2014	213359.2	60136.7	26618.6	23960.6	20709.9	9152.9
2015	220867.6	62965.9	27847.3	23870.9	20969.2	9109.8
2016	233455.5	65887.6	29052.2	27347.6	22134.3	9210.3
2017	244949.5	69026.8	30518.3	27335.3	24220.1	9211.1
2018	253300.7	72162.0	32024.5	24206.9	27164.9	9215.7
2019	271883.7	77803.6	34039.3	26934.7	27766.9	9981.2
2020	232567.4	68575.3	30795.3	16602.5	23121.3	8574.7
2000	100.0	31.0	12.3	8.5	7.2	8.2
2005	100.0	30.7	13.5	10.4	8.1	6.3
2006	100.0	30.5	13.8	10.8	8.3	6.0
2007	100.0	28.1	12.3	10.3	8.2	4.1
2008	100.0	27.6	11.8	10.3	8.9	4.0
2009	100.0	27.8	11.4	10.2	9.3	4.1
2010	100.0	27.5	11.3	10.5	9.3	4.2
2011	100.0	27.3	11.2	10.6	9.3	4.2
2012	100.0	28.0	12.4	11.0	9.6	4.4
2013	100.0	28.1	12.5	10.9	9.8	4.3
2014	100.0	28.2	12.5	11.2	9.7	4.3
2015	100.0	28.5	12.6	10.8	9.5	4.1
2016	100.0	28.2	12.4	11.7	9.5	3.9
2017	100.0	28.2	12.5	11.2	9.9	3.8
2018	100.0	28.5	12.6	9.6	10.7	3.6
2019	100.0	28.6	12.5	9.9	10.2	3.7
2020	100.0	29.5	13.2	7.1	9.9	3.7

注：本表2007年起系分科门急诊人次及构成。

5-3-1 医疗卫生机构入院人数

机构分类	2015	2016	2017	2018	2019	2020
入院人数（万人）	**21053**	**22728**	**24436**	**25453**	**26596**	**23013**
医院	16087	17528	18915	20017	21183	18352
综合医院	12335	13402	14360	15040	15842	13588
中医医院	2102	2279	2493	2669	2878	2556
中西医结合医院	203	229	261	289	313	276
民族医院	56	60	75	93	97	79
专科医院	1380	1546	1706	1900	2024	1821
护理院	10	13	21	26	30	33
基层医疗卫生机构	4036	4165	4450	4376	4295	3707
社区卫生服务中心（站）	322	329	365	354	350	299
内：社区卫生服务中心	306	314	344	340	340	293
卫生院	3694	3819	4073	4010	3934	3402
街道卫生院	18	19	26	25	25	18
乡镇卫生院	3676	3800	4047	3985	3909	3383
门诊部	20	17	11	12	11	6
专业公共卫生机构	887	991	1030	1029	1091	931
妇幼保健院（所、站）	836	936	982	981	1047	894
内：妇幼保健院	802	905	955	958	1030	879
专科疾病防治院（所、站）	51	54	48	48	44	37
内：专科疾病防治院	27	28	24	25	22	19
其他医疗卫生机构	43	45	41	32	27	22
疗养院	43	45	41	32	27	22
居民年住院率（%）	15.32	16.46	17.60	18.27	19.03	16.32

注：诊所、卫生所、医务室和村卫生室无住院数字。

5-3-2　2020年医疗卫生机构住院服务情况

机构分类	入院人数	出院人数	住院病人手术人次	病死率（%）	每床出院人数	每百门急诊入院人数	医师日均担负住院床日
总　计	**230128035**	**229805703**	**66637367**	**0.42**	**25.3**	**4.36**	**1.6**
一、医院	183520124	183335474	63245802	0.51	25.7	5.68	2.2
综合医院	135875133	135841596	48642287	0.54	29.4	5.84	2.0
中医医院	25561384	25521800	6687835	0.42	26.0	5.11	2.0
中西医结合医院	2760786	2759849	848527	0.77	22.2	4.36	1.7
民族医院	789761	788933	90520	0.33	18.6	6.32	1.6
专科医院	18205319	18106203	6974773	0.31	14.4	5.55	3.0
口腔医院	127070	125821	74338	0.29	7.1	0.32	0.1
眼科医院	2133072	2127549	1803338	0.01	35.5	6.39	1.2
耳鼻喉科医院	193247	192821	129204	0.02	26.2	5.17	1.4
肿瘤医院	3242466	3241384	976655	0.42	36.0	15.19	2.8
心血管病医院	502003	502665	235025	0.42	24.8	8.55	1.7
胸科医院	238224	239147	132763	0.87	26.6	9.83	2.4
血液病医院	65452	65268	28899	0.29	24.4	11.40	3.0
妇产（科）医院	1621876	1616111	804317	0.05	26.0	4.43	0.9
儿童医院	1711846	1710930	701852	0.08	36.7	3.58	1.5
精神病医院	2658988	2601911	140849	0.25	4.7	5.98	10.1
传染病医院	930041	933769	219791	1.06	15.2	5.56	2.4
皮肤病医院	92360	91323	10708	0.02	10.4	1.25	0.9
结核病医院	248674	248835	109550	0.41	25.4	12.19	3.5
麻风病医院	1334	1280		0.16	1.2	0.28	2.0
职业病医院	40312	40395	6077	1.84	11.7	4.83	1.6
骨科医院	1390578	1382820	698771	0.09	19.9	9.03	2.3
康复医院	922570	907083	82193	0.69	9.2	9.06	3.5
整形外科医院	43412	43258	31655	0.52	15.6	5.06	0.5
美容医院	173971	170913	104420		17.0	2.04	0.2
其他专科医院	1867823	1862920	684368	0.46	15.7	6.25	1.8
护理院	327741	317093	1860	3.75	3.2	14.06	8.5
二、基层医疗卫生机构	37074763	36946070		0.07	22.4	2.11	0.6
社区卫生服务中心（站）	2993072	2980159		0.34	12.6	0.42	0.4
社区卫生服务中心	2927288	2914628		0.35	13.0	0.50	0.5
社区卫生服务站	65784	65531		0.05	5.3	0.05	0.1
卫生院	34016973	33901244		0.05	24.2	3.26	1.3
街道卫生院	183516	182501		0.06	14.6	1.63	0.8
乡镇卫生院	33833457	33718743		0.05	24.3	3.27	1.3
中心卫生院	16376372	16319106		0.07	26.4	3.69	1.4
乡卫生院	17457085	17399637		0.03	22.6	2.96	1.2
门诊部	64497	64497			8.7		
护理站	221	170		3.53	0.3	0.03	1.0
三、专业公共卫生机构	9312804	9304531	3390210	0.03	31.6	3.29	1.0
专科疾病防治院（所、站）	374112	372082	34743	0.21	8.9	2.10	1.8
妇幼保健院（所、站）	8938692	8932449	3355467	0.02	35.3	3.37	0.9
内：妇幼保健院	8787979	8782787	3331560	0.02	36.4	3.50	1.0
四、其他医疗卫生机构	220344	219628	1355	0.16	9.6	16.93	3.7
疗养院	220344	219628	1355	0.16	9.6	16.93	3.7

5-3-3　2020年各地区医疗卫生机构住院服务情况

地区	入院人数	出院人数	住院病人手术人次	病死率（%）	每床出院人数	每百门急诊入院人数	居民年住院率（%）
总　计	**230128035**	**229805703**	**66637367**	**0.42**	**25.3**	**4.4**	**16.3**
东　部	85598095	85595014	31186232	0.51	24.6	3.2	14.1
中　部	71911756	71707479	17132093	0.36	24.4	5.7	17.1
西　部	72618184	72503210	18319042	0.36	27.2	5.6	19.0
北　京	2537730	2553809	1170530	1.27	20.1	1.5	11.6
天　津	1288595	1295921	738305	0.84	19.0	1.6	9.3
河　北	10311064	10283301	2188377	0.35	23.3	5.0	13.8
山　西	4274680	4261679	1263874	0.24	19.1	5.1	12.2
内蒙古	2943002	2944120	768858	0.77	18.2	4.3	12.2
辽　宁	5758321	5754196	1641067	1.12	18.3	4.9	13.5
吉　林	3066696	3047551	728239	1.19	17.6	5.2	12.7
黑龙江	3581135	3609448	1044542	1.35	14.3	5.6	11.2
上　海	3751286	3756120	2893971	1.43	24.7	1.9	15.1
江　苏	13565947	13557604	4283933	0.19	25.4	3.4	16.0
浙　江	9648173	9653779	3783037	0.35	26.8	2.1	14.9
安　徽	9501655	9455958	2553250	0.35	23.3	4.5	15.6
福　建	5313618	5318392	1567933	0.15	24.6	3.4	12.8
江　西	8066367	8037421	1838211	0.21	28.1	6.5	17.9
山　东	16619279	16586698	4545983	0.46	25.7	4.8	16.4
河　南	18294226	18243978	3830643	0.24	27.4	5.2	18.4
湖　北	10259899	10270373	2923728	0.49	25.0	5.4	17.8
湖　南	14867098	14781071	2949606	0.15	28.5	8.6	22.4
广　东	15643005	15676995	8042787	0.57	27.8	3.0	12.4
广　西	9982889	9968601	2116888	0.37	33.7	6.0	19.9
海　南	1161077	1158199	330309	0.28	19.9	3.5	11.5
重　庆	6761524	6741158	1671026	0.44	28.6	6.3	21.1
四　川	17563493	17554112	4885881	0.45	27.0	5.5	21.0
贵　州	7813716	7764277	1854107	0.18	28.1	6.6	20.3
云　南	9704931	9679418	2623777	0.25	29.8	5.3	20.6
西　藏	331088	328606	72152	0.13	17.7	3.3	9.1
陕　西	6756796	6727611	2082171	0.32	24.7	5.6	17.1
甘　肃	4312611	4306015	677323	0.15	25.1	6.2	17.2
青　海	1009960	1015206	189861	0.28	24.6	5.8	17.0
宁　夏	1068917	1071090	274485	0.23	26.0	3.6	14.8
新　疆	4369257	4402996	1102513	0.47	24.4	5.1	16.9

5-3-4 2020年医疗卫生机构分科出院人数及构成

科室分类	出院人数（人）	医院	构成（%）	医院
总　计	**229805703**	**183335474**	**100.00**	**100.00**
预防保健科	185439	56894	0.08	0.03
全科医疗科	9238504	1523322	4.02	0.83
内科	67602933	51262126	29.42	27.96
外科	40296243	35802391	17.53	19.53
儿科	16904963	11497780	7.36	6.27
妇产科	22973752	15764356	10.00	8.60
眼科	5649332	5467676	2.46	2.98
耳鼻咽喉科	3029133	2937874	1.32	1.60
口腔科	613958	541282	0.27	0.30
皮肤科	556020	493366	0.24	0.27
医疗美容科	273635	264672	0.12	0.14
精神科	3312502	3245004	1.44	1.77
传染科	2579259	2464167	1.12	1.34
结核病科	505629	421492	0.22	0.23
肿瘤科	10092395	10092361	4.39	5.50
急诊医学科	1637403	1491607	0.71	0.81
康复医学科	3997634	3099913	1.74	1.69
职业病科	159188	104883	0.07	0.06
中医科	30613730	27919711	13.32	15.23
民族医学科	690323	690323	0.30	0.38
中西医结合科	3368756	3367404	1.47	1.84
重症医学科	1087961	1087888	0.47	0.59
其他	4437011	3738982	1.93	2.04

5-4-1 医院入院人数

年份	入院人数（万人）	卫生健康部门			每百门急诊入院人数（人）
			综合医院	中医医院	
1980	2247	1667	1383	41	2.4
1985	2560	1862	1485	79	2.3
1990	3182	2341	1769	195	2.3
1991	3276	2433	1825	223	2.3
1992	3262	2428	1799	232	2.3
1993	3066	2325	1723	231	2.5
1994	3079	2344	1728	241	2.6
1995	3073	2358	1710	251	2.6
1996	3100	2379	1704	267	2.7
1997	3121	2425	1725	274	2.7
1998	3238	2538	1794	287	2.8
1999	3379	2676	1884	298	2.9
2000	3584	2862	1996	321	3.0
2001	3759	3030	2100	349	3.2
2002	3997	3209	2577	394	3.5
2003	4159	3339	2727	438	3.6
2004	4673	3752	3108	498	3.8
2005	5108	4101	3394	544	3.8
2006	5562	4465	3656	610	3.9
2007	6487	5336	4257	693	4.1
2008	7392	6193	4874	847	4.3
2009	8488	7048	5525	986	4.5
2010	9524	7890	6172	1113	4.8
2011	10755	8849	6896	1285	4.9
2012	12727	10324	7978	1564	5.1
2013	14007	11251	8639	1736	5.2
2014	15375	12275	9398	1889	5.2
2015	16087	12583	9595	1946	5.2
2016	17528	13591	10351	2101	5.4
2017	18915	14588	11072	2282	5.5
2018	20017	15345	11567	2425	5.7
2019	21183	16483	12394	2610	5.6
2020	18352	14006	10459	2296	5.7

注：① 1993 年以前入院人数系推算数；② 2002 年之前医院数包括妇幼保健院、专科疾病防治院；③ 2002 年以前综合医院不含高校附属医院。

5-4-2 各类医院入院人数（按登记注册类型/主办单位/管理类别/等级/机构类别分）

医院分类	2015	2016	2017	2018	2019	2020
总入院人数（万人）	**16086.8**	**17527.7**	**18915.4**	**20016.9**	**21183.1**	**18352.0**
按登记注册类型分						
公立医院	13721.4	14750.5	15594.7	16351.3	17487.2	14835.4
民营医院	2365.4	2777.2	3320.7	3665.7	3695.9	3516.6
按主办单位分						
政府办	12905.2	13937.8	14845.7	15609.1	16770.8	14219.3
社会办	1595.5	1765.2	1913.5	2065.3	2106.8	1935.9
个人办	1586.1	1824.7	2156.3	2342.5	2305.5	2196.8
按管理类别分						
非营利性	14894.9	16144.7	17237.1	18140.2	19244.8	16456.4
营利性	1192.0	1383.0	1678.3	1876.8	1938.3	1895.6
按医院等级分						
三级医院	6828.9	7686.2	8396.3	9292.2	10482.7	9372.7
二级医院	7121.2	7570.3	8005.8	8176.7	8380.1	6965.2
一级医院	965.2	1039.3	1168.9	1209.5	1151.0	1116.7
未评级医院	1171.7	1231.9	1344.5	1338.7	1169.3	897.5
按机构类别分						
综合医院	12335.4	13402.3	14360.1	15040.3	15841.6	13587.5
中医医院	2101.8	2278.6	2492.9	2668.9	2878.0	2556.1
中西医结合医院	203.3	229.0	261.3	289.1	313.0	276.1
民族医院	56.2	59.6	74.8	92.6	96.7	79.0
专科医院	1380.5	1545.6	1705.8	1899.6	2023.6	1820.5
护理院	9.6	12.6	20.5	26.5	30.0	32.8

5-4-3 2020年各地区医院住院服务情况

地区	入院人数			出院人数			住院病人手术人次数		
	合计	公立	民营	合计	公立	民营	合计	公立	民营
总 计	**183520124**	**148354103**	**35166021**	**183335474**	**148469501**	**34865973**	**63245802**	**54403176**	**8842626**
东 部	72785829	59946900	12838929	72803460	60039091	12764369	29490818	25747365	3743453
中 部	55549270	44238953	11310317	55410541	44224418	11186123	16320248	13757303	2562945
西 部	55185025	44168250	11016775	55121473	44205992	10915481	17434736	14898508	2536228
北 京	2439080	2053007	386073	2455126	2066696	388430	1129373	995698	133675
天 津	1267709	1201384	66325	1274903	1207829	67074	737010	714254	22756
河 北	8787165	7207233	1579932	8763150	7201291	1561859	2082221	1812966	269255
山 西	3844828	3043231	801597	3832866	3041743	791123	1228405	1054457	173948
内蒙古	2606242	2364291	241951	2607646	2367364	240282	739053	676248	62805
辽 宁	5372730	4173256	1199474	5368359	4175751	1192608	1628242	1344411	283831
吉 林	2922765	2246532	676233	2902986	2239016	663970	718879	600983	117896
黑龙江	3252629	2595863	656766	3278529	2630265	648264	1026338	897486	128852
上 海	3582138	3347576	234562	3585572	3354758	230814	2816305	2697694	118611
江 苏	11073103	7964357	3108746	11073303	7972091	3101212	4178886	3283984	894902
浙 江	8771246	7452604	1318642	8775989	7463159	1312830	3563761	3123171	440590
安 徽	8134499	6214483	1920016	8094679	6198011	1896668	2502662	1913581	589081
福 建	4486026	3715452	770574	4490109	3722657	767452	1480322	1223863	256459
江 西	5844707	4747800	1096907	5825609	4736657	1088952	1704275	1476707	227568
山 东	13395786	11090324	2305462	13378638	11099419	2279219	4358871	3800948	557923
河 南	14264544	11052428	3212116	14232521	11044017	3188504	3585418	2926487	658931
湖 北	7115032	6140251	974781	7129471	6167692	961779	2786212	2482428	303784
湖 南	10170266	8198365	1971901	10113880	8167017	1946863	2768059	2405174	362885
广 东	12584109	10855038	1729071	12613700	10890749	1722951	7222798	6507573	715225
广 西	6346627	5673114	673513	6342258	5677340	664918	1964145	1743338	220807
海 南	1026737	886669	140068	1024611	884691	139920	293029	242803	50226
重 庆	4559658	3257097	1302561	4547791	3258230	1289561	1575350	1228541	346809
四 川	12453731	9364740	3088991	12456301	9381197	3075104	4683910	3975844	708066
贵 州	6230160	4492659	1737501	6183221	4466377	1716844	1743896	1448961	294935
云 南	7738330	6138568	1599762	7720726	6136099	1584627	2529836	2158219	371617
西 藏	314498	204628	109870	312113	204266	107847	71164	44774	26390
陕 西	5895491	4664344	1231147	5871977	4654579	1217398	1959597	1633523	326074
甘 肃	3408541	2945672	462869	3403336	2946884	456452	639885	565511	74374
青 海	914436	798818	115618	920418	805507	114911	188703	166164	22539
宁 夏	974844	827489	147355	977406	831379	146027	254973	223231	31742
新 疆	3742467	3436830	305637	3778280	3476770	301510	1084224	1034154	50070

5-4-4 2020年各地区医院分科出院人数

地区	合计	预防保健科	全科医疗科	内科	外科	儿科	妇产科	眼科	耳鼻咽喉科	口腔科	皮肤科
总　计	**183335474**	**56894**	**1523322**	**51262126**	**35802391**	**11497780**	**15764356**	**5467676**	**2937874**	**541282**	**493366**
东　部	72803460	21952	478359	20028773	15180909	4071904	6763763	2445180	1104161	241980	133831
中　部	55410541	14518	471025	16335862	10415056	3561534	4074730	1485686	907309	181513	159552
西　部	55121473	20424	573938	14897491	10206426	3864342	4925863	1536810	926404	117789	199983
北　京	2455126		4755	585563	555750	126457	284971	107246	35820	8552	4314
天　津	1274903		4522	312929	255853	77598	119636	63997	20549	4127	1503
河　北	8763150	1668	51180	2887356	1708266	521500	720304	227707	92534	21948	11333
山　西	3832866	4245	24360	1287197	763977	252756	340979	118150	46206	10341	18293
内蒙古	2607646	459	10786	808362	448896	117005	203520	75854	25412	5592	3044
辽　宁	5368359		29647	2028386	1052748	166926	366733	169986	71508	16598	14278
吉　林	2902986	11	23359	1071653	565954	92612	181351	68024	31259	5076	4592
黑龙江	3278529	130	13732	1342797	559997	103291	164832	84171	39114	10044	6445
上　海	3585572	1219	21666	798426	814790	110617	334442	107231	87371	13699	11849
江　苏	11073303	1963	56547	2986567	2224586	621513	906630	306022	159614	44034	11903
浙　江	8775989	23	88470	2251850	2094131	342189	786807	259579	131395	26107	17080
安　徽	8094679	871	61734	2094253	1615088	530653	697297	236967	145517	26135	18012
福　建	4490109	168	16118	985963	991198	330092	519106	248817	79240	9362	4339
江　西	5825609	67	71514	1616938	1110038	435330	403335	133249	99722	8397	16359
山　东	13378638	16632	57675	3858374	2607092	835973	1087933	513359	195190	61387	26764
河　南	14232521	7667	107255	4214326	2543040	1017047	1054403	381629	229185	59491	29911
湖　北	7129471	547	42409	1912731	1369593	427832	525697	210005	129437	22912	44898
湖　南	10113880	980	126662	2795967	1887369	702013	706836	253491	186869	39117	21042
广　东	12613700	279	129612	3056443	2703518	875662	1510545	395469	217119	34171	26310
广　西	6342258	137	60205	1527284	1093128	481378	613269	250816	128947	13527	17105
海　南	1024611		18167	276916	172977	63377	126656	45767	13821	1995	4158
重　庆	4547791	9	52423	1189920	853528	262581	298998	119056	101010	7542	12524
四　川	12456301	2743	91068	3490432	2453924	716780	871392	361868	232466	21222	49208
贵　州	6183221	983	122611	1497839	1196171	523962	714697	129973	103846	19258	23826
云　南	7720726	14497	93572	2016190	1471915	602640	778173	214484	128166	14098	36988
西　藏	312113	796	4963	61927	56320	22093	73580	1622	3200	717	74
陕　西	5871977	87	26215	1895247	1052087	495443	479902	191171	83970	9773	14500
甘　肃	3403336	348	16557	829206	572367	240940	295692	64300	34661	6367	7110
青　海	920418		12811	234419	148468	69080	124152	23269	13075	3882	8708
宁　夏	977406	20	10097	271961	177758	70835	91941	32465	13891	4275	2880
新　疆	3778280	345	72630	1074704	681864	261605	380547	71932	57760	11536	24016

5-4-4 续表

医疗美容科	精神科	传染科	结核病科	肿瘤科	急诊医学科	康复医学科	职业病科	中医科	民族医学科	中西医结合科	重症医学科	其他
264672	**3245004**	**2464167**	**421492**	**10092361**	**1491607**	**3099913**	**104883**	**27919711**	**690323**	**3367404**	**1087888**	**3738982**
147215	1168641	899048	218367	4925858	552065	1180204	24690	9586721	6004	1609747	417638	1596450
55738	962452	752127	170045	3243150	502012	974139	28210	8912111	19487	754583	381129	1048573
61719	1113911	812992	33080	1923353	437530	945570	51983	9420879	664832	1003074	289121	1093959
23676	23022	32999	5960	198842	5188	27270	3541	209227	398	126958	11350	73267
483	22832	10336	1606	151839	1429	7494	2	149650		34791	8744	24983
9901	105961	84097	9853	386500	95662	61188	1279	1229099	368	327620	61747	146079
1354	41175	40131	11056	209540	15037	56182	8404	421449		65222	15183	81629
374	27991	36197	353	163902	25078	26608	1133	231111	265547	21225	14636	94561
4436	92937	75630	31329	470005	13543	78082	4143	499207	766	57555	27914	96002
2433	70268	27958	7508	232692	13924	44375	500	366861	2415	45637	8314	36210
3785	66997	53731	5092	233804	26562	46737	1561	427893	1026	30935	18580	37273
8329	12660	46381	97879	274214	42518	67768	655	247146		173639	9197	303876
11283	171015	205600	18701	916555	81147	298182	4076	1635449		197824	56291	157801
23281	228001	123114	7419	534590	61600	161483	2623	1175286	2021	240358	48335	170247
8867	113351	133344	33795	508869	127824	151676	660	1265333	520	124501	38894	160518
18955	73939	48362	12780	244744	41545	61235	399	586643	890	107880	22083	86251
2238	96253	92707	27059	322981	89522	81113	1951	1032491	180	51574	34471	98120
24082	218354	114719	16054	907532	162698	180499	7441	1995449	91	95057	86608	309675
15512	183707	147340	10617	843043	176720	249089	3845	2311848	5	187947	182307	276587
7076	151505	113797	21094	418667	15457	167506	1053	1147642	14023	139689	46592	199309
14473	239196	143119	53824	473554	36966	177461	10236	1938594	1318	109078	36788	158927
20227	181048	145758	15014	777910	33613	221104	531	1735231	1470	234635	79212	218819
1758	178460	122530	5134	276106	15924	85541	5238	1162350	51894	140382	41232	69913
2562	38872	12052	1772	63127	13122	15899		124334		13430	6157	9450
11596	72975	55878	362	187939	19716	108757	5461	950717		146390	21213	69196
15277	421940	132956	2454	426000	36771	249995	22077	2229456	26351	320670	60077	221174
7088	95821	111669	6228	119166	84589	79313	2034	1037452	6450	110500	27695	162050
12199	139821	150846	341	247910	89131	141250	1478	1355631	7418	46004	25940	132034
2450	397	5934	56	1415	3355	2541		7060	36685	4660	720	21548
7446	80059	50263	1202	186259	44415	122857	4109	908866		86702	25250	106154
559	39048	34695	1025	104524	35021	56296	5289	872945	19614	92673	23930	50169
	3715	27318		29668	25058	7172	686	109391	26544	3403	4429	45170
140	5641	16907		41399	11446	16979	1424	169301		9682	3730	24634
2832	48043	67799	15925	139065	47026	48261	3054	386599	224329	20783	40269	97356

5-5　2020年医疗卫生机构床位利用情况

机构分类	实际开放总床日数（日）	平均开放病床（张）	实际占用总床日数（日）	出院者占用总床日数（日）	病床周转次数	病床工作日（日）	病床使用率（%）	平均住院日
总　计	**3151911008**	**8635373**	**2132207258**	**2046860260**	**26.61**	**246.9**	**67.65**	**8.9**
一、医院	2480282124	6795293	1793245151	1734125666	26.98	263.9	72.30	9.5
综合医院	1624639012	4451066	1176993069	1156090835	30.52	264.4	72.45	8.5
中医医院	342792219	939157	247938230	242015874	27.18	264.0	72.33	9.5
中西医结合医院	42425631	116235	28807784	28070278	23.74	247.8	67.90	10.2
民族医院	14181667	38854	8350074	7930376	20.31	214.9	58.88	10.1
专科医院	425604368	1166039	310037883	283965539	15.53	265.9	72.85	15.7
口腔医院	4342522	11897	999491	927022	10.58	84.0	23.02	7.4
眼科医院	19790499	54221	8060836	7666809	39.24	148.7	40.73	3.6
耳鼻喉科医院	2473984	6778	1191244	1114214	28.45	175.8	48.15	5.8
肿瘤医院	32078493	87886	27651290	27796352	36.88	314.6	86.20	8.6
心血管病医院	6770800	18550	4465270	4178815	27.10	240.7	65.95	8.3
胸科医院	3255101	8918	2621113	2674855	26.82	293.9	80.52	11.2
血液病医院	845846	2317	673089	661173	28.16	290.5	79.58	10.1
妇产（科）医院	20730777	56797	9344034	8882970	28.45	164.5	45.07	5.5
儿童医院	16603000	45488	11432643	11330472	37.61	251.3	68.86	6.6
精神病医院	190773205	522666	167520420	146867958	4.98	320.5	87.81	56.5
传染病医院	21600344	59179	14546253	14289851	15.78	245.8	67.34	15.3
皮肤病医院	2708060	7419	942981	869211	12.31	127.1	34.82	9.5
结核病医院	3470336	9508	2751451	2762167	26.17	289.4	79.28	11.1
麻风病医院	467857	1282	91673	84715	1.00	71.5	19.59	66.2
职业病医院	1213570	3325	648154	644439	12.15	194.9	53.41	16.0
骨科医院	23838163	65310	15169327	14982427	21.17	232.3	63.63	10.8
康复医院	32472015	88964	20588668	18478436	10.20	231.4	63.40	20.4
整形外科医院	762820	2090	287614	252757	20.70	137.6	37.70	5.8
美容医院	2784688	7629	492608	408758	22.40	64.6	17.69	2.4
其他专科医院	38622288	105814	20559724	19092138	17.61	194.3	53.23	10.3
护理院	30639227	83943	21118111	16052764	3.78	251.6	68.93	50.6
二、基层医疗卫生机构	561958065	1539611	276553226	253027165	24.00	179.6	49.21	6.9
社区卫生服务中心（站）	76867754	210597	32646979	30317665	14.15	155.0	42.47	10.2
社区卫生服务中心	73905484	202481	31641267	29919204	14.39	156.3	42.81	10.3
社区卫生服务站	2962270	8116	1005712	398461	8.07	123.9	33.95	6.1
卫生院	485012261	1328801	243865141	222704617	25.51	183.5	50.28	6.6
街道卫生院	4322162	11842	1586611	1471028	15.41	134.0	36.71	8.1
乡镇卫生院	480690099	1316959	242278530	221233589	25.60	184.0	50.40	6.6
中心卫生院	215551322	590552	115566166	107132897	27.63	195.7	53.61	6.6
乡卫生院	265138777	726408	126712364	114100692	23.95	174.4	47.79	6.6
门诊部								
护理站	78050	214	41106	4883	0.80	192.2	52.67	28.7
三、专业公共卫生机构	102095839	279715	59042587	57227183	33.26	211.1	57.83	6.2
专科疾病防治院（所、站）	14569041	39915	9269530	8216814	9.32	232.2	63.62	22.1
妇幼保健院（所、站）	87526798	239799	49773057	49010369	37.25	207.6	56.87	5.5
内：妇幼保健院	83991106	230113	48776170	48111115	38.17	212.0	58.07	5.5
四、其他医疗卫生机构	7574980	20753	3366294	2480246	10.58	162.2	44.44	11.3
疗养院	7574980	20753	3366294	2480246	10.58	162.2	44.44	11.3

5-6-1 医院病床使用情况

年份	病床使用率(%)	卫生健康部门	综合医院	中医医院	平均住院日(日)	卫生健康部门	综合医院	中医医院
1980	82.5	85.7	84.2	86.9	14.0	13.7	11.7	23.7
1985	82.7	87.9	87.0	83.9	15.8	15.4	13.3	23.3
1990	80.7	85.6	85.7	73.6	15.9	15.5	13.5	18.0
1991	81.2	85.8	86.2	74.0	16.0	15.5	13.4	17.4
1992	78.4	83.1	83.7	69.2	16.2	15.8	13.7	17.5
1993	70.9	75.7	76.3	62.5	15.6	15.2	13.3	15.4
1994	68.8	72.1	72.6	58.9	15.0	14.5	12.9	14.4
1995	66.9	70.2	70.8	57.4	14.8	14.2	12.6	13.9
1996	64.4	67.9	69.1	54.5	14.3	13.7	12.3	13.4
1997	61.5	65.0	65.4	52.1	13.8	13.3	11.9	13.1
1998	60.0	63.1	63.3	49.8	13.1	12.6	11.3	12.4
1999	59.6	63.1	63.2	50.5	12.7	12.1	11.0	12.0
2000	60.6	64.5	65.0	50.7	12.2	11.6	10.5	11.4
2001	61.1	65.3	65.6	51.5	11.8	11.3	10.3	10.9
2002	64.6	68.6	70.5	57.7	10.9	10.6	9.6	10.8
2003	65.3	69.3	70.6	59.4	11.0	10.8	10.0	10.9
2004	68.4	73.2	74.4	63.0	10.8	10.5	9.8	10.4
2005	70.3	75.3	76.6	65.7	10.9	10.6	9.8	10.8
2006	72.4	77.9	79.2	67.7	10.9	10.5	9.8	10.4
2007	78.2	84.3	85.6	73.2	10.8	10.5	9.8	10.4
2008	81.5	88.1	89.6	78.6	10.7	10.6	9.9	10.5
2009	84.7	91.5	93.0	83.1	10.5	10.4	9.7	10.4
2010	86.7	93.4	94.9	85.7	10.5	10.4	9.7	10.7
2011	88.5	95.2	96.6	88.1	10.3	10.2	9.6	10.5
2012	90.1	96.9	98.2	90.4	10.0	10.0	9.3	10.1
2013	89.0	95.9	96.9	90.5	9.8	9.8	9.1	10.1
2014	88.0	94.9	95.8	89.1	9.6	9.6	8.9	9.9
2015	85.4	92.2	93.1	86.6	9.6	9.5	8.9	9.9
2016	85.3	92.8	93.7	87.1	9.4	9.3	8.6	9.8
2017	85.0	93.1	94.0	87.8	9.3	9.2	8.5	9.6
2018	84.2	92.9	93.5	88.1	9.3	9.1	8.4	9.5
2019	83.6	93.0	94.1	87.3	9.1	8.9	8.2	9.4
2020	72.3	78.5	78.7	75.4	9.5	9.0	8.3	9.5

注：2002 年以前医院数包括妇幼保健院、专科疾病防治院，综合医院不含高校附属医院。

5-6-2 医院病床使用率（%）

医院分类	2015	2016	2017	2018	2019	2020
总 计	**85.4**	**85.3**	**85.0**	**84.2**	**83.6**	**72.3**
按登记注册类型分						
公立医院	90.4	91.0	91.3	91.1	91.2	77.4
民营医院	62.8	62.8	63.4	63.2	61.4	58.3
按主办单位分						
政府办	91.9	92.4	92.7	92.4	92.5	78.2
社会办	72.6	72.1	71.4	70.9	69.2	63.6
个人办	59.9	60.0	60.5	60.1	58.2	55.8
按管理类别分						
其中：非营利性	88.3	88.6	88.5	87.9	87.7	75.2
营利性	56.9	57.2	58.6	59.3	57.8	55.7
按医院等级分						
其中：三级医院	98.8	98.8	98.6	97.5	97.5	81.3
二级医院	84.1	84.1	84.0	83.0	81.6	70.7
一级医院	58.8	58.0	57.5	56.9	54.7	52.1
按机构类别分						
综合医院	86.1	86.2	86.0	85.1	84.8	72.5
中医医院	84.7	84.9	85.0	84.8	83.4	72.3
中西医结合医院	81.5	80.5	80.7	80.0	78.2	67.9
民族医院	71.4	70.7	68.3	71.6	70.9	58.9
专科医院	83.2	82.6	81.6	81.3	80.2	72.9
护理院	76.5	76.3	75.2	72.7	71.7	68.9

5-6-3 医院平均住院日

医院分类	2015	2016	2017	2018	2019	2020
总　计	**9.6**	**9.4**	**9.3**	**9.3**	**9.1**	**9.5**
按登记注册类型分						
公立医院	9.8	9.6	9.4	9.3	9.1	9.3
民营医院	8.5	8.6	8.9	8.9	9.4	10.3
按主办单位分						
政府办	9.6	9.4	9.3	9.3	9.0	9.2
社会办	10.5	10.1	9.9	9.9	10.0	10.8
个人办	8.3	8.4	8.7	8.7	9.2	10.1
按管理类别分						
其中：非营利性	9.7	9.5	9.4	9.4	9.1	9.4
营利性	7.9	8.1	8.4	8.4	9.0	9.9
按医院等级分						
其中：三级医院	10.4	10.1	9.6	9.6	9.2	9.3
二级医院	8.9	8.8	8.8	8.8	8.8	9.3
一级医院	9.0	9.0	8.8	8.8	9.2	10.2
按机构类别分						
综合医院	8.9	8.7	8.5	8.5	8.3	8.5
中医医院	9.9	9.8	9.5	9.5	9.3	9.5
中西医结合医院	10.4	10.5	10.4	10.4	9.9	10.2
民族医院	10.4	10.4	9.8	9.8	10.0	10.1
专科医院	14.5	14.2	14.3	14.3	14.3	15.7
护理院	56.8	51.3	47.2	47.2	49.1	50.6

5-6-4　2020年各地区医院床位利用情况

地区	病床工作日			病床使用率（%）			平均住院日		
	合计	公立	民营	合计	公立	民营	合计	公立	民营
总　计	**263.9**	**282.6**	**212.9**	**72.3**	**77.4**	**58.3**	**9.5**	**9.3**	**10.3**
东　部	261.8	279.5	214.2	71.7	76.6	58.7	9.3	9.0	10.9
中　部	259.1	275.7	211.0	71.0	75.5	57.8	9.7	9.6	10.1
西　部	272.0	294.6	212.9	74.5	80.7	58.3	9.3	9.3	9.6
北　京	222.2	233.9	181.9	60.9	64.1	49.8	9.9	9.7	11.0
天　津	225.0	241.0	151.5	61.6	66.0	41.5	9.6	9.0	20.7
河　北	258.3	281.4	192.3	70.8	77.1	52.7	9.3	9.2	9.6
山　西	240.5	261.2	185.2	65.9	71.6	50.7	10.3	10.3	10.4
内蒙古	214.6	233.9	112.2	58.8	64.1	30.8	9.6	9.8	7.9
辽　宁	227.1	246.2	179.5	62.2	67.5	49.2	10.4	10.5	9.9
吉　林	223.0	232.4	199.4	61.1	63.7	54.6	10.0	9.8	10.8
黑龙江	176.2	174.2	183.4	48.3	47.7	50.2	10.7	10.2	12.8
上　海	311.2	317.5	292.4	85.2	87.0	80.1	10.7	9.1	34.4
江　苏	277.9	298.3	243.4	76.1	81.7	66.7	9.7	9.3	10.6
浙　江	284.5	300.8	246.6	77.9	82.4	67.6	9.5	8.4	15.9
安　徽	264.1	288.9	207.4	72.4	79.1	56.8	9.7	9.1	11.6
福　建	261.5	278.7	204.2	71.6	76.4	56.0	8.7	8.9	7.8
江　西	276.2	288.4	238.5	75.7	79.0	65.3	9.0	8.9	9.6
山　东	259.2	282.2	191.2	71.0	77.3	52.4	8.9	8.8	9.1
河　南	285.2	304.8	232.4	78.1	83.5	63.7	9.5	9.6	9.3
湖　北	263.2	277.5	198.0	72.1	76.0	54.3	10.1	10.2	9.8
湖　南	278.1	303.3	208.4	76.2	83.1	57.1	9.5	9.6	9.2
广　东	259.5	274.3	209.0	71.1	75.2	57.3	8.7	8.5	10.1
广　西	302.3	318.4	237.5	82.8	87.2	65.1	9.1	8.7	11.9
海　南	243.0	264.1	175.2	66.6	72.4	48.0	9.3	9.2	9.7
重　庆	272.8	307.5	206.4	74.7	84.2	56.5	10.0	10.5	8.6
四　川	288.3	315.4	234.7	79.0	86.4	64.3	10.6	10.4	11.2
贵　州	276.2	305.6	230.8	75.7	83.7	63.2	8.4	8.3	8.6
云　南	282.7	317.0	206.0	77.5	86.9	56.4	8.7	8.6	9.2
西　藏	205.1	208.8	191.8	56.2	57.2	52.6	7.7	9.5	4.4
陕　西	250.6	274.4	189.9	68.7	75.2	52.0	9.1	9.1	9.3
甘　肃	261.2	271.6	208.7	71.6	74.4	57.2	8.7	8.8	8.0
青　海	256.1	273.1	165.8	70.2	74.8	45.4	9.0	9.2	7.0
宁　夏	251.0	275.3	169.3	68.8	75.4	46.4	8.7	8.7	8.7
新　疆	255.0	267.9	159.7	69.9	73.4	43.7	8.8	8.9	8.2

5-7-1　2020年各地区医院医师担负工作量

地区	医师日均担负诊疗人次			医师日均担负住院床日		
	合计	公立	民营	合计	公立	民营
总　计	**5.9**	**6.3**	**4.3**	**2.2**	**2.2**	**2.1**
东　部	6.6	7.1	4.8	1.9	1.9	1.9
中　部	4.8	5.1	3.6	2.3	2.3	2.1
西　部	5.7	6.1	4.2	2.5	2.5	2.6
北　京	6.3	6.8	4.6	1.0	1.1	0.8
天　津	7.0	7.2	6.5	1.1	1.3	0.6
河　北	4.7	5.0	3.6	1.8	1.9	1.4
山　西	4.0	4.4	2.7	1.8	1.8	1.7
内蒙古	4.4	4.5	3.9	1.6	1.7	1.1
辽　宁	4.5	4.7	3.7	1.9	2.0	1.8
吉　林	4.1	4.4	3.3	1.8	1.8	1.9
黑龙江	3.4	3.5	2.8	1.7	1.6	2.0
上　海	11.1	11.6	7.8	2.3	2.0	4.4
江　苏	6.9	7.4	5.7	2.2	2.1	2.4
浙　江	8.8	9.7	5.4	2.0	1.8	2.5
安　徽	5.5	6.1	4.0	2.3	2.5	2.0
福　建	6.9	7.6	4.1	2.0	2.1	1.9
江　西	5.2	5.6	3.6	2.6	2.6	2.9
山　东	4.9	5.2	3.9	1.8	1.9	1.6
河　南	5.2	5.5	4.5	2.4	2.5	2.2
湖　北	5.3	5.6	4.0	2.3	2.3	1.9
湖　南	4.2	4.6	3.0	2.7	2.9	2.3
广　东	8.1	8.5	5.7	1.9	1.8	2.3
广　西	6.2	6.6	3.7	2.6	2.5	3.4
海　南	5.4	5.8	3.6	1.9	1.9	1.7
重　庆	6.3	7.5	3.7	2.7	2.9	2.3
四　川	6.3	7.0	4.3	3.0	2.9	3.2
贵　州	5.1	5.3	4.6	2.8	2.5	3.5
云　南	6.4	6.7	5.2	2.7	2.8	2.6
西　藏	5.1	5.1	5.1	1.3	1.4	1.3
陕　西	5.2	5.5	4.0	2.2	2.3	2.1
甘　肃	5.3	5.7	3.6	2.5	2.5	2.1
青　海	4.6	4.6	4.6	2.1	2.1	1.7
宁　夏	6.0	6.2	5.0	1.8	1.9	1.5
新　疆	5.0	5.3	2.8	2.1	2.2	1.5

5-7-2　2020年各地区综合医院医师担负工作量

地区	医师日均担负诊疗人次						医师日均担负住院床日					
	合计	委属	省属	地级市属	县级市属	县属	合计	委属	省属	地级市属	县级市属	县属
总　计	**6.5**	**7.6**	**6.4**	**6.3**	**6.8**	**6.4**	**2.1**	**1.7**	**1.9**	**2.0**	**1.9**	**2.5**
东　部	7.2	7.7	7.3	7.0	7.6	6.7	1.8	1.3	1.7	1.8	1.7	2.1
中　部	5.4	7.5	5.2	5.1	5.2	5.6	2.3	2.2	2.2	2.2	2.1	2.5
西　部	6.5	7.9	5.9	6.2	6.4	7.0	2.4	1.7	2.0	2.3	2.3	2.8
北　京	6.9	6.6	6.4	7.6			0.9	0.9	1.0	0.9		
天　津	7.3		7.4	7.2			1.2		1.4	1.0		
河　北	5.1		4.6	4.6	5.5	5.5	1.9		2.1	2.0	1.8	2.0
山　西	4.7		5.0	4.4	4.7	4.8	1.8		1.9	1.9	1.7	1.8
内蒙古	4.8		4.5	4.6	4.2	5.4	1.6		2.0	1.6	1.3	1.8
辽　宁	4.8		5.4	4.8	4.4	4.5	1.9		1.7	2.0	1.8	2.0
吉　林	4.5	6.2	4.3	4.0	4.4	3.6	1.7	1.9	1.7	2.0	1.5	1.6
黑龙江	3.6		3.1	3.8	3.9	3.9	1.4		1.4	1.5	1.4	1.6
上　海	11.5	11.0	11.9	11.3			1.7	1.6	1.7	1.7		
江　苏	7.3		8.9	7.0	7.3	6.5	2.1		2.0	2.1	2.0	2.2
浙　江	9.8		9.2	8.6	10.7	10.4	1.8		1.7	1.8	1.7	1.9
安　徽	6.4		7.4	5.7	6.3	6.5	2.3		2.4	2.2	2.1	2.5
福　建	7.8		6.3	7.5	8.2	8.8	2.0		1.8	2.0	1.8	2.1
江　西	6.0		5.9	5.0	6.0	6.8	2.4		2.7	2.4	2.2	2.5
山　东	5.5	5.9	6.2	5.2	5.4	5.4	1.9	1.9	1.9	1.7	1.8	2.2
河　南	5.6		5.1	5.3	5.7	6.1	2.6		2.7	2.2	2.4	2.8
湖　北	5.8	8.6	5.4	5.5	5.3	5.7	2.3	2.3	1.8	2.2	2.2	2.8
湖　南	5.0	7.7	4.9	5.0	4.6	4.5	2.6	2.2	2.7	2.6	2.6	2.7
广　东	8.5	8.7	7.1	8.1	9.2	8.1	1.7	1.6	1.9	1.8	1.5	2.0
广　西	7.2		6.4	6.6	7.7	8.3	2.4		2.0	2.3	2.3	2.8
海　南	5.8		6.2	4.8	6.0	6.1	1.8		2.0	1.4	1.8	1.7
重　庆	7.8		6.7	8.3		7.6	2.6		2.2	2.6		3.1
四　川	7.2	7.4	7.3	6.7	7.6	7.4	2.5	1.4	2.1	2.5	2.6	3.0
贵　州	5.6		5.5	4.4	5.4	6.4	2.5		2.1	2.4	2.3	2.8
云　南	6.8		5.7	5.9	6.5	8.1	2.7		1.9	2.5	2.5	3.3
西　藏	5.2		5.9	4.8	4.7	5.3	1.3		1.6	1.9	0.6	1.0
陕　西	5.7	8.5	5.1	5.3	5.9	5.8	2.2	2.1	1.9	2.1	2.2	2.5
甘　肃	5.9		5.5	5.5	5.5	6.6	2.4		1.7	2.3	2.1	2.8
青　海	5.1		4.2	4.7	5.5	6.9	2.2		2.1	2.3	1.9	2.2
宁　夏	6.2		6.2	6.1	6.8	6.2	1.9		1.8	1.8	2.4	2.0
新　疆	6.1		5.3	5.9	5.1	7.5	2.3		1.9	1.9	1.9	3.2

注：本表系卫生健康部门医院数字。

5-7-3 综合医院工作效率

医院级别	年份	医师日均担负		医师人均年业务收入（万元）	病床使用率（%）	平均住院日（日）
		诊疗人次	住院床日			
医院合计	2015	7.8	2.6	145.1	93.2	8.9
	2016	7.8	2.6	153.7	93.7	8.7
	2017	7.8	2.6	159.9	94.1	8.5
	2018	7.7	2.6	167.5	93.6	8.4
	2019	7.9	2.5	177.8	94.2	8.2
	2020	6.5	2.1	159.3	78.8	8.3
委属	2015	10.2	2.3	322.1	102.1	9.1
	2016	10.4	2.3	346.1	103.9	8.8
	2017	10.4	2.4	373.2	105.0	8.5
	2018	10.1	2.3	386.1	106.1	8.1
	2019	10.5	2.3	407.1	106.3	7.7
	2020	7.6	1.7	331.6	80.4	7.8
省属	2015	8.6	2.6	235.2	101.1	9.8
	2016	8.5	2.5	245.6	100.8	9.5
	2017	8.2	2.5	252.6	101.6	9.3
	2018	8.1	2.5	265.8	100.6	8.8
	2019	8.2	2.4	278.2	100.9	8.5
	2020	6.4	1.9	245.1	81.1	8.5
地级市（地区）属	2015	7.7	2.6	151.3	97.0	10.1
	2016	7.6	2.6	159.9	97.1	9.7
	2017	7.5	2.5	164.4	97.0	9.5
	2018	7.5	2.5	172.4	96.2	9.3
	2019	7.7	2.5	183.2	97.0	8.9
	2020	6.3	2.0	166.6	81.4	8.9
县级市（区）属	2015	8.1	2.4	109.5	89.0	8.5
	2016	8.2	2.4	115.4	89.4	8.3
	2017	8.1	2.4	119.8	90.0	8.2
	2018	8.0	2.4	124.5	89.3	8.2
	2019	8.3	2.4	131.4	89.6	8.0
	2020	6.8	1.9	118.7	74.4	8.1
县属	2015	6.9	3.0	96.4	88.2	7.6
	2016	7.0	3.0	101.7	89.4	7.5
	2017	7.1	3.0	106.7	89.7	7.5
	2018	7.1	3.0	111.7	89.8	7.6
	2019	7.3	2.9	118.5	90.4	7.5
	2020	6.4	2.5	109.2	78.3	7.6

注：本表系卫生健康部门医院数字。

5-8-1　2020年公立医院出院病人疾病转归情况

疾病名称（ICD-10）	出院人数（人）	疾病构成（%）	病死率（%）	平均住院日（日）	人均医药费用（元）
总　计	**86064848**	**100.00**	**0.51**	**7.98**	**10068.92**
1. 传染病和寄生虫病小计	1961306	2.28	0.59	8.88	7479.55
其中：肠道传染病	215501	0.25	0.07	5.56	3652.36
内：伤寒和副伤寒	3025	0.00	0.10	9.31	6824.23
细菌性痢疾	5831	0.01	0.03	6.41	3646.84
结核病	420658	0.49	0.29	12.57	10336.13
内：肺结核	309942	0.36	0.33	12.46	9476.79
百日咳	1222	0.00	0.00	9.01	5905.92
猩红热	3262	0.00	0.03	6.10	2510.91
性传播模式疾病	18741	0.02	0.02	7.60	5440.33
内：梅毒	7371	0.01	0.05	10.12	6916.76
淋球菌感染	1480	0.00	0.00	7.09	2859.87
乙型脑炎	157	0.00	1.27	13.41	23914.06
斑疹伤寒	19715	0.02	0.12	6.68	5553.36
病毒性肝炎	128660	0.15	0.15	10.86	7694.67
人类免疫缺陷病毒病（HIV）	39312	0.05	2.03	13.07	9604.23
血吸虫病	10788	0.01	0.10	10.13	5310.54
丝虫病	29	0.00	0.00	9.03	8703.48
钩虫病	657	0.00	0.00	7.23	6952.79
2. 肿瘤小计	5796672	6.74	1.80	9.98	19018.90
恶性肿瘤计	3528403	4.10	2.87	11.82	22809.14
其中：鼻咽恶性肿瘤	35849	0.04	2.95	11.53	14638.34
食管恶性肿瘤	137511	0.16	3.48	13.56	21059.79
胃恶性肿瘤	252991	0.29	3.25	12.86	26363.10
小肠恶性肿瘤	13388	0.02	4.34	14.62	30200.44
结肠恶性肿瘤	183118	0.21	3.02	14.19	32799.00
直肠乙状结肠连接处、直肠、肛门和肛管恶性肿瘤	181404	0.21	2.05	13.94	31458.66
肝和肝内胆管恶性肿瘤	265419	0.31	5.09	10.90	21586.79
喉恶性肿瘤	23516	0.03	1.63	14.73	23442.75
气管、支气管、肺恶性肿瘤	692878	0.81	4.05	11.60	23871.48
骨、关节软骨恶性肿瘤	10241	0.01	2.71	12.36	22331.81
乳房恶性肿瘤	276387	0.32	1.07	10.65	17683.23
女性生殖器官恶性肿瘤	214956	0.25	1.62	12.83	21803.45
男性生殖器官恶性肿瘤	103883	0.12	1.37	10.52	18586.44
泌尿道恶性肿瘤	148087	0.17	1.49	12.19	24624.43
脑恶性肿瘤	29020	0.03	4.43	15.55	38059.92
白血病	112580	0.13	3.62	12.48	20915.60
原位癌计	145524	0.17	0.17	7.70	15591.20
其中：子宫颈原位癌	87126	0.10	0.01	6.45	10385.49
良性肿瘤计	1785741	2.07	0.01	6.69	12695.82
其中：皮肤良性肿瘤	54088	0.06	0.01	4.01	4860.04

5-8-1　续表1

疾病名称（ICD-10）	出院人数（人）	疾病构成（%）	病死率（%）	平均住院日（日）	人均医药费用（元）
乳房良性肿瘤	313038	0.36	0.00	3.64	7438.00
子宫平滑肌瘤	365646	0.42	0.00	8.23	14533.33
卵巢良性肿瘤	97866	0.11	0.00	7.65	15089.02
前列腺良性肿瘤	398	0.00	0.00	10.48	11365.83
甲状腺良性肿瘤	53152	0.06	0.00	7.38	13913.83
交界恶性和动态未知的肿瘤	335296	0.39	0.78	9.06	14368.72
3. 血液、造血器官及免疫疾病小计	793258	0.92	0.28	6.76	7944.61
其中：贫血	518695	0.60	0.26	6.25	7245.58
4. 内分泌、营养和代谢疾病小计	2853815	3.32	0.18	8.56	8105.28
其中：甲状腺功能亢进	111102	0.13	0.09	6.97	5716.10
糖尿病	2119649	2.46	0.15	9.20	7766.69
5. 精神和行为障碍小计	525521	0.61	0.07	19.47	7975.27
其中：依赖性物质引起的精神和行为障碍	37554	0.04	0.21	8.89	4155.53
酒精引起的精神和行为障碍	36430	0.04	0.20	8.48	4002.41
精神分裂症、分裂型和妄想性障碍	86210	0.10	0.04	56.31	12183.76
情感障碍	62351	0.07	0.02	18.85	8753.12
6. 神经系统疾病小计	2712824	3.15	0.26	9.18	8275.21
其中：中枢神经系统炎性疾病	65883	0.08	0.97	11.67	14941.25
帕金森病	79177	0.09	0.10	9.91	8287.38
癫痫	217095	0.25	0.30	6.57	7037.52
7. 眼和附器疾病小计	2065966	2.40	0.00	4.15	6698.22
其中：晶状体疾患	1024372	1.19	0.00	3.39	7294.45
内：老年性白内障	781952	0.91	0.00	3.30	7122.16
视网膜脱离和断裂	64359	0.07	0.00	5.54	13707.34
青光眼	119619	0.14	0.00	6.67	6714.50
8. 耳和乳突疾病小计	873171	1.01	0.01	7.02	5721.10
其中：中耳和乳突疾病	152415	0.18	0.00	6.93	8405.94
9. 循环系统疾病小计	14230649	16.53	0.93	8.93	12030.61
其中：急性风湿热	7970	0.01	0.38	9.12	5941.20
慢性风湿性心脏病	80639	0.09	0.84	8.88	9806.14
高血压	1106482	1.29	0.11	7.74	6235.41
内：高血压性心脏、肾脏病	151169	0.18	0.63	9.00	8589.18
缺血性心脏病	4157145	4.83	0.90	7.70	14638.22
内：心绞痛	1460199	1.70	0.09	7.28	15369.94
急性心肌梗死	598379	0.70	4.08	7.95	30159.06
肺栓塞	54896	0.06	4.97	10.72	17528.28
心律失常	505339	0.59	0.31	6.59	17587.40
心力衰竭	799037	0.93	1.62	8.89	9416.21
脑血管病	5925591	6.89	0.92	10.49	11149.60
内：颅内出血	788414	0.92	3.90	13.42	20397.61
脑梗死	3959583	4.60	0.53	9.93	9824.93
大脑动脉闭塞和狭窄	65199	0.08	0.65	9.32	11534.05

5-8-1 续表2

疾病名称 （ICD-10）	出院 人数 （人）	疾病 构成 （%）	病死率 （%）	平　均 住院日 （日）	人均 医药费用 （元）
静脉炎和血栓形成	112650	0.13	0.10	9.68	18799.19
下肢静脉曲张	177910	0.21	0.00	7.34	10662.33
10. 呼吸系统疾病小计	10098551	11.73	0.65	7.66	6804.46
其中：急性上呼吸道感染	1462251	1.70	0.01	4.77	2325.70
流行性感冒	65084	0.08	0.09	4.90	3200.80
内：人禽流感	159	0.00	0.00	4.25	3017.30
肺炎	3174481	3.69	0.94	7.74	6296.07
慢性鼻窦炎	165308	0.19	0.00	7.09	10394.17
慢性扁桃体和腺样体疾病	211762	0.25	0.00	6.06	9002.78
慢性下呼吸道疾病	2258871	2.62	0.50	9.20	8640.14
内：哮喘	188988	0.22	0.12	7.40	6460.56
外部物质引起的肺病	74451	0.09	2.39	14.91	13231.15
11. 消化系统疾病小计	9398521	10.92	0.30	7.25	9378.41
其中：口腔疾病	253702	0.29	0.02	6.36	6958.49
胃及十二指肠溃疡	516829	0.60	0.40	7.79	9258.28
阑尾疾病	892858	1.04	0.01	6.35	9420.51
疝	670032	0.78	0.03	6.06	10060.70
内：腹股沟疝	611661	0.71	0.02	5.78	9409.93
肠梗阻	457690	0.53	0.38	7.02	8364.56
酒精性肝病	53315	0.06	1.07	9.59	10512.04
肝硬化	399330	0.46	1.14	10.38	12084.98
胆石病和胆囊炎	1357258	1.58	0.07	8.03	13442.89
急性胰腺炎	401022	0.47	0.29	8.72	11816.50
12. 皮肤和皮下组织疾病小计	713988	0.83	0.09	8.98	6719.94
其中：皮炎及湿疹	98012	0.11	0.02	7.92	4906.67
牛皮癣	26108	0.03	0.01	10.66	7573.00
荨麻疹	65161	0.08	0.00	5.67	3140.57
13. 肌肉骨骼系统和结缔组织疾病小计	3409256	3.96	0.04	9.20	13261.16
其中：炎性多关节炎	371900	0.43	0.03	8.76	8241.90
内：类风湿性关节炎	183391	0.21	0.03	9.08	8536.43
痛风	127645	0.15	0.03	8.05	6015.77
其他关节病	301560	0.35	0.01	10.17	24544.66
系统性结缔组织病	258679	0.30	0.25	8.75	9574.41
内：系统性红斑狼疮	106875	0.12	0.27	8.32	9024.67
脊椎关节强硬	373248	0.43	0.01	9.31	9255.90
椎间盘疾病	825905	0.96	0.01	9.53	11048.86
骨密度和骨结构疾病	267662	0.31	0.04	8.03	14649.46
内：骨质疏松	225493	0.26	0.05	7.55	13891.95
骨髓炎	19914	0.02	0.08	17.73	17657.73
14. 泌尿生殖系统疾病小计	5615004	6.52	0.17	7.83	9264.41
其中：肾小球疾病	280833	0.33	0.07	8.50	7508.93
肾盂肾炎	68904	0.08	0.07	8.97	6747.83
肾衰竭	952650	1.11	0.90	13.12	11810.15
尿石病	522706	0.61	0.01	6.24	9601.05
膀胱炎	46471	0.05	0.01	7.52	7328.93
尿道狭窄	19223	0.02	0.00	8.28	9215.55

5-8-1 续表3

疾病名称 （ICD-10）	出院 人数 （人）	疾病 构成 （%）	病死率 （%）	平 均 住院日 （日）	人均 医药费用 （元）
男性生殖器官疾病	740998	0.86	0.01	7.22	8105.22
内：前列腺增生	326811	0.38	0.02	10.20	12820.00
乳房疾患	208522	0.24	0.01	5.04	6680.90
女性盆腔器官炎性疾病	282612	0.33	0.00	6.74	6144.50
子宫内膜异位	143813	0.17	0.00	7.66	14741.02
女性生殖器脱垂	72751	0.08	0.00	9.76	13732.16
15. 妊娠、分娩和产褥期小计	6504615	7.56	0.00	4.60	5314.65
其中：异位妊娠	286482	0.33	0.01	6.02	8722.99
医疗性流产	587806	0.68	0.00	3.25	2319.17
妊娠高血压	141913	0.16	0.00	6.06	8534.03
前置胎盘、胎盘早剥和产前出血	93770	0.11	0.02	6.45	9010.54
梗阻性分娩	129556	0.15	0.00	5.72	7560.62
分娩时会阴、阴道裂伤	375645	0.44	0.00	3.40	4263.67
产后出血	109691	0.13	0.03	5.00	7767.99
顺产	756584	0.88	0.00	3.47	3384.76
16. 起源于围生期疾病小计	1290622	1.50	0.11	6.48	7698.31
其中：产伤	4669	0.01	0.02	5.68	5901.99
出生窒息	44397	0.05	0.53	7.26	9312.31
新生儿吸入综合征	66414	0.08	0.08	6.50	7779.04
围生期的感染	71327	0.08	0.20	7.05	8564.98
胎儿和新生儿的溶血性疾病	43083	0.05	0.01	5.69	6208.05
新生儿硬化病	312	0.00	0.32	6.65	6343.89
17. 先天性畸形、变形和染色体异常小计	400412	0.47	0.13	7.27	14639.82
神经系统其他先天性畸形	9795	0.01	0.12	11.73	13963.12
循环系统先天性畸形	141140	0.16	0.29	7.27	19670.67
内：先天性心脏病	113559	0.13	0.28	7.16	18840.21
唇裂和腭裂	6106	0.01	0.00	6.88	8827.83
消化系统先天性畸形	28022	0.03	0.13	7.76	13243.98
生殖泌尿系统先天性畸形	82130	0.10	0.01	6.78	9204.63
肌肉骨骼系统先天性畸形	44046	0.05	0.05	7.38	17462.59
18. 症状、体征和检验异常小计	1561673	1.81	1.26	6.39	6640.21
19. 损伤、中毒小计	6546906	7.61	0.54	10.61	13949.93
其中：骨折	513503	0.60	0.68	12.19	16322.87
内：颅骨和面骨骨折	156448	0.18	0.09	9.01	9520.47
股骨骨折	477605	0.55	0.20	14.12	30073.11
多部位骨折	15341	0.02	1.69	16.89	27498.35
颅内损伤	728704	0.85	3.01	11.75	13533.73
烧伤和腐蚀伤	136454	0.16	0.23	11.64	10473.00
药物、药剂和生物制品中毒	90336	0.10	0.74	3.28	5101.70
非药用物质的毒性效应	269453	0.31	1.05	4.81	6146.47
医疗并发症计	172326	0.20	0.13	10.89	12387.01
内：手术和操作并发症	70659	0.08	0.10	13.40	10682.17
假体装置、植入物和移植物并发症	77995	0.09	0.12	8.99	14244.35
20. 其他接受医疗服务小计	8712118	10.12	0.11	6.52	9710.73

5-8-2 2020年城市及县级公立医院出院病人疾病转归情况

疾病名称（ICD-10）	城市医院			县级医院		
	出院人数（人）	疾病构成（%）	平均住院日（日）	出院人数（人）	疾病构成（%）	平均住院日（日）
总 计	**41679758**	**100.00**	**8.22**	**44385090**	**100.00**	**7.75**
1. 传染病和寄生虫病小计	859618	2.06	9.92	1101688	2.48	8.07
其中：肠道传染病	69448	0.17	6.19	146053	0.33	5.26
内：伤寒和副伤寒	1124		10.52	1901		8.59
细菌性痢疾	1884		7.35	3947	0.01	5.96
结核病	206625	0.50	13.22	214033	0.48	11.94
内：肺结核	137257	0.33	13.17	172685	0.39	11.91
百日咳	538		9.70	684		8.46
猩红热	1020		6.23	2242	0.01	6.03
性传播模式疾病	10332	0.02	7.85	8409	0.02	7.29
内：梅毒	5518	0.01	9.71	1853		11.37
淋球菌感染	411		7.19	1069		7.05
乙型脑炎	118		13.19	39		14.08
斑疹伤寒	4622	0.01	7.39	15093	0.03	6.46
病毒性肝炎	64423	0.15	10.57	64237	0.14	11.15
人类免疫缺陷病毒病（HIV）	15077	0.04	13.66	24235	0.05	12.70
血吸虫病	2827	0.01	10.65	7961	0.02	9.94
丝虫病	13		10.77	16		7.63
钩虫病	315		7.25	342		7.20
2. 肿瘤小计	3890951	9.34	10.13	1905721	4.29	9.67
恶性肿瘤计	2376116	5.70	12.02	1152287	2.60	11.41
其中：鼻咽恶性肿瘤	23500	0.06	12.52	12349	0.03	9.65
食管恶性肿瘤	67883	0.16	14.09	69628	0.16	13.03
胃恶性肿瘤	143422	0.34	13.58	109569	0.25	11.91
小肠恶性肿瘤	9081	0.02	15.13	4307	0.01	13.53
结肠恶性肿瘤	119156	0.29	14.66	63962	0.14	13.33
直肠乙状结肠连接处、直肠、 肛门和肛管恶性肿瘤	113857	0.27	14.62	67547	0.15	12.79
肝和肝内胆管恶性肿瘤	175369	0.42	10.89	90050	0.20	10.91
喉恶性肿瘤	18732	0.04	15.20	4784	0.01	12.92
气管、支气管、肺恶性肿瘤	451063	1.08	11.71	241815	0.54	11.41
骨、关节软骨恶性肿瘤	7596	0.02	12.67	2645	0.01	11.49
乳房恶性肿瘤	187273	0.45	11.16	89114	0.20	9.58
女性生殖器官恶性肿瘤	142695	0.34	13.74	72261	0.16	11.03
男性生殖器官恶性肿瘤	70969	0.17	10.62	32914	0.07	10.31
泌尿道恶性肿瘤	109819	0.26	12.11	38268	0.09	12.43
脑恶性肿瘤	21900	0.05	15.76	7120	0.02	14.92
白血病	83109	0.20	13.56	29471	0.07	9.45
原位癌计	108453	0.26	7.49	37071	0.08	8.33
其中：子宫颈原位癌	64557	0.15	6.15	22569	0.05	7.32
良性肿瘤计	1217845	2.92	6.75	567896	1.28	6.55
其中：皮肤良性肿瘤	34460	0.08	3.90	19628	0.04	4.21

注：①县级医院包括县和县级市医院。

5-8-2 续表1

疾病名称（ICD-10）	城市医院			县级医院		
	出院人数（人）	疾病构成（%）	平均住院日（日）	出院人数（人）	疾病构成（%）	平均住院日（日）
乳房良性肿瘤	235825	0.57	3.51	77213	0.17	4.03
子宫平滑肌瘤	222109	0.53	8.01	143537	0.32	8.57
卵巢良性肿瘤	67740	0.16	7.57	30126	0.07	7.82
前列腺良性肿瘤	312		10.56	86		10.17
甲状腺良性肿瘤	33452	0.08	7.22	19700	0.04	7.67
交界恶性和动态未知的肿瘤	188014	0.45	9.57	147282	0.33	8.40
3. 血液、造血器官及免疫疾病小计	422150	1.01	7.42	371108	0.84	6.01
其中：贫血	251899	0.60	6.99	266796	0.60	5.55
4. 内分泌、营养和代谢疾病小计	1478222	3.55	8.81	1375593	3.10	8.28
其中：甲状腺功能亢进	71577	0.17	7.00	39525	0.09	6.92
糖尿病	1040148	2.50	9.66	1079501	2.43	8.75
5. 精神和行为障碍小计	282127	0.68	18.48	243394	0.55	20.62
其中：依赖性物质引起的精神和行为障碍	9636	0.02	18.14	27918	0.06	5.69
酒精引起的精神和行为障碍	9215	0.02	17.73	27215	0.06	5.35
精神分裂症、分裂型和妄想性障碍	42280	0.10	48.71	43930	0.10	63.63
情感障碍	45847	0.11	16.79	16504	0.04	24.60
6. 神经系统疾病小计	1275073	3.06	10.01	1437751	3.24	8.44
其中：中枢神经系统炎性疾病	41701	0.10	13.17	24182	0.05	9.09
帕金森病	47289	0.11	10.33	31888	0.07	9.30
癫痫	116774	0.28	6.69	100321	0.23	6.43
7. 眼和附器疾病小计	1214011	2.91	3.97	851955	1.92	4.40
其中：晶状体疾患	548631	1.32	3.17	475741	1.07	3.65
内：老年性白内障	398354	0.96	3.02	383598	0.86	3.59
视网膜脱离和断裂	59661	0.14	5.46	4698	0.01	6.67
青光眼	77131	0.19	6.56	42488	0.10	6.88
8. 耳和乳突疾病小计	386582	0.93	7.67	486589	1.10	6.50
其中：中耳和乳突疾病	86320	0.21	7.24	66095	0.15	6.52
9. 循环系统疾病小计	6443452	15.46	9.17	7787197	17.54	8.73
其中：急性风湿热	1609		10.88	6361	0.01	8.67
慢性风湿性心脏病	34479	0.08	9.61	46160	0.10	8.34
高血压	485934	1.17	8.40	620548	1.40	7.22
内：高血压性心脏、肾脏病	75763	0.18	9.66	75406	0.17	8.34
缺血性心脏病	2117140	5.08	7.77	2040005	4.60	7.63
内：心绞痛	974144	2.34	7.35	486055	1.10	7.14
急性心肌梗死	370995	0.89	8.22	227384	0.51	7.52
肺栓塞	37484	0.09	10.95	17412	0.04	10.22
心律失常	299117	0.72	6.76	206222	0.46	6.34
心力衰竭	306507	0.74	9.46	492530	1.11	8.53
脑血管病	2360492	5.66	11.18	3565099	8.03	10.02
内：颅内出血	335330	0.80	13.64	453084	1.02	13.25
脑梗死	1552737	3.73	10.68	2406846	5.42	9.45
大脑动脉闭塞和狭窄	33895	0.08	9.59	31304	0.07	9.03

5-8-2 续表2

疾病名称（ICD-10）	城市医院			县级医院		
	出院人数（人）	疾病构成（%）	平均住院日（日）	出院人数（人）	疾病构成（%）	平均住院日（日）
静脉炎和血栓形成	74079	0.18	9.73	38571	0.09	9.59
下肢静脉曲张	95435	0.23	6.84	82475	0.19	7.92
10. 呼吸系统疾病小计	3508757	8.42	8.40	6589794	14.85	7.27
其中：急性上呼吸道感染	333300	0.80	4.96	1128951	2.54	4.72
流行性感冒	21822	0.05	5.48	43262	0.10	4.60
内：人禽流感	24		5.83	135		3.96
肺炎	1142359	2.74	8.50	2032122	4.58	7.30
慢性鼻窦炎	86598	0.21	7.09	78710	0.18	7.10
慢性扁桃体和腺样体疾病	134408	0.32	5.84	77354	0.17	6.45
慢性下呼吸道疾病	760127	1.82	9.94	1498744	3.38	8.82
内： 哮喘	80739	0.19	7.72	108249	0.24	7.15
外部物质引起的肺病	37407	0.09	16.17	37044	0.08	13.64
11. 消化系统疾病小计	4275382	10.26	7.58	5123139	11.54	6.97
其中：口腔疾病	139169	0.33	6.68	114533	0.26	5.98
胃及十二指肠溃疡	210447	0.50	8.13	306382	0.69	7.56
阑尾疾病	312138	0.75	6.39	580720	1.31	6.33
疝	292560	0.70	5.76	377472	0.85	6.29
内：腹股沟疝	261467	0.63	5.30	350194	0.79	6.13
肠梗阻	191484	0.46	7.97	266206	0.60	6.34
酒精性肝病	25099	0.06	10.10	28216	0.06	9.14
肝硬化	212474	0.51	10.52	186856	0.42	10.22
胆石病和胆囊炎	676493	1.62	8.26	680765	1.53	7.81
急性胰腺炎	182430	0.44	9.49	218592	0.49	8.08
12. 皮肤和皮下组织疾病小计	358983	0.86	9.67	355005	0.80	8.28
其中：皮炎及湿疹	55992	0.13	8.65	42020	0.09	6.95
牛皮癣	21540	0.05	10.56	4568	0.01	11.12
荨麻疹	30784	0.07	6.19	34377	0.08	5.20
13. 肌肉骨骼系统和结缔组织疾病小计	1758428	4.22	9.40	1650828	3.72	8.99
其中：炎性多关节炎	206544	0.50	9.07	165356	0.37	8.38
内：类风湿性关节炎	120552	0.29	9.17	62839	0.14	8.92
痛风	56672	0.14	8.69	70973	0.16	7.54
其他关节病	175601	0.42	9.96	125959	0.28	10.46
系统性结缔组织病	211344	0.51	8.94	47335	0.11	7.93
内：系统性红斑狼疮	88151	0.21	8.50	18724	0.04	7.49
脊椎关节强硬	140227	0.34	10.04	233021	0.52	8.87
椎间盘疾病	329356	0.79	9.97	496549	1.12	9.24
骨密度和骨结构疾病	148466	0.36	7.86	119196	0.27	8.25
内：骨质疏松	125082	0.30	7.26	100411	0.23	7.90
骨髓炎	12115	0.03	18.53	7799	0.02	16.47
14. 泌尿生殖系统疾病小计	2767616	6.64	7.92	2847388	6.42	7.74
其中：肾小球疾病	193300	0.46	8.73	87533	0.20	7.99
肾盂肾炎	30966	0.07	9.76	37938	0.09	8.33
肾衰竭	520394	1.25	11.83	432256	0.97	14.68
尿石病	196235	0.47	6.95	326471	0.74	5.82
膀胱炎	21920	0.05	7.74	24551	0.06	7.33
尿道狭窄	11882	0.03	8.55	7341	0.02	7.84

5-8-2 续表3

疾病名称（ICD-10）	城市医院			县级医院		
	出院人数（人）	疾病构成（%）	平均住院日（日）	出院人数（人）	疾病构成（%）	平均住院日（日）
男性生殖器官疾病	338282	0.81	7.40	402716	0.91	7.07
内：前列腺增生	162234	0.39	10.40	164577	0.37	10.01
乳房疾患	128483	0.31	4.62	80039	0.18	5.72
女性盆腔器官炎性疾病	111668	0.27	6.97	170944	0.39	6.59
子宫内膜异位	92882	0.22	7.55	50931	0.11	7.86
女性生殖器脱垂	36470	0.09	9.88	36281	0.08	9.64
15. 妊娠、分娩和产褥期小计	2537349	6.09	4.88	3967266	8.94	4.41
其中：异位妊娠	132721	0.32	5.93	153761	0.35	6.10
医疗性流产	204550	0.49	3.43	383256	0.86	3.15
妊娠高血压	74871	0.18	6.42	67042	0.15	5.67
前置胎盘、胎盘早剥和产前出血	54615	0.13	6.91	39155	0.09	5.82
梗阻性分娩	43024	0.10	5.79	86532	0.19	5.68
分娩时会阴、阴道裂伤	141179	0.34	3.57	234466	0.53	3.29
产后出血	52440	0.13	5.26	57251	0.13	4.76
顺产	145834	0.35	3.76	610750	1.38	3.40
16. 起源于围生期疾病小计	547411	1.31	7.58	743211	1.67	5.67
其中：产伤	1561		6.52	3108	0.01	5.26
出生窒息	15452	0.04	8.68	28945	0.07	6.50
新生儿吸入综合征	19475	0.05	7.68	46939	0.11	6.01
围生期的感染	37151	0.09	7.78	34176	0.08	6.27
胎儿和新生儿的溶血性疾病	23994	0.06	5.78	19089	0.04	5.59
新生儿硬化病	70		8.91	242		6.00
17. 先天性畸形、变形和染色体异常小计	295593	0.71	7.37	104819	0.24	6.98
神经系统其他先天性畸形	5655	0.01	11.93	4140	0.01	11.45
循环系统先天性畸形	110362	0.26	7.45	30778	0.07	6.65
内：先天性心脏病	86278	0.21	7.39	27281	0.06	6.45
唇裂和腭裂	5714	0.01	6.91	392		6.56
消化系统先天性畸形	21213	0.05	8.58	6809	0.02	5.20
生殖泌尿系统先天性畸形	58919	0.14	6.73	23211	0.05	6.89
肌肉骨骼系统先天性畸形	32784	0.08	7.39	11262	0.03	7.33
18. 症状、体征和检验异常小计	686336	1.65	6.83	875337	1.97	6.04
19. 损伤、中毒小计	2448556	5.87	11.08	4098350	9.23	10.33
其中：骨折	195194	0.47	12.16	318309	0.72	12.20
内：颅骨和面骨骨折	68378	0.16	9.27	88070	0.20	8.81
股骨骨折	201378	0.48	13.77	276227	0.62	14.38
多部位骨折	7022	0.02	16.39	8319	0.02	17.31
颅内损伤	246047	0.59	12.69	482657	1.09	11.26
烧伤和腐蚀伤	66467	0.16	13.31	69987	0.16	10.05
药物、药剂和生物制品中毒	31747	0.08	3.75	58589	0.13	3.03
非药用物质的毒性效应	78957	0.19	6.18	190496	0.43	4.24
医疗并发症计	105839	0.25	11.44	66487	0.15	10.01
内：手术和操作并发症	41220	0.10	14.35	29439	0.07	12.08
假体装置、植入物和移植物并发症	50431	0.12	9.03	27564	0.06	8.91
20. 其他接受医疗服务小计	6243161	14.98	6.29	2468957	5.56	7.11

5-9-1 2020年医院出院病人年龄别疾病构成（%）（合计）

疾病名称 (ICD-10)	5岁以下	5～14岁	15～44岁	45～59岁	60岁及以上
总 计	**7.4**	**3.3**	**23.3**	**25.0**	**41.0**
1. 传染病和寄生虫病小计	24.4	6.4	20.3	19.8	29.1
其中：肠道传染病	46.8	6.7	12.5	12.2	21.8
内：伤寒和副伤寒	14.6	12.6	34.1	18.7	20.0
细菌性痢疾	35.4	12.4	18.1	15.0	19.1
结核病	0.2	1.2	32.3	26.8	39.4
内：肺结核	0.1	1.0	30.0	27.2	41.7
百日咳	85.3	13.5	0.5	0.1	0.7
猩红热	33.6	61.4	4.7	0.2	0.1
性传播模式疾病	3.1	0.9	48.7	27.5	19.8
内：梅毒	6.7	0.3	37.0	31.9	24.1
淋球菌感染	2.5	2.7	69.6	16.1	9.1
乙型脑炎	9.6	29.9	26.1	15.9	18.5
斑疹伤寒	5.6	5.1	20.2	34.4	34.8
病毒性肝炎	0.2	0.7	47.1	36.6	15.5
人类免疫缺陷病毒病（HIV）	0.1	0.8	33.7	36.8	28.5
血吸虫病	0.0	0.2	9.7	32.2	57.9
丝虫病	0.0	0.0	27.6	6.9	65.5
钩虫病	0.2	0.3	6.1	15.1	78.4
2. 肿瘤小计	0.5	0.9	20.4	34.4	43.8
恶性肿瘤计	0.3	0.4	11.4	31.7	56.2
其中：鼻咽恶性肿瘤	0.0	0.2	22.1	46.3	31.3
食管恶性肿瘤	0.0	0.0	0.7	19.8	79.4
胃恶性肿瘤	0.0	0.0	4.1	23.8	72.0
小肠恶性肿瘤	0.0	0.0	6.7	31.3	62.0
结肠恶性肿瘤	0.0	0.0	6.6	26.8	66.5
直肠乙状结肠连接处、直肠、肛门和肛管恶性肿瘤	0.0	0.0	5.4	28.5	66.1
肝和肝内胆管恶性肿瘤	0.1	0.1	9.8	38.4	51.6
喉恶性肿瘤	0.0	0.0	1.7	30.6	67.7
气管、支气管、肺恶性肿瘤	0.0	0.0	4.5	27.8	67.7
骨、关节软骨恶性肿瘤	0.6	10.0	27.0	24.9	37.5
乳房恶性肿瘤	0.0	0.0	20.6	50.4	29.0
女性生殖器官恶性肿瘤	0.0	0.1	15.0	50.4	34.4
男性生殖器官恶性肿瘤	0.1	0.0	2.1	7.5	90.2
泌尿道恶性肿瘤	0.3	0.1	5.6	24.0	70.0
脑恶性肿瘤	1.7	6.3	25.9	34.2	31.8
白血病	3.5	7.1	24.2	26.0	39.1
原位癌计	0.0	0.0	34.2	40.3	25.4
其中：子宫颈原位癌	0.0	0.0	47.2	42.5	10.3
良性肿瘤计	0.9	1.7	37.7	40.4	19.3
其中：皮肤良性肿瘤	7.6	12.2	41.6	22.5	16.1

注：本表系卫生健康部门综合医院数字。

5-9-1 续表1

疾病名称 (ICD-10)	5岁以下	5～14岁	15～44岁	45～59岁	60岁及以上
乳房良性肿瘤	0.0	0.6	69.0	26.8	3.6
子宫平滑肌瘤	0.0	0.0	38.9	58.2	2.8
卵巢良性肿瘤	0.1	1.7	60.9	24.5	12.8
前列腺良性肿瘤	0.0	0.0	1.8	10.6	87.7
甲状腺良性肿瘤	0.0	0.5	29.2	44.6	25.6
交界恶性和动态未知的肿瘤	0.5	1.2	18.1	28.7	51.5
3. 血液、造血器官及免疫疾病小计	7.7	17.7	19.2	20.4	35.1
其中：贫血	6.3	13.6	18.7	20.9	40.4
4. 内分泌、营养和代谢疾病小计	1.0	2.7	16.4	35.3	44.7
其中：甲状腺功能亢进	0.1	1.6	42.4	37.1	18.8
糖尿病	0.1	0.5	13.4	36.3	49.6
5. 精神和行为障碍小计	4.3	4.9	31.9	31.5	27.3
其中：依赖性物质引起的精神和行为障碍	0.5	2.0	47.7	36.3	13.6
酒精引起的精神和行为障碍	0.4	2.0	47.6	36.7	13.4
精神分裂症、分裂型和妄想性障碍	0.3	0.7	49.5	35.7	13.7
情感障碍	0.1	7.8	47.3	24.6	20.1
6. 神经系统疾病小计	2.9	3.5	12.7	27.6	53.3
其中：中枢神经系统炎性疾病	17.9	19.9	21.9	19.6	20.7
帕金森病	0.0	0.0	1.3	14.0	84.7
癫痫	10.6	15.2	23.1	20.6	30.5
7. 眼和附器疾病小计	1.2	2.4	9.0	22.5	64.8
其中：晶状体疾患	0.1	0.2	2.2	14.8	82.7
内：老年性白内障			0.3	11.4	88.2
视网膜脱离和断裂	0.4	1.4	22.9	41.5	33.8
青光眼	0.2	0.7	8.1	24.0	67.0
8. 耳和乳突疾病小计	2.0	3.8	22.4	33.3	38.5
其中：中耳和乳突疾病	7.4	11.2	34.5	29.7	17.2
9. 循环系统疾病小计	0.3	0.5	6.4	23.5	69.2
其中：急性风湿热	1.1	6.7	21.6	28.6	41.9
慢性风湿性心脏病	0.1	0.2	4.6	29.6	65.5
高血压	0.1	0.1	9.9	29.7	60.2
内：高血压性心脏、肾脏病	0.0	0.0	6.4	19.7	73.9
缺血性心脏病	0.1	0.0	3.1	22.3	74.5
内：心绞痛	0.1	0.0	2.9	24.9	72.1
急性心肌梗死	0.1	0.0	6.0	26.5	67.4
肺栓塞	0.1	0.1	7.5	18.2	74.1
心律失常	0.3	1.4	12.0	26.4	60.0
心力衰竭	0.7	0.4	2.7	11.3	84.9
脑血管病	0.2	0.1	3.7	23.6	72.4
内：颅内出血	0.5	0.5	7.4	31.0	60.6
脑梗死	0.1	0.0	2.4	21.3	76.2
大脑动脉闭塞和狭窄	0.1	0.0	4.0	24.7	71.1

5-9-1　续表2

疾病名称 (ICD-10)	5岁以下	5～14岁	15～44岁	45～59岁	60岁及以上
静脉炎和血栓形成	0.1	0.1	11.3	26.6	61.9
下肢静脉曲张	0.0	0.0	10.1	42.4	47.5
10. 呼吸系统疾病小计	31.7	9.2	10.3	12.6	36.2
其中：急性上呼吸道感染	58.0	21.1	12.0	4.9	4.0
流行性感冒	47.4	28.3	13.5	4.0	6.8
内：人禽流感	37.1	32.1	15.1	7.5	8.2
肺炎	51.3	8.6	6.9	9.0	24.2
慢性鼻窦炎	1.0	8.4	38.9	33.2	18.6
慢性扁桃体和腺样体疾病	14.6	52.9	24.3	6.4	1.8
慢性下呼吸道疾病	2.9	1.4	4.3	14.2	77.1
内：哮喘	7.2	7.0	17.7	32.8	35.2
外部物质引起的肺病	4.7	0.5	5.3	22.5	67.0
11. 消化系统疾病小计	4.4	3.8	22.4	29.7	39.7
其中：口腔疾病	13.1	14.5	31.1	19.7	21.6
胃及十二指肠溃疡	0.1	0.7	19.3	31.0	48.9
阑尾疾病	1.0	13.2	44.3	22.7	18.7
疝	16.3	8.1	10.3	20.4	44.9
内：腹股沟疝	17.7	8.8	10.4	20.1	43.0
肠梗阻	7.4	2.8	12.8	23.8	53.3
酒精性肝病	0.0	0.0	17.5	48.1	34.3
肝硬化	0.1	0.1	12.5	42.1	45.3
胆石症和胆囊炎	0.0	0.3	21.1	33.0	45.6
急性胰腺炎	0.1	0.7	37.6	31.1	30.5
12. 皮肤和皮下组织疾病小计	6.5	8.8	30.4	23.1	31.2
其中：皮炎及湿疹	5.5	6.0	23.3	24.5	40.8
牛皮癣	0.5	4.2	38.8	32.7	23.8
荨麻疹	17.1	30.2	29.8	13.9	8.9
13. 肌肉骨骼系统和结缔组织疾病小计	1.0	1.4	18.7	33.5	45.4
其中：炎性多关节炎	0.2	1.4	16.4	34.2	47.9
内：类风湿关节炎	0.0	0.1	12.6	38.8	48.4
痛风	0.0	0.1	22.5	29.8	47.6
其他关节病	0.3	0.2	4.4	27.2	67.9
系统性结缔组织病	6.6	3.7	34.2	30.6	25.0
内：系统性红斑狼疮	0.1	5.4	56.1	27.8	10.7
脊椎关节强硬	0.0	0.1	18.8	44.1	37.0
椎间盘疾病	0.1	0.1	19.7	37.3	42.9
骨密度和骨结构疾病	0.3	0.8	4.2	11.0	83.8
内：骨质疏松	0.1	0.0	0.8	8.3	90.7
骨髓炎	1.8	8.5	22.7	34.0	32.9
14. 泌尿生殖系统疾病小计	1.4	3.4	32.8	31.5	30.9
其中：肾小球疾病	2.3	7.0	30.8	30.6	29.3
肾盂肾炎	0.6	0.9	32.8	27.3	38.4
肾衰竭	0.1	0.2	17.8	32.5	49.5
尿石病	0.1	0.3	30.9	38.6	30.1
膀胱炎	0.6	1.2	18.8	30.9	48.5
尿道狭窄	0.5	2.5	15.2	26.4	55.4

5-9-1 续表3

疾病名称 (ICD-10)	5岁以下	5～14岁	15～44岁	45～59岁	60岁及以上
男性生殖器官疾病	6.3	18.5	15.9	10.2	49.2
内：前列腺增生	0.0	0.0	0.2	7.4	92.4
乳房疾患	0.2	0.6	60.1	32.6	6.6
女性盆腔器官炎性疾病	0.1	0.6	59.4	31.4	8.5
子宫内膜异位			62.2	37.4	0.3
女性生殖器脱垂			6.8	30.3	62.9
15. 妊娠、分娩和产褥期小计			99.6	0.4	
其中：异位妊娠			99.0	1.0	
医疗性流产			99.0	1.0	
妊娠高血压			99.3	0.7	
前置胎盘、胎盘早剥和产前出血			99.5	0.5	
梗阻性分娩			99.8	0.2	
分娩时会阴、阴道裂伤			99.9	0.1	
产后出血			99.7	0.3	
顺产			99.9	0.1	
16. 起源于围生期疾病小计	100.0				
其中：产伤	100.0				
出生窒息	100.0				
新生儿吸入综合征	100.0				
围生期的感染	100.0				
胎儿和新生儿的溶血性疾病	100.0				
新生儿硬化病	100.0				
17. 先天性畸形、变形和染色体异常小计	24.4	18.7	25.7	18.4	12.8
神经系统其他先天性畸形	63.3	8.0	13.3	11.4	3.9
循环系统先天性畸形	11.6	6.5	26.2	31.6	24.1
内：先天性心脏病	11.0	4.9	23.4	34.3	26.4
唇裂和腭裂	77.9	12.5	8.1	1.0	0.5
消化系统先天性畸形	58.5	14.5	10.4	9.4	7.2
生殖泌尿系统先天性畸形	27.6	40.0	20.9	7.1	4.5
肌肉骨骼系统先天性畸形	42.3	18.9	19.4	10.8	8.6
18. 症状、体征和检验异常小计	8.4	4.8	17.5	24.8	44.5
19. 损伤、中毒小计	2.9	4.9	28.5	31.3	32.4
其中：骨折	2.8	6.3	26.6	32.7	31.6
内：颅骨和面骨骨折	4.9	9.2	45.4	26.9	13.5
股骨骨折	1.0	2.0	7.4	13.1	76.6
多部位骨折	0.5	3.1	27.1	35.2	34.2
颅内损伤	2.9	5.1	25.4	30.6	36.0
烧伤和腐蚀伤	25.6	6.6	26.5	25.0	16.3
药物、药剂和生物制品中毒	14.5	8.9	37.3	15.3	23.8
非药用物质的毒性效应	5.9	7.4	26.6	26.8	33.3
医疗并发症计	1.5	3.1	27.5	32.1	35.8
内：手术和操作并发症	1.3	4.5	30.6	30.8	32.8
假体装置、植入物和移植物并发症	0.4	1.3	23.1	33.7	41.6
20. 其他接受医疗服务小计	1.3	1.4	16.8	37.4	43.1

5-9-2 2020年医院出院病人年龄别疾病构成（%）（男）

疾病名称 （ICD-10）	5岁以下	5～14岁	15～44岁	45～59岁	60岁及以上
总　计	**9.1**	**4.2**	**16.5**	**25.5**	**44.8**
1. 传染病和寄生虫病小计	24.2	6.4	21.1	20.0	28.3
其中：肠道传染病	51.1	7.6	11.9	10.7	18.8
内：伤寒和副伤寒	16.7	14.1	33.4	17.5	18.3
细菌性痢疾	38.5	14.3	18.9	12.9	15.5
结核病	0.2	0.9	29.5	28.6	40.7
内：肺结核	0.1	0.6	27.2	29.4	42.6
白喉					
百日咳	85.0	14.6	0.0	0.2	0.3
猩红热	33.5	61.4	5.0	0.1	0.1
性传播模式疾病	3.0	0.6	48.0	25.2	23.1
内：梅毒	6.0	0.2	33.4	32.6	27.9
淋球菌感染	1.6	2.4	78.5	11.1	6.5
乙型脑炎	13.1	28.3	29.3	15.2	14.1
斑疹伤寒	6.7	6.6	24.6	31.5	30.7
病毒性肝炎	0.2	0.6	49.8	35.7	13.7
人类免疫缺陷病毒病（HIV）	0.1	0.6	36.9	33.9	28.5
血吸虫病	0.0	0.2	10.2	33.0	56.5
丝虫病	0.0	0.0	26.7	6.7	66.7
钩虫病	0.0	0.8	7.3	9.9	82.1
2. 肿瘤小计	0.5	1.0	10.9	29.1	58.5
恶性肿瘤计	0.3	0.5	7.6	26.9	64.7
其中：鼻咽恶性肿瘤	0.0	0.2	21.7	46.8	31.3
食管恶性肿瘤	0.0	0.0	0.8	22.1	77.0
胃恶性肿瘤	0.0	0.0	2.8	22.7	74.5
小肠恶性肿瘤	0.0	0.0	6.9	30.6	62.5
结肠恶性肿瘤	0.0	0.0	6.4	26.5	67.0
直肠乙状结肠连接处、直肠、肛门和肛管恶性肿瘤	0.0	0.0	4.8	27.8	67.4
肝和肝内胆管恶性肿瘤	0.1	0.1	10.5	40.9	48.4
喉恶性肿瘤	0.0	0.0	1.6	30.7	67.6
气管、支气管、肺恶性肿瘤	0.0	0.0	2.8	24.9	72.2
骨、关节软骨恶性肿瘤	0.5	9.6	28.2	24.6	37.2
乳房恶性肿瘤	0.1	0.1	5.8	26.7	67.3
男性生殖器官恶性肿瘤	0.1	0.0	2.1	7.5	90.2
泌尿道恶性肿瘤	0.2	0.1	5.4	23.9	70.4
脑恶性肿瘤	1.7	6.5	26.0	33.7	32.2
白血病	3.5	7.4	24.5	24.9	39.7
原位癌计	0.1	0.1	7.5	30.5	61.8
良性肿瘤计	1.6	3.0	23.6	38.3	33.5
其中：皮肤良性肿瘤	8.1	13.8	37.0	22.5	18.6

注：本表系卫生健康部门综合医院数字。

5-9-2 续表1

疾病名称（ICD-10）	5岁以下	5～14岁	15～44岁	45～59岁	60岁及以上
乳房良性肿瘤	0.5	0.7	32.1	30.4	36.3
前列腺良性肿瘤	0.0	0.0	1.8	10.6	87.7
甲状腺良性肿瘤	0.0	0.5	24.4	43.9	31.2
交界恶性和动态未知的肿瘤	0.5	1.3	11.7	25.7	60.8
3. 血液、造血器官及免疫疾病小计	9.6	20.9	16.8	16.7	36.0
其中：贫血	8.2	16.5	15.0	17.0	43.2
4. 内分泌、营养和代谢疾病小计	1.1	2.0	18.9	37.4	40.6
其中：甲状腺功能亢进	0.1	1.1	47.1	35.0	16.7
糖尿病	0.1	0.5	17.4	39.5	42.5
5. 精神和行为障碍小计	6.6	5.4	35.2	28.2	24.6
其中：依赖性物质引起的精神和行为障碍	0.4	1.6	46.1	38.3	13.6
酒精引起的精神和行为障碍	0.3	1.6	45.9	38.6	13.6
精神分裂症、分裂型和妄想性障碍	0.3	0.5	51.7	34.8	12.7
情感障碍	0.2	4.5	50.9	25.0	19.4
6. 神经系统疾病小计	3.4	4.1	14.5	26.9	51.2
其中：中枢神经系统炎性疾病	17.8	19.8	22.1	19.8	20.6
帕金森病	0.0	0.0	1.5	14.0	84.5
癫痫	9.3	14.1	22.9	22.6	31.1
7. 眼和附器疾病小计	1.3	2.9	10.6	23.6	61.5
其中：晶状体疾患	0.1	0.3	3.1	16.9	79.5
内：老年性白内障			0.5	12.8	86.7
视网膜脱离和断裂	0.5	1.8	26.2	41.3	30.3
青光眼	0.2	1.0	12.6	26.7	59.4
8. 耳和乳突疾病小计	2.6	5.3	24.4	30.9	36.8
其中：中耳和乳突疾病	8.6	14.4	35.5	25.2	16.3
9. 循环系统疾病小计	0.3	0.5	8.0	25.8	65.4
其中：急性风湿热	1.3	9.4	23.7	24.0	41.6
慢性风湿性心脏病	0.1	0.2	5.6	30.7	63.4
高血压	0.1	0.1	14.6	31.4	53.8
内：高血压性心脏、肾脏病	0.0	0.0	9.5	22.7	67.8
缺血性心脏病	0.1	0.0	4.7	26.4	68.7
内：心绞痛	0.1	0.0	4.4	29.0	66.6
急性心肌梗死	0.1	0.0	8.2	32.5	59.3
肺栓塞	0.1	0.1	9.4	20.4	69.9
心律失常	0.4	1.6	13.2	26.2	58.6
心力衰竭	0.7	0.4	3.6	14.0	81.3
脑血管病	0.2	0.1	4.6	25.7	69.3
内：颅内出血	0.5	0.5	9.0	31.9	58.0
脑梗死	0.1	0.0	3.2	24.3	72.4
大脑动脉闭塞和狭窄	0.1	0.0	5.1	27.5	67.4

5-9-2 续表2

疾病名称 （ICD-10）	5岁以下	5～14岁	15～44岁	45～59岁	60岁及以上
静脉炎和血栓形成	0.1	0.2	12.0	28.6	59.1
下肢静脉曲张	0.0	0.0	10.0	40.4	49.6
10. 呼吸系统疾病小计	31.3	9.2	9.9	11.6	37.9
其中：急性上呼吸道感染	58.7	22.3	11.5	4.1	3.4
流行性感冒	48.8	29.6	11.9	3.3	6.3
内：人禽流感	30.3	40.4	15.7	10.1	3.4
肺炎	52.5	8.4	6.8	8.5	23.9
慢性鼻窦炎	1.0	8.9	43.7	30.2	16.1
慢性扁桃体和腺样体疾病	15.9	57.8	21.8	3.5	1.1
慢性下呼吸道疾病	2.7	1.4	3.6	12.7	79.7
内：哮喘	10.7	10.4	17.8	29.3	31.9
外部物质引起的肺病	3.4	0.4	5.0	24.4	66.8
11. 消化系统疾病小计	5.1	4.1	23.9	29.0	37.9
其中：口腔疾病	13.7	16.8	29.6	19.2	20.7
胃及十二指肠溃疡	0.1	0.8	22.1	31.5	45.5
阑尾疾病	1.1	15.1	44.6	21.7	17.4
疝	16.3	6.8	10.1	21.0	45.8
内：腹股沟疝	16.8	7.0	10.0	20.8	45.3
肠梗阻	7.7	3.0	12.1	22.6	54.5
酒精性肝病	0.0	0.0	17.4	48.6	34.0
肝硬化	0.0	0.0	15.8	47.0	37.1
胆石症和胆囊炎	0.1	0.3	20.3	32.5	46.9
急性胰腺炎	0.1	0.6	45.8	30.5	23.0
12. 皮肤和皮下组织疾病小计	6.5	9.2	30.3	22.5	31.5
其中：皮炎及湿疹	5.9	6.5	18.3	21.7	47.6
牛皮癣	0.4	3.2	38.5	32.8	25.1
荨麻疹	21.8	39.1	22.6	9.4	7.1
13. 肌肉骨骼系统和结缔组织疾病小计	1.4	1.9	22.6	32.2	41.9
其中：炎性多关节炎	0.2	1.5	19.9	30.7	47.8
内：类风湿关节炎	0.0	0.2	9.4	32.5	57.8
痛风	0.0	0.0	24.1	31.0	44.8
其他关节病	0.3	0.3	7.0	25.5	67.0
系统性结缔组织病	17.6	5.1	23.1	22.9	31.4
内：系统性红斑狼疮	0.2	8.6	51.9	23.8	15.4
脊椎关节强硬	0.1	0.1	19.0	40.7	40.1
椎间盘疾病	0.1	0.1	23.9	35.6	40.3
骨密度和骨结构疾病	0.6	2.5	11.5	14.3	71.1
内：骨质疏松	0.1	0.2	1.8	7.6	90.4
骨髓炎	1.4	7.8	24.0	35.4	31.4
14. 泌尿生殖系统疾病小计	2.5	6.2	24.2	27.2	39.9
其中：肾小球疾病	2.7	8.2	30.6	29.4	29.1
肾盂肾炎	1.0	1.4	19.0	28.8	49.8
肾衰竭	0.1	0.2	19.5	32.6	47.6
尿石病	0.1	0.3	33.3	37.5	28.7
膀胱炎	0.9	1.5	17.2	27.2	53.1
尿道狭窄	0.5	2.6	15.3	26.0	55.5

5-9-2 续表3

疾病名称 (ICD-10)	5 岁以下	5 ～ 14 岁	15 ～ 44 岁	45 ～ 59 岁	60 岁及以上
男性生殖器官疾病	6.3	18.5	15.9	10.2	49.2
内：前列腺增生	0.0	0.0	0.2	7.4	92.4
乳房疾患	1.0	4.6	48.3	20.1	26.0
15. 起源于围生期疾病小计	100.0				
其中：产伤	100.0				
出生窒息	100.0				
新生儿吸入综合征	100.0				
围生期的感染	100.0				
胎儿和新生儿的溶血性疾病	100.0				
新生儿硬化病	100.0				
16. 先天性畸形、变形和染色体异常小计	29.4	24.9	21.4	14.4	10.0
神经系统其他先天性畸形	72.8	8.5	10.2	6.1	2.4
循环系统先天性畸形	12.3	6.9	27.2	31.3	22.4
内：先天性心脏病	12.3	5.2	24.6	33.7	24.2
唇裂和腭裂	77.0	13.0	8.6	1.0	0.4
消化系统先天性畸形	63.7	16.7	8.0	6.1	5.4
生殖泌尿系统先天性畸形	32.9	46.9	13.3	4.1	2.8
肌肉骨骼系统先天性畸形	44.5	22.3	21.3	7.2	4.7
17. 症状、体征和检验异常小计	9.3	5.2	16.3	23.3	46.0
18. 损伤、中毒小计	2.9	5.5	33.1	32.2	26.3
其中：骨折	2.7	6.9	30.4	33.0	26.9
内：颅骨和面骨骨折	4.2	8.7	47.3	27.0	12.8
股骨骨折	1.5	3.2	13.9	18.4	63.0
多部位骨折	0.5	3.5	33.5	37.2	25.3
颅内损伤	2.6	5.1	27.1	30.4	34.8
烧伤和腐蚀伤	24.3	6.3	29.9	25.8	13.6
药物、药剂和生物制品中毒	21.7	6.7	30.7	15.3	25.6
非药用物质的毒性效应	6.9	7.7	27.2	26.1	32.2
医疗并发症计	1.7	3.9	26.8	30.8	36.8
内：手术和操作并发症	1.4	5.3	30.1	29.7	33.5
假体装置、植入物和移植物并发症	0.6	1.9	20.3	31.8	45.4
19. 其他接受医疗服务小计	1.5	1.7	12.8	31.9	52.1

5-9-3 2020年医院出院病人年龄别疾病构成（%）（女）

疾病名称 （ICD-10）	5 岁以下	5 ～ 14 岁	15 ～ 44 岁	45 ～ 59 岁	60 岁及以上
总　计	**5.9**	**2.5**	**29.8**	**24.5**	**37.3**
1. 传染病和寄生虫病小计	24.6	6.3	19.2	19.6	30.2
其中：肠道传染病	41.7	5.7	13.2	14.0	25.3
伤寒和副伤寒	12.2	10.8	34.9	20.0	22.0
细菌性痢疾	31.8	10.3	17.2	17.4	23.4
结核病	0.3	1.9	38.1	23.1	36.6
内：肺结核	0.1	1.8	36.4	22.2	39.5
白喉					
百日咳	85.6	12.2	1.1	0.0	1.1
猩红热	33.7	61.6	4.1	0.4	0.2
性传播模式疾病	3.2	1.1	49.6	30.0	16.0
内：梅毒	7.8	0.5	42.0	31.1	18.6
淋球菌感染	4.2	3.4	52.6	25.6	14.2
乙型脑炎	3.4	32.8	20.7	17.2	25.9
斑疹伤寒	4.7	3.9	16.5	36.8	38.2
病毒性肝炎	0.2	0.8	40.5	38.7	19.7
人类免疫缺陷病毒病（HIV）	0.2	1.4	25.4	44.4	28.6
血吸虫病	0.0	0.1	8.8	31.1	60.1
丝虫病	0.0	0.0	28.6	7.1	64.3
钩虫病	0.3	0.0	5.3	18.5	75.9
2. 肿瘤小计	0.4	0.8	28.2	38.8	31.8
恶性肿瘤计	0.3	0.4	15.9	37.4	46.1
其中：鼻咽恶性肿瘤	0.0	0.2	23.4	45.1	31.3
食管恶性肿瘤	0.1	0.0	0.4	11.0	88.5
胃恶性肿瘤	0.0	0.0	7.9	26.7	65.3
小肠恶性肿瘤	0.0	0.0	6.3	32.3	61.4
结肠恶性肿瘤	0.0	0.0	6.9	27.2	65.9
直肠乙状结肠连接处、直肠、肛门和肛管恶性肿瘤	0.0	0.0	6.3	29.7	64.0
肝和肝内胆管恶性肿瘤	0.2	0.1	7.1	28.5	64.0
喉恶性肿瘤	0.1	0.0	3.8	26.7	69.4
气管、支气管、肺恶性肿瘤	0.0	0.0	7.4	32.7	59.9
骨、关节软骨恶性肿瘤	0.8	10.6	25.4	25.4	37.8
乳房恶性肿瘤	0.0	0.0	20.6	50.6	28.8
女性生殖器官恶性肿瘤	0.0	0.1	15.0	50.4	34.4
泌尿道恶性肿瘤	0.4	0.3	6.3	24.3	68.7
脑恶性肿瘤	1.8	6.2	25.8	34.9	31.3
白血病	3.6	6.7	23.9	27.6	38.3
原位癌计	0.0	0.0	39.8	42.4	17.7
其中：子宫颈原位癌	0.0	0.0	47.2	42.5	10.3
良性肿瘤计	0.7	1.2	43.1	41.2	13.8
其中：皮肤良性肿瘤	7.2	10.8	45.6	22.5	14.0

注：本表系卫健康生部门综合医院数字。

5-9-3 续表1

疾病名称 (ICD-10)	5岁以下	5～14岁	15～44岁	45～59岁	60岁及以上
乳房良性肿瘤	0.0	0.6	69.1	26.7	3.6
子宫平滑肌瘤	0.0	0.0	38.9	58.2	2.8
卵巢良性肿瘤	0.1	1.7	60.9	24.5	12.8
甲状腺良性肿瘤	0.0	0.5	30.5	44.9	24.2
交界恶性和动态未知的肿瘤	0.4	1.2	24.2	31.6	42.6
3. 血液、造血器官及免疫疾病小计	5.9	14.6	21.5	23.8	34.2
其中：贫血	4.7	11.1	21.9	24.3	38.0
4. 内分泌、营养和代谢疾病小计	0.9	3.3	13.9	33.2	48.7
其中：甲状腺功能亢进	0.1	1.8	40.0	38.2	19.9
糖尿病	0.1	0.6	8.6	32.5	58.1
5. 精神和行为障碍小计	2.2	4.5	28.9	34.5	29.8
其中：依赖性物质引起的精神和行为障碍	0.8	3.7	54.1	27.8	13.6
酒精引起的精神和行为障碍	0.5	3.6	54.9	28.3	12.6
精神分裂症、分裂型和妄想性障碍	0.3	1.0	46.6	37.0	15.1
情感障碍	0.1	9.5	45.8	24.3	20.3
6. 神经系统疾病小计	2.4	2.9	10.8	28.4	55.5
其中：中枢神经系统炎性疾病	18.0	20.2	21.7	19.1	20.9
帕金森病	0.0	0.0	1.1	14.0	84.8
癫痫	12.7	17.2	23.3	17.4	29.4
7. 眼和附器疾病小计	1.1	1.9	7.8	21.7	67.6
其中：晶状体疾患	0.1	0.1	1.5	13.2	85.1
内：老年性白内障			0.3	10.4	89.3
视网膜脱离和断裂	0.3	0.9	18.6	41.8	38.3
青光眼	0.1	0.4	5.1	22.3	72.1
8. 耳和乳突疾病小计	1.6	2.7	21.0	35.1	39.7
其中：中耳和乳突疾病	6.3	8.2	33.7	33.8	18.0
9. 循环系统疾病小计	0.3	0.5	4.6	20.8	73.9
其中：急性风湿热	0.8	4.7	20.2	32.1	42.2
慢性风湿性心脏病	0.1	0.1	4.2	29.1	66.5
高血压	0.1	0.0	5.6	28.1	66.2
内：高血压性心脏、肾脏病	0.0	0.0	2.9	16.2	80.9
缺血性心脏病	0.1	0.0	1.2	17.2	81.5
内：心绞痛	0.1	0.0	1.2	19.9	78.8
急性心肌梗死	0.1	0.0	1.1	12.7	86.1
肺栓塞	0.2	0.0	5.6	15.9	78.3
心律失常	0.3	1.2	10.9	26.6	61.1
心力衰竭	0.6	0.4	1.7	8.5	88.8
脑血管病	0.2	0.1	2.6	20.8	76.4
内：颅内出血	0.5	0.5	4.8	29.5	64.7
脑梗死	0.1	0.0	1.4	17.2	81.3
大脑动脉闭塞和狭窄	0.0	0.0	2.7	21.1	76.1

5-9-3 续表2

疾病名称 (ICD-10)	5岁以下	5～14岁	15～44岁	45～59岁	60岁及以上
静脉炎和血栓形成	0.1	0.1	10.5	24.6	64.8
下肢静脉曲张	0.0	0.0	10.2	44.9	44.9
10. 呼吸系统疾病小计	32.2	9.2	10.8	14.0	33.7
其中：急性上呼吸道感染	57.1	19.4	12.7	6.0	4.8
流行性感冒	45.5	26.6	15.6	4.8	7.5
内：人禽流感	45.7	21.4	14.3	4.3	14.3
肺炎	49.6	9.0	7.2	9.7	24.5
慢性鼻窦炎	0.9	7.5	31.7	37.6	22.3
慢性扁桃体和腺样体疾病	12.8	45.9	27.9	10.5	2.9
慢性下呼吸道疾病	3.3	1.5	5.6	17.1	72.4
内：哮喘	4.3	4.2	17.6	35.8	38.1
外部物质引起的肺病	10.4	1.1	6.7	14.0	67.8
11. 消化系统疾病小计	3.5	3.4	20.5	30.7	42.1
其中：口腔疾病	12.5	11.9	32.8	20.3	22.6
胃及十二指肠溃疡	0.1	0.5	12.8	29.8	56.8
阑尾疾病	0.9	11.1	43.9	23.9	20.1
疝	16.3	15.7	11.3	17.0	39.7
内：腹股沟疝	25.7	25.0	13.9	13.7	21.8
肠梗阻	7.0	2.5	13.6	25.4	51.5
酒精性肝病	0.0	0.0	21.4	35.9	42.8
肝硬化	0.1	0.1	6.1	32.7	61.1
胆石症和胆囊炎	0.0	0.3	21.7	33.4	44.6
急性胰腺炎	0.2	0.8	24.1	32.1	42.9
12. 皮肤和皮下组织疾病小计	6.6	8.3	30.5	24.0	30.6
其中：皮炎及湿疹	4.9	5.2	29.8	28.1	32.0
牛皮癣	0.5	6.3	39.4	32.5	21.2
荨麻疹	12.9	22.2	36.4	18.1	10.5
13. 肌肉骨骼系统和结缔组织疾病小计	0.7	1.1	16.0	34.4	47.8
其中：炎性多关节炎	0.3	1.2	12.8	37.7	48.0
内：类风湿关节炎	0.0	0.1	13.6	40.9	45.3
痛风	0.0	0.2	5.1	16.6	78.1
其他关节病	0.3	0.1	3.3	28.0	68.2
系统性结缔组织病	3.3	3.2	37.6	32.9	23.1
内：系统性红斑狼疮	0.0	5.0	56.7	28.3	10.0
脊椎关节强硬	0.0	0.1	18.6	46.3	34.9
椎间盘疾病	0.1	0.0	16.0	38.7	45.2
骨密度和骨结构疾病	0.2	0.3	2.1	10.0	87.4
内：骨质疏松	0.1	0.0	0.6	8.5	90.8
骨髓炎	2.8	10.4	19.6	30.6	36.7
14. 泌尿生殖系统疾病小计	0.5	0.9	40.4	35.2	23.0
其中：肾小球疾病	1.8	5.3	31.0	32.3	29.7
肾盂肾炎	0.5	0.8	37.1	26.9	34.9
肾衰竭	0.1	0.2	15.4	32.2	52.2
尿石病	0.1	0.3	25.3	41.0	33.3
膀胱炎	0.4	1.1	19.8	33.0	45.8
尿道狭窄	0.1	0.3	14.4	34.1	51.1

5-9-3 续表3

疾病名称 (ICD-10)	5岁以下	5～14岁	15～44岁	45～59岁	60岁及以上
乳房疾患	0.1	0.4	60.7	33.3	5.5
女性盆腔器官炎性疾病	0.1	0.6	59.4	31.4	8.5
子宫内膜异位			62.2	37.4	0.3
女性生殖器脱垂			6.8	30.3	62.9
15. 妊娠、分娩和产褥期小计			99.6	0.4	
其中：异位妊娠			99.0	1.0	
医疗性流产			99.0	1.0	
妊娠高血压			99.3	0.7	
前置胎盘、胎盘早剥和产前出血			99.5	0.5	
梗阻性分娩			99.8	0.2	
分娩时会阴、阴道裂伤			99.9	0.1	
产后出血			99.7	0.3	
顺产			99.9	0.1	
16. 起源于围生期疾病小计	100.0				
其中：产伤	100.0				
出生窒息	100.0				
新生儿吸入综合征	100.0				
围生期的感染	100.0				
胎儿和新生儿的溶血性疾病	100.0				
新生儿硬化病	100.0				
17. 先天性畸形、变形和染色体异常小计	18.5	11.4	30.9	23.1	16.1
神经系统其他先天性畸形	50.9	7.4	17.5	18.3	5.9
循环系统先天性畸形	11.1	6.3	25.3	31.8	25.6
内：先天性心脏病	10.0	4.7	22.3	34.7	28.2
唇裂和腭裂	78.9	11.9	7.6	1.1	0.5
消化系统先天性畸形	49.9	10.8	14.5	14.7	10.1
生殖泌尿系统先天性畸形	5.9	11.7	51.5	19.4	11.5
肌肉骨骼系统先天性畸形	39.9	15.3	17.5	14.6	12.7
18. 症状、体征和检验异常小计	7.4	4.4	18.9	26.6	42.7
19. 损伤、中毒小计	2.9	4.1	21.5	29.8	41.7
其中：骨折	2.9	5.3	20.0	32.1	39.6
内：颅骨和面骨骨折	7.0	10.8	40.3	26.4	15.6
股骨骨折	0.7	1.1	2.6	9.1	86.5
多部位骨折	0.5	2.4	16.2	31.6	49.3
颅内损伤	3.3	5.1	22.4	30.9	38.3
烧伤和腐蚀伤	27.9	7.1	20.4	23.4	21.1
药物、药剂和生物制品中毒	10.2	10.3	41.3	15.4	22.8
非药用物质的毒性效应	4.9	7.1	26.0	27.4	34.5
医疗并发症计	1.3	2.2	28.2	33.5	34.8
内：手术和操作并发症	1.2	3.3	31.3	32.4	31.8
假体装置、植入物和移植物并发症	0.3	0.8	25.2	35.1	38.6
20. 其他接受医疗服务小计	1.2	1.0	20.7	42.8	34.4

5-10-1 调查地区居民两周就诊率（%）

	合计			城市			农村		
	2008	2013	2018	2008	2013	2018	2008	2013	2018
调查人数	177501	273688	256304	46510	133393	134080	130991	140295	122224
就诊人次数	25813	35681	61412	5914	17728	31103	19899	17953	30309
两周就诊率	14.5	13.0	24.0	12.7	13.3	23.2	15.2	12.8	24.8
分性别两周就诊率									
男性	13.1	11.9	21.9	11.3	12.2	21.5	13.8	11.7	22.4
女性	16.0	14.1	26.0	14.0	14.3	24.9	16.7	13.9	27.2
年龄别两周就诊率									
0～4岁	24.8	14.6	24.9	19.1	15.3	23.9	26.0	14.1	25.9
5～14岁	9.1	6.2	11.8	6.8	6.3	11.5	9.6	6.1	12.1
15～24岁	4.7	3.4	8.0	3.2	3.3	7.5	5.1	3.5	8.5
25～34岁	6.1	4.8	10.7	4.5	4.9	9.6	6.7	4.5	12.2
35～44岁	11.4	8.5	14.3	7.0	8.0	12.5	12.8	8.9	16.7
45～54岁	16.0	13.7	23.3	10.9	13.2	21.5	18.1	14.1	25.0
55～64岁	21.6	19.7	32.7	18.4	19.1	31.2	22.9	20.4	34.5
65岁及以上	30.3	26.4	42.6	30.3	27.8	43.6	30.3	24.8	41.4
文化程度别两周就诊率									
文盲半文盲	25.6	22.8	39.2	25.3	25.8	42.8	25.6	21.4	37.6
小学	18.4	18.6	33.4	22.2	21.5	36.0	17.8	16.9	31.7
初中	10.7	11.5	23.4	12.0	13.2	24.6	10.3	10.1	22.1
高中、技校	9.2	9.8	19.6	9.1	10.3	20.2	9.3	8.6	18.4
中专	10.7	10.7	18.1	12.6	11.9	19.1	7.0	7.5	15.4
大专	8.0	7.9	13.6	8.8	8.2	13.9	5.0	6.5	12.4
大学及以上	8.2	5.9	12.4	8.4	6.3	12.6	6.8	2.7	11.6
医疗保障形式别两周就诊率									
城镇职工基本医保	14.6	13.4	22.8	14.5	13.4	22.9	15.1	13.6	22.2
城镇居民医疗保险	10.5	12.4	-	10.4	12.4	-	11.1	12.5	-
新型农村合作医疗	15.5	13.3	-	20.2	15.4	-	15.3	12.5	-
城乡居民基本医保	-	-	24.6	-	-	23.9	-	-	25.0
其他社会医疗保险	8.1	14.8	25.9	7.3	16.6	25.1	10.3	12.3	31.6
无社会医疗保险	10.8	8.4	17.4	8.2	6.7	13.9	14.2	12.5	23.1
就业状况别两周就诊率									
在岗	13.3	11.5	19.3	6.9	10.2	15.8	14.6	12.4	22.6
离退休	24.3	21.4	37.1	23.9	21.6	37.2	26.6	20.3	36.1
学生	4.9	3.1	7.2	3.0	3.2	7.1	5.6	3.0	7.4
无业、失业、半失业	19.3	19.9	35.3	12.9	18.1	33.5	23.7	21.8	36.7

5-10-2　2018年调查地区居民两周就诊率（%）

	合计	城市				农村			
		小计	东	中	西	小计	东	中	西
调查人数	256304	134080	52826	40099	41155	122224	34675	41492	46057
就诊人次数	61412	31103	12809	7698	10596	30309	9172	9744	11393
两周就诊率	24.0	23.2	24.2	19.2	25.7	24.8	26.5	23.5	24.7
分性别两周就诊率									
男性	21.9	21.5	22.8	18.3	22.8	22.4	24.3	21.6	21.7
女性	26.0	24.9	25.7	20.0	28.5	27.2	28.6	25.4	27.9
年龄别两周就诊率									
0～4岁	24.9	23.9	21.8	22.9	27.2	25.9	27.5	27.8	23.0
5～14岁	11.8	11.5	11.4	9.5	13.4	12.1	13.4	12.4	11.0
15～24岁	8.0	7.5	8.0	5.6	8.8	8.5	9.8	8.7	7.9
25～34岁	10.7	9.6	9.1	8.6	11.5	12.2	12.4	13.0	11.6
35～44岁	14.3	12.5	11.4	10.9	15.6	16.7	15.7	17.0	17.2
45～54岁	23.3	21.5	21.2	17.0	26.2	25.0	24.5	22.8	27.5
55～64岁	32.7	31.2	34.2	25.6	32.9	34.5	35.9	30.8	37.0
65岁及以上	42.6	43.6	48.2	34.3	47.3	41.4	45.2	35.6	44.3
文化程度别两周就诊率									
文盲半文盲	39.2	42.8	41.8	35.1	48.9	37.6	41.4	36.8	36.0
小学	33.4	36.0	37.7	28.3	40.1	31.7	36.5	28.5	31.3
初中	23.4	24.6	26.6	21.2	25.3	22.1	22.8	20.7	22.9
高中、技校	19.6	20.2	24.0	16.4	19.3	18.4	21.0	16.6	17.6
中专	18.1	19.1	20.4	16.2	20.8	15.4	14.6	15.0	16.9
大专	13.6	13.9	15.7	12.3	13.1	12.4	12.5	12.4	12.4
大学及以上	12.4	12.6	13.0	11.2	13.1	11.6	13.1	13.8	7.6
医疗保障形式别两周就诊率									
城镇职工基本医保	22.8	22.9	25.0	20.4	22.0	22.2	21.9	19.5	27.6
城乡居民基本医保	24.6	23.9	24.2	18.9	27.9	25.0	27.2	23.8	24.6
其他社会医疗保险	25.9	25.1	26.3	19.1	31.5	31.6	40.0	24.1	14.8
无社保	17.4	13.9	13.4	12.9	16.1	23.1	22.4	20.1	28.3
就业状况别两周就诊率									
在岗	19.3	15.8	14.4	11.9	20.8	22.6	22.6	19.8	24.9
离退休	37.1	37.2	45.1	28.5	36.2	36.1	37.7	29.1	44.4
学生	7.2	7.1	8.1	6.7	6.4	7.4	10.0	6.9	6.5
失业	30.9	28.3	26.8	21.6	36.9	35.1	44.4	26.7	37.8
无业	35.6	34.2	35.1	28.8	38.9	36.8	40.3	36.1	34.6

5-11-1 调查地区居民疾病别两周就诊率（‰）

	合计			城市			农村		
	2008	2013	2018	2008	2013	2018	2008	2013	2018
传染病计	1.9	0.4	0.9	1.2	0.5	0.9	2.1	0.4	0.9
寄生虫病计	0.0	0.0	0.0	0.0	0.0	0.0	0.0	0.0	0.0
恶性肿瘤计	1.7	0.8	2.0	1.9	0.9	2.3	1.6	0.6	1.7
良性肿瘤计	0.7	0.3	0.7	0.9	0.3	0.5	0.7	0.3	0.9
内分泌、营养和代谢疾病计	3.9	6.3	16.7	8.7	8.8	21.0	2.1	3.9	12.1
其中：糖尿病	2.9	5.6	13.9	7.6	7.8	17.4	1.3	3.4	10.1
血液、造血器官疾病	1.3	0.4	1.4	0.8	0.3	1.3	1.5	0.5	1.6
精神病小计	0.8	0.4	1.4	0.9	0.4	1.6	0.8	0.5	1.1
神经系病计	2.2	1.0	4.5	1.8	1.1	4.6	2.4	1.0	4.4
眼及附器疾病	1.3	0.7	2.7	1.2	0.7	3.2	1.3	0.6	2.1
耳和乳突疾病	0.5	0.3	1.4	0.5	0.3	1.4	0.5	0.3	1.3
循环系统疾病	26.4	27.5	63.3	36.4	30.1	64.1	22.8	24.9	62.4
其中：心脏病	7.9	3.1	8.2	11.9	3.4	8.0	6.5	2.8	8.5
高血压	12.3	21.4	46.1	19.3	23.8	48.2	9.9	19.2	43.9
脑血管病	4.3	2.2	6.0	3.6	2.3	5.1	4.6	2.2	7.0
呼吸系统疾病	46.9	27.0	58.2	29.1	25.4	51.7	53.2	28.5	65.3
其中：急上呼感染	37.2	23.1	48.2	21.7	21.5	42.3	42.7	24.6	54.6
肺炎	2.0	0.6	1.3	1.0	0.5	1.2	2.4	0.6	1.4
老慢支	3.3	1.3	2.9	2.4	1.3	2.4	3.6	1.4	3.5
消化系统疾病	22.1	8.6	26.7	14.3	7.6	23.7	24.9	9.6	30.1
其中：急性胃炎	11.9	4.3	12.7	6.3	3.8	10.9	13.9	4.9	14.7
肝硬化	0.4	0.1	0.5	0.4	0.2	0.5	0.5	0.1	0.5
胆囊疾病	1.8	0.8	1.6	1.5	0.7	1.3	1.9	0.9	1.9
泌尿生殖系病	6.4	3.2	9.6	5.9	3.3	9.4	6.6	3.1	10.0
妊娠、分娩病及产褥期并发症	0.1	0.1	0.5	0.1	0.1	0.6	0.1	0.1	0.5
皮肤皮下组织	3.4	1.5	7.4	2.8	1.5	7.8	3.7	1.5	6.9
肌肉、骨骼结缔组织	17.1	7.2	27.9	13.7	6.5	24.8	18.2	7.8	31.3
其中：类风湿关节炎	5.3	1.7	4.1	2.2	1.4	3.3	6.4	2.0	4.9
先天异常	0.0	0.0	0.1		0.0	0.1	0.1	0.0	0.1
围生期疾病	0.0	0.0	0.0	0.0	0.0	0.1	0.0	0.0	0.0
损伤和中毒	6.2	2.9	5.1	4.9	2.5	4.3	6.6	3.4	5.9
其他	0.5	0.4	6.3	0.5	0.4	6.2	0.6	0.3	6.4
不详	1.8	0.7	2.8	1.5	0.8	2.7	2.0	0.6	2.9

5-11-2　2018年调查地区居民疾病别两周就诊率（‰）

	合计	城市				农村			
		小计	东	中	西	小计	东	中	西
传染病计	0.9	0.9	1.1	0.6	0.9	0.9	1.3	0.6	0.9
寄生虫病计	0.0	0.0	0.1		0.1	0.0		0.0	0.0
恶性肿瘤计	2.0	2.3	2.4	2.5	1.9	1.7	1.8	2.3	1.0
良性肿瘤计	0.7	0.5	0.4	0.6	0.5	0.9	1.0	1.1	0.8
内分泌、营养和代谢疾病计	16.7	21.0	27.1	15.7	18.2	12.1	17.3	11.9	8.4
其中：糖尿病	13.9	17.4	23.2	12.9	14.4	10.1	14.4	10.5	6.5
血液、造血器官疾病	1.4	1.3	0.9	0.9	2.1	1.6	1.2	1.9	1.6
精神病小计	1.4	1.6	1.9	1.1	1.7	1.1	1.4	0.9	1.1
神经系病计	4.5	4.6	4.5	5.0	4.4	4.4	5.1	3.1	5.1
眼及附器疾病	2.7	3.2	3.2	3.2	3.2	2.1	2.3	1.7	2.2
耳和乳突疾病	1.4	1.4	1.4	1.4	1.5	1.3	1.4	1.5	1.1
循环系统疾病	63.3	64.1	82.6	55.7	48.4	62.4	71.9	66.3	51.8
其中：心脏病	8.2	8.0	8.7	8.3	6.8	8.5	9.8	8.9	7.1
高血压	46.1	48.2	65.6	39.7	34.0	43.9	52.8	45.0	36.3
脑血管病	6.0	5.1	5.2	5.6	4.4	7.0	6.7	9.3	5.1
呼吸系统疾病	58.2	51.7	46.0	38.7	71.7	65.3	67.7	61.6	67.0
其中：急上呼感染	48.2	42.3	37.5	31.8	58.7	54.6	58.0	51.4	54.8
肺炎	1.3	1.2	1.2	0.9	1.4	1.4	1.1	1.7	1.2
老慢支	2.9	2.4	1.7	1.2	4.3	3.5	2.7	2.5	4.9
消化系统疾病	26.7	23.7	21.2	18.7	31.6	30.1	27.3	27.7	34.5
其中：急性胃炎	12.7	10.9	9.4	7.8	15.9	14.7	14.5	13.1	16.3
肝病硬化	0.5	0.5	0.6	0.3	0.6	0.5	0.3	0.7	0.6
胆囊疾病	1.6	1.3	0.8	1.3	1.8	1.9	0.9	1.2	3.4
泌尿生殖系病	9.6	9.4	8.5	9.0	10.9	10.0	9.5	10.8	9.6
妊娠、分娩病及产褥期并发症	0.5	0.6	0.6	0.5	0.6	0.5	0.6	0.4	0.5
皮肤皮下组织	7.4	7.8	6.9	7.3	9.4	6.9	7.5	6.1	7.1
肌肉、骨骼结缔组织	27.9	24.8	21.0	21.0	33.4	31.3	32.3	22.3	38.6
其中：类风湿关节炎	4.1	3.3	1.9	2.0	6.5	4.9	4.1	3.2	7.0
先天异常	0.1	0.1	0.1	0.0	0.2	0.1	0.2	0.1	0.0
围生期疾病	0.0	0.1	0.1	0.0	0.0	0.0	0.0		0.0
损伤和中毒	5.1	4.3	4.6	3.0	5.1	5.9	7.0	5.2	5.7
其他	6.3	6.2	5.8	4.6	8.2	6.4	5.0	6.5	7.3
不详	2.8	2.7	2.2	2.3	3.6	2.9	2.7	2.9	3.1

5-12-1 调查地区居民住院率（%）

	合计			城市			农村		
	2008	2013	2018	2008	2013	2018	2008	2013	2018
住院人次数	12139	24740	35223	3293	12110	17246	8846	12630	17977
住院率	6.8	9.0	13.7	7.1	9.1	12.9	6.8	9.0	14.7
分性别住院									
男性	6.0	8.0	12.5	6.6	8.2	11.6	5.9	7.8	13.4
女性	7.6	10.1	15.0	7.6	9.9	14.0	7.7	10.2	16.0
年龄别住院率									
0～4岁	8.1	8.6	13.0	3.3	7.4	11.2	9.1	9.5	14.8
5～14岁	2.1	2.2	3.8	1.2	1.9	3.0	2.3	2.4	4.4
15～24岁	4.6	5.0	6.2	2.0	4.1	4.8	5.3	5.7	7.5
25～34岁	6.9	7.3	11.1	5.6	6.9	10.6	7.4	7.8	11.9
35～44岁	4.7	5.5	8.0	3.3	4.8	7.4	5.2	6.1	8.8
45～54岁	6.2	7.3	11.0	5.2	6.9	9.6	6.6	7.6	12.4
55～64岁	9.3	12.4	17.4	9.7	11.8	15.7	9.2	13.1	19.3
65岁及以上	15.3	19.9	27.2	19.4	21.5	26.4	12.9	18.0	28.1
文化程度别住院率									
文盲半文盲	10.0	14.7	22.4	14.5	16.3	21.8	9.4	14.0	22.7
小学	8.8	12.8	19.1	12.3	14.4	18.8	8.1	11.8	19.2
初中	6.5	8.7	13.4	7.1	9.6	13.7	6.4	7.9	13.1
高中、技校	4.9	6.8	11.1	5.2	6.9	11.1	4.6	6.5	11.2
中专	7.6	9.2	14.2	7.8	9.4	14.0	7.1	8.7	14.7
大专	6.8	6.8	10.5	6.9	6.8	10.4	6.4	6.5	10.7
大学及以上	5.5	6.2	10.1	5.8	6.4	10.5	3.3	4.8	7.3
医疗保障形式别住院率									
城镇职工基本医保	9.2	11.2	14.8	9.2	11.3	15.0	8.8	10.5	13.8
城镇居民基本医保	5.1	7.1	-	4.9	7.1	-	6.3	6.9	-
新型农村合作医疗	6.9	9.0	-	7.8	8.6	-	6.9	9.1	-
城乡居民基本医保	-	-	13.7	-	-	11.8	-	-	14.9
其他社会医疗保险	5.1	8.0	12.2	4.4	8.0	11.1	7.1	7.9	19.1
无社保	4.3	5.1	7.4	4.0	4.5	6.2	4.8	6.6	9.3
就业状况别住院率									
在岗	6.5	7.7	10.2	3.9	6.3	8.4	7.0	8.7	11.8
离退休	14.8	17.7	22.7	14.8	17.6	22.3	15.2	18.0	25.8
学生	1.4	1.3	2.2	0.6	1.3	1.8	1.7	1.2	2.6
无业、失业、半失业	9.9	15.0	23.6	7.8	13.4	20.4	11.4	16.8	26.3

5-12-2 2018年调查地区居民住院率（%）

	合计	城市				农村			
		小计	东	中	西	小计	东	中	西
住院人次数	35223	17246	5834	5192	6220	17977	3973	6849	7155
住院率	13.7	12.9	11.0	12.9	15.1	14.7	11.5	16.5	15.5
分性别住院									
男性	12.5	11.6	10.0	11.8	13.5	13.4	10.1	15.5	13.9
女性	15.0	14.0	12.0	14.1	16.6	16.0	12.8	17.5	17.2
年龄别住院率									
0～4岁	13.0	11.2	8.7	12.7	12.9	14.8	9.1	17.2	16.9
5～14岁	3.8	3.0	2.4	2.7	4.0	4.4	2.4	4.5	5.6
15～24岁	6.2	4.8	3.7	3.8	7.0	7.5	5.6	7.1	8.6
25～34岁	11.1	10.6	9.4	9.7	13.4	11.9	10.5	11.8	13.1
35～44岁	8.0	7.4	6.4	7.0	9.0	8.8	6.7	9.3	9.7
45～54岁	11.0	9.6	7.3	9.8	12.0	12.4	8.8	14.3	13.5
55～64岁	17.4	15.7	13.3	16.4	18.6	19.3	15.4	21.1	20.9
65岁及以上	27.2	26.4	23.2	26.2	30.8	28.1	21.8	31.2	30.5
文化程度别住院率									
文盲半文盲	22.4	21.8	19.6	21.6	23.8	22.7	18.6	25.7	22.6
小学	19.1	18.8	18.1	17.4	20.6	19.2	15.1	22.7	18.9
初中	13.4	13.7	11.6	14.6	15.7	13.1	10.5	13.9	14.7
高中、技校	11.1	11.1	9.9	11.6	12.2	11.2	10.6	12.3	10.5
中专	14.2	14.0	10.8	14.0	18.8	14.7	11.7	16.8	15.8
大专	10.5	10.4	8.7	10.2	13.3	10.7	9.5	10.3	12.4
大学及以上	10.1	10.5	8.0	11.7	13.5	7.3	8.2	7.8	5.7
医疗保障形式别住院率									
城镇职工基本医保	14.8	15.0	12.0	17.1	18.1	13.8	11.3	16.6	17.4
城乡居民基本医保	13.7	11.8	10.6	10.7	14.1	14.9	11.6	16.7	15.6
其他社会医疗保险	12.2	11.1	7.2	20.1	19.2	19.1	15.0	44.8	3.7
无社保	7.4	6.2	7.0	5.0	6.8	9.3	7.8	9.8	10.8
就业状况别住院率									
在岗	10.2	8.4	6.7	7.7	11.0	11.8	8.8	12.9	13.2
离退休	22.7	22.3	18.8	22.7	27.4	25.8	18.4	29.6	30.7
学生	2.2	1.8	1.3	1.1	2.9	2.6	1.6	1.9	3.5
失业	22.9	17.0	15.4	14.1	21.9	32.3	26.5	34.4	34.0
无业	23.7	20.8	20.1	18.9	23.8	25.9	21.7	28.0	27.1

5-13-1 调查地区居民疾病别住院率（‰）

	合计			城市			农村		
	2008	2013	2018	2008	2013	2018	2008	2013	2018
传染病计	1.1	1.0	0.8	0.6	0.8	0.5	1.3	1.2	1.1
寄生虫病计	0.1	0.1	0.1	0.0	0.1	0.1	0.1	0.0	0.2
恶性肿瘤计	2.9	3.9	5.8	4.4	4.9	6.0	2.3	3.0	5.6
良性肿瘤计	1.7	2.0	2.0	1.8	2.0	1.8	1.7	2.0	2.2
内分泌、营养和代谢疾病计	2.0	3.5	5.8	4.5	4.7	7.0	1.1	2.3	4.5
其中：糖尿病	1.6	2.6	4.4	3.9	3.6	5.4	0.7	1.6	3.3
血液、造血器官疾病	0.5	0.6	1.3	0.3	0.5	1.3	0.6	0.7	1.4
精神病小计	0.5	0.5	0.8	0.5	0.5	0.6	0.5	0.4	0.9
神经系病计	1.1	1.6	3.1	1.2	1.7	3.4	1.0	1.5	2.8
眼及附器疾病	1.2	1.9	3.1	1.5	2.0	3.1	1.0	1.7	3.1
耳和乳突疾病	0.1	0.3	0.7	0.1	0.3	0.8	0.1	0.2	0.6
循环系统疾病	13.7	20.4	29.1	21.7	21.9	26.5	10.8	18.9	32.1
其中：心脏病	5.5	6.9	10.2	9.6	8.1	9.1	4.0	5.8	11.4
高血压	3.2	4.9	6.8	4.6	5.1	7.0	2.7	4.7	6.7
脑血管病	4.1	6.9	9.6	5.9	7.1	7.7	3.4	6.7	11.7
呼吸系统疾病	10.2	13.3	21.9	6.1	11.5	18.4	11.7	15.1	25.7
其中：急上呼感染	3.8	5.4	8.7	1.4	3.9	6.1	4.7	6.9	11.6
肺炎	2.6	2.9	5.0	1.4	2.8	5.0	3.0	3.1	4.9
老慢支	1.6	1.9	3.5	1.5	1.8	2.9	1.6	2.0	4.2
消化系统疾病	9.1	10.2	13.9	8.1	9.8	13.0	9.5	10.5	14.9
其中：急性胃炎	1.9	2.3	3.3	1.1	1.9	2.8	2.2	2.8	3.9
肝硬化	0.4	0.5	0.7	0.2	0.6	0.5	0.5	0.3	0.9
胆囊疾病	1.9	1.9	2.3	2.4	2.0	2.1	1.8	1.9	2.4
泌尿生殖系病	3.9	5.4	8.2	3.5	5.2	7.3	4.0	5.6	9.3
妊娠、分娩病及产褥期并发症	9.0	9.8	12.0	6.3	9.5	13.3	9.9	10.0	10.7
皮肤皮下组织	0.6	1.2	2.2	0.6	1.2	1.9	0.6	1.1	2.5
肌肉、骨骼结缔组织	2.7	6.0	13.7	3.0	6.1	12.5	2.6	5.8	14.9
其中：类风湿关节炎	0.6	1.0	1.4	0.5	0.8	0.9	0.6	1.2	1.9
先天异常	0.1	0.2	0.2	0.0	0.1	0.1	0.1	0.2	0.2
围生期疾病	0.2	0.3	0.3	0.1	0.3	0.2	0.2	0.3	0.3
损伤和中毒	6.2	6.9	6.6	4.4	5.8	4.8	6.8	7.9	8.6
其他	0.6	0.9	4.6	0.5	1.0	5.2	0.6	0.7	4.0
不详	1.2	0.6	1.1	1.5	0.7	0.9	1.1	0.6	1.3

5-13-2　2018年调查地区居民疾病别住院率（‰）

	合计	城市				农村			
		小计	东	中	西	小计	东	中	西
传染病计	0.8	0.5	0.5	0.5	0.5	1.1	0.5	1.2	1.6
寄生虫病计	0.1	0.1	0.0	0.1	0.0	0.2	0.1	0.4	0.1
恶性肿瘤计	5.8	6.0	6.4	5.6	6.1	5.6	7.0	6.4	3.8
良性肿瘤计	2.0	1.8	2.0	1.7	1.7	2.2	2.6	2.2	2.1
内分泌、营养和代谢疾病计	5.8	7.0	5.9	8.3	7.2	4.5	4.0	5.4	4.0
其中：糖尿病	4.4	5.4	4.1	6.6	5.8	3.3	2.6	4.4	2.9
血液、造血器官疾病	1.3	1.3	1.2	1.3	1.4	1.4	0.8	1.5	1.7
精神病小计	0.8	0.6	0.4	0.6	0.8	0.9	0.7	0.9	1.2
神经系病计	3.1	3.4	2.6	4.3	3.6	2.8	2.2	3.0	3.1
眼及附器疾病	3.1	3.1	2.7	3.2	3.6	3.1	3.2	3.0	3.1
耳和乳突疾病	0.7	0.8	0.7	0.8	0.8	0.6	0.4	0.7	0.7
循环系统疾病	29.1	26.5	23.2	31.2	26.1	32.1	26.5	42.3	27.1
其中：心脏病	10.2	9.1	7.6	10.8	9.4	11.4	8.6	16.0	9.4
高血压	6.8	7.0	5.9	8.0	7.4	6.7	4.4	7.8	7.4
脑血管病	9.6	7.7	7.0	9.9	6.4	11.7	10.9	16.1	8.3
呼吸系统疾病	21.9	18.4	14.8	15.7	25.6	25.7	14.8	28.5	31.4
其中：急上呼感染	8.7	6.1	4.5	4.8	9.5	11.6	5.2	13.9	14.4
肺炎	5.0	5.0	5.2	4.2	5.6	4.9	3.3	5.1	6.0
老慢支	3.5	2.9	2.2	1.9	4.8	4.2	2.9	4.5	5.0
消化系统疾病	13.9	13.0	10.6	13.1	15.9	14.9	10.8	15.6	17.4
其中：急性胃炎	3.3	2.8	1.8	2.7	4.4	3.9	2.0	4.0	5.1
肝病硬化	0.7	0.5	0.4	0.5	0.8	0.9	1.2	0.9	0.8
胆囊疾病	2.3	2.1	1.7	2.3	2.4	2.4	1.5	2.5	3.0
泌尿生殖系病	8.2	7.3	6.1	6.5	9.4	9.3	6.5	10.9	9.9
妊娠、分娩病及产褥期并发症	12.0	13.3	13.2	11.2	15.3	10.7	11.2	9.3	11.6
皮肤皮下组织	2.2	1.9	1.4	1.9	2.7	2.5	1.6	2.6	3.0
肌肉、骨骼结缔组织	13.7	12.5	8.2	12.3	18.3	14.9	9.3	15.7	18.4
其中：类风湿关节炎	1.4	0.9	0.5	0.7	1.5	1.9	0.8	1.9	2.8
先天异常	0.2	0.1	0.0	0.1	0.2	0.2	0.2	0.2	0.2
围生期疾病	0.3	0.2	0.2	0.1	0.2	0.3	0.3	0.1	0.5
损伤和中毒	6.6	4.8	4.0	5.0	5.6	8.6	7.6	9.3	8.9
其他	4.6	5.2	5.7	5.0	4.7	4.0	3.3	4.3	4.4
不详	1.1	0.9	0.5	0.8	1.4	1.3	1.0	1.7	1.3

5-14-1 调查地区居民经常就诊单位构成（%）

	合计	城市	农村
2008 年			
患者两周首诊单位			
私人诊所	16.5	12.5	17.8
卫生室（站）	33.0	12.3	39.5
卫生院、社区中心	24.2	23.5	24.4
县市区医院	17.3	23.7	15.3
地市医院	4.7	15.4	1.3
省医院	3.2	11.2	0.7
其他医院	1.0	1.4	0.9
2013 年			
患者一般性疾病就诊单位			
卫生室	47.4	30.4	64.4
卫生服务站	11.2	18.5	3.8
卫生院	13.9	5.4	22.4
社区中心	8.6	14.6	2.6
综合医院	15.6	25.8	5.3
中医院	1.6	2.2	1.0
其他	1.8	3.0	0.7
2018 年			
患者两周首诊单位			
卫生室（站）	41.5	31.6	51.9
社区卫生服务站	5.8	9.6	1.8
社区卫生服务中心	7.6	13.4	1.6
卫生院	12.6	7.1	18.3
县 / 市 / 区级医院	19.5	19.9	19.2
地 / 市级医院	5.0	8.3	1.7
省医院	3.5	5.8	1.0
民营医院	2.4	2.6	2.3
其他	2.0	1.8	2.2

5-14-2 2018年调查地区两周患者首诊机构构成（%）

	合计	城市				农村			
		小计	东	中	西	小计	东	中	西
卫生室（站）	41.5	31.6	20.4	38.9	41.4	51.9	50.7	55.0	50.1
社区卫生服务站	5.8	9.6	16.7	4.7	3.5	1.8	3.6	0.5	1.5
社区卫生服务中心	7.6	13.4	19.9	7.9	8.8	1.6	3.7	0.8	0.7
卫生院	12.6	7.1	6.4	4.8	9.9	18.3	18.8	18.0	18.1
县 / 市 / 区级医院	19.5	19.9	20.2	21.9	17.9	19.2	17.7	18.4	21.2
地 / 市级医院	5.0	8.3	8.2	10.5	6.6	1.7	1.9	1.7	1.6
省医院	3.5	5.8	5.3	6.3	6.2	1.0	0.6	1.3	1.1
民营医院	2.4	2.6	1.5	3.8	3.2	2.3	1.4	2.3	2.9
其他	2.0	1.8	1.4	1.3	2.6	2.2	1.6	2.0	2.9

5-15-1　调查地区住户距最近医疗单位距离和时间构成（%）

	合计	城市	农村
2008 年			
到最近医疗点距离			
不足 1 公里	65.6	83.5	58.0
1- 公里	15.5	10.0	17.9
2- 公里	8.4	4.3	10.1
3- 公里	3.9	1.3	5.0
4- 公里	2.0	0.5	2.6
5 公里及以上	4.5	0.5	6.3
到最近医疗点所需时间			
10 分钟以内	69.9	80.2	65.6
10- 分钟	19.0	16.9	19.8
20- 分钟	6.9	2.3	8.8
30 分钟以上	4.2	0.7	5.7
2013 年			
到最近医疗点距离			
不足 1 公里	63.9	71.0	56.7
1- 公里	16.7	15.1	18.3
2- 公里	9.7	7.7	11.6
3- 公里	4.2	3.1	5.3
4- 公里	2.1	1.3	3.0
5 公里及以上	3.4	1.8	5.0
到最近医疗点所需时间			
15 分钟及以内	84.0	87.8	80.2
16 ～ 20 分钟	7.9	6.9	8.9
20 分钟以上	8.1	5.3	10.9
2018 年			
到最近医疗点距离			
不足 1 公里	58.2	62.5	53.1
1- 公里	22.1	21.8	22.5
2- 公里	10.8	9.6	12.1
3- 公里	4.0	3.3	4.7
4- 公里	1.5	1.1	2.0
5 公里及以上	3.4	1.6	5.6
到最近医疗点所需时间			
15 分钟及以内	89.9	91.9	87.6
16 ～ 20 分钟	5.2	4.8	5.6
20 ～ 30 分钟	3.6	2.7	4.7
30 分钟以上	1.3	0.6	2.1

5-15-2　2018年调查地区住户距最近医疗单位距离和时间构成（%）

	合计	城市				农村			
		小计	东	中	西	小计	东	中	西
到最近医疗点距离									
不足 1 公里	58.2	62.5	61.8	65.5	60.5	53.1	60.4	56.4	44.0
1- 公里	22.1	21.8	23.1	20.0	22.0	22.5	21.7	21.8	23.8
2- 公里	10.8	9.6	9.7	8.7	10.5	12.1	9.4	12.6	13.8
3- 公里	4.0	3.3	2.9	3.2	3.8	4.7	3.2	4.3	6.4
4- 公里	1.5	1.1	0.9	1.1	1.3	2.0	1.5	1.3	3.1
5 公里及以上	3.4	1.6	1.5	1.5	1.8	5.6	3.7	3.6	8.9
到最近医疗点所需时间									
15 分钟及以内	89.9	91.9	94.6	91.6	89.0	87.6	93.3	88.1	82.6
16 ～ 20 分钟	5.2	4.8	3.6	5.0	6.1	5.6	3.6	5.3	7.5
20 ～ 30 分钟	3.6	2.7	1.6	2.9	3.9	4.7	2.4	4.6	6.7
30 分钟以上	1.3	0.6	0.3	0.6	1.0	2.1	0.7	2.0	3.2

5-16-1　调查地区居民医疗保障制度构成（%）

	合计	城市	农村
2008 年			
城镇职工基本医保	12.7	44.2	1.5
公费医疗	1.0	3.0	0.3
城镇居民基本医保	3.8	12.5	0.7
新型农村合作医疗	68.7	9.5	89.7
其他社会医疗保险	1.0	2.8	0.4
无社会医疗保险	12.9	28.1	7.5
2013 年			
城镇职工医疗保险	21.0	38.1	4.6
城镇居民医疗保险	13.2	22.0	4.7
新型农村合作医疗	51.1	26.9	74.1
城乡居民合作医疗	9.9	5.7	13.8
其他社会医疗保险	0.5	0.9	0.1
无社会医疗保险	4.4	6.4	2.6
2018 年			
城镇职工基本医保	23.4	38.8	6.6
城乡居民基本医保	73.3	57.1	91.1
其他社会医疗保险	0.4	0.7	0.1
无社会医疗保险	2.9	3.5	2.3

5-16-2　2018年调查地区居民社会医疗保障制度构成（%）

	合计	城市				农村			
		小计	东	中	西	小计	东	中	西
城镇职工基本医保	23.4	38.8	45.1	38.1	31.2	6.6	12.7	5.5	2.9
城乡居民基本医保	73.3	57.1	50.5	57.1	65.5	91.1	84.2	92.0	95.4
其他社会医疗保险	0.4	0.7	1.2	0.5	0.2	0.1	0.2	0.1	0.1
无社会医疗保险	2.9	3.5	3.2	4.2	3.0	2.3	2.9	2.5	1.6

六、基层医疗卫生服务

简要说明

一、本章主要介绍全国及31个省、自治区、直辖市基层医疗卫生机构门诊、住院和床位利用情况，包括诊疗人次、入院人数、病床使用率、平均住院日、医师人均工作量、医药费用等。

二、本章数据来源于卫生资源与医疗服务统计年报。

三、本章及其他有关社区卫生服务中心（站）数据系登记注册机构数，均不包括医疗机构下设的未注册的社区卫生服务站数。

主要指标解释

家庭卫生服务人次数　是指医生赴病人家中提供医疗、预防和保健服务的人次数。

6-1-1 基层医疗卫生机构医疗服务量

机构分类	诊疗人次数（万人次）					入院人数（万人）				
	2016	2017	2018	2019	2020	2016	2017	2018	2019	2020
总　计	**436663.3**	**442891.6**	**440632.0**	**453087.1**	**411614.4**	**4164.8**	**4450.0**	**4375.1**	**4295.1**	**3707.5**
按主办单位分										
政府办	179037.5	185182.3	187324.8	196973.7	180292.3	4047.3	4321.7	4254.0	4183.9	3596.4
非政府办	257625.8	257709.3	253307.2	256113.3	231322.1	117.5	128.3	122.2	111.2	111.0
按机构类别分										
社区卫生服务中心	56327.0	60743.2	63897.9	69110.7	62068.4	313.7	344.2	339.5	339.5	292.7
其中：政府办	46703.4	50205.8	52848.1	56709.7	51211.9	251.5	274.0	273.2	278.2	238.0
社区卫生服务站	15561.9	15982.4	16011.5	16805.7	13403.7	15.0	21.2	14.5	10.4	6.6
其中：政府办	3795.7	3689.7	3487.4	3510.0	2352.3	4.0	6.4	4.5	3.3	2.5
街道卫生院	881.4	1222.8	1239.6	1190.4	1179.1	19.2	26.1	24.9	24.9	18.4
乡镇卫生院	108233.0	111075.6	111595.8	117453.6	109516.3	3799.9	4047.2	3985.1	3909.4	3383.3
其中：政府办	107467.5	110164.0	110649.2	116443.7	108398.4	3772.7	4015.9	3951.9	3879.2	3338.0
村卫生室	185263.6	178932.5	167207.0	160461.7	142753.8					
门诊部	10288.7	12044.7	13581.4	15631.7	15722.1	16.7	11.4	12.2	10.9	6.4
诊所（医务室）	60107.6	62890.5	67098.8	72433.2	66971.1	0.3				0.0
构成（%）	**100.0**	**100.0**	**100.0**	**100.0**	**100.0**	**100.0**	**100.0**	**100.0**	**100.0**	**100.0**
按主办单位分										
政府办	41.0	41.8	42.5	43.5	43.8	97.2	97.1	97.2	97.4	97.0
非政府办	59.0	58.2	57.5	56.5	56.2	2.8	2.9	2.8	2.6	3.0
按机构类别分										
社区卫生服务中心	12.9	13.7	14.5	15.3	15.1	7.5	7.7	7.8	7.9	7.9
社区卫生服务站	3.6	3.6	3.6	3.7	3.3	0.4	0.5	0.3	0.2	0.2
街道卫生院	0.2	0.3	0.3	0.3	0.3	0.5	0.6	0.6	0.6	0.5
乡镇卫生院	24.8	25.1	25.3	25.9	26.6	91.2	90.9	91.1	91.0	91.3
村卫生室	42.4	40.4	37.9	35.4	34.7					
门诊部	2.4	2.7	3.1	3.5	3.8	0.4	0.3	0.3	0.3	0.2
诊所（医务室）	13.8	14.2	15.2	16.0	16.3					

6-1-2　2020年各地区基层医疗卫生机构工作情况

地区	机构数（个）	床位数（张）	人员数（人）	诊疗人次（万人次）	入院人数（万人）
总　计	**970036**	**1649384**	**4339745**	**411614**	**3707**
东　部	368279	515156	1825965	197233	910
中　部	303899	590484	1265076	114434	1342
西　部	297858	543744	1248704	99948	1455
北　京	9675	5145	86400	6919	1
天　津	5258	6007	36689	4043	2
河　北	83972	78970	225307	21778	112
山　西	39224	37414	110820	5634	33
内蒙古	23277	26769	78094	4311	24
辽　宁	32174	38346	103145	6891	34
吉　林	24424	19627	86059	4242	11
黑龙江	18653	31168	81040	3178	27
上　海	5291	15612	73182	8952	4
江　苏	32703	101630	285750	28069	222
浙　江	32376	30718	196621	32374	33
安　徽	27400	79745	169973	21689	117
福　建	26902	37278	123695	13552	62
江　西	35214	62398	122870	13322	169
山　东	81126	118285	356927	36748	250
河　南	71339	137822	311634	35090	316
湖　北	33852	98093	178432	16292	265
湖　南	53793	124217	204248	14987	405
广　东	53069	73595	307240	34827	184
广　西	32149	76256	171149	11283	286
海　南	5733	9570	31009	3079	6
重　庆	19838	55901	102150	8995	199
四　川	79491	149620	285911	29333	458
贵　州	27138	54113	124823	8459	130
云　南	24592	61932	154144	14868	162
西　藏	6632	3867	20485	930	1
陕　西	33208	39906	130527	8287	54
甘　肃	24597	32896	74988	5846	72
青　海	6018	5398	20138	1072	9
宁　夏	4247	4094	19915	1793	4
新　疆	16671	32992	66380	4771	56

6-2　社区卫生服务机构、床位、人员数

	2015	2016	2017	2018	2019	2020
机构数合计（个）	**34321**	**34327**	**34652**	**34997**	**35013**	**35365**
社区卫生服务中心	8806	8918	9147	9352	9561	9826
社区卫生服务站	25515	25409	25505	25645	25452	25539
按主办单位分						
政府办	18246	18031	18014	17715	17374	17330
非政府办	16075	16296	16638	17282	17639	18035
按床位分						
无床	27357	27334	27556	27769	27769	28253
1～9张	2053	2053	1993	1962	1939	1652
10～49张	3573	3575	3538	3630	3688	3718
50～99张	1057	1086	1235	1282	1299	1376
100张及以上	281	279	330	354	352	366
床位数合计（张）	**200979**	**202689**	**218358**	**231274**	**237445**	**238343**
社区卫生服务中心	178410	182191	198586	209024	214559	225539
社区卫生服务站	22569	20498	19772	22250	22886	12804
人员数合计（人）	**504817**	**521974**	**554694**	**582852**	**610345**	**647875**
卫生技术人员	431158	446176	474010	499296	524709	558404
内：执业（助理）医师	181670	187699	198203	209392	220271	233761
注册护士	153393	162132	175984	189207	202408	219574
其他技术人员	20305	21569	23752	24680	25756	27263
管理人员	20790	21350	22749	23455	23918	24457
工勤技能人员	32564	32879	34183	35421	35962	37751

6-3　2020年社区卫生服务中心分科床位、门急诊人次、出院人数及构成

科室分类	床位		门急诊		出院	
	床位数（张）	构成（%）	人次数（万）	构成（%）	人数（万）	构成（%）
总　计	**225539**	**100.0**	**58369.1**	**100.0**	**291.5**	**100.0**
预防保健科	2979	1.3	5312.2	9.1	1.1	0.4
全科医疗科	76508	33.9	30816.0	52.8	76.3	26.2
内科	65896	29.2	7119.0	12.2	111.5	38.3
外科	19586	8.7	1812.6	3.1	29.5	10.1
儿科	5453	2.4	1388.9	2.4	7.8	2.7
妇产科	9426	4.2	1359.5	2.3	12.2	4.2
中医科	15241	6.8	6036.5	10.3	21.5	7.4
其他	30450	13.5	4524.5	7.8	31.6	10.8

6-4 社区卫生服务中心收入、支出及病人医药费用

指标名称	2015	2016	2017	2018	2019	2020
机构数（个）	7932	8112	8384	8631	8937	9184
平均每个中心总收入（万元）	1337.1	1457.7	1647.2	1845.8	2063.5	2228.5
其中：医疗收入	794.0	854.2	972.0	1104.9	1228.3	1234.5
内：药品收入	519.8	564.0	631.4	716.2	835.1	880.1
财政补助收入	487.8	548.5	616.0	676.1	746.6	890.0
上级补助收入	23.0	21.5	21.7	23.6	18.7	18.9
平均每个中心总费用（万元）	1276.4	1402.9	1599.4	1801.2	2019.9	2170.5
其中：业务活动费	1015.5	1114.6	1542.2	1741.3	1876.0	2014.0
内：药品费	474.3	513.1	594.2	685.9	803.5	831.6
平均每个中心人员经费（万元）	489.8	544.0	620.5	681.0	739.9	802.6
职工人均年业务收入（万元）	16.6	17.6	19.5	21.5	23.0	22.3
医师人均年业务收入（万元）	47.6	50.6	56.3	61.9	66.2	63.9
门诊病人次均医药费（元）	97.7	107.2	117.0	132.3	142.6	165.9
其中：药费	67.3	74.6	80.4	90.5	102.2	124.9
药费所占比重（%）	68.9	69.6	68.7	68.4	71.7	75.3
住院病人人均医药费（元）	2760.6	2872.4	3059.1	3194.0	3323.9	3560.3
其中：药费	1189.7	1201.4	1208.4	1169.6	1177.3	1126.7
药费所占比重（%）	43.1	41.8	39.5	36.6	35.4	31.6

6-5 各地区社区卫生服务中心（站）医疗服务情况

地区	社区卫生服务中心						社区卫生服务站	
	诊疗人次	入院人数	病床使用率（%）	平均住院日（日）	医师日均担负诊疗人次	医师日均担负住院床日	诊疗人次	医师日均担负诊疗人次
2015	559025520	3055499	54.7	9.8	16.3	0.7	147424820	14.1
2016	563270221	3137143	54.6	9.7	15.9	0.6	155618949	14.5
2017	607432288	3442497	54.8	9.5	16.2	0.7	159823646	14.1
2018	638978662	3395371	52.0	9.9	16.1	0.6	160115334	13.7
2019	691106915	3395234	49.7	9.7	16.5	0.6	168056582	13.9
2020	620683853	2927288	42.8	10.3	13.9	0.5	134037234	10.8
东　部	457865285	967536	43.5	15.0	16.5	0.4	70061606	12.4
中　部	84042659	962277	39.7	8.2	8.8	0.6	36163625	9.7
西　部	78775909	997475	45.5	7.7	10.7	0.8	27812003	9.0
北　京	51599969	12706	24.6	30.8	15.9	0.1	6320651	16.9
天　津	17339806	2022	13.0	19.3	19.2	0.1	2503061	28.2
河　北	7049817	52938	31.8	9.5	7.7	0.5	8380711	7.2
山　西	4339637	25608	24.6	11.4	6.8	0.3	3728542	5.5
内蒙古	4819173	39225	17.1	5.1	6.6	0.3	2738155	5.5
辽　宁	8896453	29917	21.0	10.3	7.9	0.2	4183958	7.6
吉　林	4811433	14818	22.5	9.2	6.4	0.2	244780	4.6
黑龙江	5873337	27409	16.0	7.6	5.6	0.2	509115	4.1
上　海	70777539	35722	77.5	133.3	20.7	0.9		
江　苏	67674635	365363	44.7	9.5	14.1	0.5	10492881	15.3
浙　江	95490838	64773	30.9	14.6	21.3	0.1	3596198	22.2
安　徽	18700505	88617	31.6	8.1	14.9	0.5	12758449	12.7
福　建	22331416	46745	27.9	8.4	20.9	0.3	3560028	10.6
江　西	4210612	36581	29.3	6.6	9.2	0.4	3093916	10.6
山　东	26119614	238346	44.4	9.3	9.9	0.6	16172937	11.8
河　南	17707112	204602	43.9	9.3	9.2	0.8	8432502	10.3
湖　北	13747107	226383	44.3	8.7	8.1	0.9	5126108	12.1
湖　南	14652916	338259	54.0	7.2	8.2	1.0	2270213	7.0
广　东	89607171	110419	39.3	11.1	17.9	0.2	12594412	16.9
广　西	8222627	60906	55.9	8.7	11.9	0.5	1728757	9.7
海　南	978027	8585	21.4	6.6	7.0	0.4	2256769	13.5
重　庆	9694500	308933	60.2	7.5	8.5	1.4	1493191	9.3
四　川	26781860	293516	56.4	8.2	15.4	1.0	4482796	12.6
贵　州	6398885	103306	35.7	6.3	8.6	0.7	2882671	8.0
云　南	6716927	97803	44.5	7.9	10.4	0.9	2855348	9.4
西　藏	169417		22.7		7.2		42946	4.7
陕　西	5413761	34283	22.3	8.6	9.1	0.4	2345458	8.0
甘　肃	3655820	35932	47.0	6.8	8.3	0.6	3010332	9.4
青　海	845503	6057	25.8	8.2	7.6	0.3	1596029	13.4
宁　夏	1396580	899	12.5	9.5	13.8	0.1	2592745	22.4
新　疆	4660856	16615	29.0	9.2	12.0	0.3	2043575	5.3

6-6　2020年各地区家庭卫生服务人次数

地　区	合计	医院	社区卫生服务中心（站）	街　道卫生院	其他医疗卫生机构
总　计	**65126595**	**4945008**	**26271888**	**291412**	**33618287**
东　部	25276580	2057099	13372442	174317	9672722
中　部	20929620	1482422	7911551	75443	11460204
西　部	18920395	1405487	4987895	41652	12485361
北　京	579988	63537	509903		6548
天　津	433901	23270	243068		167563
河　北	1324853	130742	578393		615718
山　西	1371323	123328	730586	43228	474181
内蒙古	672439	115364	372474		184601
辽　宁	811860	196589	561588	475	53208
吉　林	1091933	358494	368101		365338
黑龙江	821608	161007	324713		335888
上　海	718639	32540	686099		
江　苏	4137563	454345	2618005		1065213
浙　江	2014271	231273	916211		866787
安　徽	8417169	140021	3016820	9568	5250760
福　建	3837291	35364	1127234		2674693
江　西	1029147	74877	266396		687874
山　东	5192179	742041	1930939	160418	2358781
河　南	2630399	176460	1256970	621	1196348
湖　北	2338437	247796	1067056	22026	1001559
湖　南	3229604	200439	880909		2148256
广　东	6109971	128593	4128625	13424	1839329
广　西	1414888	175920	260042		978926
海　南	116064	18805	72377		24882
重　庆	881613	40083	327120		514410
四　川	8954054	281352	2487188	28006	6157508
贵　州	218024	46496	68822	122	102584
云　南	1714954	77035	200762	13524	1423633
西　藏	1401926	222120	43696		1136110
陕　西	285375	51372	174939		59064
甘　肃	747957	46189	295793		405975
青　海	368357	3274	164637		200446
宁　夏	549521	49309	240443		259769
新　疆	1711287	296973	351979		1062335

6-7 乡镇卫生院机构、床位、人员数

	2015	2016	2017	2018	2019	2020
机构数合计（个）	**36817**	**36795**	**36551**	**36461**	**36112**	**35762**
中心卫生院	10579	10568	10547	10513	10519	10476
乡镇卫生院	26238	26227	26004	25948	25593	25286
按主办单位分						
政府办	36344	36348	36083	35973	35655	35259
非政府办	473	447	468	488	457	503
按床位分						
无床	1519	1532	1532	1547	1547	1394
1～9张	5358	5240	5004	4918	4742	4531
10～49张	21785	21453	20313	19772	19440	19031
50～99张	6486	6780	7496	7832	7976	7992
100张及以上	1669	1730	2206	2392	2611	2814
床位数合计（张）	**1196122**	**1223891**	**1292076**	**1333909**	**1369914**	**1390325**
中心卫生院	528268	539026	569665	589231	608975	618983
乡镇卫生院	667854	684865	722411	744678	760939	771342
人员数合计（人）	**1277697**	**1320841**	**1360272**	**1391324**	**1445043**	**1481181**
卫生技术人员	1078532	1115921	1151278	1181125	1232224	1267426
内：执业（助理）医师	440889	454995	466049	479025	502912	520116
注册护士	298881	318609	340952	359726	391384	408550
其他技术人员	57654	60371	63191	64549	67272	69517
管理人员	42202	42553	43368	43109	43008	42069
工勤技能人员	99309	101996	102435	102541	102539	102169

6-8 2020年乡镇卫生院分科床位、门急诊人次、出院人数及构成

科室分类	床位		门急诊		出院	
	床位数（张）	构成（%）	人次数（万）	构成（%）	人数（万）	构成（%）
总　计	**1390325**	**100.0**	**103343**	**100.0**	**3372**	**100.0**
预防保健科	11733	0.8	3617	3.5	11	0.3
全科医疗科	288365	20.7	25721	24.9	683	20.2
内科	516692	37.2	38642	37.4	1503	44.6
外科	193947	13.9	8974	8.7	417	12.4
儿科	89230	6.4	6131	5.9	218	6.5
妇产科	100582	7.2	4711	4.6	157	4.7
中医科	101833	7.3	8593	8.3	246	7.3
其他	87943	6.3	6954	6.7	138	4.1

6-9　乡镇卫生院收入、支出及病人医药费用

指标名称	2015	2016	2017	2018	2019	2020
机构数	36178	36118	35929	35841	35667	35317
平均每院总收入（万元）	619.3	686.6	766.5	830.3	912.7	974.5
其中：医疗收入	325.5	357.9	398.1	426.0	469.6	461.5
内：药品收入	163.2	177.9	193.2	203.5	234.7	230.5
财政补助收入	272.3	304.9	342.1	373.8	399.2	460.6
上级补助收入	8.4	9.5	10.1	11.9	10.7	10.8
平均每个中心总费用（万元）	594.1	666.7	748.8	816.3	884.1	946.0
其中：业务活动费用	480.5	539.4	720.2	783.7	824.2	878.8
内：药品费	150.8	165.0	180.2	190.1	215.4	213.8
平均每院人员经费（万元）	253.7	291.7	334.8	367.9	390.9	419.8
职工人均年业务收入（万元）	9.6	10.2	11.0	11.5	11.8	11.3
医师人均年业务收入（万元）	27.8	29.6	32.0	33.3	34.7	32.2
门诊病人次均医药费（元）	60.1	63.0	66.5	71.5	77.3	84.7
其中：药费	32.6	34.5	36.2	39.3	46.2	51.8
药费所占比重（%）	54.2	54.8	54.4	55.0	59.7	61.2
住院病人人均医药费（元）	1487.4	1616.8	1717.1	1834.2	1969.6	2083.0
其中：药费	675.4	711.3	725.2	730.7	757.5	731.2
药费所占比重（%）	45.4	44.0	42.2	39.8	38.5	35.1

注：2010 年医疗卫生支出为医疗支出，药品支出为药品费。

6-10-1 乡镇卫生院医疗服务情况

年份	诊疗人次数（亿次）	入院人数（万人）	病床周转次数（次）	病床使用率（%）	平均住院日（日）
1985	11.00	1771	26.4	46.0	5.9
1990	10.65	1958	28.6	43.4	5.2
1991	10.82	2016	29.1	43.5	5.1
1992	10.34	1960	28.7	42.9	5.1
1993	8.98	1855	27.9	38.4	4.6
1994	9.73	1913	29.4	40.5	4.6
1995	9.38	1960	29.9	40.2	4.6
1996	9.44	1916	28.6	37.0	4.4
1997	9.16	1918	26.0	34.5	4.5
1998	8.74	1751	24.4	33.3	4.6
1999	8.38	1688	24.2	32.8	4.6
2000	8.24	1708	24.8	33.2	4.6
2001	8.24	1700	23.7	31.3	4.5
2002	7.10	1625	28.0	34.7	4.0
2003	6.91	1608	28.1	36.2	4.2
2004	6.81	1599	27.0	37.1	4.4
2005	6.79	1622	25.8	37.7	4.6
2006	7.01	1836	28.8	39.4	4.6
2007	7.59	2662	36.7	48.4	4.8
2008	8.27	3313	42.0	55.8	4.4
2009	8.77	3808	42.9	60.7	4.8
2010	8.74	3630	38.4	59.0	5.2
2011	8.66	3449	35.2	58.1	5.6
2012	9.68	3908	37.4	62.1	5.7
2013	10.07	3937	36.1	62.8	5.9
2014	10.29	3733	33.2	60.5	6.3
2015	10.55	3676	32.0	59.9	6.4
2016	10.82	3800	32.2	60.6	6.4
2017	11.10	4047	33.0	61.3	6.3
2018	11.20	3985	31.5	59.6	6.4
2019	11.70	3909	30.0	57.5	6.5
2020	10.95	3383	25.6	50.4	6.6
中心卫生院	4.70	1638	27.6	53.6	6.6
乡卫生院	6.25	1746	24.0	47.8	6.6

注：1993 年以前的诊疗人次及入院人数系推算数字。

6-10-2 2020年各地区乡镇卫生院医疗服务情况

地区	诊疗人次数		入院人数	出院人数	病床使用率（%）	平均住院日（日）	医师日均担负	
		门急诊人次					诊疗人次	住院床日
总　计	**1095162704**	**1033426569**	**33833457**	**33718743**	**50.4**	**6.6**	**8.5**	**1.3**
东　部	415707072	397541633	8017929	8007733	44.7	7.1	8.7	0.9
中　部	344064369	323103241	12356482	12296191	50.8	6.5	7.9	1.4
西　部	335391263	312781695	13459046	13414819	54.7	6.3	8.8	1.6
北　京								
天　津	6822461	6553359	13839	13831	10.8	6.7	10.6	0.2
河　北	35758281	33987935	1052038	1050944	36.1	7.2	5.1	0.8
山　西	13685496	12939200	283346	282561	22.4	8.3	5.1	0.6
内蒙古	9744792	9283321	202764	202368	26.5	6.9	4.0	0.5
辽　宁	12111519	11903235	307107	305282	29.7	8.0	5.6	1.0
吉　林	7310028	6831068	92919	93489	20.6	7.6	3.5	0.4
黑龙江	7055016	6554891	235950	238227	25.2	6.4	3.3	0.6
上　海								
江　苏	84959271	82590063	1848227	1846020	55.5	7.4	8.2	1.0
浙　江	98316338	94867889	265526	265969	40.5	9.6	17.6	0.3
安　徽	70246123	62019930	1070320	1065565	36.3	6.5	10.3	0.8
福　建	34747305	31208240	575419	575880	33.5	6.4	11.3	0.9
江　西	34513036	32813705	1642720	1636204	51.7	5.8	8.1	1.7
山　东	72038864	68086292	2194298	2186586	51.6	7.5	7.3	1.2
河　南	114634044	111670880	2935816	2919682	54.8	7.3	11.8	1.7
湖　北	48829760	46318489	2394619	2385940	61.3	6.6	7.1	1.7
湖　南	47790866	43955078	3700792	3674523	64.7	5.9	5.5	1.9
广　东	62539865	59999160	1717958	1720139	49.1	5.9	7.9	0.9
广　西	42870787	41135674	2801292	2791449	60.8	5.4	7.9	2.0
海　南	8413168	8345460	43517	43082	24.8	9.1	9.4	0.4
重　庆	20332099	19061090	1659213	1652672	72.6	6.8	6.4	2.5
四　川	95899486	85147412	4256005	4243361	66.8	7.0	10.5	2.3
贵　州	34705900	33773997	1179444	1178721	42.7	5.3	8.4	1.1
云　南	58621098	55971944	1504175	1499401	46.3	5.6	12.8	1.3
西　藏	4771072	3487733	10697	10683	11.4	4.6	9.9	0.2
陕　西	21141802	20933704	507409	502199	29.7	7.6	7.3	0.9
甘　肃	14607303	13657787	674685	673536	53.8	5.8	5.2	1.2
青　海	2664208	2388111	81777	81109	42.4	6.5	4.7	0.8
宁　夏	6113777	5701349	37601	37469	29.6	7.0	9.8	0.4
新　疆	23918939	22239573	543984	541851	52.3	6.7	11.8	1.6

6-11　2020年各地区村卫生室基本情况

地区	机构数（个）	人员总数（人）	执业（助理）医师	注册护士	乡村医生和卫生员	诊疗人次数（人次）	门急诊人次
总　计	**608828**	**1442311**	**465214**	**185170**	**791927**	**1427537955**	**1326784770**
东　部	209201	496141	187537	66620	241984	617314038	575099560
中　部	208284	538638	179658	74777	284203	493791143	452761061
西　部	191343	407532	98019	43773	265740	316432774	298924149
北　京	2472	3967	1032	274	2661	1143168	1062975
天　津	2196	6876	2434	907	3535	5192731	4370785
河　北	60183	115532	46874	7977	60681	127848901	112449955
山　西	26800	51108	14799	4894	31415	20524865	18051465
内蒙古	13030	29437	10159	3763	15515	13854007	11239418
辽　宁	17567	32213	9682	4633	17898	26941887	19688912
吉　林	9638	21819	6419	2603	12797	15567750	10225284
黑龙江	10385	30330	10683	2780	16867	11533946	8645378
上　海	1169	3786	2159	978	649	6653104	6630300
江　苏	15020	73143	35792	14198	23153	74199577	72387908
浙　江	11300	29337	15549	7160	6628	44574652	44064012
安　徽	15710	66765	26097	9892	30776	70712972	66476586
福　建	17120	34625	10665	4563	19397	43199012	41340919
江　西	27440	60536	16782	7769	35985	70666182	66881759
山　东	53523	143704	44071	16389	83244	182610286	172137316
河　南	57003	161075	52109	18765	90201	181050618	168647154
湖　北	23199	66237	20496	13058	32683	67541871	64357177
湖　南	38109	80768	32273	15016	33479	56192939	49476258
广　东	25887	44614	16790	6989	20835	99490939	95626033
广　西	19298	38937	6883	1971	30083	28518763	27759737
海　南	2764	8344	2489	2552	3303	5459781	5340445
重　庆	9815	22792	6551	1329	14912	26269866	24690646
四　川	54202	95430	28398	9939	57093	88835664	84255900
贵　州	20162	40060	6215	2528	31317	28163268	27381022
云　南	13582	49038	7575	4998	36465	53959302	53428082
西　藏	5277	14195	1087	544	12564	1584046	1335687
陕　西	22976	38482	10182	3078	25222	36122313	34853587
甘　肃	16419	35604	10307	7263	18034	20480341	18607346
青　海	4473	10492	2662	1163	6667	3517126	3199625
宁　夏	2172	6432	1994	1297	3141	4127122	3996943
新　疆	9937	26633	6006	5900	14727	11000956	8176156

注：本表包括乡镇卫生院在村卫生室工作的执业（助理）医师和注册护士数。

6-12 各地区县及县级市医院工作情况

地区	县医院					县级市医院				
	机构数（个）	床位数（张）	人员数（人）	诊疗人次	入院人数	机构数（个）	床位数（张）	人员数（人）	诊疗人次	入院人数
2015	8919	1462234	1455619	644862576	49989782	4155	741710	816226	386039266	22953907
2016	9298	1546867	1541409	678180999	53880686	4342	786509	858497	406285731	24613476
2017	9828	1669441	1634777	714653301	57575376	4654	841746	906372	426450839	26066923
2018	10516	1773940	1723831	745235603	59938545	4958	910854	962162	441514104	27507689
2019	11007	1897108	1839669	802598660	62260013	5168	958797	1023214	475407390	29089504
2020	11322	1941802	1896806	729279479	54619427	5482	1028348	1085769	432550490	26029744
东　部	3034	503795	530448	233111898	13606234	2286	439334	482268	229006127	11248177
中　部	3739	720930	677720	232941243	19897282	1712	326791	329483	106862811	8112858
西　部	4638	737770	708512	271944486	21704509	1484	262223	274018	96681552	6668709
北　京										
天　津										
河　北	967	126620	128186	50839362	3296872	416	52450	61788	27139987	1348333
山　西	525	54077	56661	17997961	1199255	190	17448	19703	5315143	366071
内蒙古	288	43260	46663	16407400	920107	71	13276	17116	5075674	243794
辽　宁	170	29910	28356	8338326	631159	230	43580	39249	11219532	896988
吉　林	189	21799	25102	5890552	471360	248	39026	42200	11419054	750256
黑龙江	257	38982	36404	9333705	681087	237	29834	32733	7474120	465504
上　海										
江　苏	409	62773	68623	31549579	1892326	454	89766	97725	50767720	2386225
浙　江	304	55919	65285	43590327	1467819	323	70886	92813	61288477	1965045
安　徽	571	121102	106320	42307093	3281039	108	23568	22219	10351255	574406
福　建	226	47937	47555	23033793	1198769	133	27896	28141	14200314	619625
江　西	375	78599	74039	30007564	2438551	99	21250	20159	7341551	604387
山　东	669	123161	132199	49572792	3665557	441	86471	98609	36329873	2244783
河　南	945	198851	193144	73175908	5885563	299	70369	75376	28544336	2072094
湖　北	195	60892	54184	20191697	1673853	282	68079	66042	23054703	1707455
湖　南	679	146248	131612	33956148	4262987	249	57217	51051	13362649	1572685
广　东	205	44267	47565	20975576	1183246	221	58001	53732	24759255	1603488
广　西	294	68789	78238	31508169	2333698	62	16488	15752	6455215	450855
海　南	72	10555	9816	3521639	208270	68	10284	10211	3300969	183690
重　庆	196	29649	25949	9652797	862845					
四　川	926	156605	131484	54437043	4316958	318	60470	57529	24197306	1552980
贵　州	712	99145	90324	32530996	3183663	201	34203	35460	11306714	967471
云　南	675	111813	103490	47546994	3773930	313	56091	58204	20935246	1558274
西　藏	106	5530	6463	2477770	78751					
陕　西	466	76605	86670	24608134	2039562	96	10300	13139	4125806	253554
甘　肃	329	59869	53034	19614881	1684504	38	6462	7160	2468303	168303
青　海	113	11999	11176	4461231	295973	30	3717	3989	1168621	71485
宁　夏	60	8824	9790	4056021	255156	21	2300	2588	1407170	55328
新　疆	399	48022	48474	17696021	1436567	334	58916	63081	19541497	1346665

6-13 各地区县及县级市妇幼保健院（所、站）工作情况

地区	县妇幼保健院（所、站）					县级市妇幼保健院（所、站）				
	机构数（个）	床位数（张）	人员数（人）	诊疗人次	入院人数	机构数（个）	床位数（张）	人员数（人）	诊疗人次	入院人数
2015	1566	74303	115909	63136415	2810760	392	31381	56337	37832079	1371778
2016	1528	77150	128355	69362045	2958448	390	32094	61353	41787625	1517549
2017	1523	81457	140226	74912356	3070421	394	34812	66886	43381244	1574957
2018	1505	84976	146428	76885878	2917213	402	36196	71432	44308820	1535579
2019	1497	87039	156560	82013037	3011326	406	38257	76475	47736255	1600678
2020	1470	88464	164983	74023377	2599314	417	40612	80732	42693863	1393331
东　部	317	20842	41316	20844212	551339	143	17602	35332	21785958	653053
中　部	455	34249	59488	24248419	1017628	152	14094	26926	11501858	438268
西　部	706	34068	65578	29774121	1060847	122	8916	18474	9406047	302010
北　京										
天　津										
河　北	100	6035	10660	4200452	125259	23	1852	3328	1631714	48214
山　西	80	1866	4635	1399625	21520	11	480	1166	420231	14397
内蒙古	70	2060	3888	1224729	22099	13	291	915	373684	2408
辽　宁	23	625	1302	424014	7584	15	466	1050	351479	7107
吉　林	20	552	1563	175243	3147	21	871	2630	779334	13204
黑龙江	51	1359	2615	432005	8322	30	902	2115	378534	8532
上　海										
江　苏	19	949	2051	1244383	16596	23	1631	3442	2578603	40299
浙　江	32	1483	4369	3616000	63497	19	3423	7698	6872008	171248
安　徽	52	2387	4060	2016595	42561	10	488	917	476938	6612
福　建	44	2786	4260	2172682	42876	12	1215	2290	1723490	28523
江　西	61	4800	8405	4042356	176248	12	1021	2105	950796	45095
山　东	52	5099	10371	4943581	151646	26	4555	8465	3966896	135962
河　南	84	11892	18079	8180745	390326	22	3696	6199	3488109	129604
湖　北	38	4933	7185	3258507	148382	26	4289	6635	3021197	118429
湖　南	68	6460	12938	4743343	227122	20	2347	5159	1986719	102395
广　东	36	3666	7725	3892568	143237	20	4153	8569	4346606	210750
广　西	61	6889	13494	7215375	326312	9	1516	2774	1683458	80196
海　南	10	199	534	348874	644	5	307	490	315162	10950
重　庆	14	846	1613	786907	31256					
四　川	111	5466	11152	6056148	191049	21	1640	3871	2306256	65107
贵　州	64	4583	7165	2400839	120490	12	885	1575	458151	21378
云　南	95	4434	9723	5366416	141941	25	2164	5002	2779953	78780
西　藏	35	79	65	13688	776					
陕　西	72	4398	9076	2383685	111653	6	736	1270	352043	18050
甘　肃	64	2376	3969	1539435	48994	7	255	699	180090	7683
青　海	35	302	669	202176	3849	6	97	227	38717	658
宁　夏	11	432	806	377411	8836	2	44	135	53077	650
新　疆	68	1508	2611	1365595	23092	21	1288	2006	1180618	27100

6-14 各地区县及县级市专科疾病防治院（所、站）工作情况

地区	县专科疾病防治院（所、站）					县级市专科疾病防治院（所、站）				
	机构数（个）	床位数（张）	人员数（人）	诊疗人次	入院人数	机构数（个）	床位数（张）	人员数（人）	诊疗人次	入院人数
2010	517	8081	13061	4169366	89564	263	4468	8347	3511977	59013
2015	497	10443	12802	4415846	144283	264	6163	8634	3727678	95425
2016	483	10074	12536	4290131	169968	252	6259	8328	3675461	95531
2017	466	10422	11909	4199859	131068	260	7169	8494	3792502	102637
2018	450	10544	11800	4032517	136670	250	6963	8183	3948467	109535
2019	432	11528	12075	3913819	125527	254	7457	9010	4044001	109799
2020	378	9893	10553	3292321	92736	247	8074	9011	3685811	87693
东　部	124	3271	3611	1629914	20499	94	3714	4394	2687242	28413
中　部	186	5650	5454	1157650	55779	130	3926	3888	729413	49229
西　部	69	972	1520	531253	16458	23	434	729	269156	10051
北　京										
天　津										
河　北	3	20	32	43139						
山　西	3	20	20	4001	45					
内蒙古	16	181	226	45511	345	3	20	65	6045	
辽　宁	19	134	221	28565	1253	11	259	274	28373	1597
吉　林	18	97	351	39055	285	20	161	474	61960	511
黑龙江	25	83	414	38697	108	21	62	434	48830	885
上　海										
江　苏	4	19	74	44257	180	10	109	365	478993	461
浙　江	3		41	71478		5	303	339	515780	1739
安　徽	14	424	597	61677	3591	9	411	228	35714	289
福　建	8	219	202	163685	2991	3	100	72	89730	500
江　西	67	2041	1697	602773	26439	20	1439	800	159929	12038
山　东	40	1194	1436	533117	6983	36	1838	1741	573646	11915
河　南	6	140	232	46898	1061	4	547	389	118838	8356
湖　北	9	508	413	58974	3436	38	709	819	186023	7963
湖　南	44	2337	1730	305575	20814	18	597	744	118119	19187
广　东	41	1685	1496	691590	9092	26	1105	1507	961319	12201
广　西	16	242	372	207879	3882	4	56	111	75038	1995
海　南	6		109	54083		3		96	39401	
重　庆	2		38	14723						
四　川	9	150	139	24266	1387	6	33	94	76808	
贵　州	1	60	14	2963	160	4		92	25178	
云　南	21	336	655	205815	10684	5	285	328	86087	8056
西　藏										
陕　西	1		34							
甘　肃	2	3	10	3600						
青　海						1	40	39		
宁　夏										
新　疆										

七、中医药服务

简要说明

一、本章主要介绍全国及31个省、自治区、直辖市中医类医疗卫生机构门诊、住院和床位利用情况，包括诊疗人次、出院人数、病床使用率、平均住院日、医师人均工作量、医药费用等。

二、本章数据来源于卫生资源与医疗服务统计年报。

三、本章涉及的相关指标解释与“医疗卫生机构”“医疗服务”章一致。

主要指标解释

中医类医疗卫生机构　包括中医类医院、中医类门诊部、中医类诊所和中医类研究机构。

中医类医疗机构　包括中医类医院、中医类门诊部、中医类诊所。

中医类医院　包括中医医院、中西医结合医院、民族医医院。

中医类门诊部　包括中医门诊部、中西医结合门诊部、民族医门诊部。

中医类诊所　包括中医诊所、中西医结合诊所、民族医诊所。

中医类临床科室　包括中医科各专业、中西医结合科、民族医学科。

7-1-1 中医类医疗机构诊疗人次

机构分类	2015	2016	2017	2018	2019	2020
中医类总诊疗量（万人次）	**90912.4**	**96225.1**	**101885.4**	**107147.1**	**116390.0**	**105764.1**
中医类医院	**54870.9**	**57670.4**	**60379.8**	**63052.7**	**67528.2**	**59699.2**
中医医院	48502.6	50774.5	52849.2	54840.5	58620.1	51847.8
中西医结合医院	5401.4	5927.3	6363.0	6821.0	7456.6	6542.4
民族医医院	966.8	968.7	1167.5	1391.1	1451.5	1309.1
中医类门诊部	**1761.9**	**1978.3**	**2322.6**	**2821.0**	**3182.7**	**3113.6**
中医门诊部	1567.4	1757.4	2063.9	2504.8	2816.6	2741.0
中西医结合门诊部	192.1	217.9	253.0	310.0	360.8	368.2
民族医门诊部	2.4	3.0	5.7	6.2	5.3	4.4
中医类诊所	**11781.4**	**12517.9**	**13660.9**	**14973.2**	**16469.8**	**15738.2**
中医诊所	9215.8	9886.0	10894.3	11993.5	13363.2	12808.7
中西医结合诊所	2446.7	2517.9	2644.4	2856.9	2987.6	2816.8
民族医诊所	118.8	114.1	122.2	122.8	119.0	112.7
其他机构中医类临床科室	**22498.3**	**24058.5**	**25522.2**	**26300.3**	**29209.2**	**27213.2**
中医类诊疗量占总诊疗量（%）	**15.7**	**15.8**	**15.9**	**16.1**	**16.4**	**16.8**

7-1-2 其他机构中医类临床科室诊疗人次

机构分类	2015	2016	2017	2018	2019	2020
门急诊量（万人次）	**22498.3**	**24058.5**	**25522.2**	**26300.3**	**29209.2**	**27213.2**
综合医院	10069.2	10286.8	10273.2	10269.7	11112.4	9542.6
专科医院	563.5	635.7	653.0	682.8	787.8	742.9
社区卫生服务中心（站）	5571.7	6178.5	6611.4	6939.4	8018.7	7299.2
乡镇卫生院	5662.9	6148.5	6930.8	7323.4	8057.8	8592.7
其他机构	631.1	809.0	1053.8	1085.1	1232.5	1035.9
占同类机构诊疗量的%						
综合医院	4.5	4.3	4.1	4.0	4.0	4.0
专科医院	2.0	2.1	2.0	1.9	2.0	2.2
社区卫生服务中心（站）	7.9	8.6	8.6	8.7	9.3	9.7
乡镇卫生院	5.4	5.7	6.2	6.6	6.9	7.8
其他机构	0.7	0.8	1.0	1.0	1.0	0.9

7-1-3 村卫生室中医诊疗人次

	2015	2016	2017	2018	2019	2020
中医诊疗量（万人次）	**76569.4**	**74455.3**	**72059.2**	**68695.9**	**66354.8**	**60326.5**
以中医为主	6187.8	5919.9	5606.8	5139.8	4956.1	4444.3
以中西医结合为主	70381.6	68535.3	66452.5	63556.1	61398.7	55882.2
中医占村卫生室诊疗量的%	**40.4**	**40.2**	**40.3**	**41.1**	**41.4**	**42.3**

7-2-1 中医类医院诊疗人次（万人次）

机构分类	2015	2016	2017	2018	2019	2020
中医医院合计	**48502.6**	**50774.5**	**52849.2**	**54840.5**	**58620.1**	**51847.8**
按医院等级分						
其中：三级医院	23346.6	24628.1	25241.8	26558.6	28723.2	26043.8
内：三甲医院	19899.2	20859.8	21273.5	22250.7	24159.6	21142.9
二级医院	22292.9	23274.7	24371.4	24971.5	26288.4	22696.7
一级医院	1319.1	1437.3	1636.6	1744.7	1946.8	1713.4
按登记注册类型分						
公立医院	46016.5	47942.6	49364.4	51044.8	54437.1	47762.6
民营医院	2486.2	2831.9	3484.9	3795.7	4183.0	4085.2
按医院类别分						
其中：中医综合医院	46764.7	48943.6	50848.7	52660.5	56326.4	49768.6
中医专科医院	1738.0	1830.8	2000.5	2179.9	2293.8	2079.2
中西医结合医院	**5401.4**	**5927.3**	**6363.0**	**6821.0**	**7456.6**	**6542.4**
民族医医院	**966.8**	**968.7**	**1167.5**	**1391.1**	**1451.5**	**1309.1**
蒙医	428.1	412.3	588.0	753.1	808.2	657.1
藏医	280.0	290.6	298.6	328.2	302.0	321.9
维医	134.3	138.9	152.0	172.7	193.7	177.5
傣医	9.8	8.9	10.1	15.4	17.2	12.1
其他	114.6	118.1	118.9	121.8	130.4	140.4

7-2-2 中医医院分科门急诊人次

科　别	门急诊人次（万人次）		构成（%）	
	2019	2020	2019	2020
总　计	**56831.7**	**50011.1**	**100.0**	**100.0**
内科	17509.4	15787.5	30.8	31.6
外科	3334.7	3051.6	5.9	6.1
妇科	4559.6	3938.4	8.0	7.9
儿科	4421.2	2849.0	7.8	5.7
骨伤科	4437.1	4123.4	7.8	8.2
肛肠科	695.8	653.2	1.2	1.3
针灸科	2223.3	1852.4	3.9	3.7
推拿科	915.0	780.8	1.6	1.6
皮肤科	2379.2	2103.6	4.2	4.2
眼科	1155.6	1002.9	2.0	2.0
耳鼻喉科	1495.0	1242.4	2.6	2.5
其他	13706.0	12626.0	24.1	25.3

7-2-3 2020年各地区中医类医疗机构诊疗人次（万人次）

地区	总计	中医类医院	中医医院	中西医结合医院	民族医医院	中医类门诊部	中医类诊所	其他机构中医类临床科室
总 计	**105764.1**	**59699.2**	**51847.8**	**6542.4**	**1309.1**	**3113.6**	**15738.2**	**27213.2**
东 部	54744.7	30768.9	26416.0	4331.0	21.8	2319.0	6276.3	15380.5
中 部	22351.4	13638.8	12690.4	928.9	19.5	461.2	3242.7	5008.8
西 部	28668.1	15291.6	12741.4	1282.4	1267.8	333.4	6219.2	6823.9
北 京	4591.5	2752.8	2096.8	649.9	6.1	93.7	57.5	1687.5
天 津	1949.0	1113.2	1045.6	67.6	0.0	129.5	24.5	681.7
河 北	4430.3	2692.4	2183.3	509.1	0.0	49.9	796.8	891.2
山 西	1567.2	851.3	785.5	65.9	0.0	15.5	335.9	364.4
内蒙古	1916.3	1070.4	427.9	18.5	624.0	18.8	440.3	386.8
辽 宁	1667.6	1056.7	939.9	105.3	11.4	23.9	247.5	339.6
吉 林	1325.1	942.4	866.0	73.1	3.4	24.1	205.3	153.3
黑龙江	1099.4	771.1	745.7	23.7	1.7	19.8	118.5	190.1
上 海	4058.2	2139.8	1443.5	696.3	0.0	265.9	23.9	1628.5
江 苏	7031.5	4753.6	4237.8	515.8	0.0	172.3	425.3	1680.3
浙 江	10011.0	5453.9	4731.1	722.8	0.0	921.9	1248.0	2387.3
安 徽	4006.1	1998.2	1873.9	124.2	0.0	215.6	717.3	1075.0
福 建	3384.7	1718.9	1528.2	186.5	4.2	241.8	659.1	764.9
江 西	2443.9	1487.7	1405.4	82.3	0.0	37.8	468.2	450.2
山 东	6239.9	3255.9	3083.2	172.6	0.0	47.8	1152.7	1783.6
河 南	6016.8	3859.2	3678.0	181.2	0.0	66.9	521.7	1569.0
湖 北	3007.5	1946.5	1623.0	310.1	13.5	58.1	358.0	644.9
湖 南	2885.4	1782.3	1712.9	68.6	0.8	23.4	517.7	562.0
广 东	10899.0	5524.8	4850.2	674.6	0.0	323.1	1570.0	3481.1
广 西	3097.5	1972.8	1684.8	213.4	74.5	29.3	454.7	640.8
海 南	481.9	306.9	276.4	30.5	0.0	49.2	71.1	54.8
重 庆	3174.6	1463.4	1335.7	127.7	0.0	48.6	1042.9	619.6
四 川	8847.4	3951.1	3392.4	497.5	61.1	93.9	2461.6	2340.9
贵 州	1856.6	1094.5	963.6	123.9	6.9	8.4	305.6	448.1
云 南	3147.1	1849.0	1779.1	53.0	16.9	71.7	410.9	815.4
西 藏	273.1	168.3	0.9	1.7	165.7	2.0	61.2	41.6
陕 西	2341.9	1373.1	1264.5	108.6	0.0	24.6	371.0	573.2
甘 肃	2077.3	1187.7	1056.5	94.0	37.2	3.7	429.5	456.3
青 海	367.5	215.4	127.4	12.8	75.3	19.9	59.7	72.5
宁 夏	565.1	331.5	313.1	17.5	0.9	5.6	75.1	152.9
新 疆	1003.7	614.3	395.4	13.6	205.3	6.9	106.6	275.9

7-3-1　中医类医疗机构出院人数

机构分类	2015	2016	2017	2018	2019	2020
中医类医疗机构出院人数	**26914631**	**29489766**	**32909642**	**35846857**	**38589419**	**35041909**
中医类医院	**23493099**	**25567342**	**28160546**	**30410418**	**32740411**	**29070582**
中医医院	20915263	22703628	24818618	26612919	28666239	25521800
中西医结合医院	2020219	2275409	2599168	2879720	3114518	2759849
民族医医院	557617	588305	742760	917779	959654	788933
中医类门诊部	**19150**	**20869**	**11977**	**7112**	**6022**	**3064**
中医门诊部	16340	14220	11030	6214	5030	1996
中西医结合门诊部	2810	6049	947	898	992	1068
民族医门诊部		600				
其他机构中医类临床科室	**3402382**	**3901555**	**4737119**	**5429327**	**5842986**	**5968263**
中医类出院人数占总出院人数的％	**12.9**	**13.1**	**13.6**	**14.1**	**14.6**	**15.3**

7-3-2　其他机构中医类临床科室出院人数

机构分类	2015	2016	2017	2018	2019	2020
出院人数	**3402382**	**3901555**	**4737119**	**5429327**	**5842986**	**5968263**
综合医院	1955243	2151774	2497745	2804286	2968186	2843526
专科医院	220710	241611	289241	332329	344365	384047
社区卫生服务中心（站）	120778	125619	163791	191417	203104	221179
乡镇卫生院	1087064	1359696	1749695	2053437	2267987	2455667
其他机构	18587	22855	36647	47858	59344	63844
占同类机构出院人数的％						
综合医院	1.8	1.6	1.7	1.9	1.9	2.1
专科医院	1.6	1.6	1.7	1.8	1.7	2.1
社区卫生服务中心（站）	3.8	3.9	4.5	5.4	5.8	7.4
乡镇卫生院	3.0	3.6	4.3	5.2	5.8	7.3
其他机构	0.2	0.2	0.3	0.3	0.4	0.5

7-4-1 中医类医院出院人数

机构分类	2015	2016	2017	2018	2019	2020
中医医院合计	**20915263**	**22703628**	**24818618**	**26612919**	**28666239**	**25521800**
按医院等级分						
其中：三级医院	7726841	8627114	9363540	10266435	11688111	10825999
内：三甲医院	6392631	7041864	7615032	8330155	9499335	8327492
二级医院	12183571	13042630	14196420	14933157	15502153	13377547
一级医院	352744	427684	511584	604484	663374	659325
按登记注册类型分						
公立医院	19670638	21246412	22954282	24492834	26321981	23225745
民营医院	1244625	1457216	1864336	2120085	2344258	2296055
按医院类别分						
中医综合医院	20099234	21813460	23818115	25499155	27502602	24414075
中医专科医院	816029	890168	1000503	1113764	1163637	1107725
中西医结合医院	**2020219**	**2275409**	**2599168**	**2879720**	**3114518**	**2759849**
民族医医院	**557617**	**588305**	**742760**	**917779**	**959654**	**788933**
蒙医	175376	191340	310586	452352	439738	342003
藏医	95775	99449	107657	113422	128959	138036
维医	204896	214524	234876	263647	291872	215204
傣医	5717	5889	5853	5809	7086	6182
其他	75853	77103	83788	82549	91999	87508

7-4-2 中医医院分科出院人数

科　　别	出院人数		构成（%）	
	2019	2020	2019	2020
总　计	**28666239**	**25521800**	**100.0**	**100.0**
内科	10254826	9041051	35.8	35.4
外科	3691265	3431392	12.9	13.4
妇科	2139873	1855530	7.5	7.3
儿科	1997948	1314068	7.0	5.2
骨伤科	3467376	3275621	12.1	12.8
肛肠科	846735	801893	3.0	3.1
针灸科	1277359	1142272	4.5	4.5
推拿科	353262	330131	1.2	1.3
皮肤科	187507	152937	0.7	0.6
眼科	477363	414557	1.7	1.6
耳鼻喉科	386121	325719	1.4	1.3
其他	3586604	3436629	12.5	13.5

7-4-3 2020年各地区中医类医疗机构出院人数

地 区	总计	中医类医院	中医医院	中西医结合医院	民族医医院	中医类门诊部	其他机构中医类临床科室
总 计	**35041909**	**29070582**	**25521800**	**2759849**	**788933**	**3064**	**5968263**
东 部	11850322	10422230	8985011	1426956	10263	731	1427361
中 部	10554859	8860505	8286040	557947	16518	1638	1692716
西 部	12636728	9787847	8250749	774946	762152	695	2848186
北 京	339724	316076	189265	125887	924		23648
天 津	186246	173026	141953	31073			13220
河 北	1630556	1454820	1168262	286558			175736
山 西	521950	417727	361107	56620		180	104043
内蒙古	606769	537497	210284	14396	312817	206	69066
辽 宁	582984	521929	468268	45212	8449	4	61051
吉 林	421008	381140	338848	40636	1656		39868
黑龙江	475745	421758	409160	11365	1233		53987
上 海	428542	365475	200188	165287			63067
江 苏	1932342	1750016	1570076	179940			182326
浙 江	1438671	1360423	1151206	209217			78248
安 徽	1476562	1276487	1176800	99687			200075
福 建	720067	621117	529134	91093	890		98950
江 西	1177234	1021185	976461	44724			156049
山 东	2337353	1914928	1841169	73759		727	421698
河 南	2740126	2267090	2148902	118188			473036
湖 北	1427536	1170697	1041282	117046	12369	964	255875
湖 南	2314698	1904421	1833480	69681	1260	494	409783
广 东	2114862	1825217	1618180	207037			289645
广 西	1640786	1220413	1055283	127074	38056		420373
海 南	138975	119203	107310	11893			19772
重 庆	1283693	976107	852621	123486			307586
四 川	3018310	2241016	1980133	233183	27700	389	776905
贵 州	1307389	950724	858664	86648	5412		356665
云 南	1548359	1200290	1162420	28518	9352		348069
西 藏	62382	49831	48	905	48878		12551
陕 西	1033714	916077	842417	73660			117637
甘 肃	1088227	849513	759015	67125	23373	100	238614
青 海	177920	149658	95373	2765	51520		28262
宁 夏	182345	148635	144876	3759			33710
新 疆	686834	548086	289615	13427	245044		138748

7-5-1 中医医院病床使用及工作效率

	病床使用率（%）		平均住院日		医师日均担负诊疗人次		医师日均担负住院床日	
	2019	2020	2019	2020	2019	2020	2019	2020
中医医院合计	**83.5**	**72.3**	**9.3**	**9.5**	**7.3**	**6.1**	**2.3**	**2.0**
按医院等级分								
其中：三级医院	94.2	79.7	10.4	10.4	8.3	6.8	2.4	2.0
内：三甲医院	95.1	79.4	10.6	10.7	8.4	6.8	2.4	2.0
二级医院	80.6	70.7	8.6	8.8	6.7	5.7	2.4	2.1
一级医院	46.7	43.8	8.3	8.9	5.3	4.2	1.1	1.1
按登记注册类型分								
公立医院	87.2	75.2	9.4	9.5	7.6	6.3	2.4	2.0
民营医院	56.8	52.7	9.1	9.5	4.6	4.0	1.7	1.6
按医院类别分								
中医综合医院	84.4	73.0	9.2	9.4	7.4	6.1	2.3	2.0
中医专科医院	68.9	62.0	11.5	11.6	5.5	4.6	2.3	2.0

7-5-2 2020年各地区中医医院病床使用及工作效率

地　区	病床使用率（%）	平均住院日	医师日均担负诊疗人次	医师日均担负住院床日
总　计	**72.3**	**9.5**	**6.1**	**2.0**
北　京	47.0	12.2	7.8	0.6
天　津	59.8	11.9	8.0	0.9
河　北	66.6	9.3	4.6	1.6
山　西	57.4	11.0	4.3	1.5
内蒙古	46.6	9.4	4.5	1.5
辽　宁	50.6	11.0	4.0	1.6
吉　林	58.7	10.9	4.7	1.5
黑龙江	43.1	10.3	3.3	1.4
上　海	73.6	8.6	16.2	1.3
江　苏	77.1	9.0	7.8	1.8
浙　江	74.3	9.9	9.9	1.7
安　徽	73.3	8.9	5.7	2.2
福　建	66.7	9.1	7.7	1.7
江　西	78.1	9.1	5.2	2.3
山　东	73.2	9.5	4.3	1.7
河　南	79.1	10.2	5.3	2.2
湖　北	73.2	10.3	5.0	2.3
湖　南	79.8	9.2	3.7	2.6
广　东	73.5	8.9	8.6	1.8
广　西	82.2	8.6	6.0	2.3
海　南	57.3	8.7	6.2	1.5
重　庆	76.7	9.6	6.4	2.7
四　川	82.5	10.0	6.6	2.7
贵　州	78.7	8.2	5.0	2.6
云　南	82.7	8.9	6.9	2.8
西　藏				
陕　西	67.1	9.7	5.1	2.3
甘　肃	74.4	9.0	5.7	2.6
青　海	83.6	8.2	5.0	2.2
宁　夏	67.5	9.0	6.5	1.9
新　疆	72.9	9.4	4.3	2.1

7-6 公立中医类医院病人医药费用

	次均门诊费用（元）	药费	门诊药费占门诊费用（%）	人均住院费用（元）	药费	住院药费占住院费用(%)
中医医院						
2015	208.2	122.5	58.8	6715.9	2564.5	38.2
2016	218.4	125.9	57.6	7008.0	2505.3	35.7
2017	229.8	128.0	55.7	7197.6	2341.1	32.5
2018	243.0	132.8	54.6	7510.3	2231.2	29.7
2019	255.3	139.2	54.5	7867.2	2272.7	28.9
2020	284.4	151.5	53.3	8450.5	2277.2	26.9
其中：三级医院						
2015	254.3	158.9	62.5	10056.9	3851.0	38.3
2016	265.5	162.3	61.1	10235.1	3681.4	36.0
2017	282.5	166.4	58.9	10481.8	3384.0	32.3
2018	297.5	170.9	57.5	10770.8	3151.9	29.3
2019	311.6	177.0	56.8	10981.5	3121.2	28.4
2020	342.3	189.6	55.4	11581.6	3088.9	26.7
二级医院						
2015	163.3	86.2	52.8	4653.0	1770.5	38.1
2016	170.9	88.5	51.8	4896.0	1735.1	35.4
2017	177.0	89.3	50.5	5055.9	1662.6	32.9
2018	186.9	93.0	49.8	5291.0	1600.0	30.2
2019	194.8	98.0	50.3	5495.9	1621.3	29.5
2020	218.9	107.7	49.2	5877.0	1607.4	27.4
中西医结合医院						
2015	248.7	142.5	57.3	10688.5	4119.8	38.5
2016	260.3	145.1	55.7	11290.5	4086.7	36.2
2017	274.8	143.9	52.4	11881.1	3802.6	32.0
2018	290.3	146.7	50.5	12458.3	3623.5	29.1
2019	301.1	149.6	49.7	13031.2	3728.5	28.6
2020	329.8	154.7	46.9	14005.0	3764.3	26.9
民族医医院						
2015	156.6	88.5	56.5	4523.9	1741.0	38.5
2016	170.1	92.2	54.2	4806.6	1669.3	34.7
2017	175.8	91.3	51.9	5319.0	1655.4	31.1
2018	187.3	95.5	51.0	5649.4	1622.8	28.7
2019	201.7	97.4	48.3	5992.8	1629.8	27.2
2020	231.7	107.5	46.4	6404.1	1635.4	25.5

7-7-1 中医类医疗卫生机构数（个）

机构名称	2015	2016	2017	2018	2019	2020
总　计	**46541**	**49527**	**54243**	**60738**	**65809**	**72355**
中医类医院	**3966**	**4238**	**4566**	**4939**	**5232**	**5482**
中医医院	3267	3462	3695	3977	4221	4426
按登记注册类型分						
公立医院	2335	2327	2303	2293	2311	2332
民营医院	932	1135	1392	1684	1910	2094
按医院级别分						
其中：三级医院	399	415	422	448	476	535
内：三甲医院	307	313	314	326	352	368
二级医院	1756	1795	1818	1848	1906	1926
一级医院	513	616	724	874	986	1155
按医院类别分						
中医综合医院	2752	2911	3093	3345	3570	3748
中医专科医院	515	551	602	632	651	678
肛肠医院	65	77	88	88	81	84
骨伤医院	200	198	210	224	226	242
按摩医院	14	14	17	17	16	18
针灸医院	24	25	28	31	31	31
其他专科医院	212	237	259	272	297	303
中西医结合医院	446	510	587	650	699	732
民族医医院	253	266	284	312	312	324
蒙医医院	69	72	89	108	108	110
藏医医院	41	45	45	44	43	44
维医医院	96	99	98	112	116	125
傣医医院	1	1	1	1	1	1
其他民族医医院	46	49	51	47	44	44
中医类门诊部	**1640**	**1913**	**2418**	**2958**	**3267**	**3539**
中医门诊部	1304	1539	2015	2495	2772	3000
中西医结合门诊部	320	355	374	436	468	508
民族医门诊部	16	19	29	27	27	31
中医类诊所	**40888**	**43328**	**47214**	**52799**	**57268**	**63291**
中医诊所	32968	35289	38882	43802	48289	53560
中西医结合诊所	7386	7513	7747	8389	8360	9090
民族医诊所	534	526	585	608	619	641
中医类研究机构	**47**	**48**	**45**	**42**	**42**	**43**
中医（药）研究院（所）	35	36	36	33	33	34
中西医结合研究所	3	3	2	2	2	2
民族医（药）学研究所	9	9	7	7	7	7

7-7-2　设有中医类临床科室的医疗卫生机构数

机构名称	2015	2016	2017	2018	2019	2020
设立中医类临床科室的机构数（个）						
二级及以上公立综合医院	3948	3948	3932	3986	4010	4071
社区卫生服务中心	3013	3154	3391	3630	3940	4590
乡镇卫生院	11886	12369	12985	13835	14654	17414
设有中医类临床科室的机构占同类机构总数的 %						
二级及以上公立综合医院	82.3	83.4	83.6	84.4	85.0	86.7
社区卫生服务中心	51.1	51.9	53.1	54.7	56.3	63.1
乡镇卫生院	33.4	34.9	36.6	39.1	41.7	50.1

注：本表不含分支机构。下表同。

7-7-3　提供中医服务的基层医疗卫生机构数

机构名称	2015	2016	2017	2018	2019	2020
社区卫生服务中心（个）	**5899**	**6082**	**6387**	**6640**	**6995**	**7271**
其中：提供中医服务的机构	5718	5930	6274	6540	6878	7201
所占比重（%）	96.9	97.5	98.2	98.5	98.3	99.0
社区卫生服务站（个）	**9552**	**9806**	**10289**	**10880**	**11615**	**11995**
其中：提供中医服务的机构	7734	8164	8792	9490	9981	10868
所占比重（%）	81.0	83.3	85.5	87.2	85.9	90.6
乡镇卫生院（个）	**33070**	**35456**	**35509**	**35350**	**35154**	**34757**
其中：提供中医服务的机构	33052	33444	34095	34304	34148	34068
所占比重（%）	93.0	94.3	96.0	97.0	97.1	98.0
村卫生室（个）	**587472**	**587640**	**584851**	**577553**	**573186**	**568590**
其中：提供中医服务的机构	354113	369263	388518	398471	408588	423492
所占比重（%）	60.3	62.8	66.4	69.0	71.3	74.5

注：① 2015 年起按配备中医类别执业（助理）医师、有中草药收入、中医处方、开展中医医疗技术和中医药健康管理的社区卫生服务中心（站）、乡镇卫生院数及以中医、中西医结合、民族医为主、有中药柜、开展中医医疗技术和中医药健康管理的村卫生室统计；②本表不含分支机构。

7-7-4 2020年各地区中医类医疗卫生机构数（个）

地　区	总计	中医类医院	中医医院	中西医结合医院	民族医医院	中医类门诊部	中医类诊所	中医类研究机构
总　计	**72355**	**5482**	**4426**	**732**	**324**	**3539**	**63291**	**43**
东　部	28656	1935	1658	272	5	2108	24591	22
中　部	18406	1718	1474	234	10	904	15777	7
西　部	25293	1829	1294	226	309	527	22923	14
北　京	1055	210	163	45	2	157	679	9
天　津	405	56	54	2	0	116	230	3
河　北	4820	309	262	47	0	126	4385	0
山　西	3275	252	217	35	0	76	2946	1
内蒙古	3113	235	126	13	96	95	2782	1
辽　宁	2650	210	191	17	2	110	2329	1
吉　林	2552	135	122	10	3	145	2272	0
黑龙江	1768	181	168	9	4	128	1459	0
上　海	386	32	21	11	0	165	187	2
江　苏	2689	197	156	41	0	308	2184	0
浙　江	3332	224	189	35	0	445	2662	1
安　徽	2100	199	155	44	0	160	1739	2
福　建	2008	98	88	9	1	167	1742	1
江　西	1517	131	117	14	0	70	1315	1
山　东	5605	374	335	39	0	115	5112	4
河　南	2685	436	375	61	0	115	2132	2
湖　北	1691	149	123	24	2	148	1394	0
湖　南	2818	235	197	37	1	62	2520	1
广　东	5279	192	176	16	0	367	4719	1
广　西	2138	132	107	20	5	34	1969	3
海　南	427	33	23	10	0	32	362	0
重　庆	3361	191	134	57	0	90	3080	0
四　川	7291	328	260	30	38	85	6874	4
贵　州	1440	142	111	23	8	28	1269	1
云　南	1913	193	170	19	4	43	1675	2
西　藏	208	49	1	1	47	3	156	0
陕　西	2224	182	166	16	0	66	1975	1
甘　肃	1651	164	117	30	17	7	1478	2
青　海	386	57	14	6	37	39	290	0
宁　夏	385	35	31	3	1	11	339	0
新　疆	1183	121	57	8	56	26	1036	0

7-8-1 中医类医疗机构床位数

机构名称	2015	2016	2017	2018	2019	2020
总　计	**957523**	**1033547**	**1135615**	**1234237**	**1328752**	**1432900**
中医类医院	**819412**	**877313**	**951356**	**1021548**	**1091630**	**1148135**
中医医院	715393	761755	818216	872052	932578	981142
中西医结合医院	78611	89074	99680	110579	117672	124614
民族医医院	25408	26484	33460	38917	41380	42379
中医类门诊部	**585**	**461**	**494**	**548**	**536**	**438**
中医门诊部	370	294	409	423	402	294
中西医结合门诊部	197	141	72	112	124	142
民族医门诊部	18	26	13	13	10	2
其他医疗机构中医类临床科室	**137526**	**155773**	**183765**	**212141**	**236586**	**284327**

7-8-2 中医类医院床位数

机构名称	2015	2016	2017	2018	2019	2020
总　计	**819412**	**877313**	**951356**	**1021548**	**1091630**	**1148135**
中医医院	**715393**	**761755**	**818216**	**872052**	**932578**	**981142**
按登记注册类型分						
公立医院	654413	688389	725568	762845	808825	843867
民营医院	60980	73366	92648	109207	123753	137275
按医院级别分						
其中：三级医院	275734	294438	309116	331888	361544	398921
内：三甲医院	231582	244230	253520	272774	297379	315926
二级医院	385656	408810	439174	458579	484133	489999
一级医院	21278	26034	31070	37468	41572	49422
按医院类别分						
中医综合医院	672158	714936	765893	815208	873317	916245
中医专科医院	43235	46819	52323	56844	59261	64897
肛肠医院	4477	5945	6677	6621	6207	6467
骨伤医院	23935	24939	28105	30375	31818	34115
针灸医院	1552	1848	2058	2115	2120	2169
按摩医院	1357	1440	1590	1819	1844	1858
其他专科医院	11914	12647	13893	15914	17272	20288
中西医结合医院	**78611**	**89074**	**99680**	**110579**	**117672**	**124614**
民族医医院	**25408**	**26484**	**33460**	**38917**	**41380**	**42379**
蒙医医院	8498	8935	13294	18043	18603	18655
藏医医院	7409	7984	8958	8933	10519	10368
维医医院	6159	6364	7198	7680	8001	9282
傣医医院	214	214	214	212	200	200
其他民族医医院	3128	2987	3796	4049	4057	3874

7-8-3 其他医疗卫生机构中医类临床科室床位数

科别	其他医疗卫生机构中医类临床科室床位数（张）			占同类机构床位数的％		
	2018	2019	2020	2018	2019	2020
总计	**212141**	**236586**	**284327**			
综合医院	106745	115551	133628	2.4	2.5	2.9
专科医院	18112	20743	26333	1.7	1.8	2.1
社区卫生服务中心（站）	12362	13678	16167	5.3	5.8	6.8
乡镇卫生院	71148	81846	101833	5.3	6.0	7.3
其他医疗卫生机构	3774	4768	6366	0.7	0.9	1.1

7-8-4 中医医院分科床位及构成

科别	床位数（张）			构成（%）		
	2018	2019	2020	2018	2019	2020
总计	**872052**	**932578**	**981142**	**100.0**	**100.0**	**100.0**
内科	290400	311380	325779	33.3	33.4	33.2
外科	115244	117650	120972	13.2	12.6	12.3
儿科	40853	45001	43976	4.7	4.8	4.5
妇产科	58659	59418	58859	6.7	6.4	6.0
眼科	11260	11833	12038	1.3	1.3	1.2
耳鼻喉科	9645	10604	10940	1.1	1.1	1.1
皮肤科	6757	6997	7791	0.8	0.8	0.8
骨伤科	122330	129382	133882	14.0	13.9	13.7
肛肠科	29206	30267	32601	3.4	3.3	3.3
针灸科	44386	47704	51770	5.1	5.1	5.3
推拿科	14208	14902	17145	1.6	1.6	1.8
其他	129104	147440	165389	14.8	15.8	16.9

7-8-5 2020年各地区中医类医疗机构床位数

地区	总计	中医类医院				中医类门诊部	其他机构中医类临床科室
			中医医院	中西医结合医院	民族医医院		
总计	**1432900**	**1148135**	**981142**	**124614**	**42379**	**438**	**284327**
东部	501461	419885	357892	61307	686	65	81511
中部	449552	366482	336666	29000	816	189	82881
西部	481887	361768	286584	34307	40877	184	119935
北京	27137	25600	15005	10289	306		1537
天津	10807	9443	8370	1073			1364
河北	72195	60589	49337	11252			11606
山西	32015	24204	20443	3761		24	7787
内蒙古	38281	32138	13399	1536	17203	26	6117
辽宁	40510	34136	30800	3016	320	20	6354
吉林	25166	21477	19227	2100	150	4	3685
黑龙江	36128	30680	29581	823	276	6	5442
上海	13507	11314	6619	4695			2193
江苏	68988	59610	52481	7129		5	9373
浙江	57407	53050	43896	9154		32	4325
安徽	61559	51142	46205	4937		7	10410
福建	28942	23939	20811	3068	60		5003
江西	42185	35378	33308	2070		14	6793
山东	98243	73730	69559	4171		6	24507
河南	108688	86622	80747	5875		30	22036
湖北	61929	49913	43535	6028	350	41	11975
湖南	81882	67066	63620	3406	40	63	14753
广东	76423	62639	56091	6548			13784
广西	52002	37821	31373	5145	1303		14181
海南	7302	5835	4923	912		2	1465
重庆	46969	36169	29873	6296		24	10776
四川	109818	79036	68343	8923	1770	68	30714
贵州	44925	30252	26772	3094	386		14673
云南	50903	37752	35892	1485	375	20	13131
西藏	3568	3035	90	50	2895	5	528
陕西	43799	37246	33836	3410		10	6543
甘肃	44438	32201	27524	3028	1649	2	12235
青海	8167	6794	2955	253	3586	29	1344
宁夏	7455	5758	5504	234	20		1697
新疆	31562	23566	11023	853	11690		7996

7-9-1 中医药人员数

人员类别	2015	2016	2017	2018	2019	2020
中医药人员总数（万人）	**58.0**	**61.3**	**66.4**	**71.5**	**76.7**	**82.9**
中医类别执业（助理）医师	45.2	48.2	52.7	57.5	62.5	68.3
见习中医师	1.4	1.4	1.6	1.6	1.5	1.5
中药师（士）	11.4	11.7	12.0	12.4	12.7	13.1
占同类人员总数的%						
中医类别执业（助理）医师	14.9	15.1	15.6	16.0	16.2	16.7
见习中医师	6.4	6.6	7.7	7.6	7.9	8.2
中药师（士）	26.9	26.6	26.6	26.5	26.3	26.4

7-9-2 2020年各地区中医药人员数

地 区	合计	中医类别执业（助理）医师	见习中医师	中药师（士）
总 计	**828871**	**682770**	**14938**	**131163**
东 部	360246	294414	4747	61085
中 部	224318	184314	3247	36757
西 部	244307	204042	6944	33321
北 京	27970	21665	448	5857
天 津	13171	10644	124	2403
河 北	47022	40850	588	5584
山 西	22299	18806	151	3342
内蒙古	22449	17578	351	4520
辽 宁	22589	17754	310	4525
吉 林	16172	13412	147	2612
黑龙江	16171	13505	172	3105
上 海	12387	10345	12	2030
江 苏	42839	34795	709	7335
浙 江	43340	34185	633	8522
安 徽	30667	26316	491	3860
福 建	23320	18848	455	4017
江 西	20485	16500	461	3524
山 东	63919	52516	845	10558
河 南	54378	45853	810	7715
湖 北	26121	20164	496	5461
湖 南	37415	29758	519	7138
广 东	59793	49574	528	9691
广 西	26071	21784	1263	3024
海 南	3896	3238	95	563
重 庆	22967	19796	355	2816
四 川	67502	59255	1126	7121
贵 州	18711	15169	1250	2292
云 南	21648	18202	982	2464
西 藏	3088	2703	80	305
陕 西	22473	17052	410	5011
甘 肃	18523	15480	623	2420
青 海	4472	3744	111	617
宁 夏	4115	3147	79	889
新 疆	12288	10132	314	1842

7-9-3 中医类医疗卫生机构人员数

机构类别	2015	2016	2017	2018	2019	2020
总　计	**1044242**	**1129167**	**1226170**	**1321902**	**1421203**	**1513024**
中医类医院	**940387**	**1015919**	**1094773**	**1169359**	**1250689**	**1321390**
中医医院	824022	884394	943444	998777	1069481	1127425
中医综合医院	781741	839306	892497	944007	1011178	1064791
中医专科医院	42281	45088	50947	54770	58303	62634
中西医结合医院	93209	105358	118230	130085	138965	149371
民族医医院	23156	26167	33099	40497	42243	44594
中医类门诊部	**21434**	**25277**	**32731**	**40468**	**44868**	**48248**
中医门诊部	17848	21015	27845	34588	38341	41015
中西医结合门诊部	3482	4125	4692	5697	6340	7033
民族医门诊部	104	137	194	183	187	200
中医类诊所	**79314**	**85006**	**96111**	**109662**	**123116**	**140877**
中医诊所	60344	65409	75072	86846	99055	114017
中西医结合诊所	18185	18818	20110	21821	23075	25824
民族医诊所	785	779	929	995	986	1036
中医类研究机构	**3107**	**2965**	**2555**	**2413**	**2530**	**2509**
中医（药）研究院（所）	2616	2634	2355	2239	2357	2373
中西医结合研究所	87	88	89	84	87	78
民族医（药）学研究所	404	243	111	90	86	58

7-9-4 中医类医疗机构卫生技术人员数

机构类别	中医类别执业（助理）医师（人）		中药师（士）（人）		注册护士（人）		中医类别占同类机构执业（助理）医师总数的%		中药师（士）占同类机构药师（士）总数的%	
	2019	2020	2019	2020	2019	2020	2019	2020	2019	2020
总　计	**265119**	**288939**	**51868**	**54822**	**510449**	**545017**	**55.8**	**56.5**	**58.3**	**58.6**
中医类医院	**188652**	**202166**	**37172**	**38196**	**477430**	**506394**	**49.7**	**50.0**	**51.4**	**51.0**
中医医院	165607	176697	32839	33601	409416	433444	51.2	51.4	52.2	51.6
中医综合医院	156711	167061	31253	31938	388303	410554	51.1	51.3	52.2	51.6
中医专科医院	8896	9636	1586	1663	21113	22890	53.6	52.9	53.6	52.7
中西医结合医院	14980	16517	2440	2676	55428	59595	35.2	35.7	37.3	38.6
民族医医院	8065	8952	1893	1919	12586	13355	59.5	62.1	66.2	65.3
中医类门诊部	**16105**	**17853**	**2990**	**3163**	**8619**	**9602**	**79.2**	**79.8**	**80.1**	**80.5**
中医门诊部	15089	16690	2817	2968	6537	7267	86.0	86.8	83.5	84.1
中西医结合门诊部	954	1094	166	181	2040	2294	35.2	35.8	47.4	47.5
民族医门诊部	62	69	7	14	42	41	73.8	82.1	87.5	82.4
中医类诊所	**60362**	**68920**	**11706**	**13463**	**24400**	**29021**	**79.9**	**81.2**	**90.3**	**91.5**
中医诊所	53250	60719	10897	12545	16200	19366	85.5	86.3	92.2	93.0
中西医结合诊所	6656	7682	736	842	8079	9532	52.7	55.8	69.1	73.5
民族医诊所	456	519	73	76	121	123	72.6	75.0	93.6	91.6

7-9-5 其他医疗卫生机构中医类人员数

机构类别	中医类别执业（助理）医师（人）		中药师（士）（人）		中医类别占同类机构执业（助理）医师总数的%		中药师（士）占同类机构药师（士）总数的%	
	2019	2020	2019	2020	2019	2020	2019	2020
总　计	**359129**	**393241**	**75205**	**76269**	**10.6**	**10.6**	**19.0**	**18.9**
综合医院	114440	123263	31118	31118	7.5	7.5	15.7	15.5
专科医院	22189	24529	5485	5673	8.5	8.5	15.4	15.0
社区卫生服务中心	34541	37753	8354	8706	20.3	20.3	25.6	25.2
社区卫生服务站	14085	15337	1752	1807	28.1	28.1	31.6	33.0
乡镇卫生院	82985	91168	19121	18897	16.5	16.5	24.3	23.8
门诊部	11076	11946	1932	2025	9.2	9.2	26.5	25.7
诊所	25426	26794	2973	3013	10.9	10.9	36.3	36.9
妇幼保健机构	7874	9069	2193	2289	5.5	5.5	13.5	13.3
专科疾病防治机构	1012	1026	380	380	6.7	6.7	14.6	14.7
村卫生室	33698	39655	–	–	15.8	15.8	–	–
其他医疗卫生机构	11803	12701	1897	2361	7.7	0.4	22.0	27.3

7-9-6 2020年各地区中医医院人员数

地 区	合计	卫生技术人员							其他技术人员	管理人员	工勤技能人员
		小计	执业（助理）医师	执业医师	注册护士	药师（士）	技师（士）	其他			
总 计	**1127425**	**958516**	**343792**	**319301**	**433444**	**65090**	**50183**	**66006**	**48305**	**44239**	**76365**
东 部	465752	395103	150435	141297	172274	28697	19024	24673	21501	17612	31536
中 部	350974	298157	107010	97784	137428	20186	16576	16957	15327	14525	22965
西 部	310699	265256	86347	80220	123742	16207	14583	24376	11477	12102	21864
北 京	31405	25259	10824	10404	9671	2298	1247	1219	1361	1895	2890
天 津	13331	11467	5237	5106	4149	1002	533	546	632	681	551
河 北	53836	45056	18916	16698	18399	2516	2410	2815	3230	1876	3674
山 西	22403	18789	7270	6589	7992	1368	1159	1000	1232	837	1545
内蒙古	13356	11205	3866	3483	4912	817	636	974	671	621	859
辽 宁	31072	24688	9336	8751	10771	1909	1273	1399	2022	1700	2662
吉 林	24247	19527	7374	6805	8683	1352	1046	1072	1317	1597	1806
黑龙江	29364	23882	9113	8358	10039	1751	1331	1648	960	1746	2776
上 海	10722	9175	3586	3574	3804	809	492	484	528	610	409
江 苏	67361	58165	21860	21226	26963	4044	2590	2708	2996	2235	3965
浙 江	61152	51919	19152	18394	22911	4027	2554	3275	2618	1802	4813
安 徽	41557	36326	13187	12353	17105	2267	1805	1962	1805	1393	2033
福 建	25824	22261	7993	7556	9855	1741	1219	1453	1185	838	1540
江 西	35034	30673	10928	10203	14124	2248	1851	1522	1203	974	2184
山 东	86986	75181	28970	26505	33496	4611	3529	4575	4604	2700	4501
河 南	92986	77511	27651	24209	34741	5039	4728	5352	4778	3862	6835
湖 北	41993	36585	12937	11994	17053	2679	1907	2009	1630	1777	2001
湖 南	63390	54864	18550	17273	27691	3482	2749	2392	2402	2339	3785
广 东	77728	66695	22777	21384	29735	5325	2896	5962	2128	2941	5964
广 西	41655	35167	11266	10625	16884	2333	1824	2860	1483	1346	3659
海 南	6335	5237	1784	1699	2520	415	281	237	197	334	567
重 庆	29253	24726	8396	7759	12258	1399	1170	1503	969	1375	2183
四 川	69959	59456	20559	19389	28148	3712	3159	3877	2393	2561	5549
贵 州	29440	25536	7794	7268	11926	1213	1474	3129	1170	1143	1591
云 南	36791	32284	10359	9531	15091	1891	1569	3374	1720	806	1981
西 藏	42	26	7	4	5	1	2	11	2	4	10
陕 西	41204	35435	9942	9201	15771	2196	2400	5126	415	2624	2730
甘 肃	25602	22192	7508	6738	10420	1222	1272	1770	1321	680	1409
青 海	3837	3346	1018	926	1418	281	216	413	239	90	162
宁 夏	6537	5574	1945	1821	2440	496	327	366	384	187	392
新 疆	13023	10309	3687	3475	4469	646	534	973	710	665	1339

7-9-7 2019年公立中医医院人员性别、年龄、学历及职称构成（%）

分类	卫生技术人员							其他技术人员	管理人员
	合计	执业（助理）医师	执业医师	注册护士	药师（士）	技师（士）	其他		
总　计	**100.0**	**100.0**	**100.0**	**100.0**	**100.0**	**100.0**	**100.0**	**100.0**	**100.0**
按性别分									
男	27.9	54.8	55.2	2.1	34.2	40.1	38.8	38.3	43.5
女	72.1	45.2	44.9	97.9	65.8	59.9	61.2	61.7	56.5
按年龄分									
25岁以下	5.3	0.1	0.0	8.7	2.2	4.8	15.6	3.0	1.5
25～34岁	44.5	31.8	30.7	55.2	36.0	43.7	52.5	38.9	27.4
35～44岁	26.3	33.3	33.3	21.8	26.2	26.7	17.7	29.1	26.1
45～54岁	16.7	22.3	22.7	11.7	24.4	17.8	10.0	21.8	30.0
55～59岁	4.6	7.1	7.6	2.3	8.0	4.9	2.7	5.1	10.9
60岁及以上	2.6	5.3	5.7	0.5	3.3	2.1	1.6	2.1	4.3
按工作年限分									
5年以下	19.6	15.0	14.7	21.6	11.8	19.1	42.2	18.7	12.7
5～9年	26.6	21.7	21.3	31.8	22.4	25.2	24.3	25.2	17.3
10～19年	24.7	25.3	25.1	25.8	22.5	23.0	17.0	23.2	19.5
20～29年	16.8	21.3	21.4	13.1	22.4	19.4	9.4	18.1	23.3
30年及以上	12.2	16.7	17.5	7.7	21.0	13.4	7.2	14.8	27.2
按学历分									
研究生	6.8	16.8	18.4	0.1	3.7	1.8	3.2	2.5	4.9
大学本科	33.5	52.0	56.2	18.5	34.2	32.7	33.4	33.6	39.8
大专	39.3	22.9	18.5	52.6	33.9	44.9	41.7	38.9	34.4
中专	19.4	7.7	6.3	28.5	23.5	19.2	18.7	17.6	13.9
高中及以下	1.0	0.6	0.6	0.4	4.9	1.5	3.0	7.4	7.0
按专业技术资格分									
正高	2.3	5.7	6.2	0.3	1.2	0.8	0.3	0.2	3.1
副高	7.3	14.6	16.0	2.9	5.0	4.6	1.1	2.3	8.3
中级	20.9	29.0	31.5	16.4	22.6	19.2	5.3	12.8	16.5
师级/助理	31.3	35.7	35.9	28.2	35.7	32.8	21.3	23.5	16.2
士级	30.2	8.8	4.6	45.6	28.0	33.6	44.8	38.4	15.3
不详	8.0	6.2	5.8	6.7	7.5	9.1	27.2	22.8	40.6
按聘任技术职务分									
正高	2.2	5.4	5.9	0.2	1.1	0.7	0.3	0.3	4.9
副高	7.3	14.7	16.1	2.8	5.0	4.5	1.2	2.4	11.9
中级	20.8	29.1	31.6	16.1	22.7	19.4	5.6	12.7	24.3
师级/助理	31.6	36.2	36.2	28.5	35.6	32.7	21.0	26.3	25.9
士级	28.9	7.8	4.1	45.0	26.8	32.1	35.9	34.6	20.6
待聘	9.3	6.8	6.0	7.5	8.8	10.7	36.0	23.7	12.5

7-9-8 2020年公立中医医院人员性别、年龄、学历及职称构成（%）

分类	卫生技术人员							其他技术人员	管理人员
	合计	执业（助理）医师	执业医师	注册护士	药师（士）	技师（士）	其他		
总　计	100.0	100.0	100.0	100.0	100.0	100.0	100.0	100.0	100.0
按性别分									
男	27.6	54.2	54.5	2.3	33.5	39.6	39.2	38.5	43.4
女	72.4	45.8	45.5	97.7	66.5	60.4	60.8	61.5	56.6
按年龄分									
25岁以下	8.3	0.5	0.2	12.7	3.7	8.7	25.0	4.9	3.0
25～34岁	45.0	34.7	33.8	54.1	38.0	44.4	47.5	40.6	29.1
35～44岁	24.9	32.2	32.3	20.4	25.8	24.8	15.4	28.2	26.1
45～54岁	15.6	21.4	21.7	10.8	23.2	16.3	8.6	20.3	29.2
55～59岁	4.0	6.6	7.0	1.6	7.0	4.1	2.2	4.3	9.4
60岁及以上	2.2	4.7	5.0	0.4	2.5	1.6	1.2	1.7	3.2
按工作年限分									
5年以下	24.7	19.1	18.6	26.8	15.2	25.1	51.0	23.1	16.1
5～9年	25.4	21.0	20.8	30.3	22.5	24.2	20.7	24.6	17.3
10～19年	23.3	24.4	24.4	24.2	22.2	21.5	14.4	22.5	19.5
20～29年	15.8	20.4	20.5	12.2	21.7	17.7	7.9	17.1	23.0
30年及以上	10.7	15.1	15.8	6.5	18.5	11.6	5.9	12.7	24.2
按学历分									
研究生	6.8	16.9	18.5	0.1	3.8	1.8	4.2	2.8	5.0
大学本科	34.8	51.9	55.8	20.7	35.8	33.9	37.5	36.3	40.8
大专	38.3	22.6	18.5	50.7	33.2	44.5	40.1	37.3	32.9
中专	19.1	7.9	6.5	28.1	22.5	18.2	15.4	15.9	14.0
高中及以下	1.1	0.8	0.7	0.5	4.6	1.5	2.9	7.7	7.4
按专业技术资格分									
正高	2.7	6.5	7.1	0.4	1.3	1.0	0.4	0.2	3.3
副高	7.9	15.6	17.0	3.4	5.6	5.2	1.3	2.7	8.0
中级	21.5	29.4	31.8	17.5	23.6	19.4	5.7	13.8	15.9
师级/助理	31.8	35.6	35.8	29.5	35.8	32.7	21.9	23.5	15.3
士级	29.1	8.1	4.0	43.5	26.5	33.2	43.7	37.6	14.6
不详	7.1	4.8	4.3	5.7	7.1	8.6	27.0	22.3	42.9
按聘任技术职务分									
正高	2.5	6.1	6.7	0.3	1.3	0.8	0.3	0.4	5.3
副高	7.9	15.6	17.1	3.3	5.6	5.1	1.2	2.7	11.8
中级	21.9	30.0	32.4	17.7	24.2	20.2	5.6	13.5	24.0
师级/助理	31.8	35.3	35.1	30.1	35.4	32.3	20.7	26.0	25.8
士级	27.4	7.3	3.8	42.1	25.7	31.7	35.4	34.1	20.4
待聘	8.5	5.7	5.0	6.5	7.9	10.0	36.7	23.3	12.7

八、妇幼保健与计划生育

简要说明

一、本章主要介绍全国及31个省、自治区、直辖市孕产妇保健、儿童保健、妇科病查治、婚前医学检查、计划生育手术及质量等情况。主要包括5岁以下儿童死亡率、孕产妇死亡率，产前检查及产后访视率、新法接生率、住院分娩率、孕产妇和3岁以下儿童保健系统管理率，查出各种妇科病及治疗情况，男女婚前医学检查及查出疾病情况，已婚育龄妇女避孕率等。

二、除新生儿死亡率、婴儿死亡率、5岁以下儿童死亡率、孕产妇死亡率系妇幼卫生监测地区数字外，其他数据来源于妇幼卫生统计年报。

三、妇幼卫生监测网：1990～1995年，原卫生部在30个省、自治区、直辖市建立两个妇幼卫生监测网（孕产妇死亡监测网，247个监测点；5岁以下儿童死亡监测网，81个监测点），动态监测全国孕产妇死亡和5岁以下儿童死亡情况。1996年起实行孕产妇死亡监测、5岁以下儿童死亡监测和出生缺陷监测三网合一，抽取116个监测点建立全国妇幼卫生监测网，2007年起全国妇幼卫生监测点扩大到336个。

四、因缺个别地区数字，部分历史年份计划生育手术数字变动较大。

主要指标解释

活产数　指年内妊娠满28周及以上（如孕周不清楚，可参考出生体重达1000克及以上），娩出后有心跳、呼吸、脐带搏动、随意肌收缩4项生命体征之一的新生儿数。

新生儿死亡率　指年内新生儿死亡数与活产数之比，一般以‰表示。新生儿死亡指出生至28天以内（即0～27天）死亡人数。

5岁以下儿童死亡率　指年内未满5岁儿童死亡人数与活产数之比，一般以‰表示。

孕产妇死亡率　指年内每10万名孕产妇的死亡人数。孕产妇死亡指从妊娠期至产后42天内，由于任何妊娠或妊娠处理有关原因导致的死亡，但不包括意外原因死亡者。按国际通用计算方法，“孕产妇总数”以“活产数”代替计算。

高危产妇比重　指高危产妇人数与活产数之比，一般用%表示。高危产妇是指在妊娠期有某种病理因素可能危害孕妇、胎儿、新生儿或导致难产的产妇人数。

孕产妇建卡率　指年内孕产妇中由保健人员建立的保健卡（册）人数与活产数之比，一般用%表示。

孕产妇系统管理率　指年内孕产妇系统管理人数与活产数之比，一般用%表示。孕产妇系统管理人数指按系统管理程序要求，妊娠至产后28天内接受过早孕检查、至少5次产前检查、新法接生和产后访视的产妇人数。

产前检查率　指年内产前接受过1次及以上产前检查的产妇人数与活产数之比，一般用%表示。

产后访视率　指年内产后接受过1次及以上产后访视的产妇人数与活产数之比，一般用%表示。

住院分娩率　指年内在取得助产技术资质的机构分娩的活产数与所有活产数之比，一般用%表示。

新法接生率　指年内住院分娩和非住院分娩新法接生人数之和与活产数之比，一般用%表示。新法接生指产包、接生者的手、产妇的外阴部、脐带四消毒，并由医生、助产士和受过培训并取得“家庭接生人员合格证”的初级卫生人员和接生员接生。

出生体重＜2500克婴儿比重 指年内出生体重低于2500克的婴儿数与活产数之比。

围产儿死亡率 指孕满28周或出生体重≥1000克的胎儿（含死胎、死产）至产后7天内新生儿死亡数与活产数（孕产妇）之比。一般以‰表示。

新生儿破伤风发病率 指年内新生儿破伤风发病数与活产数之比。一般1/万表示。新生儿破伤风指：①活产，生后2天内正常吸吮，哭叫；②出生后第3～28天内发病；③发病后不能吸吮，进食困难，强直，抽搐。必须符合上述三项标准者才可诊断为新生儿破伤风。

新生儿破伤风死亡率 指年内新生儿破伤风死亡数与活产数之比。一般1/万表示。

新生儿访视率 指接受1次及以上访视的新生儿人数与活产数之比。一般以%表示。

3岁以下儿童系统管理率 指年内3岁以下儿童系统管理人数与当地3岁儿童数之比，一般以%表示。3岁以下儿童系统管理是指3岁以下儿童按年龄接受生长监测或4∶2∶1（城市）或3∶2∶1（农村）体检检查（身高和体重）的人数。新生儿访视时的体检次数不包括在内。

7岁以下儿童保健管理率 指7岁以下儿童保健覆盖人数与7岁以下儿童数之比，一般以%表示。7岁以下儿童保健覆盖人数指7岁以下儿童中当年实际接受1次及以上体格检查（身高和体重）的人数。

5岁以下儿童中重度营养不良比重 包括低体重患病率和发育迟缓患病率两个指标。本资料指低体重患病率，即对照世界卫生组织各年龄段体重标准，5岁以下儿童体重低于同龄标准人群中位数减2个标准差的人数占5岁以下体检儿童总数的百分比。

节育手术总例数 指年内放（取）宫内节育器、输卵（精）管绝育术、人工流产和放（取）皮下埋植的例数之和。

人工流产例数 包括药物流产、负压吸引术、钳刮术和中期引产例数。

节育手术并发症例数 指节育手术中因各种原因造成的术中和术后生殖器官的损伤、感染等病症的例数。两种及以上并发症，只统计一种主要的疾病，如子宫穿孔后感染，只统计为子宫穿孔。

子宫穿孔例数 计划生育手术中将子宫壁损伤、穿破，含单纯子宫壁损伤及合并内脏如肠管、网膜等损伤的例数。

节育手术感染例数 指术前无生殖器炎症，术后2周内出现与手术有关的生殖器（绝育术后腹壁）感染。

妇女病应查人数 指年内常住人口中20～64岁妇女数。

妇女病检查率 指年内实际进行妇女病普查人数与20～64岁妇女数之比，一般用%表示。

查出妇女病率 指年内查出进行妇科病普查时查出的妇科病患病人数与实查人数之比，一般用%表示。

某种妇女病患病率 指查出某种妇女病病人数与实查人数之比。一般用%表示。

某种妇女病治疗率 指接受某种妇女病治疗人数与查出同种妇科病病人数之比，一般用%表示。

婚前检查率 指年内进行婚前医学检查人数与应查人数之比，一般用%表示。

指定传染病 是指《中华人民共和国传染病防治法》中规定的医学上认为影响结婚和生育的传染病。

严重遗传疾病 是指由于遗传因素先天形成，患者全部或部分散失自主生活能力，后代再现风险高，医学上认为不宜生育的遗传性疾病。

影响婚育疾病医学指导意见“合计” 是指检出疾病的人群中，医学上认为应暂缓结婚、不宜结婚等人数之和。

8-1 监测地区5岁以下儿童和孕产妇死亡率

年份	新生儿死亡率（‰）			婴儿死亡率（‰）			5岁以下儿童死亡率（‰）			孕产妇死亡率（1/10万）		
	合计	城市	农村	合计	城市	农村	合计	城市	农村	合计	城市	农村
2000	22.8	9.5	25.8	32.2	11.8	37.0	39.7	13.8	45.7	53.0	29.3	69.6
2001	21.4	10.6	23.9	30.0	13.6	33.8	35.9	16.3	40.4	50.2	33.1	61.9
2002	20.7	9.7	23.2	29.2	12.2	33.1	34.9	14.6	39.6	43.2	22.3	58.2
2003	18.0	8.9	20.1	25.5	11.3	28.7	29.9	14.8	33.4	51.3	27.6	65.4
2004	15.4	8.4	17.3	21.5	10.1	24.5	25.0	12.0	28.5	48.3	26.1	63.0
2005	13.2	7.5	14.7	19.0	9.1	21.6	22.5	10.7	25.7	47.7	25.0	53.8
2006	12.0	6.8	13.4	17.2	8.0	19.7	20.6	9.6	23.6	41.1	24.8	45.5
2007	10.7	5.5	12.8	15.3	7.7	18.6	18.1	9.0	21.8	36.6	25.2	41.3
2008	10.2	5.0	12.3	14.9	6.5	18.4	18.5	7.9	22.7	34.2	29.2	36.1
2009	9.0	4.5	10.8	13.8	6.2	17.0	17.2	7.6	21.1	31.9	26.6	34.0
2010	8.3	4.1	10.0	13.1	5.8	16.1	16.4	7.3	20.1	30.0	29.7	30.1
2011	7.8	4.0	9.4	12.1	5.8	14.7	15.6	7.1	19.1	26.1	25.2	26.5
2012	6.9	3.9	8.1	10.3	5.2	12.4	13.2	5.9	16.2	24.5	22.2	25.6
2013	6.3	3.7	7.3	9.5	5.2	11.3	12.0	6.0	14.5	23.2	22.4	23.6
2014	5.9	3.5	6.9	8.9	4.8	10.7	11.7	5.9	14.2	21.7	20.5	22.2
2015	5.4	3.3	6.4	8.1	4.7	9.6	10.7	5.8	12.9	20.1	19.8	20.2
2016	4.9	2.9	5.7	7.5	4.2	9.0	10.2	5.2	12.4	19.9	19.5	20.0
2017	4.5	2.6	5.3	6.8	4.1	7.9	9.1	4.8	10.9	19.6	16.6	21.1
2018	3.9	2.2	4.7	6.1	3.6	7.3	8.4	4.4	10.2	18.3	15.5	19.9
2019	3.5	2.0	4.1	5.6	3.4	6.6	7.8	4.1	9.4	17.8	16.5	18.6
2020	3.4	2.1	3.9	5.4	3.6	6.2	7.5	4.4	8.9	16.9	14.1	18.5

8-2 监测地区孕产妇主要疾病死亡率及死因构成

年份	主要疾病死亡率（1/10万）						占死亡总数（%）					
	产科出血	妊娠期高血压疾病	心脏病	羊水栓塞	产褥感染	肝病	产科出血	妊娠期高血压疾病	心脏病	羊水栓塞	产褥感染	肝病
合计												
2010	8.3	3.7	3.3	2.8	0.4	0.9	27.8	12.3	10.9	9.2	1.2	3.1
2013	6.6	2.6	1.8	3.1	0.2	0.6	28.2	11.4	7.8	13.3	0.6	2.6
2014	5.7	2.0	2.5	3.2	0.2	1.0	26.3	9.1	11.4	14.9	1.1	4.6
2015	4.2	2.3	3.3	1.9	0.1	1.0	21.1	11.6	16.4	9.5	0.7	4.7
2016	4.7	1.6	2.0	2.2	0.2	0.7	23.5	7.8	10.2	10.9	1.0	3.8
2017	5.7	2.0	1.5	2.7	0.1	0.4	29.0	10.4	7.9	13.9	0.6	2.2
2018	4.2	1.7	1.8	2.3	0.2	0.7	23.2	9.5	10.0	12.3	0.9	3.8
2019	3.0	2.0	2.6	1.5	0.3	0.4	16.9	11.1	14.5	8.7	1.9	2.4
2020	4.3	1.8	2.1	1.2	0.5	0.2	25.3	10.8	12.7	7.0	3.2	1.3
城市												
2010	8.0	1.9	2.8	2.5	0.3	0.9	27.1	6.3	9.4	8.3	1.0	3.1
2013	5.6	2.1	2.1	2.7	0.0	0.9	25.0	9.2	9.2	11.8	0.0	3.9
2014	4.3	1.4	2.3	2.7	0.2	0.8	21.2	7.1	11.1	13.1	1.0	4.0
2015	3.5	0.9	5.2	0.7	0.2	0.7	17.9	4.8	26.2	3.6	1.2	3.6
2016	4.0	0.5	2.4	1.6	0.3	0.3	20.3	2.7	12.2	8.1	1.4	1.4
2017	5.1	1.1	1.3	2.1	0.2	0.0	30.7	6.8	8.0	12.5	1.1	0.0
2018	3.8	1.4	2.1	1.9	0.5	0.2	24.2	9.1	13.6	12.1	3.0	1.5
2019	1.5	1.5	3.3	1.0	0.3	0.3	9.2	9.2	20.0	6.2	1.5	1.5
2020	3.0	2.0	1.0	1.6	0.3	0.3	20.9	14.0	7.0	11.6	2.3	2.3
农村												
2010	8.4	4.3	3.4	2.8	0.4	0.9	28.0	14.2	11.3	9.4	1.3	3.1
2013	6.9	2.8	1.7	3.3	0.2	0.5	29.3	12.1	7.3	13.8	0.9	2.2
2014	6.3	2.2	2.6	3.4	0.3	1.1	28.3	10.0	11.6	15.5	1.2	4.8
2015	4.5	3.0	2.4	2.4	0.1	1.1	22.5	14.7	12.0	12.0	0.5	5.2
2016	4.9	1.9	1.9	2.4	0.2	0.9	24.7	9.6	9.6	11.9	0.9	4.6
2017	6.0	2.5	1.7	3.0	0.1	0.6	28.4	11.8	7.9	14.4	0.4	3.1
2018	4.5	1.9	1.6	2.5	0.0	1.0	22.8	9.7	8.3	12.4	0.0	4.8
2019	3.8	2.2	2.2	1.8	0.4	0.5	20.4	12.0	12.0	9.9	2.1	2.8
2020	5.0	1.8	2.7	1.0	0.6	0.2	27.0	9.6	14.8	5.2	3.5	0.9

8-3 儿童保健情况

年份 地区	出生体重 ＜2500克婴 儿比重（%）	围产儿 死亡率 （‰）	5岁以下儿童 低体重患病率（%）	新生儿 访视率 （%）	3岁以下 儿童系统 管理率（%）	7岁以下 儿童保健 管理率（%）
2010	2.34	7.02	1.55	89.6	81.5	83.4
2015	2.64	4.99	1.49	94.3	90.7	92.1
2016	2.73	5.05	1.44	94.6	91.1	92.4
2017	2.88	4.58	1.40	93.9	91.1	92.6
2018	3.13	4.26	1.43	93.7	91.2	92.7
2019	3.24	4.02	1.37	94.1	91.9	93.6
2020	3.25	4.14	1.19	95.5	92.9	94.3
北　京	5.01	2.85	0.18	97.8	96.0	98.4
天　津	4.44	4.61	0.56	96.3	94.6	92.7
河　北	2.76	2.88	1.63	93.7	91.6	93.6
山　西	2.97	4.82	0.77	95.5	92.4	92.9
内蒙古	3.42	5.06	0.72	96.6	94.7	94.3
辽　宁	2.77	5.35	0.70	95.6	93.3	94.3
吉　林	3.52	5.37	0.27	98.5	93.1	94.5
黑龙江	2.52	5.03	0.85	96.8	95.5	95.6
上　海	4.95	1.83	0.25	97.9	95.4	99.4
江　苏	3.56	3.62	0.43	97.7	95.8	98.1
浙　江	3.99	3.57	0.38	98.8	96.5	97.6
安　徽	2.59	3.23	0.52	95.2	89.3	92.7
福　建	3.79	3.63	0.89	95.5	93.8	95.7
江　西	2.41	2.38	2.06	96.0	92.6	92.9
山　东	1.75	3.53	0.83	95.0	93.9	93.9
河　南	3.06	3.70	1.33	90.3	90.0	90.9
湖　北	2.83	3.92	1.15	95.2	91.1	93.6
湖　南	3.71	4.66	1.01	97.3	93.0	94.2
广　东	4.17	4.06	1.92	95.4	92.3	97.4
广　西	5.51	5.45	3.31	96.3	93.4	92.5
海　南	3.95	3.68	2.76	96.4	88.0	92.4
重　庆	1.95	3.98	0.86	95.9	92.1	93.4
四　川	2.61	3.39	1.00	97.2	95.8	95.7
贵　州	3.08	4.75	1.08	94.4	91.9	92.9
云　南	4.03	5.32	1.50	97.3	94.4	94.7
西　藏	2.44	13.51	2.09	90.8	85.3	86.4
陕　西	2.05	3.11	0.75	97.3	94.6	95.4
甘　肃	2.88	6.21	0.91	95.9	93.4	93.6
青　海	3.09	6.43	1.01	92.7	91.4	91.5
宁　夏	3.14	4.70	0.44	97.4	96.1	96.3
新　疆	4.42	9.06	0.68	95.2	92.0	93.3

8-4-1　孕产妇保健情况

年份	活产数	建卡率（%）	系统管理率（%）	产前检查率（%）	产后访视率（%）	住院分娩率（%）		
						合计	市	县
1980	…	…	…	…	…	…	…	…
1985	…	…	…	…	…	43.7	73.6	36.4
1990	14517207	…	…	…	…	50.6	74.2	45.1
1991	15293237	…	…	…	…	50.6	72.8	45.5
1992	11746275	76.6	…	69.7	69.7	52.7	71.7	41.2
1993	10170690	75.7	…	72.2	71.0	56.5	68.3	51.0
1994	11044607	79.1	…	76.3	74.5	65.6	76.4	50.4
1995	11539613	81.4	…	78.7	78.8	58.0	70.7	50.2
1996	11412028	82.4	65.5	83.7	80.1	60.7	76.5	51.7
1997	11286021	84.5	68.3	85.9	82.3	61.7	76.4	53.0
1998	10961516	86.2	72.3	87.1	83.9	66.2	79.0	58.1
1999	10698467	87.9	75.4	89.3	85.9	70.0	83.3	61.5
2000	10987691	88.6	77.2	89.4	86.2	72.9	84.9	65.2
2001	10690630	89.4	78.6	90.3	87.2	76.0	87.0	69.0
2002	10591949	89.2	78.2	90.1	86.7	78.7	89.4	71.6
2003	10188005	87.6	75.5	88.9	85.4	79.4	89.9	72.6
2004	10892614	88.3	76.4	89.7	85.9	82.8	91.4	77.1
2005	11415809	88.5	76.7	89.8	86.0	85.9	93.2	81.0
2006	11770056	88.2	76.5	89.7	85.7	88.4	94.1	84.6
2007	12506498	89.3	77.3	90.9	86.7	91.7	95.8	88.8
2008	13307045	89.3	78.1	91.0	87.0	94.5	97.5	92.3
2009	13825431	90.9	80.9	92.2	88.7	96.3	98.5	94.7
2010	14218657	92.9	84.1	94.1	90.8	97.8	99.2	96.7
2011	14507141	93.8	85.2	93.7	91.0	98.7	99.6	98.1
2012	15442995	94.8	87.6	95.0	92.6	99.2	99.7	98.8
2013	15108153	95.7	89.5	95.6	93.5	99.5	99.9	99.2
2014	15178881	95.8	90.0	96.2	93.9	99.6	99.9	99.4
2015	14544524	96.4	91.5	96.5	94.5	99.7	99.9	99.5
2016	18466561	96.6	91.6	96.6	94.6	99.8	100.0	99.6
2017	17578815	96.6	89.6	96.5	94.0	99.9	100.0	99.8
2018	15207729	92.5	89.9	96.6	93.8	99.9	99.9	99.8
2019	14551298	92.4	90.3	96.8	94.1	99.9	100.0	99.8
2020	12034516	94.1	92.7	97.4	95.5	99.9	100.0	99.9

注：2016～2020年活产数均源自全国住院分娩月报，包括户籍和非户籍活产数；2015年及以前年份活产数源自全国妇幼卫生年报，仅包括户籍活产数。

8-4-2 2020年各地区孕产妇保健情况

地区	活产数	建卡率（%）	系统管理率（%）	产前检查率（%）	产后访视率（%）	住院分娩率（%）		
						合计	市	县
总　计	**12034516**	**94.1**	**92.7**	**97.4**	**95.5**	**99.9**	**100.0**	**99.9**
北　京	161214	91.8	97.6	98.5	98.0	100.0	100.0	
天　津	77607	98.4	93.7	98.9	97.6	100.0	100.0	…
河　北	593648	92.0	90.6	97.0	93.3	100.0	100.0	100.0
山　西	287409	88.5	90.8	98.0	95.2	100.0	100.0	100.0
内蒙古	158812	96.5	94.7	97.8	96.1	100.0	100.0	100.0
辽　宁	212847	90.4	92.3	97.9	95.8	100.0	100.0	100.0
吉　林	111660	96.6	95.4	98.3	98.4	100.0	100.0	100.0
黑龙江	116576	96.0	95.0	98.7	96.5	100.0	100.0	100.0
上　海	136437	97.8	95.7	98.4	97.9	99.9	99.9	
江　苏	528956	92.9	92.2	98.4	97.0	100.0	100.0	100.0
浙　江	476613	97.8	96.3	98.5	98.2	100.0	100.0	100.0
安　徽	515006	91.8	89.9	96.3	94.7	100.0	100.0	100.0
福　建	380098	93.3	92.0	97.9	95.2	100.0	100.0	100.0
江　西	409448	96.1	93.7	97.4	95.8	100.0	100.0	100.0
山　东	864894	95.7	93.4	96.5	94.5	100.0	100.0	100.0
河　南	981781	87.8	84.9	94.6	89.7	100.0	100.0	100.0
湖　北	437567	94.8	93.1	97.2	95.4	100.0	100.0	100.0
湖　南	528720	96.7	95.1	97.7	96.6	100.0	100.0	100.0
广　东	1431175	94.3	95.4	98.1	97.0	100.0	100.0	99.9
广　西	574865	99.9	95.9	99.1	97.5	100.0	100.0	100.0
海　南	108680	94.0	90.7	97.8	96.3	100.0	100.0	99.9
重　庆	238243	95.9	92.3	98.3	95.3	100.0	100.0	99.9
四　川	656552	95.8	95.5	97.8	97.1	99.8	100.0	99.7
贵　州	526062	93.7	91.4	96.6	94.2	99.6	99.8	99.6
云　南	513636	94.5	93.7	98.7	97.1	99.9	99.9	99.8
西　藏	53203	86.5	75.0	89.0	84.7	98.3	98.9	98.1
陕　西	365576	97.3	96.0	98.4	97.0	100.0	100.0	99.9
甘　肃	256672	92.8	91.6	97.0	95.5	99.9	100.0	99.9
青　海	68799	87.9	91.6	95.4	93.8	99.1	99.8	98.9
宁　夏	80091	97.2	95.8	97.4	96.9	100.0	100.0	100.0
新　疆	181669	94.2	90.1	98.5	96.7	99.8	99.9	99.8

8-4-2 续表

孕产妇死亡率（1/10万）			孕产妇死因构成（%）				
合计	市	县	产科出血	妊娠高血压疾病	内　科合并症	羊水栓塞	其他
9.4	**8.3**	**10.6**	**16.8**	**8.6**	**26.1**	**14.5**	**34.0**
4.8	4.8		20.0	0.0	20.0	40.0	20.0
7.5	7.5		40.0	0.0	0.0	40.0	20.0
9.3	9.7	8.9	6.0	6.0	30.0	20.0	38.0
11.0	8.9	13.2	10.3	17.2	37.9	0.0	34.5
14.9	14.7	15.1	4.4	8.7	30.4	13.0	43.5
10.9	12.3	5.1	18.2	9.1	22.7	4.6	45.5
11.5	13.4	4.6	8.3	16.7	25.0	8.3	41.7
15.4	15.2	15.9	5.6	22.2	44.4	0.0	27.8
7.4	7.4		0.0	0.0	75.0	0.0	25.0
5.1	4.8	6.3	29.2	8.3	29.2	8.3	25.0
3.9	3.6	4.5	8.3	0.0	16.7	8.3	66.7
7.1	7.0	7.1	16.7	5.6	13.9	19.4	44.4
9.2	11.9	6.2	22.6	3.2	19.4	6.5	48.4
5.9	7.2	5.0	7.7	3.9	34.6	26.9	26.9
6.8	6.7	7.0	13.5	15.4	42.3	5.8	23.1
9.5	10.3	9.1	14.1	16.5	23.5	22.4	23.5
10.0	9.0	11.9	13.0	2.2	28.3	10.9	45.7
9.3	7.3	10.6	16.0	4.0	24.0	10.0	46.0
6.1	5.4	8.8	18.8	2.9	21.7	30.4	26.1
8.4	6.7	9.6	20.0	4.4	22.2	31.1	22.2
15.1	17.7	9.4	13.3	6.7	46.7	6.7	26.7
9.5	7.7	12.7	28.6	0.0	19.1	23.8	28.6
9.4	8.0	10.3	16.4	13.1	27.9	4.9	37.7
15.9	18.5	14.6	15.7	6.0	31.3	14.5	32.5
12.4	6.4	15.3	26.7	6.7	23.3	11.7	31.7
47.9	45.0	48.6	26.9	19.2	23.1	7.7	23.1
7.7	12.1	3.5	16.0	4.0	12.0	8.0	60.0
15.1	12.9	16.3	30.6	0.0	16.7	22.2	30.6
24.9	0.0	34.4	18.8	18.8	25.0	0.0	37.5
11.2	5.1	18.5	12.5	12.5	50.0	0.0	25.0
17.0	8.3	23.8	17.9	25.0	7.1	10.7	39.3

8-5 妇女病查治情况

年份 地区	应查 人数	实查 人数	检查率 (%)	查出妇 女病率 (%)	滴虫性阴道炎 患病率 (%)	宫颈糜烂 患病率 (%)	尖锐湿疣 患病率 (1/10万)	宫颈癌 患病率 (1/10万)	乳腺癌 患病率 (1/10万)	卵巢癌 患病率 (1/10万)
2010	138883231	84946929	61.2	28.8	13.2	12.1	33.8	15.1	10.1	3.4
2015	165227057	101713169	61.6	26.3	12.9	10.0	28.5	15.8	13.2	3.5
2016	161277617	103940228	64.4	25.6	12.6	9.5	35.6	46.1	46.8	3.1
2017	155632099	104194268	66.9	24.2	12.3	7.5	28.1	45.6	51.2	3.2
2018	140908304	106357605	75.5	22.2	11.6	5.8	27.0	45.2	44.3	2.5
2019	133918115	111347266	83.1	20.6	11.0	4.8	19.2	43.3	43.4	2.3
2020	130249697	112769401	86.6	19.5	10.6	4.1	17.8	38.5	41.9	2.1
北　京	1486922	1256680	84.5	35.7	9.2	2.0	3.3	3.1	24.8	1.2
天　津	867104	790798	91.2	37.6	9.1	0.1	2.4	10.9	17.1	2.3
河　北	12130611	10339421	85.2	16.9	8.9	4.4	15.3	24.5	31.8	1.1
山　西	2484121	1989164	80.1	21.0	11.3	4.8	11.6	45.8	42.0	1.1
内蒙古	2274709	1881784	82.7	19.2	10.9	3.8	18.3	45.1	35.3	2.0
辽　宁	3924824	3148919	80.2	25.0	13.1	4.2	26.0	58.3	55.4	5.3
吉　林	2082408	1801834	86.5	17.1	8.1	4.8	15.1	53.6	32.3	1.8
黑龙江	2746222	2394082	87.2	16.1	9.8	3.7	18.5	46.2	35.3	3.2
上　海	637615	608477	95.4	34.7	1.0	1.9	1.5	10.9	35.9	2.3
江　苏	8826990	8080085	91.5	16.3	8.9	2.4	10.5	30.9	35.9	1.3
浙　江	5020138	4454989	88.7	21.5	9.6	2.5	8.9	26.4	43.7	0.8
安　徽	6407826	5577095	87.0	17.2	9.6	3.4	8.4	40.9	33.5	1.6
福　建	3322290	3073955	92.5	20.7	13.3	2.2	24.5	64.6	67.9	6.7
江　西	4165396	3755281	90.2	27.9	17.3	7.2	39.7	38.6	38.8	2.3
山　东	9076732	7878501	86.8	15.9	8.0	4.1	6.2	25.0	51.8	1.1
河　南	8699748	7007355	80.5	16.1	10.6	3.1	15.1	52.2	64.1	3.2
湖　北	5705207	4739062	83.1	24.6	14.3	7.6	28.5	105.0	88.7	8.0
湖　南	6119564	5962461	97.4	27.7	14.2	6.5	15.2	28.2	30.9	1.0
广　东	8811812	7504688	85.2	16.4	8.5	3.5	20.5	47.8	49.3	1.9
广　西	4900744	4321709	88.2	17.4	9.6	3.5	10.8	25.9	36.8	0.4
海　南	823636	687677	83.5	18.0	9.5	2.9	10.5	32.6	19.5	1.9
重　庆	2892693	2495813	86.3	12.4	7.6	2.3	66.6	129.1	79.6	6.1
四　川	8372653	7287844	87.0	13.7	8.2	2.5	16.7	31.9	30.8	1.5
贵　州	4290444	3657783	85.3	21.8	13.5	5.1	40.5	56.3	27.7	1.6
云　南	4310235	3828643	88.8	19.5	12.6	2.7	19.8	48.6	37.8	1.6
西　藏	627706	404875	64.5	10.7	7.5	2.0	17.5	15.3	8.6	0.5
陕　西	3041937	2765716	90.9	20.8	12.0	4.3	10.2	36.7	29.3	1.8
甘　肃	2477205	2076197	83.8	28.4	16.2	8.8	10.5	37.1	27.8	0.2
青　海	616818	415652	67.4	24.1	12.3	7.3	19.7	72.6	39.8	1.0
宁　夏	787082	667101	84.8	32.9	18.7	11.8	21.0	47.5	45.0	2.1
新　疆	2318305	1915760	82.6	21.4	10.9	7.2	27.1	52.8	42.9	0.8

注：① 2000 年妇女病查治包括艾滋病和 HIV 感染者、Ⅱ度以上子宫脱垂；② 2008 年起，滴虫性阴道炎调整为阴道炎，宫颈糜烂调整为宫颈炎；③ 2009 ～ 2010 年妇女病检查率根据各省（区、市）妇女病筛查频率进行了调整；④妇女常见病筛查率超过 100% 的省（区、市）均视为 100%。

8-6-1 婚前检查保健情况（合计）

年份地区	应查人数	实查人数	检查率（%）	检出疾病人数	指定传染病		严重遗传病	精神病	生殖系统疾病	内科系统疾病	影响婚育疾病接受医学指导意见人数
						性病					
2010	20373786	6257617	31.0	629925	134015	17736	8099	1050	229697	200628	209098
2015	20391247	11815398	58.7	937389	236365	44747	7803	2099	303178	327777	366274
2016	19454089	11621213	59.7	934512	239508	44269	5576	1951	298325	319375	347458
2017	18038460	10953214	61.4	892876	217103	49050	9119	1883	277643	320962	345349
2018	16850892	10196029	61.1	860959	207218	42537	3666	1861	266480	326540	314558
2019	15420502	9532488	62.4	810997	183113	43157	3233	2061	239321	329886	282132
2020	13360651	9138571	68.4	783337	161395	40614	2964	2088	228014	340620	255254
北　京	137080	74135	54.1	4969	289	24	351	28	2543	1843	408
天　津	81636	38580	47.3	4678	423	58		2	1403	2623	4678
河　北	562422	385118	68.5	10826	2590	380	11	19	2282	3909	1359
山　西	401174	276958	69.0	30616	2592	660	251	121	11311	16183	5313
内蒙古	208547	155891	74.8	7250	1826	587	17	11	2453	2676	1498
辽　宁	401674	54853	13.7	2817	348	158		1	1395	842	311
吉　林	178034	97456	54.7	5052	1849	612	4	6	737	2402	1336
黑龙江	275174	93290	33.9	2587	1101	367	1	1	770	794	1419
上　海	179176	23587	13.2	1775	124	11	40	11	972	684	130
江　苏	633336	564857	89.2	44715	3077	1044	205	78	23236	18119	7131
浙　江	357265	321378	90.0	59480	2729	855	44	114	18060	37448	6836
安　徽	838562	806291	96.2	85707	14114	2445	309	355	21866	44618	21423
福　建	332112	147180	44.3	19733	885	272	159	36	8577	7660	16696
江　西	479117	468106	97.7	67393	6519	1503	144	202	15731	45419	15418
山　东	767306	638820	83.3	28491	6493	894	165	77	9753	12236	3377
河　南	1165010	897078	77.0	45234	18916	2809	186	214	5991	17168	8773
湖　北	425760	220826	51.9	19627	6412	515	42	83	3658	8784	3991
湖　南	610059	552763	90.6	51106	19073	2020	185	181	14382	17583	21407
广　东	1111710	455220	40.9	43014	2576	1000	80	57	14699	9817	8592
广　西	499298	496928	99.5	26357	3329	2163	158	168	16258	7131	13062
海　南	113792	64147	56.4	4329	375	100	1	2	1826	1241	153
重　庆	391409	147927	37.8	15407	3683	1113	34	22	2890	8361	3740
四　川	899576	822159	91.4	107255	27673	8027	279	85	20043	46268	34826
贵　州	514640	112044	21.8	2534	497	112	43	3	993	921	105
云　南	602452	517657	85.9	45817	12418	3879	133	76	16468	12882	9230
西　藏	65405	8146	14.4	787	208	8				283	5
陕　西	443793	225603	50.8	6905	1727	230	18	31	1746	3295	6263
甘　肃	269399	99561	37.0	5597	1683	124	27	22	2288	1565	1855
青　海	69972	40878	58.5	1186	535	263	1		62	215	593
宁　夏	64988	54611	84.0	9795	1794	237	22	12	3765	4211	2633
新　疆	280773	276523	98.5	22298	15537	8144	54	70	1856	3439	52693

注：应查人数指结婚登记人数，实查人数指婚前医学检查人数。以下两表同。

8-6-2 婚前检查保健情况（男）

年份 地区	应查人数	实查人数	检查率 (%)	检出疾病人数	指定传染病	性病	严重遗传病	精神病	生殖系统疾病	内科系统疾病	影响婚育疾病接受医学指导意见人数
2010	10201759	3122118	30.9	309820	77570	8186	3967	173	94596	106967	115790
2015	10200514	5910776	58.8	460614	133455	21900	3305	482	122003	171057	193322
2016	9735299	5810845	59.7	460461	133374	21061	2181	363	121591	167009	183275
2017	9027653	5480772	61.4	430953	121863	24621	4333	346	107934	164152	180306
2018	8427496	5099443	61.1	404794	114379	19646	1315	348	95529	163696	158997
2019	7712205	4764238	62.4	382647	101348	20122	1206	340	87583	164963	142157
2020	6682390	4564004	68.3	365882	88386	18678	1146	339	82291	168077	128646
北　京	68540	37539	54.8	2160	159	14	185	4	1127	729	258
天　津	40818	19348	47.4	1711	228	36			205	1265	1711
河　北	281244	188492	67.0	5146	1417	154	3	4	957	1772	715
山　西	200587	138325	69.0	12530	1388	293	89	16	2777	8162	2389
内蒙古	104279	77985	74.8	3328	977	246	5	1	863	1358	689
辽　宁	200852	27385	13.6	1113	173	63			444	385	155
吉　林	89017	48745	54.8	2662	1011	266			414	1218	720
黑龙江	137605	46717	34.0	1297	579	150			387	384	769
上　海	89588	11804	13.2	902	74	7	16	4	286	552	71
江　苏	316679	282625	89.2	21168	1688	465	94	12	10072	9302	3310
浙　江	178632	160474	89.8	29318	1563	344	23	28	4857	22342	3551
安　徽	419299	403247	96.2	36917	7783	1015	93	38	8621	18407	10203
福　建	166054	73986	44.6	8226	581	112	58	2	2764	3764	9360
江　西	239570	233969	97.7	32132	3887	690	44	20	5245	23055	8633
山　东	383653	318082	82.9	13234	3561	325	70	14	3425	6298	1568
河　南	582505	448065	76.9	22036	10058	1319	65	54	2198	8103	4721
湖　北	212946	110363	51.8	9717	3585	307	15	16	960	4855	1784
湖　南	305024	276048	90.5	24124	10752	804	54	31	4858	8323	10067
广　东	556223	227837	41.0	20697	1101	230	28	16	5047	5537	5061
广　西	249649	248609	99.6	9729	1756	908	39	10	5396	2698	6127
海　南	56896	32162	56.5	1578	168	46	1		333	596	65
重　庆	195724	74589	38.1	7276	2084	553	5	5	960	4039	1968
四　川	449601	410221	91.2	58824	15251	4107	128	8	14788	22164	18611
贵　州	258389	55819	21.6	879	229	46	16	2	219	393	56
云　南	301226	258707	85.9	18303	6864	1862	43	16	3003	6499	4068
西　藏	32792	4037	14.2	434	65	3				173	3
陕　西	221969	112692	50.8	3118	823	104	8	5	437	1657	3182
甘　肃	134949	49841	36.9	2275	919	51	6	3	572	767	767
青　海	35036	20477	58.5	490	245	113			4	101	281
宁　夏	32504	27261	83.9	3690	1038	108	11	2	830	1812	1413
新　疆	140540	138553	98.6	10868	8379	3937	47	28	242	1367	26370

8-6-3 婚前检查保健情况（女）

年份 地区	应查人数	实查人数	检查率（%）	检出疾病人数	指定传染病	性病	严重遗传病	精神病	生殖系统疾病	内科系统疾病	影响婚育疾病接受医学指导意见人数
2010	10172027	3135499	31.1	320105	56445	9550	4132	877	135101	93661	93308
2015	10190733	5904622	58.7	476775	102910	22847	4498	1617	181175	156720	172952
2016	9718790	5810368	59.8	474051	106134	23208	3395	1588	176734	152366	164183
2017	9010807	5472442	61.4	461923	95240	24429	4786	1537	169709	156810	165043
2018	8423396	5096586	61.1	456165	92839	22891	2351	1513	170951	162844	155561
2019	7708297	4768250	62.4	428350	81765	23035	2027	1721	151738	164923	139975
2020	6678261	4574567	68.5	417455	73009	21936	1818	1749	145723	172543	126608
北　京	68540	36596	53.4	2809	130	10	166	24	1416	1114	150
天　津	40818	19232	47.1	2967	195	22		2	1198	1358	2967
河　北	281178	196626	69.9	5680	1173	226	8	15	1325	2137	644
山　西	200587	138633	69.1	18086	1204	367	162	105	8534	8021	2924
内蒙古	104268	77906	74.7	3922	849	341	12	10	1590	1318	809
辽　宁	200822	27468	13.7	1704	175	95		1	951	457	156
吉　林	89017	48711	54.7	2390	838	346	4	6	323	1184	616
黑龙江	137569	46573	33.9	1290	522	217	1	1	383	410	650
上　海	89588	11783	13.2	873	50	4	24	7	686	132	59
江　苏	316657	282232	89.1	23547	1389	579	111	66	13164	8817	3821
浙　江	178633	160904	90.1	30162	1166	511	21	86	13203	15106	3285
安　徽	419263	403044	96.1	48790	6331	1430	216	317	13245	26211	11220
福　建	166058	73194	44.1	11507	304	160	101	34	5813	3896	7336
江　西	239547	234137	97.7	35261	2632	813	100	182	10486	22364	6785
山　东	383653	320738	83.6	15257	2932	569	95	63	6328	5938	1809
河　南	582505	449013	77.1	23198	8858	1490	121	160	3793	9065	4052
湖　北	212814	110463	51.9	9910	2827	208	27	67	2698	3929	2207
湖　南	305035	276715	90.7	26982	8321	1216	131	150	9524	9260	11340
广　东	555487	227383	40.9	22317	1475	770	52	41	9652	4280	3531
广　西	249649	248319	99.5	16628	1573	1255	119	158	10862	4433	6935
海　南	56896	31985	56.2	2751	207	54		2	1493	645	88
重　庆	195685	73338	37.5	8131	1599	560	29	17	1930	4322	1772
四　川	449975	411938	91.5	48431	12422	3920	151	77	5255	24104	16215
贵　州	256251	56225	21.9	1655	268	66	27	1	774	528	49
云　南	301226	258950	86.0	27514	5554	2017	90	60	13465	6383	5162
西　藏	32613	4109	14.5	353	143	5				110	2
陕　西	221824	112911	50.9	3787	904	126	10	26	1309	1638	3081
甘　肃	134450	49720	37.0	3322	764	73	21	19	1716	798	1088
青　海	34936	20401	58.4	696	290	150	1		58	114	312
宁　夏	32484	27350	84.2	6105	756	129	11	10	2935	2399	1220
新　疆	140233	137970	98.4	11430	7158	4207	7	42	1614	2072	26323

8-7-1 2020年各地区计划生育手术情况

地区	节育手术总例数	放置节育器例数			取出节育器例数			输精管结扎人数		
			子宫穿孔	感染		子宫穿孔	感染		阴囊脓肿	感染
总　计	**14687097**	**2501486**	**50**	**130**	**2718499**	**62**	**46**	**2626**	**3**	
北　京	138688	13873			17401	2		7		
天　津	104656	9525			19899	1		2		
河　北	624920	131618		8	127864	1		109		
山　西	287168	60489	1		63454	1		10		
内蒙古	249961	49414			53377			2		
辽　宁	362976	58962		3	108116	2	1	38		
吉　林	180781	33874		1	47922			6		
黑龙江	188574	36141			52828		1	11		
上　海	235825	29421	1		54326	2		62		
江　苏	1005264	125079			255080	2	1	89		
浙　江	995435	136794		10	202982	2	1	251		
安　徽	481178	84930	1		113326	3	1	38		
福　建	454376	53773		7	61218	2	2	83		
江　西	453575	91644	5	5	69249	3	2	21		
山　东	981480	129766			185726	2		51		
河　南	767769	179536	1	19	123681	2	2	449		
湖　北	510802	79508	1		109389	2		108		
湖　南	602777	130158		1	96810	1	3	6		
广　东	1501283	188723	12	22	159641	8	11	396	1	
广　西	602065	84826			74554	1		59		
海　南	115932	17598			14331					
重　庆	401792	66082	3		90215	1		37		
四　川	1077173	166808	4	4	225187	12	8	329	2	
贵　州	305582	72022	15	5	53523	4		15		
云　南	749629	157108	2	9	149890	5	1	138		
西　藏	71117	8207		21	5105		7	3		
陕　西	413555	60651	2	8	62098	1	1	64		
甘　肃	222441	42499	1		35722			2		
青　海	74233	19387		5	14281		2	7		
宁　夏	107434	21477	1	1	20373	2	1	1		
新　疆	418656	161593		1	50931		1	232		

8-7-1 续表

输卵管结扎人数	肠管损伤	膀胱损伤	感染	人工流产例数	子宫穿孔	人流不全	感染	节育手术构成（%） 放置节育器	取出节育器	输精管结扎	输卵管结扎	人工流产
191829	**16**	**11**	**15**	**8962421**	**364**	**11479**	**507**	**17.0**	**18.5**	**0.0**	**1.3**	**61.0**
362				106892	1	1		10.00	12.55	0.01	0.26	77.07
107				74989	3	24		9.10	19.01	0.00	0.10	71.65
4017				360071	67	353	9	21.06	20.46	0.02	0.64	57.62
4880		1		158145	2	196	17	21.06	22.10	0.00	1.70	55.07
2667				144290	1	108	1	19.77	21.35	0.00	1.07	57.73
485				195204	3	214	37	16.24	29.79	0.01	0.13	53.78
1278				97400	1	2		18.74	26.51	0.00	0.71	53.88
1147				98207		17	1	19.17	28.01	0.01	0.61	52.08
1045				146320		29	1	12.48	23.04	0.03	0.44	62.05
3087				620845	2	74	23	12.44	25.37	0.01	0.31	61.76
10918				642150	17	297	36	13.74	20.39	0.03	1.10	64.51
4214				276213	21	242	9	17.65	23.55	0.01	0.88	57.40
14349				322232	49	968	80	11.83	13.47	0.02	3.16	70.92
7755	2			284557	6	614	37	20.20	15.27	0.00	1.71	62.74
2197				662825	12	628	18	13.22	18.92	0.01	0.22	67.53
7113				454388	11	879	26	23.38	16.11	0.06	0.93	59.18
11801		3		306617	4	96	3	15.57	21.42	0.02	2.31	60.03
17131				357234	7	424	4	21.59	16.06	0.00	2.84	59.26
52197	1			1096439	49	2400	77	12.57	10.63	0.03	3.48	73.03
6516		2		433279	5	369	20	14.09	12.38	0.01	1.08	71.97
1633				82151	3	317	1	15.18	12.36		1.41	70.86
1849				241745	3	118	9	16.45	22.45	0.01	0.46	60.17
9000				666547	47	1635	30	15.49	20.91	0.03	0.84	61.88
5894	13	4	1	162997	11	466	16	23.57	17.52	0.00	1.93	53.34
6444		1	3	430950	13	141	6	20.96	20.00	0.02	0.86	57.49
1185			11	4694		18		11.54	7.18	0.00	1.67	6.60
1930				228130	1	371	5	14.67	15.02	0.02	0.47	55.16
3939				139420	1	90	1	19.11	16.06	0.00	1.77	62.68
1445				33075	2	50	27	26.12	19.24	0.01	1.95	44.56
1116				64328	20	202	5	19.99	18.96	0.00	1.04	59.88
4128				70087	2	136	8	38.60	12.17	0.06	0.99	16.74

8-7-2 计划生育手术情况

年份	节育手术总例数	放置节育器		取出节育器		输精管结扎		输卵管结扎		人工流产	
		例数	%	例数	%	人数	%	人数	%	人数	%
1975	29462861	16743693	56.8	1702213	5.8	2652653	9.0	3280042	11.1	5084260	17.3
1980	28628437	11491871	40.1	2403408	8.4	1363508	4.8	3842006	13.4	9527644	33.3
1981	22760305	10344537	45.4	1513376	6.6	649476	2.9	1555971	6.8	8696945	38.2
1982	33702389	14069161	41.7	2056671	6.1	1230967	3.7	3925927	11.6	12419663	36.9
1983	58205572	17755736	30.5	5323354	9.1	4259261	7.3	16398378	28.2	14371843	24.7
1984	31734864	11751146	37.0	4383129	13.8	1293286	4.1	5417163	17.1	8890140	28.0
1985	25646972	9576980	37.3	2278892	8.9	575564	2.2	2283971	8.9	10931565	42.6
1986	28475506	10637909	37.4	2313157	8.1	1030827	3.6	2914900	10.2	11578713	40.7
1987	34597082	13448332	38.9	2411389	7.0	1752598	5.1	4407755	12.7	10489412	30.3
1988	31820664	12227219	38.4	2264969	7.1	1062161	3.3	3590469	11.3	12675839	39.8
1989	29031912	10854752	37.4	2066723	7.1	1509294	5.2	4221717	14.5	10379426	35.8
1990	34982328	12352110	35.3	2355128	6.7	1466442	4.2	5314722	15.2	13493926	38.6
1991	38135578	12289953	32.2	2623304	6.9	2382670	6.2	6753338	17.7	14086313	36.9
1992	28017605	10091391	36.0	2151223	7.7	858675	3.1	4500029	16.1	10416287	37.2
1993	25114685	9366096	37.3	2030421	8.1	641705	2.6	3580344	14.3	9496119	37.8
1994	27967575	10353790	37.0	2322221	8.3	671890	2.4	3726861	13.3	9467064	33.9
1995	22236012	8368242	37.6	1841903	8.3	464387	2.1	2315472	10.4	7476482	33.6
1996	22953599	8807090	38.4	2029474	8.8	546425	2.4	2736415	11.9	8834195	38.5
1997	20418688	7947709	38.9	1868727	9.2	436656	2.1	2340303	11.5	6589869	32.3
1998	19458072	7663447	39.4	2088129	10.7	329080	1.7	1993126	10.2	7384290	37.9
1999	18209721	7159823	39.3	2138951	11.7	318858	1.8	1827732	10.0	6764357	37.1
2000	17720620	6833181	38.6	2235434	12.6	312538	1.8	1680917	9.5	6658550	37.6
2001	17070650	6627130	38.8	2354747	13.8	254229	1.5	1549700	9.1	6284844	36.8
2002	17671279	6539550	37.0	2395709	13.6	209006	1.2	1372535	7.8	6812317	38.6
2003	18644537	6808186	36.5	2607231	14.0	272608	1.5	1478979	7.9	7215440	38.8
2004	18524918	6661851	36.0	2807888	15.2	192751	1.0	1466742	7.9	7140588	38.5
2005	19388510	6803959	35.1	2788035	14.4	199372	1.0	1418789	7.3	7105995	36.7
2006	19010352	6955904	36.6	2786171	14.7	259433	1.4	1422983	7.5	7308615	38.4
2007	19682051	7242095	36.8	2784691	14.2	206103	1.1	1576399	8.0	7632539	38.8
2008	22965823	7680893	33.4	2928735	12.8	214514	0.9	1606313	7.0	9173101	40.0
2009	22768853	7818040	34.3	3084561	13.6	219284	1.0	1775706	7.8	6111375	26.8
2010	22157408	7543621	34.0	2817209	12.7	218306	1.0	1699379	7.7	6361539	28.7
2011	21948224	7296642	33.2	2818858	12.8	196064	0.9	1595105	7.3	6631310	30.2
2012	21763821	7200416	33.1	2835480	13.0	173231	0.8	1561809	7.2	6690027	30.7
2013	20348829	6811831	33.5	2792446	13.7	157153	0.8	1373089	6.7	6237177	30.7
2014	24182908	8482706	35.1	3531477	14.6	180959	0.7	1467743	6.1	9621995	39.8
2015	23786065	8227879	34.6	3528728	14.8	149432	0.6	1230805	5.2	9851961	41.4
2016	20993376	5319423	25.3	4728595	22.5	35554	0.2	491109	2.3	9644724	45.9
2017	19043390	4639490	24.4	3935241	20.7	21525	0.1	405648	2.1	9626731	50.6
2018	18424866	3774318	20.5	3474467	18.9	53128	0.3	404212	2.2	9740004	52.9
2019	16396601	3011378	18.4	3256502	19.9	4742	0.0	237489	1.4	9762045	59.5
2020	14687097	2501486	17.0	2718499	18.5	2626	0.0	191829	1.3	8962421	61.0

九、人民健康水平

简要说明

一、本章主要介绍全国人民健康水平和营养状况。包括人口出生率、死亡率、预期寿命、患病率、居民长期失能和残障情况、城乡青少年和儿童身体发育情况、居民营养状况等。

二、出生率、死亡率和预期寿命数据摘自《中国统计年鉴》；居民患病率情况数据来源于2008、2013、2018年国家卫生服务调查（调查情况介绍见第五部分医疗服务）；城乡性别年龄别平均身高和体重数据来源于2002、2012年居民营养与健康状况监测；居民营养状况数据来源于1982、1992年全国营养调查，2002、2012年居民营养与健康状况监测。

主要指标解释

出生率 又称粗出生率。指年内一定地区出生人数与同期平均人数之比，一般用‰表示。出生人数指活产数，年平均人数指年初和年底人口数的平均数，也可用年中人口数代替。

死亡率 又称粗死亡率。指年内一定地区的死亡人数与同期平均人数之比，一般用‰表示。

人口自然增长率 指年内一定地区的人口自然增加数（出生人数减死亡人数）与同期平均人数之比（或者人口自然增长率＝出生率－死亡率），一般用‰表示。

婴儿死亡率 指年内一定地区未满1岁婴儿死亡人数与同年出生的活产数之比，一般用‰表示。

预期寿命 某年某地区新出生的婴儿预期存活的平均年数，又称出生期望寿命、人均预期寿命，一般用“岁”表示。

两周患病率 即调查前两周内患病人数（或例数）／调查人数×1000。

慢性病患病率 两种定义：按人数计算的慢性病患病率，是指调查前半年内慢性病患病人数与调查人数之比；按例数计算的慢性病患病率，是指调查前半年内慢性病患病例数（含一人多次得病）与调查人数之比。“慢性病患病”是指：①调查前半年内经过医生诊断明确有慢性病（包括慢性感染性疾病如结核等和慢性非感染性疾病如冠心病和高血压等）；②半年以前经医生诊断有慢性病，在调查前半年内时有发作，并采取了治疗措施如服药、理疗等。二者有其一者，即认为患慢性病。

9-1-1　人口出生率、死亡率与自然增长率

年份	出生率（‰）	死亡率（‰）	自然增长率（‰）
1955	32.60	12.28	20.32
1960	20.86	25.43	-4.57
1965	37.88	9.50	28.38
1970	33.43	7.60	25.83
1975	23.01	7.32	15.69
1980	18.21	6.34	11.87
1985	21.04	6.78	14.26
1986	22.43	6.86	15.57
1987	23.33	6.72	16.61
1988	22.37	6.64	15.73
1989	21.58	6.54	15.04
1990	21.06	6.67	14.39
1991	19.68	6.70	12.98
1992	18.24	6.64	11.60
1993	18.09	6.64	11.45
1994	17.70	6.49	11.21
1995	17.12	6.57	10.55
1996	16.98	6.56	10.42
1997	16.57	6.51	10.06
1998	15.64	6.50	9.14
1999	14.64	6.46	7.58
2000	14.03	6.45	7.58
2001	13.38	6.43	6.95
2002	12.86	6.41	6.45
2003	12.41	6.40	6.01
2004	12.29	6.42	5.87
2005	12.40	6.51	5.89
2006	12.09	6.81	5.28
2007	12.10	6.93	5.17
2008	12.14	7.06	5.08
2009	11.95	7.08	4.87
2010	11.90	7.11	4.79
2011	11.93	7.14	4.79
2012	12.10	7.15	4.95
2013	12.08	7.16	4.92
2014	12.37	7.16	5.21
2015	12.07	7.11	4.96
2016	12.95	7.09	5.86
2017	12.43	7.11	5.32
2018	10.94	7.13	3.81
2019	10.48	7.14	3.34
2020	8.52	7.07	1.45

资料来源：有关年份《中国统计年鉴》。

9-1-2 各地区人口出生率和死亡率

地区	出生率（‰）							死亡率（‰）						
	1990	2000	2005	2010	2015	2018	2019	1990	2000	2005	2010	2015	2018	2019
总　计	**21.06**	**14.03**	**12.40**	**11.90**	**12.07**	**10.94**	**10.84**	**6.67**	**6.45**	**6.51**	**7.11**	**7.11**	**7.13**	**7.14**
北　京	13.01	8.39	6.29	7.48	7.96	8.24	8.12	5.81	6.99	5.20	4.41	4.95	5.58	5.49
天　津	15.61	7.50	7.44	8.18	5.84	6.67	6.73	5.78	6.67	6.01	5.58	5.61	5.42	5.30
河　北	20.46	13.86	12.84	13.22	11.35	11.26	10.83	6.82	6.65	6.75	6.41	5.79	6.38	6.12
山　西	22.54	21.36	12.02	10.68	9.98	9.63	9.12	6.56	7.32	6.00	5.38	5.56	5.32	5.85
内蒙古	21.19	12.65	10.08	9.30	7.72	8.35	8.23	7.21	6.84	5.46	5.54	5.32	5.95	5.66
辽　宁	16.30	10.67	7.01	6.68	6.17	6.39	6.45	6.59	6.74	6.04	6.26	6.59	7.39	7.25
吉　林	19.49	10.31	7.89	7.91	5.87	6.62	6.05	6.56	5.85	5.32	5.88	5.53	6.26	6.90
黑龙江	18.11	10.54	7.87	7.35	6.00	5.98	5.73	6.35	5.48	5.20	5.03	6.60	6.67	6.74
上　海	10.31	6.02	7.04	7.05	7.52	7.20	7.00	6.64	7.17	6.08	5.07	5.07	5.40	5.50
江　苏	20.54	11.83	9.24	9.73	9.05	9.32	9.12	6.53	6.68	7.03	6.88	7.03	7.03	7.04
浙　江	15.33	13.90	11.10	10.27	10.52	11.02	10.51	6.31	6.61	6.08	5.54	5.50	5.58	5.52
安　徽	24.47	13.06	12.43	12.70	12.92	12.41	12.03	6.25	5.53	6.23	5.95	5.94	5.96	6.04
福　建	24.44	16.96	11.60	11.27	13.90	13.20	12.90	6.71	6.08	5.62	5.16	6.10	6.20	6.10
江　西	24.59	16.85	13.79	13.72	13.20	13.43	12.59	7.54	5.29	5.96	6.06	6.24	6.06	6.03
山　东	18.21	11.38	12.14	11.65	12.55	13.26	11.77	6.96	6.70	6.31	6.26	6.67	7.18	7.50
河　南	24.92	11.60	11.55	11.52	12.70	11.72	11.02	6.52	5.58	6.30	6.57	7.05	6.80	6.84
湖　北	21.60	8.55	8.74	10.36	10.74	11.54	11.35	7.30	5.75	5.69	6.02	5.83	7.00	7.08
湖　南	23.93	10.40	11.90	13.10	13.58	12.19	10.39	7.23	5.94	6.75	6.70	6.86	7.08	7.28
广　东	22.26	18.20	11.70	11.18	11.12	12.79	12.54	5.76	5.43	4.68	4.21	4.32	4.55	4.46
广　西	20.20	16.47	14.26	14.13	14.05	14.12	13.31	6.60	5.06	6.09	5.48	6.15	5.96	6.14
海　南	24.86	26.12	14.65	14.71	14.57	14.48	12.87	6.26	4.74	5.72	5.73	6.00	6.01	6.11
重　庆	}19.11	11.43	9.40	9.17	11.05	11.02	10.48	}7.66	7.98	6.40	6.40	7.19	7.54	7.57
四　川		10.16	9.70	8.93	10.30	11.05	10.70		6.73	6.80	6.62	6.94	7.01	7.09
贵　州	23.09	20.30	14.59	13.96	13.00	13.90	13.65	7.90	6.29	7.21	6.55	7.20	6.85	6.95
云　南	23.60	17.06	14.72	13.10	12.88	13.19	12.63	7.92	6.60	6.75	6.56	6.48	6.32	6.20
西　藏	23.98	17.70	17.94	15.80	15.75	15.22	14.60	7.55	6.60	7.15	5.55	5.10	4.58	4.46
陕　西	23.48	11.00	10.02	9.73	10.10	10.67	10.55	6.52	5.92	6.01	6.01	6.28	6.24	6.28
甘　肃	20.68	13.23	12.59	12.05	12.36	11.07	10.60	6.20	5.92	6.57	6.02	6.15	6.65	6.75
青　海	24.34	19.85	15.70	14.94	14.72	14.31	13.66	7.47	7.35	6.21	6.31	6.17	6.25	6.08
宁　夏	24.34	15.42	15.93	14.14	12.62	13.32	13.72	5.52	4.92	4.95	5.10	4.58	5.54	5.69
新　疆	26.44	14.50	16.42	15.99	15.59	10.69	8.14	7.82	5.17	5.04	5.43	4.51	4.56	4.45

注：①本表数字摘自《中国统计年鉴》；② 1981 年广东省出生率和死亡率包括海南数据。

9-2-1 婴儿死亡率与预期寿命

年份	婴儿死亡率（‰）	预期寿命（岁）		
		合计	男	女
新中国成立前	200 左右	35.0	…	…
1973 ～ 1975	47.0	…	63.6	66.3
1981	34.7	67.9	66.4	69.3
1990	…	68.6	66.9	70.5
2000	32.2	71.4	69.6	73.3
2005	19.0	73.0	71.0	74.0
2010	13.1	74.8	72.4	77.4
2015	8.1	76.3	73.6	79.4
2016	7.5	76.5		
2017	6.8	76.7		
2018	6.1	77.0		
2019	5.6	77.3		

资料来源：① 1973 ～ 1975 年系全国 3 年肿瘤死亡回顾调查数字；② 1981 年、1990 年、2000 年、2010 年预期寿命系人口普查数，2005 年、2015 年系 1% 人口抽样调查数；③ 2000 年及以后年份婴儿死亡率系妇幼卫生监测地区数字；④ 2016 年、2017 年、2018 年、2019 年人均预期寿命系根据生命登记及人口普查数估算。

9-2-2 各地区预期寿命

地区	1990 年预期寿命（岁）合计	男	女	2000 年预期寿命（岁）合计	男	女	2010 年预期寿命（岁）合计	男	女
总　计	**68.55**	**66.84**	**70.47**	**71.40**	**69.63**	**73.33**	**74.83**	**72.38**	**77.37**
北　京	72.86	71.07	74.93	76.10	74.33	78.01	80.18	78.28	82.21
天　津	72.32	71.03	73.73	74.91	73.31	76.63	78.89	77.42	80.48
河　北	70.35	68.47	72.53	72.54	70.68	74.57	74.97	72.70	77.47
山　西	68.97	67.33	70.93	71.65	69.96	73.57	74.92	72.87	77.28
内蒙古	65.68	64.47	67.22	69.87	68.29	71.79	74.44	72.04	77.27
辽　宁	70.22	68.72	71.94	73.34	71.51	75.36	76.38	74.12	78.86
吉　林	67.95	66.65	69.49	73.10	71.38	75.04	76.18	74.12	78.44
黑龙江	66.97	65.50	68.73	72.37	70.39	74.66	75.98	73.52	78.81
上　海	74.90	72.77	77.02	78.14	76.22	80.04	80.26	78.20	82.44
江　苏	71.37	69.26	73.57	73.91	71.69	76.23	76.63	74.60	78.81
浙　江	71.38	69.66	74.24	74.70	72.50	77.21	77.73	75.58	80.21
安　徽	69.48	67.75	71.36	71.85	70.18	73.59	75.08	72.65	77.84
福　建	68.57	66.49	70.93	72.55	70.30	75.07	75.76	73.27	78.64
江　西	66.11	64.87	67.49	68.95	68.37	69.32	74.33	71.94	77.06
山　东	70.57	68.64	72.67	73.92	71.70	76.26	76.46	74.05	79.06
河　南	70.15	67.96	72.55	71.54	69.67	73.41	74.57	71.84	77.59
湖　北	67.25	65.51	69.23	71.08	69.31	73.02	74.87	72.68	77.35
湖　南	66.93	65.41	68.70	70.66	69.05	72.47	74.70	72.28	77.48
广　东	72.52	69.71	75.43	73.27	70.79	75.93	76.49	74.00	79.37
广　西	68.72	67.17	70.34	71.29	69.07	73.75	75.11	71.77	79.05
海　南	70.01	66.93	73.28	72.92	70.66	75.26	76.30	73.20	80.01
重　庆	}66.33	}65.06	}67.70	71.73	69.84	73.89	75.70	73.16	78.60
四　川				71.20	69.25	73.39	74.75	72.25	77.59
贵　州	64.29	63.04	65.63	65.96	64.54	67.57	71.10	68.43	74.11
云　南	63.49	62.08	64.98	65.49	64.24	66.89	69.54	67.06	72.43
西　藏	59.64	57.64	61.57	64.37	62.52	66.15	68.17	66.33	70.07
陕　西	67.40	66.23	68.79	70.07	68.92	71.3	74.68	72.84	76.74
甘　肃	67.24	66.35	68.25	67.47	66.77	68.26	72.23	70.60	74.06
青　海	60.57	59.29	61.96	66.03	64.55	67.7	69.96	68.11	72.07
宁　夏	66.94	65.95	68.05	70.17	68.71	71.84	73.38	71.31	75.71
新　疆	63.59	61.95	63.26	67.41	65.98	69.14	72.35	70.30	74.86

资料来源：1990 年、2000 年、2010 年人口普查数字。

9-3-1 调查地区居民两周患病率

指标名称	合计			城市			农村		
	2008	2013	2018	2008	2013	2018	2008	2013	2018
调查人数	177501	273688	256304	46510	133393	134080	130991	140295	122224
患病人次数	33473	66067	82563	10326	37660	43226	23147	28407	39337
两周患病率（‰）	18.9	24.1	32.2	22.2	28.2	32.2	17.7	20.2	32.2
分性别两周患病率（‰）									
男性	17.0	22.4	30.8	20.3	26.8	31.4	15.9	18.3	30.1
女性	20.7	25.9	33.6	24.0	29.6	33.0	19.4	22.2	34.2
年龄别两周患病率（‰）									
0～4岁	17.4	10.6	22.0	14.7	11.5	20.8	18.0	9.9	23.3
5～14岁	7.7	5.3	13.1	6.4	5.7	12.4	8.0	5.0	13.6
15～24岁	5.0	3.7	10.6	5.1	4.2	10.5	5.0	3.3	10.7
25～34岁	7.5	5.7	13.8	6.3	5.9	13.3	8.0	5.3	14.6
35～44岁	13.6	12.4	19.9	10.2	12.9	18.2	14.8	12.0	22.1
45～54岁	22.7	24.3	33.1	21.4	26.3	31.9	23.3	22.5	34.3
55～64岁	32.3	42.0	46.7	35.5	47.0	46.8	31.0	37.0	46.5
65岁及以上	46.6	62.2	58.4	58.1	73.6	60.7	39.8	48.8	55.7
文化程度别两周患病率（‰）									
文盲半文盲	33.8	42.1	49.8	42.7	52.4	52.9	32.5	37.4	48.4
小学	24.6	34.7	44.4	36.9	46.0	48.0	22.4	28.2	42.0
初中	15.5	23.1	33.8	24.0	31.0	37.3	12.9	16.6	30.2
高中、技校	14.3	22.2	29.5	17.6	25.0	30.9	10.9	16.7	26.6
中专	17.9	24.8	27.7	22.1	28.5	29.7	9.9	14.2	22.5
大专	16.1	17.6	20.8	18.1	19.0	21.6	8.1	11.2	17.9
大学及以上	14.3	15.1	18.9	15.5	16.3	19.3	5.9	7.4	16.5
医疗保障形式别两周患病率（‰）									
城镇职工基本医保	28.4	38.3	35.7	28.6	38.9	35.7	26.6	33.0	35.1
城镇居民基本医保	14.6	23.6	-	14.2	22.9	-	16.7	26.2	-
新型农村合作医疗	17.8	19.7	-	21.2	22.0	-	17.7	18.8	-
其他社会医疗保险	13.9	22.8	28.5	14.1	25.2	28.2	13.2	19.7	30.9
无医疗保险	14.8	13.1	22.2	14.4	13.3	20.3	15.3	12.4	25.5
就业状况别两周患病率（‰）									
在岗	16.8	18.7	27.5	11.5	17.3	23.4	17.9	19.8	31.4
离退休	46.3	63.2	55.5	47.2	64.4	55.5	39.9	53.9	55.4
学生	4.7	3.4	9.7	4.7	3.9	9.7	4.8	2.9	9.7
无业、失业、半失业	28.9	39.5	45.2	22.2	38.7	44.6	33.6	40.2	45.7

资料来源：国家卫生服务调查。2018年医保类型将城镇居民基本医保、新农合、城乡居民合作医疗等合并成城乡居民基本医保。

9-3-2 2018年调查地区居民两周患病率

指标名称	合计	城市				农村			
		小计	东	中	西	小计	东	中	西
调查人数	256304	134080	52826	40099	41155	122224	34675	41492	46057
患病人次数	82563	43226	17063	12770	13393	39337	11381	13157	14799
两周患病率（%）	32.2	32.2	32.3	31.8	32.5	32.2	32.8	31.7	32.1
分性别两周患病率（%）									
男性	30.8	31.4	31.6	31.6	31.0	30.1	31.1	29.9	29.7
女性	33.6	33.0	33.0	32.1	34.0	34.2	34.6	33.5	34.7
年龄别两周患病率（%）									
0～4岁	22.0	20.8	18.5	19.0	25.0	23.3	23.3	23.0	23.4
5～14岁	13.1	12.4	11.4	11.0	14.8	13.6	12.6	13.0	14.7
15～24岁	10.6	10.5	10.7	9.0	11.5	10.7	10.8	10.1	10.9
25～34岁	13.8	13.3	11.9	13.2	15.5	14.6	14.0	14.3	15.2
35～44岁	19.9	18.2	15.9	18.9	20.6	22.1	19.1	21.7	24.4
45～54岁	33.1	31.9	31.4	30.4	34.0	34.3	33.5	32.7	36.4
55～64岁	46.7	46.8	48.2	45.4	46.4	46.5	47.2	44.3	48.3
65岁及以上	58.4	60.7	63.6	59.5	58.0	55.7	57.5	53.2	56.8
文化程度别两周患病率（%）									
文盲半文盲	49.8	52.9	54.8	50.5	52.8	48.4	53.2	46.8	46.9
小学	44.4	48.0	49.9	46.2	47.5	42.0	45.2	41.3	40.4
初中	33.8	37.3	38.8	36.8	35.9	30.2	30.1	29.9	30.6
高中、技校	29.5	30.9	32.4	31.4	28.0	26.6	28.5	27.2	24.1
中专	27.7	29.7	28.5	31.7	29.1	22.5	19.8	24.3	23.7
大专	20.8	21.6	20.5	23.5	21.0	17.9	17.6	18.3	17.9
大学及以上	18.9	19.3	18.0	21.7	19.3	16.5	17.4	17.2	14.9
医疗保障形式别两周患病率（%）									
城镇职工基本医保	35.7	35.7	34.6	39.3	33.7	35.1	32.6	37.7	38.8
城乡居民合作医疗	31.5	30.6	31.3	27.7	32.4	32.1	33.2	31.5	32.0
其他社会医疗保险	28.5	28.2	26.0	32.5	34.2	30.9	32.5	37.9	18.5
无社保	22.2	20.3	19.0	20.3	22.1	25.5	23.8	24.4	29.2
就业状况别两周患病率（%）									
在岗	27.5	23.4	21.3	21.9	27.3	31.4	31.1	29.7	33.0
离退休	55.5	55.5	57.8	54.9	52.4	55.4	53.6	54.9	58.8
学生	9.7	9.7	9.1	9.8	10.3	9.7	10.5	8.9	9.9
失业	41.2	37.8	38.0	35.1	40.1	46.6	43.9	42.7	52.9
无业	45.6	45.5	49.9	41.5	44.7	45.8	47.3	45.9	44.3

资料来源：2018年国家卫生服务调查。

9-4-1　调查地区居民疾病别两周患病率（‰）

指标名称	合计			城市			农村		
	2008	2013	2018	2008	2013	2018	2008	2013	2018
传染病计	2.1	1.0	1.3	1.7	0.9	1.4	2.2	1.0	1.2
寄生虫病计	0.1	0.1	0.1	0.0	0.0	0.1	0.1	0.1	0.0
恶性肿瘤计	1.4	1.7	2.8	2.2	2.2	3.2	1.1	1.3	2.5
良性肿瘤计	0.8	0.5	0.9	1.0	0.5	0.8	0.7	0.5	1.0
内分泌、营养和代谢疾病计	7.4	28.4	41.7	17.8	41.5	53.6	3.7	15.9	28.7
其中：糖尿病	6.0	26.5	36.5	15.5	38.8	47.1	2.6	14.8	24.9
血液、造血器官疾病	1.4	0.8	1.9	1.0	0.7	1.8	1.6	0.9	1.9
精神病小计	1.3	1.5	3.5	1.7	1.7	3.7	1.2	1.4	3.4
神经系病计	3.4	2.7	6.9	3.1	3.0	7.2	3.5	2.5	6.5
眼及附器疾病	1.6	1.3	3.0	2.0	1.5	3.4	1.4	1.1	2.7
耳和乳突疾病	0.5	0.4	1.1	0.6	0.4	1.2	0.5	0.3	1.1
循环系统疾病	50.3	116.8	154.3	91.7	144.2	168.0	35.6	90.7	139.3
其中：心脏病	10.7	10.2	19.2	20.4	12.8	20.6	7.2	7.7	17.7
高血压	31.4	98.9	117.7	60.8	123.2	131.6	20.9	75.8	102.4
脑血管病	5.8	6.1	13.0	7.7	6.3	11.4	5.2	5.9	14.8
呼吸系统疾病	47.8	41.3	74.6	40.5	42.4	68.8	50.4	40.2	80.9
其中：急上呼感染	38.0	34.4	61.6	30.8	35.3	56.0	40.6	33.6	67.7
肺炎	1.1	0.6	0.9	0.8	0.6	0.9	1.2	0.7	1.0
老慢支	4.1	2.7	4.0	3.3	2.4	3.6	4.4	2.9	4.5
消化系统疾病	26.4	15.0	35.8	20.6	14.1	31.4	28.5	15.8	40.8
其中：急性胃炎	13.6	7.5	17.4	8.6	6.9	14.8	15.4	8.0	20.3
肝硬化	0.6	0.4	1.1	0.8	0.5	1.1	0.6	0.3	1.1
胆囊疾病	2.8	1.6	2.7	2.4	1.6	2.2	3.0	1.7	3.3
泌尿生殖系病	6.6	5.2	10.3	5.7	5.6	9.6	6.9	4.9	11.1
妊娠、分娩病及产褥期并发症	0.1	0.1	0.4	0.1	0.1	0.4	0.1	0.1	0.4
皮肤皮下组织病	3.0	2.1	6.5	2.7	2.1	6.6	3.1	2.0	6.5
肌肉、骨骼结缔组织病	25.0	16.5	36.8	21.1	15.2	30.3	26.4	17.7	44.0
其中：类风湿关节炎	7.6	4.1	6.3	4.8	3.5	4.9	8.6	4.6	7.9
先天异常	0.1	0.1	0.2	0.2	0.1	0.2	0.1	0.2	0.2
围生期疾病	0.0	0.0	0.0	0.0	0.0	0.1	0.0	0.0	0.0
损伤和中毒	5.6	4.2	4.1	4.4	3.9	3.4	6.0	4.5	4.8
其他	0.6	0.6	6.9	0.6	0.7	6.9	0.6	0.4	6.9
不详	3.1	1.1	3.5	3.5	1.4	3.4	2.9	0.9	3.7

资料来源：国家卫生服务调查。

9-4-2　2018年调查地区居民疾病别两周患病率（‰）

指标名称	合计	城市				农村			
		小计	东	中	西	小计	东	中	西
传染病计	1.3	1.4	1.4	1.1	1.6	1.2	1.4	0.9	1.4
寄生虫病计	0.1	0.1	0.0	0.0	0.1	0.0		0.1	0.1
恶性肿瘤计	2.8	3.2	3.5	3.1	2.8	2.5	2.9	3.0	1.7
良性肿瘤计	0.9	0.8	0.7	0.9	0.9	1.0	1.0	1.1	1.0
内分泌、营养和代谢疾病计	41.7	53.6	60.9	55.0	42.8	28.7	37.5	31.0	19.9
其中：糖尿病	36.5	47.1	53.7	49.3	36.5	24.9	33.0	27.5	16.5
血液、造血器官疾病计	1.9	1.8	1.5	1.4	2.6	1.9	1.6	2.0	2.0
精神病小计	3.5	3.7	3.7	3.6	3.7	3.4	4.0	3.0	3.3
神经系病计	6.9	7.2	6.9	7.8	6.9	6.5	6.1	6.2	7.2
眼及附器疾病	3.0	3.4	3.3	3.3	3.5	2.7	3.0	2.2	2.9
耳和乳突疾病	1.1	1.2	1.2	1.1	1.3	1.1	1.3	1.2	0.9
循环系统疾病	154.3	168.0	191.3	183.5	123.0	139.3	159.1	156.3	109.0
其中：心脏病	19.2	20.6	20.8	25.8	15.4	17.7	17.6	22.1	13.8
高血压	117.7	131.6	155.6	139.1	93.4	102.4	124.0	110.2	79.2
脑血管病	13.0	11.4	10.5	14.8	9.1	14.8	13.2	20.3	11.0
呼吸系统疾病	74.6	68.8	57.0	59.4	93.2	80.9	76.0	73.1	91.6
其中：急上呼感染	61.6	56.0	46.5	47.8	76.2	67.7	64.7	60.2	76.7
肺炎	0.9	0.9	0.9	0.8	1.0	1.0	0.8	1.1	1.2
老慢支	4.0	3.6	2.2	3.0	5.9	4.5	3.5	4.2	5.5
消化系统疾病	35.8	31.4	27.1	27.4	40.7	40.8	36.5	37.1	47.2
其中：急性胃炎	17.4	14.8	12.9	11.0	20.9	20.3	19.4	17.9	23.0
肝硬化	1.1	1.1	1.3	1.0	1.1	1.1	0.8	1.6	1.0
胆囊疾病	2.7	2.2	1.3	2.5	3.1	3.3	1.6	2.4	5.4
泌尿生殖系病	10.3	9.6	8.8	9.6	10.7	11.1	9.3	11.0	12.5
妊娠、分娩病及产褥期并发症	0.4	0.4	0.4	0.4	0.5	0.4	0.5	0.3	0.4
皮肤皮下组织病	6.5	6.6	6.1	6.5	7.4	6.5	6.6	6.2	6.6
肌肉、骨骼结缔组织病	36.8	30.3	25.5	29.5	37.1	44.0	36.3	37.8	55.4
其中：类风湿关节炎	6.3	4.9	3.2	4.4	7.4	7.9	5.8	7.0	10.4
先天异常	0.2	0.2	0.2	0.2	0.2	0.2	0.3	0.3	0.1
围生期疾病	0.0	0.1	0.1	0.0	0.0	0.0	0.0		0.0
损伤和中毒	4.1	3.4	3.0	3.2	4.1	4.8	5.0	4.7	4.8
其他	6.9	6.9	6.1	6.0	8.7	6.9	5.1	6.4	8.6
不详	3.5	3.4	2.5	2.6	5.2	3.7	3.6	3.4	4.1

资料来源：2018 年国家卫生服务调查。

9-5-1　调查地区居民慢性病患病率（‰）

指标名称	合计			城市			农村		
	2008	2013	2018	2008	2013	2018	2008	2013	2018
慢性病患病率									
按人数计算	157.4	245.2	342.9	205.3	263.2	334.9	140.4	227.2	352.1
分性别慢性病患病率									
男性	142.1	234.5	336.1	196.0	260.1	336.0	123.7	209.6	336.3
女性	172.7	255.5	349.3	214.2	266.1	333.8	157.4	244.5	367.5
年龄别慢性病患病率									
0～4岁	6.4			7.9			6.1		
5～14岁	8.6			7.0			9.0		
15～24岁	19.5	14.4	36.6	14.3	17.0	34.5	21.0	12.2	38.7
25～34岁	47.0	38.3	70.7	33.0	38.4	62.0	52.6	38.2	82.9
35～44岁	105.6	115.0	150.6	89.0	111.6	128.5	111.2	118.4	180.0
45～54岁	214.1	235.4	312.6	220.0	241.6	291.5	211.6	230.0	332.9
55～64岁	328.8	389.0	483.9	389.6	410.5	481.5	305.0	367.8	486.5
65岁及以上	467.8	539.9	623.3	562.4	589.8	642.9	412.0	481.7	600.0
疾病别慢性病患病率									
传染病计	2.7	2.3	2.8	1.7	2.2	2.5	3.1	2.3	3.2
寄生虫病计	0.1	0.4	0.2	0.1	0.3	0.1	0.1	0.4	0.2
恶性肿瘤计	2.0	2.9	5.1	3.3	3.5	5.6	1.5	2.3	4.6
良性肿瘤计	1.2	1.1	1.9	1.8	1.2	1.8	1.0	1.0	2.1
内分泌、营养和代谢疾病计	12.9	39.1	62.5	31.4	54.6	77.1	6.3	23.6	45.6
其中：糖尿病	10.7	35.1	53.1	27.5	48.9	65.6	4.8	21.3	38.8
血液、造血器官疾病	2.0	2.1	3.9	1.6	1.9	3.4	2.2	2.2	4.4
精神病小计	2.1	3.0	6.2	2.3	3.1	5.6	2.0	3.0	6.8
神经系病计	4.2	4.3	8.4	4.0	4.5	8.6	4.2	4.2	8.1
眼及附器疾病	2.7	2.8	3.7	4.0	3.0	3.8	2.2	2.5	3.6
耳和乳突疾病	0.5	0.3	0.9	0.5	0.3	0.9	0.5	0.3	0.9
循环系统疾病	85.5	180.3	251.0	153.3	203.7	256.3	61.5	156.8	244.9
其中：心脏病	17.6	22.1	39.0	34.4	25.9	40.2	11.7	18.3	37.6
高血压	54.9	142.5	181.4	100.8	161.8	188.6	38.5	123.1	173.1
脑血管病	9.7	12.2	22.9	13.6	12.1	19.5	8.3	12.3	26.7
呼吸系统疾病	14.7	15.6	26.1	15.7	15.8	24.6	14.3	15.5	27.9
其中：老慢支	6.9	7.2	9.6	6.6	6.2	8.2	7.1	8.1	11.1
消化系统疾病	24.5	24.9	43.8	21.9	23.7	37.1	25.5	26.1	51.5
其中：急性胃炎	10.7	12.0	20.0	7.9	10.8	16.6	11.7	13.2	23.8
肝硬化	1.2	1.3	3.2	1.5	1.5	2.9	1.0	1.1	3.5
胆囊疾病	5.1	5.0	7.8	5.0	4.9	6.7	5.2	5.1	9.1
泌尿生殖系病	9.3	10.3	16.3	9.4	10.5	14.7	9.3	10.1	18.1
妊娠、分娩病及产褥期并发症	0.0	0.0	0.1	0.0	0.0	0.1	0.0	0.0	0.2
皮肤皮下组织	1.3	1.3	2.9	1.3	1.3	2.7	1.3	1.3	3.0
肌肉、骨骼结缔组织	31.0	37.3	58.6	27.4	34.3	45.9	32.3	40.3	73.3
其中：类风湿关节炎	10.2	9.7	11.6	7.2	8.0	8.3	11.3	11.4	15.3
先天异常	0.4	0.4	0.5	0.5	0.3	0.4	0.4	0.5	0.5
围生期疾病	0.0	0.0	0.0			0.0	0.1	0.0	0.0
损伤和中毒	1.4	1.3	1.0	1.4	1.4	0.7	1.4	1.2	1.2
其他	0.3	1.0	3.5	0.2	1.1	3.4	0.3	1.0	3.5

资料来源：国家卫生服务调查。2013、2018年系15岁以上慢性病患病率。此表除疾病别慢性病患病率为按例数计算外，其他慢性病患病率均按人数计算

9-5-2　2018年调查地区15岁及以上居民慢性病患病率（‰）

指标名称	合计	城市				农村			
		小计	东	中	西	小计	东	中	西
慢性病患病率									
按人数计算	342.9	334.9	328.1	346.8	331.8	352.1	338.9	375.0	341.5
分性别慢性病患病率									
男性	336.1	336.0	329.6	356.2	324.2	336.3	327.1	362.3	320.5
女性	349.3	333.8	326.7	338.1	338.8	367.5	350.4	387.0	362.6
年龄别慢性病患病率									
0～4岁									
5～14岁									
15～24岁	36.6	34.5	28.0	27.5	48.0	38.7	36.3	40.9	38.6
25～34岁	70.7	62.0	55.1	58.9	75.6	82.9	56.2	89.6	98.5
35～44岁	150.6	128.5	110.5	137.4	144.2	180.0	136.8	187.8	203.0
45～54岁	312.6	291.5	277.6	299.0	299.1	332.9	301.3	337.6	353.0
55～64岁	483.9	481.5	482.1	489.6	471.6	486.5	474.2	495.1	488.5
65岁及以上	623.3	642.9	650.8	646.3	628.7	600.0	594.9	614.3	588.8
疾病别慢性病患病率									
传染病计	2.8	2.5	1.7	1.8	4.1	3.2	1.9	3.3	4.3
寄生虫病计	0.2	0.1	0.0	0.4	0.0	0.2	0.0	0.5	0.1
恶性肿瘤计	5.1	5.6	6.0	5.6	5.0	4.6	5.5	5.5	3.2
良性肿瘤计	1.9	1.8	1.6	1.7	2.3	2.1	1.8	2.5	2.0
内分泌、营养、代谢及免疫	62.5	77.1	82.8	79.4	67.2	45.6	55.1	50.4	34.0
其中：糖尿病	53.1	65.6	70.0	68.9	56.3	38.8	48.2	43.0	27.8
血液、造血器官疾病计	3.9	3.4	2.4	3.0	5.2	4.4	2.5	4.5	5.7
精神病小计	6.2	5.6	4.9	5.5	6.8	6.8	6.4	7.3	6.8
神经系病计	8.4	8.6	8.0	9.2	8.7	8.1	7.1	9.4	7.8
眼及附器疾病	3.7	3.8	3.6	3.3	4.4	3.6	3.2	3.5	4.0
耳和乳突疾病	0.9	0.9	0.8	0.7	1.3	0.9	0.7	1.2	0.9
循环系统疾病	251.0	256.3	264.8	284.1	217.3	244.9	253.6	278.0	208.0
其中：心脏病	39.0	40.2	35.7	51.2	35.1	37.6	35.1	47.5	30.5
高血压	181.4	188.6	205.6	200.2	154.5	173.1	190.4	185.1	148.8
脑血管病	22.9	19.5	16.7	23.9	18.8	26.7	21.0	38.5	20.4
呼吸系统疾病	26.1	24.6	18.7	21.6	35.4	27.9	21.0	26.9	34.1
其中：老慢支	9.6	8.2	5.1	6.7	13.9	11.1	7.7	10.8	14.2
消化系统疾病	43.8	37.1	29.8	34.1	49.7	51.5	39.5	51.0	61.2
其中：急性胃炎	20.0	16.6	13.2	12.8	25.0	23.8	19.3	22.3	28.6
肝硬化	3.2	2.9	2.6	2.8	3.4	3.5	3.0	4.7	2.9
胆囊疾病	7.8	6.7	4.5	7.6	8.7	9.1	4.5	8.2	13.6
泌尿生殖系病	16.3	14.7	12.4	15.0	17.4	18.1	13.3	20.6	19.5
妊娠、分娩病及产褥期并发症	0.1	0.1	0.0	0.0	0.1	0.2	0.0	0.2	0.4
皮肤皮下组织	2.9	2.7	2.4	2.8	3.1	3.0	3.0	3.1	3.0
肌肉、骨骼结缔组织	58.6	45.9	35.0	44.7	61.4	73.3	49.4	75.3	89.9
其中：类关节炎	11.6	8.3	5.3	7.3	13.2	15.3	9.2	14.6	20.8
先天异常	0.5	0.4	0.4	0.5	0.5	0.5	0.4	0.7	0.5
围生期疾病	0.0	0.0	0.0			0.0	0.0		
损伤和中毒	1.0	0.7	0.5	0.9	1.0	1.2	1.0	1.4	1.2
其他	3.5	3.4	2.5	3.2	4.8	3.5	2.5	4.6	3.4

资料来源：2018年国家卫生服务调查。此表除疾病别慢性病患病率为按例数计算外，其他慢性病患病率均按人数计算。

9-6-1 城市7岁以下儿童身体发育情况

年龄	男性				女性			
	体重（千克）		身高（厘米）		体重（千克）		身高（厘米）	
	平均值	标准差	平均值	标准差	平均值	标准差	平均值	标准差
0～3天	3.33	0.39	50.4	1.7	3.24	0.39	49.7	1.7
1月	5.11	0.65	56.8	2.4	4.73	0.58	55.6	2.2
2月	6.27	0.73	60.5	2.3	5.75	0.68	59.1	2.3
3月	7.17	0.78	63.3	2.2	6.56	0.73	62.0	2.1
4月	7.76	0.86	65.7	2.3	7.16	0.78	64.2	2.2
5月	8.32	0.95	67.8	2.4	7.65	0.84	66.1	2.3
6月	8.75	1.03	69.8	2.6	8.13	0.93	68.1	2.4
8月	9.35	1.04	72.6	2.6	8.74	0.99	71.1	2.6
10月	9.92	1.09	75.5	2.6	9.28	1.01	73.8	2.7
12月	10.49	1.15	78.3	2.9	9.80	1.05	76.8	2.8
15月	11.04	1.23	81.4	3.1	10.43	1.14	80.2	3.0
18月	11.65	1.31	84.0	3.2	11.01	1.18	82.9	3.1
21月	12.39	1.39	87.3	3.4	11.77	1.30	86.0	3.3
2岁	13.19	1.48	91.2	3.8	12.60	1.48	89.9	3.8
2.5岁	14.28	1.64	95.4	3.9	13.73	1.63	94.3	3.8
3岁	15.31	1.75	98.9	3.8	14.80	1.69	97.6	3.8
3.5岁	16.33	1.97	102.4	4.0	15.83	1.86	101.3	3.8
4岁	17.37	2.03	106.0	4.1	16.84	2.02	104.9	4.1
4.5岁	18.55	2.27	109.5	4.4	18.01	2.22	108.7	4.3
5岁	19.90	2.61	113.1	4.4	18.93	2.45	111.7	4.4
5.5岁	21.16	2.82	116.4	4.5	20.27	2.73	115.4	4.5
6～7岁	22.51	3.21	120.0	4.8	21.55	2.94	118.9	4.6

资料来源：《2005年中国九市7岁以下儿童体格发育调查研究资料》。

9-6-2　农村7岁以下儿童身体发育情况

年龄	男性				女性			
	体重（千克）		身高（厘米）		体重（千克）		身高（厘米）	
	平均值	标准差	平均值	标准差	平均值	标准差	平均值	标准差
0～3天	3.32	0.40	50.4	1.7	3.19	0.39	49.8	1.7
1月	5.12	0.73	56.6	2.5	4.79	0.61	55.6	2.2
2月	6.29	0.75	60.5	2.4	5.75	0.72	59.0	2.4
3月	7.08	0.82	63.0	2.3	6.51	0.76	61.7	2.2
4月	7.63	0.89	65.0	2.2	7.08	0.83	63.6	2.3
5月	8.15	0.93	67.0	2.2	7.54	0.91	65.5	2.4
6月	8.57	1.01	69.2	2.5	7.98	0.94	67.6	2.5
8月	9.18	1.07	72.1	2.6	8.54	1.05	70.5	2.7
10月	9.65	1.10	74.7	2.8	9.00	1.04	73.2	2.7
12月	10.11	1.15	77.5	2.8	9.44	1.12	75.8	2.8
15月	10.59	1.20	80.2	3.1	9.97	1.13	78.9	3.1
18月	11.21	1.25	82.8	3.2	10.63	1.20	81.7	3.3
21月	11.82	1.36	85.8	3.4	11.21	1.27	84.4	3.3
2岁	12.65	1.43	89.5	3.8	12.04	1.38	88.2	3.7
2.5岁	13.81	1.60	93.7	3.8	13.18	1.52	92.4	3.7
3岁	14.65	1.65	97.2	3.9	14.22	1.66	96.2	3.9
3.5岁	15.51	1.77	100.5	4.0	15.09	1.82	99.5	4.2
4岁	16.49	1.95	103.9	4.4	15.99	1.89	103.1	4.1
4.5岁	17.47	2.18	107.4	4.3	16.84	2.07	106.2	4.5
5岁	18.46	2.32	110.7	4.5	17.85	2.35	109.7	4.6
5.5岁	19.58	2.72	113.6	4.7	18.83	2.49	112.7	4.7
6～7岁	20.79	2.89	117.4	5.0	20.11	2.87	116.5	5.0

资料来源：《2005年中国九市7岁以下儿童体格发育调查研究资料》。

9-6-3 青少年身体发育情况

年龄（岁）	男性				女性			
	平均体重（千克）		平均身高（厘米）		平均体重（千克）		平均身高（厘米）	
	2002	2012	2002	2012	2002	2012	2002	2012
城市								
7	24.8	26.2	124.0	126.0	23.2	24.5	122.6	124.4
8	27.2	29.7	129.0	131.4	26.0	28.0	128.3	130.5
9	30.4	33.1	134.4	136.1	28.6	31.4	133.5	136.0
10	33.8	37.3	139.6	141.7	32.8	34.5	139.9	141.4
11	37.4	41.8	144.9	147.5	36.7	40.1	145.8	148.5
12	40.5	45.2	149.5	153.3	40.5	43.9	150.5	152.8
13	44.9	50.6	156.6	160.0	44.5	47.5	154.5	156.6
14	49.4	56.2	162.0	165.6	47.2	50.5	157.2	158.6
15	55.2	57.7	167.6	167.7	50.8	51.5	158.3	158.8
16	57.2	60.4	168.4	170.1	52.2	52.9	158.8	159.6
17	58.7	61.7	170.2	171.0	51.9	52.7	158.6	159.3
18	60.9	63.6	170.8	169.5	51.9	54.9	158.8	159.9
19	61.2	65.3	170.4	171.3	51.8	55.8	159.6	161.8
农村								
7	21.7	24.9	119.6	123.9	20.6	23.7	118.2	122.6
8	23.9	27.4	124.6	128.7	22.9	26.6	123.8	128.0
9	26.1	30.8	129.1	133.3	25.4	29.0	128.8	133.1
10	28.6	34.0	134.2	138.4	28.2	33.1	134.3	139.2
11	31.9	37.8	139.2	144.0	31.8	36.3	140.0	144.4
12	35.4	41.8	144.5	149.6	35.8	41.0	145.4	149.8
13	39.3	46.3	149.9	155.9	40.5	44.8	150.1	153.5
14	45.1	50.7	157.2	161.3	44.1	47.7	153.2	156.0
15	48.6	54.0	161.4	165.2	46.7	50.0	154.8	156.9
16	53.0	56.3	165.2	166.8	49.2	50.8	156.0	157.5
17	54.9	58.0	166.3	168.3	51.2	51.6	157.0	158.1
18	56.8	59.0	167.2	167.9	51.7	52.6	157.5	157.2
19	58.8	61.8	168.3	167.2	52.3	52.6	157.0	156.9

资料来源：2002 年、2012 年中国居民营养与健康监测。

9-7-1 城乡居民每人每日营养素摄入量

营养素名称	合计			城市			农村		
	1992	2002	2012	1992	2002	2012	1992	2002	2012
能量（卡）	2328.3	2250.5	2172.1	2394.6	2134.0	2052.6	2294.0	2295.5	2286.4
蛋白质（克）	68.0	65.9	64.5	75.1	69.0	65.4	64.3	64.6	63.6
脂肪（克）	58.3	76.2	79.9	77.7	85.5	83.8	48.3	72.7	76.2
碳水化合物（克）	378.4	321.2	300.8	340.5	268.3	261.1	397.9	341.6	338.8
膳食纤维（克）	13.3	12.0	10.8	11.6	11.1	10.8	14.1	12.4	10.9
视黄醇当量（微克）	476.0	469.2	443.5	605.5	547.2	514.5	409.0	439.1	375.4
硫胺素（毫克）	1.2	1.0	0.9	1.1	1.0	0.9	1.2	1.0	1.0
核黄素（毫克）	0.8	0.8	0.8	0.9	0.9	0.8	0.7	0.7	0.7
维生素E（毫克）		35.6	35.9		37.3	37.5		35.0	34.3
钾（毫克）		1700.1	1616.9		1722.4	1660.7		1691.5	1574.3
钠（毫克）		6268.2	5702.7		6007.7	5858.8		6368.8	5554.6
钙（毫克）	405.4	388.8	366.1	457.9	438.6	412.4	378.2	369.6	321.4
铁（毫克）	23.4	23.2	21.5	25.5	23.7	21.9	22.4	23.1	21.2
锌（毫克）		11.3	10.7		11.5	10.6		11.2	10.8
硒（毫克）		39.9	44.6		46.5	47.0		37.4	42.2

资料来源：1992年全国营养调查，2002年、2012年中国居民营养与健康监测。

9-7-2 城乡居民膳食结构（%）

食物分类	合计		城市		农村	
	2002	2012	2002	2012	2002	2012
能量的食物来源						
谷类	57.9	53.1	48.5	47.1	61.5	58.8
动物性食物类	12.6	15.0	17.6	17.6	10.7	12.5
其他	29.5	31.9	33.9	35.3	27.8	28.7
能量的营养素来源						
蛋白质	11.8	12.1	13.1	12.9	11.3	11.2
脂肪	29.6	32.9	35.0	36.1	27.5	29.7
碳水化合物	58.6	55.0	51.9	51.0	61.2	59.1
蛋白质的食物来源						
谷类	52.0	47.3	40.7	39.7	56.5	54.6
豆类	7.5	5.4	7.3	6.3	7.6	4.5
动物性食物类	25.1	30.7	35.8	36.2	21.0	25.4
其他	15.4	16.6	16.2	17.8	14.9	15.5
脂肪的食物来源						
动物性食物	39.2	35.9	36.2	34.3	40.4	37.4
植物性食物	60.8	64.1	63.8	65.7	59.6	62.6

资料来源：2002、2012 年中国居民营养与健康监测。

9-7-3 城乡居民每人每日食物摄入量（克）

食物分类	合计			城市			农村		
	1992	2002	2012	1992	2002	2012	1992	2002	2012
米及其制品	226.7	238.3	177.7	223.1	217.8	130.8	255.8	246.2	222.7
面及其制品	178.7	140.2	142.8	165.3	131.9	134.7	189.1	143.5	150.4
其他谷类	34.5	23.6	16.8	17.0	16.3	15.9	40.9	26.4	17.6
薯类	86.6	49.1	35.8	46.0	31.9	28.4	108.0	55.7	42.8
干豆类	3.3	4.2	3.3	2.3	2.6	2.9	4.0	4.8	3.7
豆制品	7.9	11.8	10.9	11.0	12.9	12.4	6.2	11.4	9.4
深色蔬菜	102.0	90.8	89.4	98.1	88.1	104.8	107.1	91.8	74.7
浅色蔬菜	208.3	185.4	180.0	221.2	163.8	178.5	199.6	193.8	181.4
腌菜	9.7	10.2	3.9	8.0	8.4	4.8	10.8	10.9	3.1
水果	49.2	45.0	40.7	80.1	69.4	48.8	32.0	35.6	32.9
坚果	3.1	3.8	3.8	3.4	5.4	4.7	3.0	3.2	2.8
奶及其制品	14.9	26.5	24.7	36.1	65.8	37.8	3.8	11.4	12.1
蛋及其制品	16.0	23.7	24.3	29.4	33.2	29.5	8.8	20.0	19.4
畜禽类	58.9	78.6	89.7	100.5	104.5	98.5	37.6	68.7	81.2
鱼虾类	27.5	29.6	23.7	44.2	44.9	32.4	19.2	23.7	15.4
植物油	22.4	32.9	37.3	32.4	40.2	41.0	17.1	30.1	33.7
动物油	7.1	8.7	4.8	4.5	3.8	2.1	8.5	10.6	7.3
糕点类		9.2	7.4		17.2	8.3		6.2	6.6
淀粉及糖	4.7	4.4	6.4	7.7	5.2	7.0	3.0	4.1	5.9
食盐	13.9	12.0	10.5	13.3	10.9	10.3	13.9	12.4	10.7
酱油	12.6	8.9	7.9	15.9	10.6	9.1	10.6	8.2	6.8
酒类	2.2		2.1	2.9		2.2	1.8		2.0
其他	11.5			20.6			6.6		

资料来源：1992 年全国营养调查，2002、2012 年中国居民营养与健康监测。

十、疾病控制与公共卫生

简要说明

一、本章主要介绍全国及31个省、自治区、直辖市疾病控制与公共卫生情况，包括法定报告传染病发病率及死亡率，高血压病患病率和治疗率，恶性肿瘤死亡率，血吸虫病、寄生虫病和地方病防治情况，农村改水和改厕进展情况等。

二、传染病发病率、死亡率、病死率数据来源于法定报告传染病统计年报资料；血吸虫病、寄生虫和地方病防治情况来源于寄生虫和地方病统计年报资料；农村改厕情况来源于爱卫会农村改厕统计年报资料；高血压病患病率和治疗率来源于《2002年中国居民营养与健康状况调查报告》和《2015年中国居民营养与慢性病状况报告》；恶性肿瘤死亡率来源于1973～1975年、1990～1992年、2004～2005年《中国恶性肿瘤死亡抽样回顾调查》。

三、随着新的传染性疾病的出现和流行，甲、乙类法定报告传染病病种有所调整。1989年及以前法定报告传染病包括鼠疫、副霍乱、白喉、流脑、百日咳、猩红热、麻疹、流感、痢疾、伤寒和副伤寒、病毒性肝炎、脊髓灰质炎、乙脑、疟疾、黑热病、森林脑炎、恙虫病、出血热和钩端螺旋体病19种。根据1989年颁布的《中华人民共和国传染病防治法》，1990～1995年甲、乙类法定报告传染病包括鼠疫、霍乱、病毒性肝炎、痢疾、伤寒和副伤寒、艾滋病、淋病、梅毒、脊髓灰质炎、麻疹、百日咳、白喉、流脑、猩红热、流行性出血热、狂犬病、钩端螺旋体病、布鲁氏菌病、炭疽、流行性和地方性斑疹伤寒、流行性乙型脑炎、黑热病、疟疾、登革热25种。1996年乙类传染病增加新生儿破伤风和肺结核；2002年增加HIV感染者；2003年增加传染性非典型肺炎；2005年增加血吸虫病和人禽流感；2009年增加甲型H1N1流感；2013年乙类传染病增加人感染H7N9禽流感，甲型H1N1流感从乙类调整至丙类，2020年将新型冠状病毒肺炎纳入乙类传染病，并按照甲类传染病管理。

四、建国初期及20世纪60年代末至70年代初期，各地疫情报告系统不够健全，传染病发病和死亡漏报情况比较严重。

五、本章“农村总户数”仅用于计算农村卫生厕所普及率。

主要指标解释

甲乙类法定报告传染病发病率　是指某年某地区每10万人口中甲、乙类法定报告传染病发病数。即法定报告传染病发病率＝甲、乙类法定报告传染病发病数/人口数×100000。

甲乙类法定报告传染病死亡率　是指某年某地区每10万人口中甲、乙类法定报告传染病死亡数。即法定报告传染病死亡率＝甲、乙类法定报告传染病死亡数/人口数×100000。

1岁儿童免疫接种率　是指按照儿童免疫程序进行合格接种的人数占全部应接种人数的百分比。

大骨节病临床Ⅰ度以上病人数　是指年底实有Ⅰ度以上病人总数及病人总数中12岁以下病人数。

碘缺乏病消除县数　是指通过国家评估组评估达到消除标准的县数。

地方性砷中毒（水型）轻病区　0.05mg/L＜水砷含量≤0.2mg/L，患病率＜10%的病区村。

地方性砷中毒（水型）中病区　0.2mg/L＜水砷含量≤0.5mg/L，患病率在10%～30%的病区村。

地方性砷中毒（水型）重病区　水砷含量＞0.5mg/L，患病率＞30%的病区村。

卫生厕所普及率　是指符合农村户厕卫生标准的累计卫生厕所数占当地农村总户数的百分比。卫生厕所的标准是：厕所有墙、有顶，厕坑及贮粪池不渗漏，厕内清洁，无蝇蛆，基本无臭，贮粪池密闭有盖，粪便及时清除并进行无害化处理。

无害化卫生厕所普及率　即累计卫生厕所户数（“合计”－“其他”）/农村总户数×100%。

10-1-1　2020年甲乙类法定报告传染病发病数及死亡数排序

顺位	发　病		死　亡	
	疾病名称	发病人数	疾病名称	死亡人数
1	病毒性肝炎	1138781	艾滋病	18819
2	肺结核	670538	新型冠状病毒肺炎	4634
3	梅毒	464435	肺结核	1919
4	淋病	105160	病毒性肝炎	588
5	新型冠状病毒肺炎	87071	狂犬病	188
6	艾滋病	62167	梅毒	54
7	细菌性和阿米巴性痢疾	57820	流行性出血热	48
8	布鲁氏菌病	47245	流行性乙型脑炎	9
9	猩红热	16564	钩端螺旋体病	8
10	流行性出血热	8121	疟疾*	6
11	伤寒和副伤寒	7011	伤寒和副伤寒	5
12	百日咳	4475	流行性脑脊髓膜炎	3
13	疟疾*	1023	鼠疫	3
14	麻疹	856	细菌性和阿米巴性痢疾	2
15	登革热	778	猩红热	1
16	钩端螺旋体病	297	百日咳	1
17	流行性乙型脑炎	288	新生儿破伤风	1
18	炭疽	224	传染性非典型肺炎	–
19	狂犬病	202	脊髓灰质炎	–
20	流行性脑脊髓膜炎	50	人感染高致病性禽流感	–
21	血吸虫病	43	人感染 H7N9 禽流感	–
22	新生儿破伤风	34	淋病	–
23	霍乱	11	布鲁氏菌病	–
24	鼠疫	4	麻疹	–
25	白喉	2	登革热	–
26	传染性非典型肺炎	–	炭疽	–
27	脊髓灰质炎	–	血吸虫病	–
28	人感染高致病性禽流感	–	霍乱	–
29	人感染 H7N9 禽流感	–	白喉	–

注：*疟疾数据系按照终审日期以及按照报告地区统计的中国籍病例。

10-1-2 2020年甲乙类法定报告传染病发病率、死亡率排序

顺位	发病		死亡	
	疾病名称	发病率（1/10万）	疾病名称	死亡率（1/10万）
1	病毒性肝炎	81.12	艾滋病	1.34
2	肺结核	47.76	新型冠状病毒肺炎	0.33
3	梅毒	33.08	肺结核	0.14
4	淋病	7.49	病毒性肝炎	0.04
5	新型冠状病毒肺炎	6.20	狂犬病	0.01
6	艾滋病	4.43	梅毒	0.00
7	细菌性和阿米巴性痢疾	4.12	流行性出血热	0.00
8	布鲁氏菌病	3.37	流行性乙型脑炎	0.00
9	猩红热	1.18	钩端螺旋体病	0.00
10	流行性出血热	0.58	疟疾	0.00
11	伤寒和副伤寒	0.50	伤寒和副伤寒	0.00
12	百日咳	0.32	流行性脑脊髓膜炎	0.00
13	疟疾	0.07	鼠疫	0.00
14	麻疹	0.06	细菌性和阿米巴性痢疾	0.00
15	登革热	0.06	猩红热	0.00
16	钩端螺旋体病	0.02	百日咳	0.00
17	流行性乙型脑炎	0.02	新生儿破伤风	0.00
18	炭疽	0.02	传染性非典型肺炎	–
19	狂犬病	0.01	脊髓灰质炎	–
20	流行性脑脊髓膜炎	0.00	人感染高致病性禽流感	–
21	血吸虫病	0.00	人感染 H7N9 禽流感	–
22	新生儿破伤风	0.00	淋病	–
23	霍乱	0.00	布鲁氏菌病	–
24	鼠疫	0.00	麻疹	–
25	白喉	0.00	登革热	–
26	传染性非典型肺炎	–	炭疽	–
27	脊髓灰质炎	–	血吸虫病	–
28	人感染高致病性禽流感	–	霍乱	–
29	人感染 H7N9 禽流感	–	白喉	–

注：新生儿破伤风的报告发病率和报告死亡率单位为‰。

10-1-3 甲乙类法定报告传染病发病率、死亡率

年份	总计		鼠疫		霍乱		病毒性肝炎	
	发病率（1/10 万）	死亡率（1/10 万）	发病率（1/10 万）	死亡率（1/10 万）	发病率（1/10 万）	死亡率（1/10 万）	发病率（1/10 万）	死亡率（1/10 万）
1950	163.37	6.70	0.68	0.25				
1955	2139.69	18.43	0.01					
1960	2448.35	7.47	0.01	0.01				0.16
1965	3501.36	18.71			0.01		61.84	0.23
1970	7061.86	7.73	0.01				32.23	0.15
1975	5070.27	7.40			0.07		85.15	0.22
1980	2079.79	3.76			4.16	0.03	111.47	0.18
1981	1884.43	3.51			3.84	0.04	106.01	0.21
1982	1532.85	3.16			1.40	0.01	91.57	0.21
1983	1302.95	2.68			1.78	0.01	72.44	0.18
1984	1043.22	2.59			1.63	0.01	67.87	0.20
1985	874.82	2.41			0.63	0.01	76.68	0.22
1986	725.91	1.97			1.04	0.01	97.27	0.20
1987	558.74	1.83			0.52		108.23	0.23
1988	465.89	1.49			0.67	0.01	132.47	0.19
1989	339.26	1.26			0.51		113.11	0.15
1990	297.24	1.17	0.01		0.06		117.57	0.16
1991	284.50	0.87			0.02		116.87	0.14
1992	235.91	0.55			0.04		109.12	0.11
1993	189.49	0.47			0.95	0.01	88.77	0.10
1994	196.12	0.46			2.96	0.03	73.52	0.09
1995	176.37	0.34			0.95	0.01	63.63	0.09
1996	166.10	0.33	0.01		0.31		63.41	0.08
1997	199.29	0.43			0.10		66.05	0.09
1998	204.39	0.41			0.97	0.02	65.78	0.07
1999	204.44	0.41			0.42		71.68	0.06
2000	192.59	0.36	0.02		0.15		64.91	0.07
2001	191.09	0.36	0.01		0.22		65.46	0.06
2002	182.25	0.39	0.01		0.05	0.00	66.10	0.08
2003	192.18	0.48			0.02		68.55	0.08
2004	244.66	0.55	0.00	0.00	0.02	0.00	88.69	0.08
2005	268.31	0.76	0.00	0.00	0.07	0.00	91.42	0.09
2006	266.83	0.81	0.00		0.01	0.00	102.09	0.10
2007	272.39	0.99	0.00		0.01		108.44	0.09
2008	268.01	0.94	0.00	0.00	0.01		106.54	0.08
2009	263.52	1.12	0.00	0.00	0.01		107.30	0.08
2010	238.69	1.07	0.00	0.00	0.01		98.74	0.07
2011	241.44	1.14	0.00	0.00	0.00		102.34	0.06
2012	238.76	1.24	0.00	0.00	0.01		102.48	0.06
2013	225.80	1.20			0.00	0.00	92.45	0.05
2014	226.98	1.19	0.00	0.00	0.00		90.25	0.04
2015	223.60	1.22			0.00		89.47	0.03
2016	215.68	1.31	0.00		0.00		89.11	0.04
2017	222.06	1.42	0.00	0.00	0.00		93.02	0.04
2018	220.51	1.67			0.00		92.15	0.04
2019	220.00	1.79	0.00	0.00	0.00	0.00	92.13	0.04
2020	190.36	1.87	0.00	0.00	0.00	0.00	81.12	0.04

注：① 2005 年起，流行性和地方性斑疹伤寒、黑热病调整为丙类传染病；② 2009 年甲型 H1N1 流感纳入乙类传染病；③ 2013 年 11 月 1 日起，人感染 H7N9 禽流感纳入法定乙类传染病，甲型 H1N1 流感从乙类调整至丙类，统一纳入流行性感冒进行监测。

10-1-3 续表1

年份	细菌性和阿米巴性痢疾		伤寒和副伤寒		艾滋病		HIV 感染者	
	发病率（1/10 万）	死亡率（1/10 万）	发病率（1/10 万）	死亡率（1/10 万）	发病率（1/10 万）	死亡率（1/10 万）	发病率（1/10 万）	死亡率（1/10 万）
1950	46.37	1.96	8.17	0.78				
1955	319.42	1.91	8.69	0.19				
1960	438.88	1.88	37.75	0.55				
1965	424.89	0.96	16.06	0.09				
1970	352.15	0.48	9.96	0.03				
1975	1000.70	1.44	9.61	0.03				
1980	568.99	0.52	11.94	0.04				
1981	671.37	0.56	12.72	0.04				
1982	617.23	0.36	14.25	0.04				
1983	482.80	0.30	11.24	0.03				
1984	376.75	0.21	9.75	0.25				
1985	316.72	0.23	8.35	0.02				
1986	299.84	0.25	9.76	0.04				
1987	230.67	0.24	13.02	0.04				
1988	190.06	0.21	14.01	0.03				
1989	132.47	0.14	10.83	0.04				
1990	127.44	0.17	10.32	0.02				
1991	115.58	0.10	10.45	0.03				
1992	79.55	0.06	7.91	0.01				
1993	54.50	0.04	7.51	0.01				
1994	74.84	0.02	7.75					
1995	73.30	0.04	6.10	0.01				
1996	66.31	0.03	5.61	0.01				
1997	59.65	0.03	4.83	0.01	0.01	0.01	0.15	
1998	55.34	0.03	4.80	0.01			0.10	
1999	48.30	0.02	4.08		0.02	0.01	0.18	
2000	40.79	0.01	4.19		0.02	0.01	0.20	
2001	39.86	0.01	5.07		0.04	0.02	0.30	
2002	36.23	0.02	4.47	0.00	0.06	0.02	0.33	
2003	34.52	0.02	4.17		0.08	0.03		
2004	38.30	0.01	3.80	0.00	0.23	0.06	1.02	0.00
2005	34.92	0.01	2.65	0.00	0.43	0.10		
2006	32.36	0.01	1.99	0.00	0.60	0.11	2.42	0.03
2007	27.99	0.01	1.55		0.82	0.30		
2008	23.43	0.00	1.18	0.00	1.10	0.45	3.14	0.24
2009	20.45	0.00	1.28	0.00	1.51	0.52	3.33	0.39
2010	18.90	0.00	1.05	0.00	2.56	0.71	3.42	0.49
2011	17.74	0.00	0.88	0.00	2.92	0.79	3.93	0.64
2012	15.40	0.00	0.89	0.00	3.11	0.86	4.33	0.85
2013	13.83	0.00	1.04	0.00	3.12	0.84		
2014	11.33	0.00	1.02		3.33	0.89	5.46	0.83
2015	10.20	0.00	0.85	0.00	3.69	0.94	6.00	0.89
2016	8.99	0.00	0.80	0.00	3.97	1.03	6.40	6.00
2017	7.93	0.00	0.78	0.00	4.15	1.11		
2018	6.56	0.00	0.78	0.00	4.62	1.35		
2019	5.81	0.00	1.00	0.00	5.10	2.00	7.40	1.53
2020	4.12	0.00	0.00	0.00	4.43	1.00	6.38	1.29

注：从 2006 年起，艾滋病病死率定义为当年符合治疗标准的感染者和病人中死亡人数所占比例。

10-1-3 续表2

年份	淋病		梅毒		脊髓灰质炎		麻疹	
	发病率（1/10万）	死亡率（1/10万）	发病率（1/10万）	死亡率（1/10万）	发病率（1/10万）	死亡率（1/10万）	发病率（1/10万）	死亡率（1/10万）
1950							44.08	2.85
1955						0.02	701.23	12.24
1960					2.40	0.09	157.51	1.60
1965					4.06	0.08	1265.74	9.19
1970					2.56	0.03	450.47	1.83
1975					0.84	0.02	277.57	1.63
1980					0.76	0.02	114.88	0.50
1981	0.02				0.97	0.02	101.46	0.42
1982	0.05		0.01		0.77	0.02	88.96	0.51
1983	0.09		0.00		0.32	0.01	76.92	0.40
1984	0.18		0.01		0.16		60.42	0.28
1985	0.49		0.02		0.15	0.01	40.37	0.26
1986	2.03		0.03		0.17	0.02	18.97	0.08
1987	4.06		0.08		0.09		9.88	0.02
1988	5.72		0.12		0.06		8.90	0.05
1989	9.93		0.18		0.42	0.01	7.77	0.03
1990	9.49		0.23		0.46	0.01	7.71	0.02
1991	10.09		0.16		0.17	0.01	10.78	0.03
1992	11.53		0.17		0.10		12.10	0.03
1993	14.25		0.17		0.05		10.16	0.03
1994	16.77		0.39		0.02		7.33	0.02
1995	17.34		0.96		0.01		4.83	0.01
1996	17.26		1.81				6.27	0.01
1997	18.15		2.78				6.86	0.02
1998	24.31		4.37				4.54	0.01
1999	27.54		6.50				4.98	0.01
2000	22.92		6.43				5.93	0.01
2001	18.57		6.11				7.15	0.01
2002	16.14	0.00	5.80				4.76	0.01
2003	16.54		5.63		5.55	0.01	0.00	
2004	17.71	0.00	7.70	0.00			5.43	0.00
2005	14.27	0.00	10.96	0.01			9.42	0.00
2006	12.46	0.00	14.24	0.01			7.62	0.00
2007	11.33		17.16				8.29	0.01
2008	10.16	0.00	21.06	0.00			9.95	0.01
2009	9.19		24.66	0.00			3.95	0.00
2010	8.07	0.00	28.90	0.01			2.86	0.00
2011	7.61	0.00	32.04	0.01	0.00	0.00	0.74	0.00
2012	7.07	0.00	33.30	0.01			0.46	0.00
2013	7.61	0.00	32.86	0.01			2.04	0.00
2014	7.05	0.00	30.93	0.01			3.88	0.00
2015	7.36	0.00	31.85	0.00			3.11	0.00
2016	8.39	0.00	31.97	0.00			1.81	0.00
2017	10.06	0.00	34.49	0.00			0.43	0.00
2018	9.59	0.00	35.63	0.00				
2019	8.45	0.00	38.00	0.00	0.00	0.00	0.21	0.00
2020	7.49		33.00	0.00			0.06	

10-1-3 续表3

年份	百日咳		白喉		流行性脑脊髓膜炎		猩红热	
	发病率（1/10万）	死亡率（1/10万）	发病率（1/10万）	死亡率（1/10万）	发病率（1/10万）	死亡率（1/10万）	发病率（1/10万）	死亡率（1/10万）
1950			3.97	0.41	1.94	0.32	0.59	0.05
1955	133.82	0.99	9.74	1.25	1.94	0.37	8.72	0.24
1960	87.77	0.36	23.09	1.62	6.91	0.65	6.38	0.02
1965	188.79	0.51	13.69	1.35	71.59	4.33	13.75	0.02
1970	152.23	0.25	3.34	0.28	20.97	1.59	7.22	
1975	196.56	0.22	4.16	0.34	25.11	1.34	8.99	0.01
1980	62.82	0.05	1.00	0.09	23.44	0.91	10.95	0.01
1981	51.25	0.06	0.85	0.08	13.21	0.54	8.65	0.06
1982	42.07	0.05	0.65	0.07	8.65	0.43	6.68	
1983	32.62	0.03	0.71	0.07	7.81	0.39	5.14	
1984	21.06	0.03	0.33	0.04	11.69	0.58	5.76	
1985	14.22	0.02	0.14	0.08	10.73	0.59	5.95	
1986	8.02	0.01	0.08	0.01	7.56	0.44	4.84	
1987	5.61	0.01	0.04		3.21	0.21	4.36	
1988	3.06	0.01	0.03		2.00	0.15	3.98	
1989	2.46		0.03	0.01	1.33	0.10	4.14	
1990	1.80		0.04	0.01	0.89	0.07	2.70	
1991	0.93		0.02		0.69	0.05	2.78	
1992	0.97		0.01		0.61	0.04	3.62	
1993	0.79		0.01		0.48	0.03	3.38	
1994	0.67		0.01		0.55	0.03	2.07	
1995	0.50		0.01		0.52	0.03	1.35	
1996	0.43				0.52	0.03	1.11	
1997	0.75				0.41	0.02	1.22	
1998	0.59				0.31	0.02	1.24	
1999	0.50				0.24	0.01	1.23	
2000	0.46				0.19	0.01	1.08	
2001	0.51				0.18	0.01	0.94	
2002	0.49	0.00	0.00	0.00	0.19	0.01	1.14	0.00
2003	0.41				0.19	0.01	0.75	
2004	0.36	0.00	0.00		0.21	0.01	1.46	0.00
2005	0.29	0.00			0.18	0.02	1.92	0.00
2006	0.19	0.00			0.13	0.01	2.11	
2007	0.22				0.09	0.01	2.55	
2008	0.18	0.00			0.07	0.01	2.10	
2009	0.12	0.00			0.05	0.01	1.66	
2010	0.13	0.00			0.02	0.00	1.56	
2011	0.19	0.00			0.02	0.00	4.76	0.00
2012	0.16	0.00			0.01	0.00	3.45	0.00
2013	0.13				0.02	0.00	2.53	0.00
2014	0.25	0.00			0.01	0.00	4.00	
2015	0.49	0.00			0.01	0.00	5.01	0.00
2016	0.41	0.00			0.01	0.00	4.32	
2017	0.75				0.01	0.00	5.39	
2018	1.59	0.00			0.01	0.00	5.68	
2019	2.15	0.00	0.00	0.00	0.01	0.00	5.85	0.00
2020	0.32	0.00	0.00		0.00	0.00	1.18	0.00

10-1-3 续表4

年份	流行性出血热		狂犬病		钩端螺旋体病		布鲁氏菌病	
	发病率（1/10万）	死亡率（1/10万）	发病率（1/10万）	死亡率（1/10万）	发病率（1/10万）	死亡率（1/10万）	发病率（1/10万）	死亡率（1/10万）
1950								
1955			0.32	0.07			0.23	
1960	0.10	0.01	0.03	0.02			0.33	
1965	0.43	0.05	0.14	0.10	19.73	0.08	0.66	
1970	0.41	0.05	0.18	0.13	11.14	0.09	0.99	
1975	2.02	0.16	0.25	0.20	17.77	0.13		
1980	3.12	0.20	0.69	0.68	3.67	0.09	0.17	
1981	4.26	0.24	0.71	0.71	4.33	0.10	0.11	
1982	6.15	0.30	0.61	0.61	6.55	0.12	0.08	
1983	8.40	0.30	0.53	0.52	6.33	0.12	0.11	
1984	8.87	0.29	0.59	0.59	3.62	0.07	0.20	
1985	10.02	0.30	0.40	0.40	2.57	0.05	0.09	
1986	11.06	0.25	0.41	0.41	4.28	0.07	0.03	
1987	6.14	0.14	0.54	0.54	12.69	0.12	0.07	
1988	4.78	0.12	0.45	0.45	3.22	0.06	0.05	
1989	3.66	0.10	0.47	0.47	3.09	0.06	0.09	
1990	3.66	0.10	0.32	0.32	2.59	0.05	0.07	
1991	4.32	0.12	0.18	0.18	2.57	0.05	0.07	
1992	4.03	0.07	0.09	0.09	1.23	0.03	0.04	
1993	3.94	0.06	0.04	0.04	2.53	0.07	0.03	
1994	5.14	0.07	0.03	0.03	1.84	0.06	0.05	
1995	5.30	0.05	0.02	0.02	1.10	0.03	0.07	
1996	3.65	0.03	0.01	0.01	1.15	0.03	0.21	
1997	3.60	0.04	0.02	0.02	0.87	0.03	0.11	
1998	3.77	0.04	0.02	0.02	0.94	0.03	0.09	
1999	3.93	0.04	0.03	0.03	0.94	0.02	0.14	
2000	3.05	0.03	0.04	0.04	0.32	0.01	0.17	
2001	2.83	0.02	0.07	0.07	0.30	0.01	0.23	
2002	2.46	0.02	0.09	0.09	0.19	0.01	0.41	
2003	1.68	0.01	0.15	0.15	0.13		0.48	
2004	1.93	0.02	0.20	0.20	0.11	0.00	0.88	0.00
2005	1.60	0.02	0.19	0.19	0.11	0.00	1.41	0.00
2006	1.15	0.01	0.25	0.25	0.05	0.00	1.45	
2007	0.84	0.01	0.25	0.25	0.07		1.50	
2008	0.68	0.01	0.19	0.18	0.07	0.00	2.10	
2009	0.66	0.01	0.17	0.16	0.04	0.00	2.70	
2010	0.71	0.01	0.15	0.15	0.05	0.00	2.53	0.00
2011	0.80	0.01	0.14	0.14	0.03	0.00	2.85	
2012	0.99	0.01	0.11	0.10	0.03	0.00	2.93	0.00
2013	0.95	0.01	0.09	0.08	0.03	0.00	3.21	
2014	0.85	0.01	0.07	0.06	0.04	0.00	4.22	0.00
2015	0.76	0.00	0.06	0.05	0.03	0.00	4.18	0.00
2016	0.65	0.00	0.05	0.04	0.03	0.00	3.44	0.00
2017	0.82	0.00	0.04	0.04	0.01		2.79	0.00
2018	0.86	0.01	0.03	0.03	0.01	0.00	2.73	
2019	0.69	0.00	0.00	0.02	0.02	0.00	3.15	0.00
2020	0.58	0.00	0.00	0.01	0.02	0.00	3.37	

10-1-3 续表5

年份	炭疽		斑疹伤寒		流行性乙型脑炎		黑热病	
	发病率（1/10万）	死亡率（1/10万）	发病率（1/10万）	死亡率（1/10万）	发病率（1/10万）	死亡率（1/10万）	发病率（1/10万）	死亡率（1/10万）
1950				0.11				0.01
1955	0.46	0.02	0.45	0.03	2.30	0.63	9.46	0.03
1960	0.21	0.02	2.08	0.02	2.18	0.36	0.23	
1965	0.39	0.02	2.91	0.02	13.36	1.79	0.40	
1970	0.23	0.01	0.50		18.02	2.15	0.30	
1975	0.46	0.01	0.58		9.67	1.11	0.11	
1980	0.43	0.01	2.17		3.31	0.32		
1981	0.34	0.01	1.24		4.01	0.42	0.01	
1982	0.37	0.01	1.09		3.18	0.39		
1983	0.31	0.01	1.40		2.39	0.24	0.01	
1984	0.30	0.01	1.28		2.56	0.23	0.01	
1985	0.23	0.01	1.17		2.81	0.24	0.01	
1986	0.23	0.01	0.90		1.73	0.15	0.02	
1987	0.17	0.01	0.35		2.30	0.21	0.03	
1988	0.22	0.01	0.54		2.33	0.20		
1989	0.22	0.03	0.45		1.64	0.12	0.02	
1990	0.21	0.01	0.31		3.43	0.24	0.02	
1991	0.24	0.01	0.38		2.13	0.10	0.03	
1992	0.15	0.01	0.33		1.73	0.06	0.02	
1993	0.15		0.27		1.54	0.06	0.02	
1994	0.11		0.33		1.59	0.07	0.01	
1995	0.09		0.29		1.32	0.05	0.01	
1996	0.09		0.25		0.87	0.03	0.01	
1997	0.10		0.33		0.83	0.03	0.01	
1998	0.10		0.45		1.00	0.04	0.01	
1999	0.05		0.48		0.69	0.03	0.01	
2000	0.05		0.49		0.95	0.03	0.01	
2001	0.06		0.48		0.77	0.02	0.01	
2002	0.06	0.00	0.39	0.00	0.65	0.02	0.01	0.00
2003	0.04		0.30		0.58	0.03	0.01	
2004	0.05	0.00	0.32	0.00	0.42	0.02	0.02	
2005	0.04	0.00			0.39	0.02		
2006	0.03	0.00			0.58	0.04		
2007	0.03				0.33	0.02		
2008	0.03	0.00			0.23	0.01		
2009	0.03	0.00			0.29	0.01		
2010	0.02	0.00			0.19	0.01		
2011	0.02	0.00			0.12	0.00		
2012	0.02	0.00			0.13	0.00		
2013	0.01	0.00			0.16	0.00		
2014	0.02	0.00			0.06	0.00		
2015	0.02	0.00			0.05	0.00		
2016	0.03	0.00			0.09	0.00		
2017	0.02	0.00			0.08	0.01		
2018	0.02	0.00			0.13	0.01		
2019	0.02	0.00	0.00	0.00	0.03	0.00	0.01	0.00
2020	0.02				0.02	0.00	0.01	0.00

10-1-3 续表6

年份	疟疾		登革热		新生儿破伤风		肺结核	
	发病率（1/10万）	死亡率（1/10万）	发病率（1/10万）	死亡率（1/10万）	发病率（‰）	死亡率（‰）	发病率（1/10万）	死亡率（1/10万）
1950		0.63						
1955	1027.73	0.95						
1960	1553.85	0.06						
1965	905.24	0.03						
1970	2961.10	0.03						
1975	763.14	0.02						
1980	337.83	0.01						
1981	307.13	0.01						
1982	203.38	0.01						
1983	135.60							
1984	88.12							
1985	54.39							
1986	34.69							
1987	19.84							
1988	12.44	0.01						
1989	12.56	0.01						
1990	10.56		0.03					
1991	8.88		0.08					
1992	6.40		0.00					
1993	5.05		0.03					
1994	5.29							
1995	4.19		0.58					
1996	3.08				25.16	3.19		
1997	2.87		0.05		21.56	2.89	39.21	0.07
1998	2.67		0.04		18.76	2.48	34.69	0.07
1999	2.39	0.01	0.15		20.79	4.09	41.72	0.07
2000	2.02		0.03		19.82	3.76	43.75	0.03
2001	2.15		0.03		16.65	2.60	44.89	0.03
2002	2.65	0.00	0.12		0.19	0.03	43.58	0.08
2003	3.00		0.01		0.18	0.03	52.36	0.08
2004	2.89	0.00	0.02		2.46	0.25	74.64	0.11
2005	3.03	0.00	0.00	0.00	0.19	0.02	96.31	0.26
2006	4.60	0.00	0.08		0.15	0.02	86.23	0.26
2007	3.55		0.04		0.13	0.01	88.55	0.28
2008	1.99	0.00	0.02		0.10	0.01	88.52	0.21
2009	1.06	0.00	0.02		0.08	0.01	81.09	0.28
2010	0.55	0.00	0.02		0.06	0.00	74.27	0.22
2011	0.30	0.00	0.01		0.05	0.00	71.09	0.21
2012	0.18	0.00	0.04		0.05	0.00	70.62	0.20
2013	0.29	0.00	0.34		0.03	0.00	66.80	0.19
2014	0.22	0.00	3.46	0.00	0.03	0.00	65.63	0.17
2015	0.23	0.00	0.28		0.02	0.00	63.42	0.17
2016	0.23	0.00	0.15		0.01	0.00	61.00	0.18
2017	0.19	0.00	0.43	0.00	0.01	0.00	60.53	0.20
2018	0.18	0.00	0.37	0.00	0.01	0.00	59.27	0.23
2019	0.18	0.00	2.00	0.00	0.00	0.00	55.55	0.21
2020	0.07	0.00	0.00		0.00	0.00	47.76	0.14

10-1-3 续表7

年份	甲型H1N1流感		血吸虫病		人禽流感		传染性非典型肺炎		人感染H7N9禽流感	
	发病率（1/10万）	死亡率（1/10万）	发病率（1/10万）	死亡率（1/10万）	发病率（1/10万）	死亡率（1/10万）	发病率（1/10万）	死亡率（1/10万）	发病率（1/10万）	死亡率（1/10万）
1950										
1955										
1960										
1965										
1970										
1975										
1980										
1981										
1982										
1983										
1984										
1985										
1986										
1987										
1988										
1989										
1990										
1991										
1992										
1993										
1994										
1995										
1996										
1997										
1998										
1999										
2000										
2001										
2002										
2003							0.40	0.03		
2004										
2005			0.24							
2006			0.23							
2007			0.21							
2008			0.22							
2009	9.17	0.05	0.27							
2010	0.53	0.01	0.32		0.00	0.00				
2011	0.70	0.01	0.33	0.00	0.00	0.00				
2012	0.08	0.00	0.36	0.00	0.00	0.00				
2013			0.42	0.00	0.00	0.00			0.00	0.00
2014			0.31		0.00	0.00			0.02	0.01
2015			2.51		0.00	0.00			0.01	0.01
2016			0.21	0.00	0.00	0.00			0.02	0.01
2017			0.09						0.04	0.02
2018			0.01						0.00	0.00
2019			0.00	0.00	0.00	0.00	0.00	0.00	0.00	0.00
2020			0.00							

10-1-3 续表8

年份	天花		流行性感冒		回归热		森林脑炎		恙虫病	
	发病率（1/10万）	死亡率（1/10万）	发病率（1/10万）	死亡率（1/10万）	发病率（1/10万）	死亡率（1/10万）	发病率（1/10万）	死亡率（1/10万）	发病率（1/10万）	死亡率（1/10万）
1950	11.22	2.37			2.11	0.05				
1955	0.43	0.07			0.16	0.01				
1960	0.01		91.02	0.04	0.02		0.23		0.02	
1965			559.59	0.19	0.02		0.40		0.01	
1970			3133.35	0.71	0.01		0.30			
1975			2689.53	0.54	0.06		0.10		0.01	
1980			817.74	0.07	0.15		0.01		0.07	
1981			591.74	0.04	0.17		0.02		0.09	
1982			438.96	0.03	0.14		0.01		0.10	
1983			455.88	0.05	0.10		0.02		0.10	
1984			382.03	0.02	0.09		0.03		0.15	
1985			328.96	0.03	0.05		0.03		0.15	
1986			224.78	0.01	0.03		0.03		0.15	
1987			140.49	0.02	0.01		0.02		0.21	
1988			86.60		0.01		0.02		0.24	
1989			43.74				0.01		0.23	
1990										
1991										
1992										
1993										
1994										
1995										
1996										
1997										
1998										
1999										
2000										
2001										
2002										
2003										
2004										
2005										
2006										
2007										
2008										
2009										
2010										
2011										
2012										
2013										
2014										
2015										
2016										
2017										
2018										
2019			253.36	0.00			0.00	0.01	1.90	2.00
2020			81.58	0.00						

10-1-4 2020年各地区甲乙类法定报告传染病发病率、死亡率

地 区	总计		鼠疫		霍乱		病毒性肝炎	
	发病率（1/10万）	死亡率（1/10万）	发病率（1/10万）	死亡率（1/10万）	发病率（1/10万）	死亡率（1/10万）	发病率（1/10万）	死亡率（1/10万）
总 计	**190.36**	**1.87**	**0.00**	**0.00**	**0.00**		**81.12**	**0.04**
北 京	80.80	0.65			0.00		9.57	0.39
天 津	109.31	0.28			0.03		26.00	0.01
河 北	134.26	0.31					76.11	0.02
山 西	202.95	0.37					121.87	0.02
内蒙古	225.65	0.39	0.01	0.01			80.89	0.06
辽 宁	155.22	0.88			0.00		61.00	0.04
吉 林	87.30	0.58			0.00		31.24	0.01
黑龙江	105.84	0.75					30.64	0.04
上 海	128.63	0.52					45.49	0.08
江 苏	98.23	0.39			0.00		24.46	0.01
浙 江	146.47	0.61			0.00		30.48	0.01
安 徽	225.08	0.61					124.41	0.03
福 建	223.99	0.63					107.51	0.04
江 西	199.30	1.41					91.37	0.02
山 东	131.73	0.30					76.85	0.04
河 南	152.77	1.54					71.90	0.03
湖 北	290.81	8.51					94.81	0.03
湖 南	269.01	1.74					130.87	0.03
广 东	272.20	1.07					143.61	0.11
广 西	263.62	7.42					129.23	0.04
海 南	339.12	0.98					158.43	
重 庆	202.07	4.04					44.72	0.02
四 川	196.03	4.32					70.74	0.06
贵 州	248.35	4.12					72.40	0.01
云 南	189.61	4.03	0.00				53.77	0.01
西 藏	337.10	0.54					111.48	0.11
陕 西	150.48	0.66					54.00	0.02
甘 肃	150.52	0.56					66.03	
青 海	376.80	1.04					184.20	0.10
宁 夏	168.75	0.60					41.09	
新 疆	324.99	3.21					116.46	0.04

10-1-4 续表1

地区	其中									
	甲型肝炎		乙型肝炎		丙型肝炎		丁型肝炎		戊型肝炎	
	发病率(1/10万)	死亡率(1/10万)	发病率(1/10万)	死亡率(1/10万)	发病率(1/10万)	死亡率(1/10万)	发病率(1/10万)	死亡率(1/10万)	发病率(1/10万)	死亡率(1/10万)
总计	**1.06**	**0.00**	**64.29**	**0.03**	**13.82**	**0.01**	**0.01**		**1.36**	**0.00**
北京	0.30		6.15	0.32	2.37	0.07	0.00		0.68	0.01
天津	0.29		17.26		8.16	0.01			0.28	0.01
河北	0.40		64.67	0.01	10.14	0.01	0.01		0.71	
山西	3.16		96.25	0.01	20.29	0.00	0.02		1.48	
内蒙古	0.68		57.39	0.04	22.02	0.02	0.01		0.49	
辽宁	5.09		35.99	0.03	16.36	0.00	0.00		1.95	0.01
吉林	0.48		18.97	0.00	11.32	0.01			0.40	
黑龙江	0.44		21.79	0.03	7.56	0.01	0.00		0.45	
上海	0.84		35.44	0.07	7.05	0.00	0.00		2.10	
江苏	0.64	0.00	15.75	0.00	5.21	0.00	0.00		2.08	
浙江	0.69		21.59	0.01	5.57		0.01		2.14	
安徽	0.75		104.79	0.02	15.37	0.00	0.01		1.54	
福建	1.14		98.20	0.04	5.09	0.00	0.04		1.29	
江西	0.53		84.49	0.01	4.96	0.00	0.01		0.87	
山东	0.55		69.47	0.04	5.60	0.00	0.01		0.81	0.00
河南	0.16		52.45	0.03	18.92	0.01	0.01		0.31	
湖北	0.96		78.83	0.03	12.13	0.01	0.01		2.18	0.00
湖南	0.62		106.11	0.02	22.07	0.01	0.04		1.25	
广东	1.33	0.00	119.01	0.09	20.84	0.02	0.02		1.73	0.00
广西	1.38		106.82	0.04	17.58		0.02		1.75	
海南	0.97		131.77		20.85		0.03		3.82	
重庆	1.68		27.56	0.01	12.80	0.01	0.02		2.43	
四川	1.44	0.00	51.28	0.04	16.17	0.02	0.01		1.49	0.00
贵州	0.66		55.35	0.01	15.02	0.01	0.02		1.16	
云南	2.38		28.67	0.01	19.52	0.01	0.01		3.16	
西藏	1.31		107.29	0.11	2.31				0.51	
陕西	0.46		35.34	0.01	17.38	0.01	0.01		0.62	
甘肃	1.32		40.60		23.40		0.00		0.56	
青海	3.21		150.99	0.10	28.00		0.03		1.68	
宁夏	0.62		29.74		10.36				0.22	
新疆	1.13		89.85	0.04	24.55	0.00	0.01		0.76	

10-1-4 续表2

地区	其中 未分型肝炎		痢疾		伤寒和副伤寒		艾滋病	
	发病率（1/10万）	死亡率（1/10万）	发病率（1/10万）	死亡率（1/10万）	发病率（1/10万）	死亡率（1/10万）	发病率（1/10万）	死亡率（1/10万）
总　计	**0.58**	**0.00**	**4.12**	**0.00**	**0.50**	**0.00**	**4.43**	**1.34**
北　京	0.06		12.77		0.00		1.89	0.14
天　津			36.82		0.51		1.73	0.20
河　北	0.18		4.44		0.30	0.00	1.45	0.22
山　西	0.67		4.12		0.61		1.54	0.32
内蒙古	0.30		2.72		0.14		1.17	0.21
辽　宁	1.61	0.00	4.62		0.15	0.00	2.24	0.36
吉　林	0.07		1.36		0.00		1.94	0.42
黑龙江	0.39		2.73		0.08		1.47	0.34
上　海	0.05		0.12		0.06		1.66	0.30
江　苏	0.77		1.90		0.09		1.60	0.29
浙　江	0.48		2.53		0.25		2.81	0.48
安　徽	1.95	0.00	5.38		0.22	0.00	1.72	0.45
福　建	1.75		0.55		1.20		2.76	0.50
江　西	0.51		3.76		0.30		3.67	1.26
山　东	0.44		1.78		0.04		1.02	0.16
河　南	0.04		7.46		0.17		2.99	1.34
湖　北	0.70		2.19		0.40		2.30	0.74
湖　南	0.78		1.77		1.11		4.09	1.43
广　东	0.68	0.00	0.80		0.90		3.44	0.87
广　西	1.68		2.73		2.02	0.00	14.06	7.13
海　南	0.98		1.05		0.87		2.26	0.60
重　庆	0.22		9.73		0.22		11.47	3.67
四　川	0.34		5.48	0.00	0.52		16.54	4.07
贵　州	0.19		1.80		1.05		11.49	3.94
云　南	0.03		4.67		2.04		12.51	3.84
西　藏	0.06		19.68		0.09		1.34	0.20
陕　西	0.20		5.53		0.08		2.45	0.50
甘　肃	0.15		9.55		0.12		2.04	0.50
青　海	0.30		7.65	0.02	0.08		2.42	0.76
宁　夏	0.14		5.80		0.37		1.55	0.43
新　疆	0.17		4.85		0.19		5.96	2.43

10-1-4　续表3

地区	淋病		梅毒		脊髓灰质炎		麻疹	
	发病率（1/10万）	死亡率（1/10万）	发病率（1/10万）	死亡率（1/10万）	发病率（1/10万）	死亡率（1/10万）	发病率（1/10万）	死亡率（1/10万）
总　计	**7.49**		**33.08**	**0.00**			**0.06**	
北　京	4.83		16.94				0.06	
天　津	1.72		16.97				0.09	
河　北	1.11		11.91	0.00			0.09	
山　西	2.56		31.02	0.01			0.02	
内蒙古	4.10		30.81				0.19	
辽　宁	2.33		30.92				0.02	
吉　林	1.81		12.54	0.00			0.04	
黑龙江	1.15		15.66	0.01			0.03	
上　海	10.25		38.15				0.03	
江　苏	7.28		31.36	0.00			0.02	
浙　江	22.53		41.37				0.06	
安　徽	5.28		42.80	0.00			0.07	
福　建	12.82		54.46	0.02			0.04	
江　西	7.08		33.39				0.06	
山　东	3.33		17.57				0.05	
河　南	3.16		18.16	0.01			0.02	
湖　北	3.04		18.60	0.01			0.03	
湖　南	5.95		44.19	0.00			0.09	
广　东	22.24		46.42				0.09	
广　西	12.91		29.54	0.01			0.03	
海　南	20.55		70.08	0.01			0.05	
重　庆	8.99		56.24	0.01			0.08	
四　川	3.57		41.21	0.01			0.07	
贵　州	9.30		53.83	0.01			0.01	
云　南	14.03		37.69				0.17	
西　藏	5.19		46.54	0.03			0.17	
陕　西	3.32		25.58	0.01			0.07	
甘　肃	3.07		24.68				0.09	
青　海	3.90		74.87	0.02			0.30	
宁　夏	3.30		39.59				0.07	
新　疆	3.03		67.12				0.05	

10-1-4 续表4

地区	百日咳		白喉		流行性脑脊髓膜炎		猩红热	
	发病率（1/10万）	死亡率（1/10万）	发病率（1/10万）	死亡率（1/10万）	发病率（1/10万）	死亡率（1/10万）	发病率（1/10万）	死亡率（1/10万）
总计	**0.32**	**0.00**	**0.00**		**0.00**	**0.00**	**1.18**	**0.00**
北京	0.06						1.39	
天津	0.31						1.75	
河北	0.16				0.00		0.96	
山西	0.35						1.41	
内蒙古	0.07				0.00		1.68	
辽宁	0.00						1.39	
吉林	0.01						0.83	
黑龙江	0.02				0.00		0.60	
上海	0.03						3.14	
江苏	0.02				0.00		1.67	
浙江	0.10				0.00		1.29	
安徽	0.04				0.00	0.00	0.88	
福建	0.26		0.00				0.96	
江西	0.26						0.16	
山东	0.51				0.00		1.98	
河南	0.09				0.01		0.57	
湖北	0.05				0.00		0.35	
湖南	1.05				0.01	0.00	1.05	
广东	0.74				0.01		1.39	0.00
广西	0.20						0.77	
海南	0.32				0.03	0.01	0.06	
重庆	0.99		0.00		0.01		0.74	
四川	0.41				0.00		0.79	
贵州	0.46				0.01		0.76	
云南	0.23				0.00		1.86	
西藏							0.77	
陕西	1.07	0.00					1.60	
甘肃	0.35						1.37	
青海							3.67	
宁夏	0.03						3.47	
新疆	0.12				0.01		1.44	

10-1-4 续表5

地 区	流行性出血热		狂犬病		钩端螺旋体病		布鲁氏菌病	
	发病率（1/10万）	死亡率（1/10万）	发病率（1/10万）	死亡率（1/10万）	发病率（1/10万）	死亡率（1/10万）	发病率（1/10万）	死亡率（1/10万）
总 计	**0.58**	**0.00**	**0.01**	**0.01**	**0.02**	**0.00**	**3.37**	
北 京	0.01	0.01	0.00	0.00			0.23	
天 津	0.10		0.01	0.01			0.88	
河 北	0.35		0.00	0.00			3.91	
山 西	0.05		0.00	0.00	0.00		9.02	
内蒙古	0.22	0.00	0.01	0.01			62.78	
辽 宁	1.06	0.00					6.81	
吉 林	0.95	0.01					4.22	
黑龙江	2.35	0.02					7.69	
上 海	0.01						0.02	
江 苏	0.23	0.00	0.02	0.01			0.21	
浙 江	0.46		0.01	0.01	0.10		0.21	
安 徽	0.28	0.00	0.02	0.01	0.04		0.36	
福 建	0.87		0.00	0.00	0.05		0.28	
江 西	1.03	0.01	0.01	0.01	0.02	0.00	0.11	
山 东	0.53	0.00					2.36	
河 南	0.22	0.00	0.03	0.02			3.23	
湖 北	1.03	0.02	0.02	0.02	0.00		0.12	
湖 南	0.95	0.00	0.09	0.09	0.07	0.00	0.23	
广 东	0.16		0.01	0.01	0.02		0.31	
广 西	0.01		0.02	0.02	0.02		0.24	
海 南					0.02		0.12	
重 庆	0.04				0.05		0.17	
四 川	0.08		0.02	0.02	0.08	0.00	0.15	
贵 州	0.07		0.03	0.02	0.02		0.14	
云 南	0.43	0.00	0.01	0.01			0.78	
西 藏	0.06						1.31	
陕 西	5.29	0.01	0.02	0.02	0.01		2.80	
甘 肃	0.48		0.00	0.00	0.01		11.17	
青 海	0.03						4.33	
宁 夏	0.20	0.03	0.01	0.01			42.24	
新 疆							11.93	

10-1-4 续表6

地 区	炭疽		流行性乙型脑炎		肺结核		疟疾		登革热	
	发病率(1/10万)	死亡率(1/10万)	发病率(1/10万)	死亡率(1/10万)	发病率(1/10万)	死亡率(1/10万)	发病率(1/10万)	死亡率(1/10万)	发病率(1/10万)	死亡率(1/10万)
总 计	**0.02**		**0.02**	**0.00**	**47.76**	**0.14**	**0.07**	**0.00**	**0.06**	
北 京			0.00		28.56	0.06	0.04			
天 津					20.51	0.03	0.02		0.01	
河 北	0.01		0.01		32.93	0.06	0.04		0.00	
山 西	0.00		0.02	0.00	29.74	0.03	0.02			
内蒙古	0.06				39.41	0.09				
辽 宁	0.01				43.89	0.47	0.04			
吉 林			0.00		31.76	0.12	0.01			
黑龙江	0.01				40.83	0.30	0.01			
上 海			0.00		24.33	0.12	0.06		0.03	
江 苏			0.00		28.40	0.07	0.11		0.01	
浙 江			0.01		41.92	0.12	0.09		0.03	
安 徽			0.04	0.00	41.87	0.10	0.05		0.01	
福 建					40.82	0.07	0.11	0.01	0.05	
江 西			0.00	0.00	56.02	0.11	0.03		0.01	
山 东			0.04		24.74	0.09	0.07		0.01	
河 南	0.01		0.06	0.00	43.27	0.11	0.07		0.01	
湖 北					52.86	0.09	0.06	0.00	0.00	
湖 南			0.01		75.94	0.17	0.07		0.00	
广 东			0.01		50.40	0.08	0.13	0.00	0.05	
广 西			0.01		70.39	0.20	0.14		0.75	
海 南					83.38	0.30	0.03		0.03	
重 庆			0.01		66.69	0.33	0.03		0.02	
四 川	0.06		0.03	0.00	55.19	0.14	0.09		0.01	
贵 州	0.00		0.03		96.54	0.12	0.01			
云 南	0.00		0.09		60.07	0.16	0.27		0.51	
西 藏	0.31				150.13	0.20				
陕 西	0.00		0.05	0.00	47.26	0.10	0.08			
甘 肃	0.14		0.05		30.67	0.05	0.02			
青 海	1.20				93.85	0.15				
宁 夏	0.14		0.03		29.74	0.13	0.03			
新 疆	0.03				109.89	0.73	0.02			

10-1-4 续表7

地 区	血吸虫		新生儿破伤风		人禽流感		人感染 H7N9 禽流感		新冠肺炎	
	发病率（1/10 万）	死亡率（1/10 万）	发病率（‰）	死亡率（‰）	发病率（1/10 万）	死亡率（1/10 万）	发病率（1/10 万）	死亡率（1/10 万）	发病率（1/10 万）	死亡率（1/10 万）
总 计	**0.00**		**0.00**	**0.00**					**6.20**	**0.33**
北 京	0.01								4.41	0.04
天 津									1.86	0.02
河 北			0.00						0.51	0.01
山 西									0.59	
内蒙古									1.39	0.00
辽 宁									0.75	0.00
吉 林									0.58	0.01
黑龙江									2.57	0.03
上 海									5.25	0.03
江 苏			0.00						0.83	
浙 江			0.00						2.21	0.00
安 徽	0.03		0.00						1.56	0.01
福 建			0.00						1.24	0.00
江 西	0.02								2.01	0.00
山 东	0.00		0.00						0.83	0.01
河 南			0.00						1.35	0.02
湖 北	0.00								114.93	7.61
湖 南	0.00								1.47	0.01
广 东			0.01						1.49	0.01
广 西	0.00		0.01						0.53	0.00
海 南			0.01						1.82	0.06
重 庆									1.88	0.02
四 川	0.00		0.00	0.00					0.98	0.00
贵 州									0.41	0.01
云 南	0.00		0.00						0.45	0.00
西 藏									0.03	
陕 西									1.27	0.01
甘 肃			0.00						0.68	0.01
青 海									0.30	
宁 夏									1.08	
新 疆	0.00		0.00						3.88	0.01

10-2-1 我国居民高血压患病率（%）

分组	2012年			2018年		
	合计	城市	农村	合计	城市	农村
合计	**25.2**	**26.8**	**23.5**	**27.5**	**25.7**	**29.4**
男性	26.2	28.1	24.2	30.8	30.3	31.4
女性	24.1	25.4	22.8	24.2	21.2	27.4
18～44岁小计	10.6	11.3	10.0	13.3	13.2	13.3
男性	13.6	14.6	12.7	18.6	19.3	17.8
女性	7.3	7.6	6.9	8.0	7.2	8.9
45～59岁小计	35.7	36.6	34.7	37.8	36.9	38.7
男性	35.9	37.9	33.6	40.5	41.5	39.6
女性	35.5	35.2	35.9	35.1	32.3	37.8
60岁及以上小计	58.9	60.6	57.0	59.2	59.2	59.3
男性	56.5	57.6	55.3	57.5	58.2	56.9
女性	61.2	63.4	58.7	61.0	60.2	61.6

资料来源：2012、2018年中国居民营养与健康监测。

10-2-2 我国居民高血压治疗率（%）

分组	2012年			2018年		
	合计	城市	农村	合计	城市	农村
合计	**32.8**	**36.0**	**29.0**	**34.9**	**37.5**	**32.4**
男性	28.4	31.4	24.7	30.8	33.5	27.9
女性	38.0	41.5	33.9	40.1	43.3	37.5
18～44岁小计	13.9	15.1	12.5	16.6	17.7	15.2
男性	11.8	13.1	10.4	16.1	16.5	15.6
女性	18.4	19.9	16.9	17.8	21.1	14.5
45～59岁小计	34.3	36.6	31.2	36.1	40.3	32.3
男性	30.8	34.2	26.0	33.8	38.8	28.8
女性	38.1	39.4	36.5	38.8	42.2	36.0
60岁及以上小计	43.5	48.5	37.9	47.3	53.1	42.7
男性	41.5	45.8	36.9	43.5	51.2	37.4
女性	45.3	50.8	38.8	50.6	54.9	47.3

资料来源：2012、2018年中国居民营养与健康监测；为保证数据可比性，2012年数据已进行加权调整。

10-3-1　前十位恶性肿瘤死亡率（合计）

顺位	2004～2005		1990～1992		1973～1975	
	疾病名称	死亡率（1/10万）	疾病名称	死亡率（1/10万）	疾病名称	死亡率（1/10万）
1	肺癌	30.83	胃癌	25.16	胃癌	19.54
2	肝癌	26.26	肝癌	20.37	食管癌	18.83
3	胃癌	24.71	肺癌	17.54	肝癌	12.54
4	食管癌	15.21	食管癌	17.38	肺癌	7.09
5	结直肠癌	7.25	结直肠癌	5.30	子宫颈癌	5.23
6	白血病	3.84	白血病	3.64	结直肠癌	4.60
7	脑瘤	3.13	子宫颈癌	1.89	白血病	2.72
8	女性乳腺癌	2.90	鼻咽癌	1.74	鼻咽癌	2.32
9	胰腺癌	2.62	女性乳腺癌	1.72	女性乳腺癌	1.65
10	骨癌	1.70				
	恶性肿瘤总计	134.80	恶性肿瘤总计	108.26	恶性肿瘤总计	83.65

资料来源：1973～1975年、1990～1992年、2004～2005年中国恶性肿瘤死亡抽样回顾调查。

10-3-2　前十位恶性肿瘤死亡率（男）

顺位	2004～2005		1990～1992		1973～1975	
	疾病名称	死亡率（1/10万）	疾病名称	死亡率（1/10万）	疾病名称	死亡率（1/10万）
1	肺癌	41.34	胃癌	32.84	胃癌	25.12
2	肝癌	37.54	肝癌	29.01	食管癌	23.34
3	胃癌	32.46	肺癌	24.03	肝癌	17.60
4	食管癌	20.65	食管癌	22.14	肺癌	9.28
5	结直肠癌	8.19	结直肠癌	5.76	结直肠癌	4.85
6	白血病	4.27	白血病	3.96	白血病	3.00
7	脑瘤	3.50	鼻咽癌	2.34	鼻咽癌	2.94
8	胰腺癌	2.94				
9	膀胱癌	2.13				
10	鼻咽癌	2.05				
	恶性肿瘤总计	169.19	恶性肿瘤总计	134.91	恶性肿瘤总计	96.31

10-3-3　前十位恶性肿瘤死亡率（女）

顺位	2004～2005		1990～1992		1973～1975	
	疾病名称	死亡率（1/10万）	疾病名称	死亡率（1/10万）	疾病名称	死亡率（1/10万）
1	肺癌	19.84	胃癌	17.02	食管癌	14.11
2	胃癌	16.59	食管癌	12.34	胃癌	13.72
3	肝癌	14.44	肝癌	11.21	子宫颈癌	10.70
4	食管癌	9.51	肺癌	10.66	肝癌	7.26
5	结直肠癌	6.26	结直肠癌	4.82	肺癌	4.79
6	女性乳腺癌	5.90	子宫颈癌	3.89	结直肠癌	4.33
7	白血病	3.41	女性乳腺癌	3.53	女性乳腺癌	3.37
8	宫颈癌	2.86	白血病	3.30	白血病	2.42
9	脑瘤	2.74	鼻咽癌	1.10	鼻咽癌	1.67
10	子宫癌	2.71				
	恶性肿瘤总计	98.97	恶性肿瘤总计	80.04	恶性肿瘤总计	70.43

10-3-4 前十位恶性肿瘤死亡率（城市）

顺位	2004～2005		1990～1992		1973～1975	
	疾病名称	死亡率（1/10万）	疾病名称	死亡率（1/10万）	疾病名称	死亡率（1/10万）
1	肺癌	40.98	肺癌	27.50	胃癌	20.19
2	肝癌	24.93	肝癌	19.50	肝癌	14.05
3	胃癌	22.97	胃癌	19.44	食管癌	13.59
4	食管癌	10.97	食管癌	9.62	肺癌	12.61
5	结直肠癌	9.78	结直肠癌	6.98	子宫颈癌	5.81
6	胰腺癌	4.44	白血病	3.66	结直肠癌	5.29
7	白血病	4.17	女性乳腺癌	2.56	白血病	3.17
8	女性乳腺癌	3.98	鼻咽癌	1.93	鼻咽癌	2.60
9	脑瘤	3.27	子宫颈癌	1.58	女性乳腺癌	2.17
10	胆囊癌	2.13				
	恶性肿瘤总计	146.57	恶性肿瘤总计	92.77	恶性肿瘤总计	91.80

10-3-5 前十位恶性肿瘤死亡率（农村）

顺位	2004～2005		1990～1992		1973～1975	
	疾病名称	死亡率（1/10万）	疾病名称	死亡率（1/10万）	疾病名称	死亡率（1/10万）
1	肝癌	26.93	胃癌	27.16	食管癌	20.81
2	肺癌	25.71	肝癌	20.67	胃癌	19.18
3	胃癌	25.58	食管癌	20.10	肝癌	12.02
4	食管癌	17.34	肺癌	14.05	肺癌	5.13
5	结直肠癌	5.96	结直肠癌	4.72	子宫颈癌	5.05
6	白血病	3.68	白血病	3.63	结直肠癌	4.35
7	脑瘤	2.80	子宫颈癌	2.00	白血病	2.55
8	女性乳腺癌	2.35	鼻咽癌	1.67	鼻咽癌	2.22
9	胰腺癌	1.70	女性乳腺癌	1.42	女性乳腺癌	1.45
10	骨癌	1.61				
	恶性肿瘤总计	128.63	恶性肿瘤总计	106.76	恶性肿瘤总计	80.79

10-4-1 2020年血吸虫病防治情况

地区	流行县数（个）	流行乡数（个）	流行村人口数（万人）	达到传播控制标准县数（个）	达到传播阻断及以上标准县数（个）	现有病人数（人）	其中晚期病人数（人）	治疗及扩大化疗人数（人）
总计	**450**	**3352**	**7137.04**	**15**	**435**	**29522**	**29517**	**983317**
上海	8	80	262.00		8	1		1
江苏	64	471	1420.51		64	2526	2526	5225
浙江	54	460	947.52		54	896	896	1331
安徽	50	357	712.29	4	46	5214	5213	116267
福建	16	74	92.92		16			
江西	39	295	513.57	11	28	5609	5607	96851
湖北	63	521	1010.73		63	7474	7474	294557
湖南	41	281	690.67		41	5806	5805	211532
广东	14	35	46.71		14			
广西	20	69	96.79		20			
四川	63	635	1147.15		63	1453	1453	203605
云南	18	74	196.18		18	543	543	53948

10-4-2 2020年血吸虫病查灭螺情况

地区	实际钉螺情况			年内查螺情况				灭螺总面积（万平方米）	
	有螺乡数（个）	有螺村数（个）	实有钉螺面积（万平方米）	年内查螺乡数（个）	年内查出有螺乡数（个）	查出钉螺面积（万平方米）	内：新发现有螺面积（万平方米）		环改灭螺面积（万平方米）
总计	**1557**	**8156**	**364950.4**	**2953**	**1436**	**206125.2**	**1174.6**	**136142**	**1464.2**
上海	8	13	0.8	58	7	0.5	0.4	174.8	0.0
江苏	98	259	1906.9	463	95	1893.7	1.7	11223.1	215.9
浙江	88	289	71.5	404	81	36.8	2.1	1937.0	1.7
安徽	217	1035	26238.9	323	213	19413.7	13.2	10076.2	69.1
福建	8	13	16.8	37	8	16.8	0	27.6	0.1
江西	151	664	83591.9	224	130	26618.7	0.9	10139.0	217.6
湖北	347	2704	71099.0	462	341	52400.5	1155.6	34882.0	868.3
湖南	145	605	172493.8	280	138	100259.2	0	33986.1	42.5
广东	2	2	6.5	28	2	6.5	0.7	83.1	18.3
广西	6	8	6.3	53	6	6.3	0	18.7	0.1
四川	432	2315	8461.9	550	361	4472.9	0	24361.4	30.0
云南	55	249	1056.1	71	54	999.6	0	9233.0	0.6

10-5-1　2020年克山病防治情况

地区	病区县		病区乡镇		已控制县数（个）	消除县数（个）	现症病人数（人）	
	个数	人口数（万人）	个数	人口数（万人）			潜在型	慢型
总　计	**330**	**12570.31**	**2621**	**5904.8**	**330**	**330**	**2490**	**1922**
河　北	11	339	73	72.63	11	11	70	13
山　西	11	122.28	17	17.79	11	11	95	15
内蒙古	12	459.93	82	128.01	12	12	274	247
辽　宁	4	116.2	46	86.7	4	4	51	4
吉　林	38	1170	319	681.89	38	38	981	179
黑龙江	66	2132.62	234	480.72	66	66	60	103
山　东	19	1459.28	185	1125	19	19		240
河　南	3	158.97	20	47.92	3	3	5	14
湖　北	1	90.28	2	10.64	1	1		0
四　川	55	2177.25	846	1076.77	55	55	174	134
贵　州	1	145.44	7	75.1	1	1		
云　南	42	1581.85	220	811.98	42	42	101	167
西　藏	1	5.68	2	1.25	1	1	4	2
重　庆	9	791.61	141	430.44	9	9	2	39
陕　西	29	754.54	174	358.41	29	29	560	236
甘　肃	28	1065.38	253	499.55	28	28	113	529

10-5-2　2020年大骨节病防治情况

地区	病区县		病区乡镇		已控制县数（个）	消除县数（个）	临床Ⅰ度及以上病人（人）
	个数	人口数（万人）	个数	人口数（万人）			
总　计	**379**	**10332.73**	**2062**	**3552.24**	**379**	**379**	**177763**
河　北	7	240.52	49	50.02	7	7	487
山　西	35	748.47	121	193.55	35	35	2532
内蒙古	18	544.71	124	222.95	18	18	20345
辽　宁	5	127.83	60	100.58	5	5	732
吉　林	40	1421.55	321	676.04	40	40	5660
黑龙江	80	2538.92	365	703.99	80	80	21846
山　东	1	94.50	4	20.00	1	1	367
河　南	5	229.93	33	69.54	5	5	1997
四　川	32	681.10	142	76.86	32	32	34840
西　藏	54	224.44	151	67.40	54	54	6980
陕　西	62	2197.49	312	703.37	62	62	58503
甘　肃	37	1261.32	374	665.05	37	37	23268
青　海	3	21.95	6	2.89	3	3	206

10-5-3　2020年地方性氟中毒（水型）防治情况

地区	病区县数（个）	控制县数（个）	病区村（个）	病区村人口数（万人）	已改水		现症病人数（人）	
					村数（个）	受益人口（万人）	氟斑牙	氟骨症
总　计	**1041**	**953**	**73901**	**6625.4**	**72773**	**6500.3**	**297356**	**66303**
北　京	9	9	194	31.8	194	31.6	388	19
天　津	10	2	2028	277.3	2026	274.5	50591	32
河　北	97	96	8696	944.2	8632	942.3	43068	315
山　西	62	62	3885	442.0	3885	439.8	11861	5434
内蒙古	85	85	9448	401.8	8619	389.0	9123	3848
辽　宁	55	50	2496	157.4	2363	152.5	1533	1462
吉　林	16	14	2924	168.3	2924	168.3	2503	1624
黑龙江	24	24	2090	90.1	2089	90.1	529	656
江　苏	26	21	2011	435.7	2011	432.1	22830	1434
浙　江	33	33	295	17.5	295	17.5	122	71
安　徽	25	17	1725	550.0	1725	550.0	46813	6907
福　建	36	36	152	7.3	152	7.3	51	100
江　西	21	21	32	6.7	32	6.6	65	27
山　东	111	95	9462	926.1	9456	925.3	24248	602
河　南	112	86	17442	1244.5	17432	1163.2	59183	1338
湖　北	31	31	195	31.2	195	31.2	164	29
湖　南	9	9	22	3.4	22	3.0	57	15
广　东	40	40	377	91.9	377	91.3	891	6
广　西	15	15	193	12.1	193	10.7	142	117
重　庆	6	6	6	2.6	6	2.6	8	
四　川	12	6	97	15.5	97	15.5	1198	380
云　南	12	12	129	8.4	129	8.4	177	243
西　藏	7	7	35	3.0	35	3.0	109	162
陕　西	61	54	3844	441.0	3762	434.3	6758	38632
甘　肃	48	48	2002	135.9	2001	135.8	3044	2061
青　海	18	18	328	32.7	328	32.7	686	10
宁　夏	19	17	3197	96.4	3197	90.7	5729	682
新　疆	41	39	596	51.0	596	51.0	5485	97

10-5-4　2020年地方性氟中毒（燃煤污染型）防治情况

地区	病区县数（个）	基本控制县数（个）	消除县数（个）	病区村（个）	病区村人口数（万人）	病区户数	已改炉改灶		现症病人数（人）	
							户数	受益人口（万人）	氟斑牙	氟骨症
总　计	**171**	**13**	**158**	**31822**	**3384.6**	**9378798**	**9285084**	**3389.9**	**62447**	**160513**
山　西	20		20	3287	226.7	731905	703841	252.8	7647	535
辽　宁	2		2	2	0.1	191	191	0.1		6
江　西	7		7	409	115.5	269403	267493	114.5	2029	35
河　南	3		3	83	13.7	35487	35487	13.7	237	
湖　北	15		15	717	90.2	299997	290134	95.5	927	207
湖　南	28	1	27	2123	274.6	733328	733038	273.4	2720	26
广　西	2		2	55	21.6	60073	60073	21.6	174	5846
四　川	23	2	21	1533	264.9	727686	720133	260.6	5058	4628
贵　州	37	8	29	7248	1653.5	4596525	4558852	1637.4	31424	56986
云　南	13	2	11	14345	377.5	908276	903062	375.3	9413	76992
重　庆	13		13	653	137.5	409898	409898	136.7	2219	13408
陕　西	8		8	1367	208.7	606029	602882	208.2	599	1844

10-5-5　2020年地方性砷中毒（水型）防治情况

地区	病区县		病区村（个）	病区村人口数（万人）	已改水		病人数（人）
	个数	人口数（万人）			村数（个）	受益人口（万人）	
总　计	**120**	**4625.6**	**2558**	**152.4**	**2537**	**154.1**	**4941**
山　西	16	646.2	157	21.3	157	21.3	1400
内蒙古	27	496.7	1171	29.9	1150	29.9	2006
吉　林	7	333.2	325	11.4	325	11.4	101
江　苏	5	402.0	33	6.8	33	6.8	1
安　徽	13	1072.2	99	13.1	99	11.6	71
河　南	6	524.5	26	4.9	26	4.9	
湖　北	2	193.0	53	7.7	53	7.7	8
四　川	3	14.6	10	1.6	10	2.3	6
云　南	9	312.7	42	5.8	42	5.8	27
陕　西	3	115.0	13	1.2	13	1.2	417
甘　肃	8	160.7	69	2.1	69	2.1	145
青　海	4	39.5	22	1.7	22	4.3	521
宁　夏	6	21.7	156	2.6	156	2.6	134
新　疆	11	293.5	382	42.5	382	42.5	104

10-5-6　2020年地方性砷中毒（燃煤污染型）防治情况

地区	病区县		病区村（个）	病区村人口数（万人）户数	病区户数（户）	已改炉改灶		病人数（人）
	个数	人口数（万人）				户数	受益人口（万人）	
总　计	**12**	**492.4**	**1393**	**216.1**	**624418**	**621105**	**215.6**	**3777**
贵　州	4	242.6	26	7.4	18389	18223	7.3	725
陕　西	8	249.8	1367	208.7	606029	602882	208.2	3052

10-5-7 2020年碘缺乏病防治情况

地区	工作县		现症病人数（人）		居民户碘盐监测		
	个数	人口数（万人）	Ⅱ度甲肿	克汀病	碘盐份数	合格碘盐份数	非碘盐份数
总　计	**2816**	**131175.3**	**32480**	**12763**	**836919**	**805014**	**23168**
北　京	16	2153.6	35		4591	4319	341
天　津	16	1108.2	1250	-	3397	2776	1647
河　北	162	7304.4	765	110	46039	43639	1812
山　西	117	-	3376	594	34887	33565	368
内蒙古	103	2534.0	17	73	30315	29127	490
辽　宁	100	4374.6	2071	1446	29884	29278	311
吉　林	60	2605.5	1205	509	11985	11681	27
黑龙江	125	3745.8	2989	95	35616	35232	178
上　海	16	2428.1			3729	2981	1933
江　苏	95	7936.0	93		28662	27760	572
浙　江	89	5850.0	178	5	23952	22583	4697
安　徽	104	6382.8	664	109	30036	29349	742
福　建	84	4154.0	114	23	24772	24198	1177
江　西	100	4721.7	186	69	29899	28946	106
山　东	117	8048.5	44	16	31051	27701	4831
河　南	155	10508.8	2913	99	30942	29545	703
湖　北	94	5467.2	639	412	28542	27367	101
湖　南	122	6831.3	200	50	36527	35212	146
广　东	124	11521.0	20	2	36822	36337	500
广　西	111	5695.4			33479	32490	357
海　南	21	932.0	110	-	6355	6182	91
重　庆	39	3124.0			11906	11352	72
四　川	185	8375.0		1	54719	52823	337
贵　州	88	4286.2	4428	5144	26768	25849	19
云　南	129	4858.0	1133	6	39140	37804	136
西　藏	74	363.8			21657	3785	256
陕　西	110	-	5014	1592	34728	33835	33
甘　肃	87	2768.0	3279	1961	26118	25137	165
青　海	43	557.6	-	43	12836	12181	114
宁　夏	22	-	61	114	6577	6232	53
新　疆	108	2539.8	1696	290	32209	31282	32

10-6　2019年健康教育专业机构服务情况

地　区	健康教育服务情况				传播材料制作				主办网站（个）	健康教育培训人次数
	技术咨询与政策建议（次）	公众健康教育活动（次）	与媒体合办栏目（个）	与媒体合作播放信息（次）	平面材料（万份）	音像制品（万份）	手机短信（万条）	实物（万个）		
总　计	**10217**	**72728**	**4124**	**312280**	**39407**	**132**	**11608**	**4883**	**1015**	**1476942**
北　京	115	205	22	505	294			33	7	18263
天　津	54	427	42	1326	356			43	4	8394
河　北	244	2706	158	6954	638		141	152	29	74599
山　西	40	1149	159	23936	1148	14	254	221	3	51202
内蒙古	284	6427	235	19549	1384	3	286	271	53	85380
辽　宁	88	2716	64	2625	1032	1	56	116	13	32260
吉　林	168	1284	29	616	437	1	8	77	12	11892
黑龙江	226	1759	128	704	648	1	37	98	22	33043
上　海	41	484	18	1115	649		225	178	11	26105
江　苏	43	2547	64	859	2399		2	82	50	18928
浙　江	677	2885	192	6952	1640	1	803	160	30	29567
安　徽	116	1581	138	7138	1241	1	469	167	36	25256
福　建	221	1366	69	2513	436		547	85	17	11929
江　西	959	2968	215	10940	1315	2	637	185	61	120212
山　东	819	3278	402	15073	2351	13	611	251	82	115170
河　南	974	5418	194	14912	2399	4	694	267	44	144155
湖　北	272	2715	214	17867	2469	1	437	91	59	41769
湖　南	758	3893	289	17648	2630	15	1452	246	81	125419
广　东	394	3515	169	8775	3351	3	470	82	33	80500
广　西	139	876	74	5406	804	11	541	117	23	38268
海　南	108	392	44	4782	724		37	31	20	11607
重　庆	98	650	88	7272	1427		830	81	8	16124
四　川	1458	5184	339	20914	2641	17	1067	439	105	77691
贵　州	70	2236	125	44674	756	1	189	93	50	19590
云　南	94	1849	125	19340	2364	1	232	516	20	25900
西　藏	24	603	26	4114	214	14	88	64	7	6474
陕　西	349	4565	184	12399	1709	17	586	312	57	40787
甘　肃	794	5373	136	16778	850	4	381	116	43	72123
青　海	334	1830	65	7986	415	1	120	108	17	72193
宁　夏	47	455	56	3741	188	1	155	84	7	27244
新　疆	209	1392	61	4867	497	3	255	118	11	14898

注：平面材料包括传单 / 折页、小册子 / 书籍、宣传画；与媒体合办栏目包括电视台、广播电台、报刊。

十一、居民病伤死亡原因

简要说明

一、本章主要介绍我国居民病伤死亡原因，内容包括城市、农村地区居民粗死亡率及死因顺位，分性别、疾病别、年龄别死亡率。

二、本章数据来源于居民病伤死亡原因年报。

三、资料范围

2000年城市地区包括北京、天津、长春、沈阳、大连、鞍山、上海、南京、杭州、武汉、广州、成都、重庆和西安14个大城市，苏州、徐州、合肥、安庆、马鞍山、铜陵、厦门、福州、平顶山、信阳、宜昌、黄石、长沙、湘潭、衡阳、常德、佛山、自贡、桂林和乌鲁木齐20个中小城市；农村地区包括北京市、天津市、上海市全部市辖县和江苏、浙江、安徽、福建、河南、湖北、湖南、广东、重庆、四川、贵州、甘肃15个省（直辖市）90个县（县级市）。

2005年城市地区包括北京、天津、上海、哈尔滨、长春、沈阳、大连、鞍山、南京、杭州、郑州、武汉、广州、重庆、成都、昆明、西安17个大城市，苏州、徐州、合肥、安庆、蚌埠、马鞍山、铜陵、福州、厦门、宜昌、黄石、长沙、衡阳、常德、湘潭、佛山、中山、三明、桂林、自贡、乌鲁木齐21个中小城市；农村地区包括北京、天津、上海市全部市辖县和江苏、浙江、安徽、福建、河南、湖北、湖南、广东、重庆、四川、贵州、甘肃15个省（直辖市）78个县（县级市）。

2010年城市地区包括北京、沈阳、大连、鞍山、哈尔滨、上海、广州、成都、昆明、西安10个大城市，徐州、合肥、蚌埠、马鞍山、铜陵、安庆、常德、佛山、自贡等9个中小城市；农村地区包括北京市、天津市、上海市全部市辖县和江苏、安徽、河南、湖北、广东、四川9个省（直辖市）34个县（县级市）。

2020年包括全国31个省的161个区（城市地区）和361个县或县级市（农村地区）。

四、2000年采用ICD-9国际疾病分类统计标准。2002年起采用ICD-10国际疾病分类统计标准。

主要指标解释

性别年龄别死亡率　指分性别年龄别计算的死亡率。计算公式：男（女）性某年龄别死亡率＝男（女）性某年龄别死亡人数／男（女）性同年龄平均人口数。

11-1-1　2005年城市居民主要疾病死亡率及构成

疾病名称	合计			男			女		
	死亡率（1/10万）	构成（%）	位次	死亡率（1/10万）	构成（%）	位次	死亡率（1/10万）	构成（%）	位次
传染病（不含呼吸道结核）	3.61	0.66	13	4.86	0.79	11	2.32	0.48	14
呼吸道结核	2.84	0.52	15	4.16	0.68	15	1.46	0.30	17
寄生虫病	0.06	0.01	20	0.07	0.01	19	0.05	0.01	20
恶性肿瘤	124.86	22.74	1	159.77	26.05	1	88.51	18.36	3
血液、造血器官及免疫疾病	0.93	0.17	18	0.83	0.13	17	1.04	0.21	18
内分泌、营养和代谢疾病	13.75	2.50	7	11.81	1.92	7	15.77	3.27	6
精神障碍	5.19	0.95	10	4.85	0.79	12	5.55	1.15	10
神经系统疾病	4.60	0.84	11	4.87	0.79	13	4.32	0.90	11
心脏病	98.22	17.89	3	99.49	16.22	3	96.88	20.09	2
脑血管病	111.02	20.22	2	116.63	19.01	2	105.19	21.82	1
呼吸系统疾病	69.00	12.57	4	75.88	12.37	4	61.85	12.83	4
消化系统疾病	18.10	3.30	6	22.54	3.68	6	13.46	2.79	8
肌肉骨骼和结缔组织疾病	1.16	0.21	17	0.77	0.13	18	1.57	0.33	16
泌尿生殖系统疾病	8.58	1.56	9	8.92	1.45	9	8.21	1.70	9
妊娠、分娩和产褥期并发症	0.28	0.05	19				0.50	0.10	19
起源于围生期某些情况	3.50	0.64	14	3.68	0.60	14	3.23	0.67	13
先天畸形、变形和染色体异常	1.85	0.34	16	2.04	0.33	16	1.65	0.34	15
诊断不明	4.09	0.74	12	4.82	0.79	10	3.33	0.69	12
其他疾病	11.98	2.18	8	9.14	1.49	8	14.94	3.10	7
损伤和中毒外部原因	45.28	8.25	5	56.84	9.27	5	33.22	6.89	5

11-1-2　2010年城市居民主要疾病死亡率及构成

疾病名称	合计			男			女		
	死亡率（1/10万）	构成（%）	位次	死亡率（1/10万）	构成（%）	位次	死亡率（1/10万）	构成（%）	位次
传染病（不含呼吸道结核）	4.44	0.72	11	5.79	0.82	11	3.04	0.57	12
呼吸道结核	2.32	0.38	14	3.47	0.49	13	1.13	0.21	18
寄生虫病	0.13	0.02	18	0.15	0.02	19	0.10	0.02	20
恶性肿瘤	162.87	26.33	1	201.99	28.77	1	122.35	22.99	2
血液、造血器官及免疫疾病	1.50	0.24	17	1.48	0.21	17	1.52	0.29	17
内分泌、营养和代谢疾病	18.13	2.93	6	16.63	2.37	7	19.69	3.70	6
精神障碍	2.90	0.47	13	2.82	0.40	14	2.98	0.56	13
神经系统疾病	5.84	0.94	10	6.33	0.90	10	5.34	1.00	10
心脏病	129.19	20.88	2	135.15	19.25	3	123.02	23.12	1
脑血管病	125.15	20.23	3	137.30	19.55	2	112.56	21.15	3
呼吸系统疾病	68.32	11.04	4	78.06	11.12	4	58.22	10.94	4
消化系统疾病	16.96	2.74	7	20.76	2.96	6	13.03	2.45	7
肌肉骨骼和结缔组织疾病	1.61	0.26	16	1.21	0.17	18	2.02	0.38	14
泌尿生殖系统疾病	7.20	1.16	9	7.98	1.14	8	6.40	1.20	9
妊娠、分娩产褥期并发症	0.11	0.02	18				0.22	0.04	19
围生期疾病	2.03	0.33	15	2.34	0.33	15	1.70	0.32	16
先天畸形、变形和染色体异常	2.02	0.33	15	2.12	0.30	16	1.92	0.36	15
诊断不明	4.12	0.67	12	4.99	0.71	12	3.21	0.60	11
其他疾病	9.58	1.55	8	7.61	1.08	9	11.63	2.19	8
损伤和中毒外部原因	38.09	6.16	5	48.43	6.90	5	27.38	5.15	5

11-1-3 2015年城市居民主要疾病死亡率及构成

疾病名称	合计			男			女		
	死亡率(1/10万)	构成(%)	位次	死亡率(1/10万)	构成(%)	位次	死亡率(1/10万)	构成(%)	位次
传染病(含呼吸道结核)	6.78	1.09	9	9.31	1.31	8	4.18	0.79	10
寄生虫病	0.04	0.01	17	0.07	0.01	16	0.02	0.00	17
恶性肿瘤	164.35	26.44	1	207.22	29.11	1	120.56	22.77	2
血液、造血器官及免疫疾病	1.22	0.20	15	1.21	0.17	15	1.23	0.23	15
内分泌、营养和代谢疾病	19.25	3.10	6	18.47	2.59	6	20.04	3.79	6
精神障碍	2.79	0.45	11	2.73	0.38	11	2.86	0.54	11
神经系统疾病	6.90	1.11	8	7.16	1.01	10	6.64	1.25	8
心脏病	136.61	21.98	2	141.01	19.81	3	132.11	24.95	1
脑血管病	128.23	20.63	3	141.54	19.89	2	114.64	21.65	3
呼吸系统疾病	73.36	11.80	4	84.98	11.94	4	61.49	11.62	4
消化系统疾病	14.27	2.30	7	17.62	2.47	7	10.84	2.05	7
肌肉骨骼和结缔组织疾病	1.79	0.29	12	1.37	0.19	14	2.23	0.42	12
泌尿生殖系统疾病	6.52	1.05	10	7.48	1.05	9	5.54	1.05	9
妊娠、分娩产褥期并发症	0.07	0.01	16				0.15	0.03	16
围生期疾病	1.70	0.27	14	2.03	0.28	12	1.37	0.26	14
先天畸形、变形和染色体异常	1.73	0.28	13	1.93	0.27	13	1.53	0.29	13
损伤和中毒外部原因	37.63	6.05	5	49.01	6.89	5	26.01	4.91	5
诊断不明	2.26	0.36		3.00	0.42		1.52	0.29	
其他疾病	6.15	0.99		4.92	0.69		7.41	1.40	

11-1-4　2020年城市居民主要疾病死亡率及构成

疾病名称	合计			男			女		
	死亡率（1/10万）	构成（%）	位次	死亡率（1/10万）	构成（%）	位次	死亡率（1/10万）	构成（%）	位次
传染病（含呼吸道结核）	5.49	0.86	10	7.58	1.05	10	3.33	0.61	10
寄生虫病	0.06	0.01	16	0.07	0.01	16	0.05	0.01	17
恶性肿瘤	161.40	25.43	1	202.00	28.06	1	119.53	21.86	3
血液、造血器官及免疫疾病	1.36	0.21	13	1.40	0.19	13	1.31	0.24	13
内分泌、营养和代谢疾病	22.79	3.59	6	22.41	3.11	6	23.19	4.24	6
精神障碍	3.15	0.50	11	2.98	0.41	11	3.33	0.61	11
神经系统疾病	9.06	1.43	8	8.91	1.24	8	9.21	1.68	8
心脏病	155.86	24.56	2	159.09	22.10	2	152.52	27.89	1
脑血管病	135.18	21.30	3	149.87	20.82	3	120.02	21.94	2
呼吸系统疾病	55.36	8.72	4	67.15	9.33	4	43.20	7.90	4
消化系统疾病	15.82	2.49	7	19.18	2.67	7	12.36	2.26	7
肌肉骨骼和结缔组织疾病	2.18	0.34	12	1.62	0.22	12	2.76	0.51	12
泌尿生殖系统疾病	6.64	1.05	9	7.70	1.07	9	5.55	1.01	9
妊娠、分娩产褥期并发症	0.05	0.01	17	0.00	0.00		0.10	0.02	16
围生期疾病	1.01	0.16	14	1.10	0.15	14	0.91	0.17	15
先天畸形、变形和染色体异常	0.99	0.16	15	1.04	0.14	15	0.93	0.17	14
损伤和中毒外部原因	35.87	5.65	5	43.98	6.11	5	27.51	5.03	5
诊断不明	3.22	0.51		4.32	0.60		2.09	0.38	
其他疾病	6.43	1.01		5.19	0.72		7.71	1.41	

11-2-1　2020年城市居民年龄别疾病别死亡率（1/10万）（合计）

疾病名称（ICD-10）	合计	不满1岁	1～	5～	10～	15～	20～	25～
总　计	**634.68**	**187.98**	**21.01**	**15.32**	**18.55**	**24.35**	**27.71**	**27.18**
一、传染病和寄生虫病小计	5.55	4.82	0.39	0.23	0.25	0.33	0.53	0.93
其中：传染病计	5.49	4.82	0.39	0.23	0.25	0.33	0.49	0.93
内：痢疾	0.00							
肠道其他细菌性传染病	0.10	0.40	0.05	0.05		0.05	0.00	0.00
呼吸道结核	1.36		0.00		0.00	0.07	0.16	0.16
破伤风	0.02				0.02			
脑膜炎球菌感染	0.08	0.50	0.03	0.07	0.02	0.02	0.00	0.05
败血症	0.43	3.22	0.13	0.02	0.02	0.02	0.04	0.05
性传播疾病	0.01	0.10						0.00
狂犬病	0.00							0.00
流行性乙型脑炎	0.00							0.00
病毒性肝炎	2.33			0.00	0.07	0.05	0.02	0.07
艾滋病	0.49	0.10				0.05	0.18	0.39
寄生虫病计	0.06						0.04	
内：血吸虫病	0.04							
二、肿瘤小计	164.26	3.22	2.96	3.17	3.04	4.33	3.99	4.67
其中：恶性肿瘤计	161.40	2.81	2.78	2.99	3.02	4.19	3.89	4.55
内：鼻咽癌	1.30		0.03		0.02	0.07	0.02	0.14
食管癌	10.08							0.04
胃癌	16.96				0.02	0.09	0.18	0.39
结肠、直肠和肛门癌	14.84					0.05	0.22	0.26
内：结肠癌	7.27						0.14	0.17
直肠癌	7.18					0.05	0.08	0.08
肝癌	21.88	0.20	0.15	0.11	0.07	0.23	0.16	0.52
胆囊癌	1.29		0.03			0.02		
胰腺癌	7.44			0.02	0.02		0.04	0.09
肺癌	48.34					0.14	0.16	0.30
乳腺癌	4.63						0.04	0.22
宫颈癌	2.20						0.06	0.10
卵巢癌	1.75		0.03		0.05	0.05	0.04	0.08
前列腺癌	2.58							0.01
膀胱癌	2.36							
脑及神经系统恶性肿瘤	3.74	0.30	0.85	1.22	0.81	0.80	0.75	0.64
白血病	3.64	1.41	0.85	1.00	1.22	1.61	1.20	0.89
良性肿瘤计	0.44	0.20	0.10	0.09		0.07	0.04	0.04
三、血液、造血器官及免疫疾病小计	1.36	1.81	0.33	0.27	0.29	0.28	0.30	0.22
其中：贫血	0.85	0.40	0.10	0.14	0.18	0.14	0.20	0.10
四、内分泌、营养和代谢疾病小计	22.79	2.51	0.28	0.14	0.20	0.40	0.59	0.29
其中：甲状腺疾患	0.11		0.03			0.05		0.01
糖尿病	20.17			0.05	0.07	0.19	0.40	0.18
五、精神和行为障碍小计	3.15			0.02	0.18	0.16	0.24	0.26
其中：痴呆	1.27							
六、神经系统疾病小计	9.06	4.72	1.77	2.08	1.51	2.01	1.54	1.07
其中：脑膜炎	0.09	0.50	0.08	0.07	0.02	0.02	0.04	0.01
帕金森病	1.37							
七、循环系统疾病小计	300.37	4.72	0.39	0.73	0.95	2.39	3.28	4.37
其中：心脏病计	155.86	4.22	0.33	0.57	0.70	1.64	2.17	2.80
内：慢性风湿性心脏病	3.18					0.07	0.02	0.07
高血压性心脏病	14.95			0.02	0.05	0.05	0.04	0.08
冠心病	126.91			0.02	0.05	0.49	1.03	1.75
内：急性心肌梗死	60.29			0.02	0.02	0.35	0.81	1.28

11-2-1 续表1

30～	35～	40～	45～	50～	55～	60～	65～	70～	75～	80～	85 岁及以上
42.96	**66.53**	**106.67**	**179.02**	**271.11**	**447.13**	**742.24**	**1241.23**	**2104.75**	**3633.67**	**6746.28**	**15981.96**
1.04	1.98	2.42	4.27	5.29	6.67	9.05	12.49	15.82	24.88	37.31	65.12
1.03	1.97	2.42	4.22	5.28	6.64	9.03	12.37	15.59	24.52	36.71	63.73
0.01	0.00										0.10
0.00	0.04	0.00	0.03	0.05	0.04	0.07	0.21	0.38	0.49	0.93	2.09
0.25	0.44	0.39	1.04	1.05	1.52	2.23	3.23	3.99	6.93	11.48	16.46
0.01			0.01	0.01	0.01	0.02	0.10	0.06	0.04	0.13	0.10
0.01	0.04	0.01	0.03	0.06	0.03	0.14	0.15	0.12	0.31	0.33	1.20
0.05	0.04	0.06	0.09	0.26	0.20	0.44	0.81	0.97	1.91	4.67	10.67
	0.00	0.01	0.00	0.01	0.01	0.03	0.02	0.00	0.00		0.10
	0.01		0.00	0.01		0.02	0.02	0.00			
			0.01								
0.17	0.62	1.28	1.95	2.89	3.86	4.74	5.97	7.23	9.91	12.08	16.26
0.41	0.60	0.54	0.75	0.63	0.38	0.63	0.79	1.09	1.15	1.13	1.00
0.01	0.01	0.00	0.05	0.01	0.03	0.02	0.12	0.24	0.36	0.60	1.40
0.01			0.02	0.00	0.01	0.02	0.06	0.18	0.31	0.60	1.20
9.88	17.90	34.57	61.62	99.79	182.25	314.13	486.64	707.09	970.15	1315.36	1772.13
9.59	17.43	33.87	60.21	98.11	179.74	309.33	479.03	696.85	954.61	1288.86	1730.64
0.22	0.35	0.70	1.05	1.58	2.15	2.86	4.04	4.90	4.80	4.47	5.19
0.05	0.10	0.45	1.62	4.19	9.69	19.68	30.62	50.21	72.76	89.18	114.59
0.58	1.59	2.86	5.12	8.49	15.79	30.05	50.53	82.10	108.88	150.05	191.28
0.86	1.22	2.68	4.28	7.11	12.99	24.97	39.74	62.05	93.20	147.32	219.91
0.49	0.65	1.27	2.15	2.99	5.92	11.52	18.40	30.08	45.53	75.36	120.58
0.36	0.55	1.34	1.94	3.86	6.73	12.72	20.30	30.55	45.31	68.22	94.35
1.75	3.78	8.80	14.85	21.12	32.92	44.80	64.97	82.15	105.42	127.69	157.38
0.01	0.08	0.14	0.21	0.39	1.12	2.28	3.98	6.29	7.15	13.02	19.05
0.19	0.38	0.92	2.34	4.16	8.58	15.60	22.48	34.18	46.07	60.74	74.70
1.11	2.28	5.21	10.76	22.49	48.83	99.14	159.99	229.19	313.80	403.63	497.86
0.70	1.71	2.80	4.79	5.71	7.99	9.86	11.83	11.96	13.90	22.03	36.30
0.38	0.67	1.52	2.48	3.31	4.06	4.04	5.51	6.32	7.77	9.08	8.88
0.15	0.32	0.62	1.53	2.13	3.16	3.84	5.64	5.79	6.09	8.54	8.48
		0.08	0.10	0.19	0.43	1.52	3.85	10.01	20.83	40.72	74.20
0.05	0.08	0.14	0.22	0.57	1.15	2.39	4.97	7.94	16.97	31.57	60.54
0.96	1.08	1.38	2.41	3.25	4.88	6.67	9.78	13.43	15.90	20.89	25.93
1.16	1.21	1.39	1.83	2.45	3.91	6.21	9.99	12.69	17.46	18.96	26.63
0.05	0.08	0.10	0.33	0.20	0.32	0.73	0.93	1.36	2.22	4.61	6.78
0.22	0.34	0.28	0.44	0.61	0.89	1.67	2.13	3.69	7.77	13.62	29.02
0.13	0.20	0.18	0.28	0.37	0.57	0.95	1.26	2.18	5.46	8.94	19.55
0.83	1.81	2.75	5.27	8.57	15.62	27.65	45.60	86.94	145.40	247.77	543.34
0.06	0.07	0.03	0.02	0.09	0.12	0.15	0.14	0.35	0.53	1.13	1.99
0.66	1.45	2.28	4.85	7.97	14.56	25.90	43.09	82.33	135.89	223.01	416.48
0.39	0.58	0.68	1.11	1.31	1.13	1.95	3.54	6.35	15.10	38.11	118.38
	0.04	0.03	0.03	0.02	0.15	0.25	0.83	2.63	6.62	20.89	61.24
1.29	1.35	1.44	2.19	2.67	3.79	6.73	12.00	22.52	45.76	100.59	298.70
0.05	0.01	0.04	0.02	0.11	0.07	0.15	0.23	0.38	0.18	0.27	0.60
0.01	0.01	0.01	0.07	0.09	0.43	0.98	2.49	5.79	10.35	20.96	36.10
9.85	18.99	32.84	58.57	93.58	157.39	265.79	486.33	925.90	1795.00	3708.39	9460.52
5.83	10.47	17.78	30.09	46.27	76.82	128.13	224.51	423.23	858.61	1888.87	5550.15
0.10	0.13	0.27	0.56	1.14	1.69	3.45	6.03	11.16	18.12	36.24	93.95
0.15	0.37	0.87	1.57	2.83	4.44	8.19	16.84	38.05	81.61	203.38	623.02
4.08	7.74	13.83	23.47	36.92	62.35	105.20	184.17	346.36	707.04	1541.24	4531.60
3.20	5.75	9.55	16.56	24.89	38.92	60.37	103.55	183.17	352.94	688.99	1740.11

11-2-1　续表2

疾病名称（ICD-10）	合计	不满1岁	1～	5～	10～	15～	20～	25～
脑血管病计	135.18	0.30	0.03	0.14	0.16	0.65	0.95	1.35
内：脑出血	45.52	0.20	0.03	0.09	0.11	0.49	0.71	1.03
脑梗死	45.85					0.09	0.14	0.14
中风（未特指出血或梗死）	4.41				0.02	0.02	0.02	0.08
八、呼吸系统疾病小计	55.36	8.84	1.05	0.45	0.27	0.47	0.55	0.55
其中：肺炎	11.96	6.93	0.80	0.27	0.16	0.21	0.28	0.25
慢性下呼吸道疾病	37.60			0.02		0.12	0.08	0.17
内：慢性支气管肺炎	4.52					0.02		0.03
肺气肿	2.44					0.00		
尘肺	0.55						0.02	
九、消化系统疾病小计	15.82	3.62	0.36	0.09	0.23	0.35	0.55	0.56
其中：胃和十二指肠溃疡	2.47	0.00			0.02	0.07	0.06	0.04
阑尾炎	0.07	0.10	0.03		0.00		0.00	0.01
肠梗阻	1.18	1.11	0.08	0.00	0.02	0.05	0.06	0.04
肝疾病	5.62	0.30	0.00	0.05	0.02	0.05	0.24	0.12
内：肝硬化	4.93	0.20				0.02	0.16	0.08
十、肌肉骨骼和结缔组织疾病小计	2.18	0.30	0.00	0.02	0.14	0.26	0.22	0.24
其中：系统性红斑狼疮	0.33				0.09	0.16	0.14	0.20
十一、泌尿生殖系统疾病小计	6.64	0.40	0.08	0.09	0.27	0.30	0.36	0.38
其中：肾小球和肾小管间质疾病	3.86	0.30	0.08	0.07	0.20	0.26	0.22	0.25
肾衰竭	2.13	0.00		0.00	0.07	0.02	0.12	0.13
前列腺增生	0.09							
十二、妊娠、分娩和产褥期并发症小计	0.05					0.00	0.10	0.17
其中：直接产科原因计	0.04					0.00	0.10	0.13
内：流产	0.00							0.01
妊娠高血压综合征	0.01						0.04	0.00
产后出血	0.01						0.00	0.04
产褥期感染	0.02						0.04	0.04
间接产科原因计	0.00						0.00	0.04
十三、起源于围生期的情况小计	1.01	99.06						
其中：早产儿和未成熟儿	0.29	28.63						
新生儿产伤和窒息	0.15	15.07						
十四、先天畸形、变形和染色体异常小计	0.99	35.57	1.95	1.20	1.10	0.58	0.73	0.31
其中：先天性心脏病	0.61	20.19	1.47	0.73	0.70	0.40	0.53	0.25
先天性脑畸形	0.06	1.61	0.18	0.20	0.16	0.12	0.02	0.01
十五、诊断不明小计	3.22	3.42	0.46	0.20	0.38	0.47	0.65	0.50
十六、其他疾病小计	6.43	1.61	0.33	0.11	0.07	0.14	0.18	0.16
十七、损伤和中毒小计	35.87	13.06	10.28	6.30	9.56	11.65	13.79	12.34
其中：机动车辆交通事故	9.63	0.70	2.70	2.04	1.89	2.99	4.68	4.26
内：行人与机动车发生的交通事故	4.10	0.20	1.23	1.07	0.99	1.01	1.72	1.65
机动车与机动车发生的交通事故	1.29	0.10	0.36	0.14	0.18	0.58	0.81	0.68
机动车以外的运输事故	0.02	0.00			0.00			
意外中毒	1.59	0.50	0.31	0.14	0.36	0.54	0.85	0.99
意外跌落	11.96	1.11	2.26	0.97	2.05	1.54	1.19	1.36
火灾	0.36	0.00	0.08	0.16	0.20	0.07	0.08	0.04
溺水	2.17	0.70	3.16	1.90	2.37	2.29	2.09	1.18
意外的机械性窒息	0.45	5.53	0.31	0.18	0.20	0.05	0.12	0.14
砸死	0.36	0.00	0.10	0.11	0.05	0.02	0.12	0.27
触电	0.33	0.00	0.03	0.05	0.02	0.05	0.28	0.43
自杀	4.58	0.00		0.05	1.71	3.06	3.32	2.65
被杀	0.24	0.00	0.15	0.27	0.14	0.23	0.28	0.17

11-2-1 续表3

30～	35～	40～	45～	50～	55～	60～	65～	70～	75～	80～	85岁及以上
3.26	7.55	13.35	25.91	43.83	74.37	127.58	245.37	474.39	884.91	1716.79	3637.40
2.53	5.73	9.66	18.06	27.09	38.91	57.42	101.69	169.56	281.95	475.99	825.48
0.42	0.90	1.87	4.23	9.37	18.92	34.80	73.14	158.11	315.36	627.44	1418.58
0.10	0.24	0.39	0.58	1.10	1.82	3.35	6.55	14.52	25.94	59.54	145.41
0.94	1.39	2.41	4.57	8.69	15.65	35.72	78.88	170.57	359.47	755.00	1971.09
0.36	0.65	0.94	1.57	2.70	4.32	9.19	16.60	30.35	59.17	140.44	479.81
0.36	0.39	0.83	1.99	4.38	8.68	21.40	53.35	124.34	266.72	543.00	1296.51
0.03	0.01	0.08	0.19	0.39	1.01	2.00	5.82	13.11	30.43	64.95	175.23
0.02	0.01	0.07	0.20	0.42	0.77	2.00	4.00	8.50	18.30	33.24	74.00
0.01		0.04	0.13	0.20	0.35	0.46	0.95	1.89	3.91	7.61	13.86
1.46	2.59	4.80	7.33	10.60	13.83	19.93	28.80	45.76	77.21	151.65	381.67
0.14	0.20	0.45	0.58	0.90	1.57	2.45	3.98	7.47	13.73	30.44	72.31
0.05	0.01	0.00	0.01	0.03	0.07	0.05	0.12	0.30	0.27	0.80	1.10
0.01	0.10	0.17	0.22	0.26	0.49	0.80	1.49	3.34	5.64	14.62	44.48
0.73	1.56	3.04	4.97	7.02	7.91	10.71	13.51	17.00	22.43	33.44	52.16
0.57	1.38	2.68	4.64	6.42	7.20	9.31	11.81	14.52	19.50	28.77	43.68
0.38	0.32	0.62	0.92	0.92	1.62	2.22	4.18	5.58	9.46	20.63	63.93
0.28	0.24	0.24	0.43	0.38	0.43	0.47	0.91	0.53	0.80	0.60	1.30
0.85	1.11	1.51	2.43	3.59	5.88	8.02	14.56	24.00	39.98	66.55	124.27
0.54	0.77	0.92	1.49	2.00	3.55	4.75	8.64	14.05	24.03	37.11	67.62
0.25	0.31	0.52	0.85	1.43	2.10	2.77	5.08	8.06	12.17	20.49	33.91
				0.01	0.03	0.03	0.14	0.32	0.49	0.87	4.49
0.17	0.08	0.08	0.02								
0.17	0.07	0.07	0.02								
0.02	0.00	0.00	0.00								
0.03	0.01	0.01									
0.01	0.01	0.03	0.01								
0.06	0.03	0.03	0.01								
0.00	0.00	0.01									
0.44	0.48	0.38	0.38	0.55	0.53	0.51	0.37	0.89	1.07	0.80	0.90
0.35	0.30	0.27	0.27	0.32	0.22	0.25	0.21	0.53	0.62	0.60	0.40
0.02	0.03			0.05	0.01	0.03					
1.16	1.86	2.06	2.53	2.81	3.94	3.91	4.60	6.44	10.97	18.16	63.13
0.21	0.27	0.41	0.69	0.73	1.03	1.61	2.47	4.84	10.35	47.53	460.26
13.67	15.26	19.03	26.20	30.79	36.51	42.75	57.76	77.43	119.19	220.87	620.93
5.07	5.86	7.09	9.81	11.31	13.83	16.38	22.23	24.56	27.45	25.03	25.83
1.80	2.42	2.49	3.58	4.12	5.71	6.95	9.90	11.22	14.70	13.62	16.75
0.92	1.08	1.11	1.61	1.58	1.96	2.33	2.65	2.80	2.09	1.67	1.00
0.00		0.04	0.01	0.02	0.04	0.00	0.04	0.09		0.13	0.10
1.02	1.22	1.65	1.81	2.14	2.12	1.89	2.74	2.48	3.95	5.41	6.78
1.73	2.21	3.06	5.20	6.26	7.85	8.98	13.76	23.38	47.93	123.75	412.59
0.10	0.18	0.24	0.24	0.23	0.22	0.42	0.52	1.12	1.60	2.60	6.28
1.09	1.01	1.10	1.29	1.45	1.85	2.30	3.54	5.14	7.24	7.48	12.07
0.16	0.21	0.39	0.45	0.53	0.43	0.49	0.48	0.59	0.89	2.07	3.69
0.29	0.25	0.37	0.56	0.61	0.62	0.52	0.44	0.53	0.36	0.60	0.40
0.37	0.44	0.39	0.44	0.53	0.35	0.34	0.33	0.35	0.31	0.20	0.70
2.43	2.29	2.75	3.58	4.91	5.77	8.04	8.43	11.45	14.97	20.83	20.74
0.27	0.24	0.24	0.22	0.26	0.20	0.30	0.27	0.30	0.22	0.40	0.70

11-2-2 2020年城市居民年龄别疾病别死亡率（1/10万）（男）

疾病名称（ICD-10）	合计	不满1岁	1～	5～	10～	15～	20～	25～
总　计	**719.77**	**201.37**	**22.41**	**17.57**	**21.05**	**29.11**	**36.46**	**35.94**
一、传染病和寄生虫病小计	7.65	5.02	0.63	0.30	0.25	0.26	0.71	1.43
其中：传染病计	7.58	5.02	0.63	0.30	0.25	0.26	0.63	1.43
内：痢疾								
肠道其他细菌性传染病	0.12	0.19	0.10	0.08		0.04		
呼吸道结核	2.12		0.00		0.00	0.04	0.19	0.18
破伤风	0.01							
脑膜炎球菌感染	0.08	0.39	0.05	0.04	0.00	0.04	0.00	0.08
败血症	0.48	3.48	0.15	0.04	0.04		0.04	0.03
性传播疾病	0.01							0.00
狂犬病	0.01							0.00
流行性乙型脑炎	0.00							0.00
病毒性肝炎	3.11			0.00	0.08	0.04	0.04	0.13
艾滋病	0.81	0.19				0.04	0.33	0.70
寄生虫病计	0.07						0.07	
内：血吸虫病	0.05							
二、肿瘤小计	205.06	3.86	2.58	3.52	3.39	4.39	4.46	5.00
其中：恶性肿瘤计	202.00	3.28	2.44	3.31	3.35	4.34	4.32	4.93
内：鼻咽癌	1.95				0.04	0.09	0.00	0.25
食管癌	14.94							0.08
胃癌	22.99				0.04	0.13	0.15	0.33
结肠、直肠和肛门癌	17.54					0.04	0.15	0.35
内：结肠癌	8.28					0.00	0.15	0.20
直肠癌	8.80					0.04	0.00	0.13
肝癌	31.04		0.05	0.17	0.13	0.26	0.22	0.70
胆囊癌	1.05		0.05					
胰腺癌	8.26	0.00		0.04	0.04		0.07	0.10
肺癌	66.53					0.13	0.15	0.30
乳腺癌	0.14							
宫颈癌								
卵巢癌								
前列腺癌	5.07							0.03
膀胱癌	3.59							
脑及神经系统恶性肿瘤	4.02	0.19	0.58	1.32	0.63	0.78	0.89	0.78
白血病	4.10	1.74	0.73	1.06	1.46	1.69	1.60	1.01
良性肿瘤计	0.42	0.39	0.10	0.13			0.07	0.05
三、血液、造血器官及免疫疾病小计	1.40	1.74	0.34	0.47	0.29	0.22	0.30	0.30
其中：贫血	0.86	0.39	0.10	0.21	0.17	0.13	0.22	0.13
四、内分泌、营养和代谢疾病小计	22.41	2.70	0.34	0.17	0.29	0.43	0.71	0.35
其中：甲状腺疾患	0.10		0.05			0.09		
糖尿病	19.97			0.08	0.08	0.13	0.45	0.20
五、精神和行为障碍小计	2.98			0.04	0.13	0.22	0.30	0.43
其中：痴呆	1.08							
六、神经系统疾病小计	8.91	5.79	1.85	2.17	2.09	2.78	2.08	1.16
其中：脑膜炎	0.09	0.39	0.05		0.04	0.04		
帕金森病	1.46							0.00
七、循环系统疾病小计	319.34	3.86	0.49	0.64	0.84	2.78	4.50	6.16
其中：心脏病计	159.09	3.28	0.44	0.42	0.59	1.82	3.24	3.90
内：慢性风湿性心脏病	2.62					0.04	0.00	0.05
高血压性心脏病	14.06				0.04	0.04	0.04	0.08
冠心病	129.92			0.04	0.08	0.74	1.67	2.64
内：急性心肌梗死	65.46			0.04	0.04	0.56	1.41	1.99
其他高血压病	6.22				0.04	0.04	0.00	0.05

11-2-2 续表1

30～	35～	40～	45～	50～	55～	60～	65～	70～	75～	80～	85岁及以上
60.06	**95.64**	**152.55**	**248.66**	**374.44**	**636.02**	**1044.60**	**1682.75**	**2745.40**	**4587.56**	**7760.82**	**17557.29**
1.86	3.26	4.00	7.26	8.65	10.16	13.35	17.81	21.76	31.22	51.39	91.00
1.84	3.23	4.00	7.22	8.63	10.11	13.35	17.73	21.33	30.54	50.80	89.51
0.02											
	0.06		0.05	0.07	0.08	0.10	0.28	0.55	0.58	1.19	2.73
0.44	0.67	0.70	1.86	1.84	2.57	3.82	5.34	6.38	10.44	19.37	30.08
0.02			0.02	0.02	0.00	0.00	0.04	0.06			0.25
0.02	0.03	0.03	0.07	0.07	0.05	0.20	0.12	0.18	0.19	0.45	0.99
0.09	0.03	0.08	0.11	0.38	0.24	0.57	1.23	1.04	2.03	5.36	12.68
		0.03	0.00	0.02	0.03	0.07	0.04	0.00			0.25
	0.03			0.02		0.00	0.04	0.00			
0.30	1.12	2.00	3.41	4.73	5.76	6.55	7.72	9.20	10.53	15.19	20.14
0.72	1.10	1.00	1.17	1.02	0.56	1.05	1.39	1.66	2.13	2.38	2.24
0.02	0.03	0.00	0.05	0.02	0.05		0.08	0.43	0.68	0.60	1.49
0.02			0.05		0.03		0.04	0.31	0.58	0.60	1.24
10.69	19.23	39.76	71.79	123.35	240.76	437.09	673.20	976.05	1341.12	1689.24	2403.97
10.46	18.75	39.07	70.56	121.91	238.13	431.55	663.93	962.69	1321.89	1659.15	2351.51
0.40	0.59	1.06	1.67	2.46	3.43	4.32	6.49	6.99	8.31	5.96	8.20
0.07	0.14	0.72	2.89	7.41	17.72	35.31	51.14	79.88	110.27	121.11	163.10
0.42	1.21	2.70	6.28	11.59	22.33	45.51	77.63	127.03	165.65	210.78	268.52
0.84	1.04	2.84	4.86	8.67	16.51	33.55	53.01	80.49	122.45	182.93	283.43
0.46	0.53	1.25	2.25	3.32	7.16	15.27	23.63	37.34	57.21	91.61	155.89
0.37	0.51	1.50	2.41	5.00	8.98	17.30	27.83	41.26	61.66	86.99	122.08
2.77	6.41	14.96	24.57	34.86	52.54	70.68	96.75	117.40	142.84	160.14	210.59
0.00	0.08	0.17	0.14	0.31	1.07	1.96	3.17	6.19	7.92	9.38	16.41
0.26	0.56	1.25	3.16	5.49	11.18	19.09	27.04	41.20	52.09	62.71	82.05
1.46	3.01	6.48	13.75	30.37	72.68	152.34	245.87	348.03	475.97	560.55	694.42
	0.03	0.08	0.09	0.13	0.19	0.27	0.40	0.55	0.68	0.89	1.74
		0.17	0.21	0.38	0.86	3.04	7.88	20.78	45.33	90.87	184.98
0.07	0.06	0.22	0.27	0.86	1.85	4.02	8.51	13.06	29.09	53.48	109.40
1.14	1.57	1.89	2.68	3.78	5.23	8.07	11.44	15.33	16.91	19.96	29.59
1.56	1.24	1.53	2.11	2.63	4.58	7.64	11.95	15.33	21.07	21.30	35.06
0.07	0.06	0.11	0.37	0.20	0.29	0.71	1.11	1.59	2.03	4.02	7.71
0.26	0.53	0.42	0.44	0.66	1.21	1.89	2.45	4.17	7.92	13.26	34.56
0.14	0.31	0.31	0.25	0.42	0.72	1.11	1.54	2.39	5.90	8.34	21.38
1.07	2.64	4.09	7.68	11.81	21.37	35.10	51.74	90.73	146.70	230.89	544.24
0.07	0.06	0.03	0.02	0.07	0.11	0.10	0.16	0.18	0.39	1.34	2.49
0.86	2.16	3.45	7.10	10.91	19.86	33.04	48.53	85.77	136.07	204.68	424.41
0.40	0.76	0.92	1.51	1.68	1.53	2.26	4.00	6.74	18.46	39.77	106.91
	0.06	0.03	0.05	0.04	0.19	0.20	0.87	3.13	8.31	21.60	52.71
1.74	1.69	1.86	2.89	3.52	4.85	8.07	13.38	27.04	51.51	105.76	287.41
0.05	0.03	0.06	0.05	0.11	0.11	0.14	0.28	0.37	0.19	0.45	0.25
0.02		0.00	0.09	0.09	0.54	1.32	3.09	7.05	11.50	22.94	47.74
15.50	31.12	53.03	89.88	138.41	238.21	381.41	649.05	1161.20	2143.26	4028.11	9757.61
9.11	17.01	28.72	46.40	70.03	118.30	184.24	297.57	515.34	981.99	1960.20	5523.00
0.09	0.11	0.33	0.55	0.97	1.47	3.14	5.94	10.30	17.40	32.92	84.28
0.26	0.56	1.50	2.47	4.16	6.49	11.55	22.25	45.73	86.98	208.55	595.21
6.53	13.07	22.58	36.21	56.50	96.64	153.02	244.68	425.16	814.41	1594.80	4518.05
5.16	9.87	15.79	25.80	38.09	60.75	86.93	137.60	225.24	415.76	729.02	1777.68
0.37	0.98	1.56	1.86	3.05	5.07	7.87	12.90	20.41	38.66	75.82	189.95

11-2-2 续表2

疾病名称（ICD-10）	合计	不满1岁	1～	5～	10～	15～	20～	25～
脑血管病计	149.87	0.19		0.21	0.17	0.83	1.08	1.96
内：脑出血	52.89	0.19		0.17	0.17	0.56	0.93	1.56
脑梗死	49.00			0.00	0.00	0.17	0.11	0.18
中风（未特指出血或梗死）	4.64					0.04	0.00	0.10
八、呼吸系统疾病小计	67.15	9.27	1.07	0.51	0.17	0.56	0.63	0.78
其中：肺炎	13.85	7.53	0.83	0.30	0.17	0.26	0.30	0.38
慢性下呼吸道疾病	46.04			0.04		0.22	0.11	0.18
内：慢性支气管肺炎	5.22					0.04		0.05
肺气肿	3.18					0.00		
尘肺	1.01						0.04	
九、消化系统疾病小计	19.18	3.48	0.44	0.13	0.29	0.39	0.67	0.85
其中：胃和十二指肠溃疡	2.91				0.04	0.13	0.07	0.03
阑尾炎	0.07	0.19	0.05					0.03
肠梗阻	1.27	1.54	0.15		0.04	0.04	0.04	0.08
肝疾病	7.89	0.19		0.08	0.04		0.26	0.15
内：肝硬化	7.08	0.19					0.22	0.13
十、肌肉骨骼和结缔组织疾病小计	1.62				0.08	0.13	0.11	0.13
其中：系统性红斑狼疮	0.13				0.04	0.04		0.08
十一、泌尿生殖系统疾病小计	7.70	0.77		0.13	0.29	0.48	0.48	0.40
其中：肾小球和肾小管间质疾病	4.42	0.58		0.08	0.21	0.39	0.30	0.25
肾衰竭	2.46				0.08	0.04	0.15	0.15
前列腺增生	0.19							
十二、妊娠、分娩和产褥期并发症小计								
其中：直接产科原因计								
内：流产								
妊娠高血压综合征								
产后出血								
产褥期感染								
间接产科原因计								
十三、起源于围生期的情况小计	1.10	105.61						
其中：早产儿和未成熟儿	0.30	28.38						
新生儿产伤和窒息	0.17	16.22						
十四、先天畸形、变形和染色体异常小计	1.04	37.26	1.32	1.32	1.13	0.74	0.86	0.28
其中：先天性心脏病	0.62	20.85	1.07	0.68	0.71	0.43	0.60	0.20
先天性脑畸形	0.07	1.54	0.15	0.30	0.21	0.17	0.04	
十五、诊断不明小计	4.32	3.48	0.68	0.17	0.59	0.61	0.86	0.75
十六、其他疾病小计	5.19	2.12	0.39	0.13	0.13	0.13	0.26	0.23
十七、损伤和中毒小计	43.98	16.02	11.94	7.60	10.96	14.68	19.42	17.44
其中：机动车辆交通事故	13.42	0.97	2.97	2.38	1.76	4.13	6.77	6.08
内：行人与机动车发生的交通事故	5.34	0.39	1.32	1.19	0.84	1.13	2.42	2.26
机动车与机动车发生的交通事故	1.91	0.19	0.34	0.17	0.17	0.96	1.19	0.93
机动车以外的运输事故	0.03							0.00
意外中毒	2.23	0.58	0.24	0.08	0.29	0.48	0.93	1.33
意外跌落	13.02	1.54	2.53	1.02	2.39	2.04	1.79	2.04
火灾	0.49		0.10	0.21	0.13	0.09	0.07	0.05
溺水	2.71	1.16	4.29	2.80	3.35	3.52	3.13	1.81
意外的机械性窒息	0.64	6.18	0.19	0.25	0.29	0.00	0.19	0.25
砸死	0.57		0.15	0.17	0.04		0.19	0.48
触电	0.61			0.08	0.04	0.09	0.52	0.80
自杀	5.34			0.04	1.88	2.95	4.24	3.09
被杀	0.25		0.05	0.21	0.13	0.30	0.33	0.20

11-2-2 续表3

30～	35～	40～	45～	50～	55～	60～	65～	70～	75～	80～	85岁及以上
5.18	12.54	21.44	39.28	63.09	110.74	183.32	328.68	609.20	1097.48	1952.16	3955.41
4.18	9.73	15.82	27.22	38.03	55.89	79.30	132.53	212.49	340.57	543.27	919.17
0.60	1.32	2.70	6.14	14.02	29.41	50.38	98.89	199.73	387.25	704.74	1523.83
0.16	0.37	0.67	0.85	1.59	2.92	5.07	9.14	18.45	31.22	64.20	148.18
1.21	1.94	3.28	5.87	12.48	23.11	52.91	116.58	245.78	519.94	1010.12	2621.52
0.51		1.25	1.88	4.00	6.30	12.40	23.95	40.83	83.79	174.58	621.07
0.37	0.53	1.08	2.59	6.13	12.81	32.81	79.61	181.22	388.99	738.26	1727.96
0.02	0.03	0.08	0.16	0.51	1.45	3.01	8.55	18.64	43.59	81.04	221.28
0.02	0.03	0.06	0.30	0.69	1.21	2.94	6.61	13.00	28.03	46.63	102.68
0.02		0.08	0.18	0.40	0.62	0.91	1.94	3.68	8.21	14.90	31.82
2.18	4.24	8.18	12.44	17.43	21.82	30.98	41.64	58.73	91.71	170.12	425.40
0.21	0.37	0.78	0.99	1.53	2.47	3.95	6.37	10.30	17.69	33.96	80.56
0.05	0.03			0.07	0.05	0.03	0.12	0.31	0.48	0.74	0.99
	0.06	0.25	0.32	0.24	0.48	1.28	2.34	4.35	7.15	16.09	52.46
1.16	2.81	5.48	8.71	12.12	13.48	16.99	19.83	21.03	27.54	34.86	62.16
0.95	2.59	4.87	8.20	11.17	12.41	15.17	17.73	18.39	24.45	31.58	50.47
0.26	0.17	0.56	0.60	0.62	1.47	1.89	3.33	4.48	8.12	20.26	52.21
0.12	0.08	0.11	0.11	0.09	0.21	0.17	0.24	0.18	0.97	0.45	0.99
1.07	1.49	2.14	3.48	4.73	8.34	10.00	17.69	28.81	46.10	78.06	173.79
0.72	1.10	1.33	2.25	2.74	5.09	5.85	10.33	16.68	27.64	40.52	89.75
0.33	0.39	0.75	1.15	1.86	2.98	3.51	6.29	9.81	13.72	25.03	43.51
				0.02	0.05	0.07	0.28	0.67	1.06	1.94	11.19
0.44	0.67	0.33	0.37	0.62	0.59	0.61	0.48	1.16	0.77	0.74	1.24
0.40	0.39	0.22	0.25	0.35	0.24	0.34	0.32	0.61	0.39	0.60	0.25
	0.03			0.07		0.03					
2.00	3.04	3.50	4.22	4.56	6.70	6.62	7.05	9.63	14.11	19.81	63.15
0.26	0.37	0.50	1.01	1.04	1.53	2.43	2.85	6.31	11.69	50.05	406.26
20.80	24.12	29.42	38.41	43.84	53.70	59.26	80.32	101.34	152.89	248.47	578.31
7.76	9.16	11.23	14.41	15.66	19.60	22.30	31.67	34.39	40.78	37.69	36.05
2.67	3.80	3.95	5.22	5.46	7.59	8.48	13.18	13.24	20.97	19.66	22.38
1.28	1.60	1.81	2.36	2.32	2.98	3.51	4.16	4.84	3.29	2.23	1.24
	0.00	0.08	0.00		0.08	0.00	0.08	0.18	0.00	0.15	0.25
1.65	2.11	2.67	2.96	3.34	3.35	2.84	4.00	2.88	4.35	5.96	8.45
2.67	3.88	4.98	8.46	9.89	12.47	13.68	19.44	31.08	58.47	132.13	379.90
0.14	0.31	0.33	0.41	0.33	0.40	0.61	0.87	1.47	2.90	3.58	8.45
1.58	1.32	1.64	1.44	1.75	2.25	3.07	3.80	5.70	7.73	9.98	10.19
0.21	0.39	0.70	0.80	0.93	0.78	0.74	0.67	0.86	1.35	2.68	3.98
0.56	0.45	0.70	0.92	1.02	1.07	0.91	0.63	0.67	0.48	0.30	0.25
0.74	0.87	0.75	0.82	0.97	0.70	0.64	0.59	0.61	0.39	0.30	0.99
3.37	3.09	3.42	4.01	5.49	7.69	9.56	10.49	12.94	18.56	23.54	24.86
0.35	0.22	0.33	0.16	0.27	0.21	0.34	0.36	0.31	0.19	0.30	0.25

11-2-3　2020年城市居民年龄别疾病别死亡率（1/10万）（女）

疾病名称（ICD-10）	合计	不满1岁	1～	5～	10～	15～	20～	25～
总　计	**546.92**	**173.45**	**19.44**	**12.73**	**15.64**	**18.80**	**17.81**	**17.69**
一、传染病和寄生虫病小计	3.38	4.61	0.11	0.15	0.24	0.41	0.34	0.38
其中：传染病计	3.33	4.61	0.11	0.15	0.24	0.41	0.34	0.38
内：痢疾	0.00							
肠道其他细菌性传染病	0.08	0.63	0.00			0.05	0.00	0.00
呼吸道结核	0.57					0.10	0.13	0.14
破伤风	0.02		0.00		0.05			
脑膜炎球菌感染	0.07	0.63	0.00	0.10	0.05			0.03
败血症	0.39	2.93	0.11	0.00	0.00	0.05	0.04	0.08
性传播疾病	0.00	0.21						
狂犬病	0.00							
流行性乙型脑炎	0.00							
病毒性肝炎	1.52				0.05	0.05	0.00	0.00
艾滋病	0.15					0.05	0.00	0.05
寄生虫病计	0.05							
内：血吸虫病	0.04							
二、肿瘤小计	122.19	2.51	3.38	2.77	2.64	4.26	3.45	4.31
其中：恶性肿瘤计	119.53	2.30	3.16	2.62	2.64	4.00	3.41	4.14
内：鼻咽癌	0.63		0.05			0.05	0.04	0.03
食管癌	5.07						0.00	
胃癌	10.74					0.05	0.21	0.46
结肠、直肠和肛门癌	12.06					0.05	0.29	0.16
内：结肠癌	6.24						0.13	0.14
直肠癌	5.51					0.05	0.17	0.03
肝癌	12.42	0.42	0.27	0.05		0.20	0.08	0.33
胆囊癌	1.53					0.05		
胰腺癌	6.59						0.00	0.08
肺癌	29.59					0.15	0.17	0.30
乳腺癌	9.25					0.00	0.08	0.46
宫颈癌	4.46						0.13	0.22
卵巢癌	3.56		0.05		0.10	0.10	0.08	0.16
前列腺癌								
膀胱癌	1.09							
脑及神经系统恶性肿瘤	3.44	0.42	1.14	1.12	1.03	0.81	0.59	0.49
白血病	3.16	1.05	0.98	0.92	0.93	1.52	0.76	0.76
良性肿瘤计	0.46		0.11	0.05		0.15		0.03
三、血液、造血器官及免疫疾病小计	1.31	1.89	0.33	0.05	0.29	0.35	0.29	0.14
其中：贫血	0.84	0.42	0.11	0.05	0.20	0.15	0.17	0.08
四、内分泌、营养和代谢疾病小计	23.19	2.30	0.22	0.10	0.10	0.35	0.46	0.22
其中：甲状腺疾患	0.13							0.03
糖尿病	20.38		0.00		0.05	0.25	0.34	0.16
五、精神和行为障碍小计	3.33	0.00		0.00	0.24	0.10	0.17	0.08
其中：痴呆	1.47							
六、神经系统疾病小计	9.21	3.56	1.69	1.99	0.83	1.11	0.93	0.98
其中：脑膜炎	0.09	0.63	0.11	0.15			0.08	0.03
帕金森病	1.28							
七、循环系统疾病小计	280.81	5.66	0.27	0.83	1.08	1.93	1.89	2.43
其中：心脏病计	152.52	5.24	0.22	0.73	0.83	1.42	0.97	1.61
内：慢性风湿性心脏病	3.77					0.10	0.04	0.08
高血压性心脏病	15.87			0.05	0.05	0.05	0.04	0.08
冠心病	123.80				0.00	0.20	0.29	0.79
内：急性心肌梗死	54.97					0.10	0.13	0.52
其他高血压病	5.51					0.00		0.03

11-2-3 续表1

30～	35～	40～	45～	50～	55～	60～	65～	70～	75～	80～	85岁及以上
25.94	**37.43**	**59.56**	**106.81**	**164.05**	**255.74**	**438.97**	**819.91**	**1509.77**	**2822.21**	**5922.57**	**14926.79**
0.23	0.70	0.80	1.16	1.81	3.12	4.74	7.40	10.31	19.48	25.88	47.79
0.23	0.70	0.80	1.12	1.81	3.12	4.71	7.25	10.25	19.40	25.28	46.46
											0.17
0.00	0.03	0.00	0.02	0.02		0.03	0.15	0.23	0.41	0.73	1.67
0.07	0.20	0.09	0.19	0.23	0.46	0.64	1.21	1.77	3.95	5.08	7.33
					0.03	0.03	0.15	0.06	0.08	0.24	
0.00	0.06			0.05		0.07	0.19	0.06	0.41	0.24	1.33
0.00	0.06	0.03	0.07	0.14	0.16	0.31	0.42	0.91	1.81	4.11	9.33
	0.00				0.00	0.00			0.00		0.00
			0.00			0.03		0.00			
		0.00	0.02								
0.05	0.11	0.54	0.43	0.99	1.93	2.91	4.31	5.41	9.37	9.55	13.66
0.09	0.11	0.06	0.31	0.23	0.19	0.20	0.23	0.57	0.33	0.12	0.17
			0.05	0.00	0.00	0.03	0.15	0.06	0.08	0.60	1.33
				0.00		0.03	0.08	0.06	0.08	0.60	1.17
9.06	16.58	29.24	51.06	75.38	122.97	190.80	308.62	457.31	654.58	1011.81	1348.91
8.72	16.10	28.52	49.47	73.45	120.58	186.73	302.58	449.96	642.17	988.22	1314.77
0.05	0.11	0.34	0.40	0.66	0.84	1.39	1.70	2.96	1.81	3.27	3.16
0.02	0.06	0.17	0.31	0.85	1.55	4.00	11.03	22.66	40.86	63.25	82.10
0.74	1.97	3.03	3.92	5.27	9.15	14.54	24.67	40.37	60.59	100.75	139.55
0.88	1.41	2.51	3.68	5.50	9.43	16.37	27.08	44.92	68.32	118.40	177.36
0.51	0.76	1.28	2.04	2.66	4.67	7.76	13.41	23.34	35.60	62.16	96.92
0.35	0.59	1.17	1.45	2.68	4.45	8.13	13.11	20.61	31.41	52.97	75.77
0.74	1.15	2.48	4.78	6.88	13.04	18.84	34.64	49.42	73.58	101.35	121.74
0.02	0.08	0.11	0.29	0.48	1.17	2.61	4.76	6.38	6.49	15.96	20.82
0.12	0.20	0.57	1.50	2.80	5.95	12.10	18.13	27.67	40.94	59.14	69.78
0.76	1.55	3.91	7.65	14.32	24.66	45.78	78.04	118.83	175.85	276.23	366.20
1.39	3.40	5.60	9.67	11.48	15.89	19.49	22.74	22.55	25.16	39.19	59.45
0.76	1.35	3.08	5.06	6.74	8.18	8.10	10.77	12.18	14.39	16.45	14.82
0.30	0.65	1.26	3.11	4.33	6.36	7.69	11.03	11.16	11.26	15.48	14.16
0.02	0.11	0.06	0.17	0.28	0.43	0.75	1.59	3.19	6.66	13.79	27.81
0.79	0.59	0.86	2.14	2.70	4.54	5.25	8.20	11.67	15.04	21.65	23.48
0.76	1.18	1.26	1.54	2.27	3.23	4.78	8.12	10.25	14.39	17.05	20.98
0.02	0.11	0.09	0.29	0.21	0.35	0.75	0.76	1.14	2.38	5.08	6.16
0.18	0.14	0.14	0.45	0.55	0.57	1.46	1.81	3.25	7.65	13.91	25.31
0.12	0.08	0.06	0.31	0.32	0.41	0.78	0.98	1.99	5.10	9.43	18.32
0.60	0.98	1.37	2.78	5.20	9.81	20.16	39.74	83.41	144.28	261.48	542.73
0.05	0.08	0.03	0.02	0.11	0.14	0.20	0.11	0.51	0.66	0.97	1.67
0.46	0.73	1.08	2.52	4.93	9.18	18.74	37.89	79.14	135.73	237.89	411.17
0.39	0.39	0.43	0.69	0.92	0.73	1.63	3.10	5.98	12.25	36.77	126.06
	0.03	0.03	0.02		0.11	0.31	0.79	2.16	5.18	20.32	66.95
0.83	1.01	1.00	1.47	1.79	2.72	5.39	10.69	18.33	40.86	96.39	306.25
0.05		0.03		0.11	0.03	0.17	0.19	0.40	0.16	0.12	0.83
	0.03	0.03	0.05	0.09	0.33	0.64	1.93	4.61	9.37	19.35	28.31
4.23	6.86	12.11	26.11	47.14	75.49	149.82	331.06	707.37	1498.75	3448.81	9261.53
2.57	3.93	6.54	13.16	21.66	34.80	71.84	154.80	337.69	753.65	1830.95	5568.34
0.12	0.14	0.20	0.57	1.31	1.90	3.76	6.12	11.96	18.74	38.94	100.42
0.05	0.17	0.23	0.64	1.44	2.36	4.81	11.67	30.92	77.03	199.19	641.65
1.64	2.42	4.85	10.26	16.64	27.60	57.24	126.43	273.18	615.69	1497.76	4540.67
1.25	1.63	3.14	6.99	11.21	16.81	33.72	71.06	144.10	299.50	656.48	1714.95
0.09	0.14	0.17	0.43	0.85	1.74	3.52	6.46	12.24	26.14	61.80	199.34

11-2-3 续表2

疾病名称（ICD-10）	合计	不满1岁	1～	5～	10～	15～	20～	25～
脑血管病计	120.02	0.42	0.05	0.05	0.15	0.46	0.80	0.68
内：脑出血	37.92	0.21	0.05		0.05	0.41	0.46	0.46
脑梗死	42.59				0.00		0.17	0.11
中风（未特指出血或梗死）	4.18				0.05	0.00	0.04	0.05
八、呼吸系统疾病小计	43.20	8.38	1.03	0.39	0.39	0.35	0.46	0.30
其中：肺炎	10.00	6.28	0.76	0.24	0.15	0.15	0.25	0.11
慢性下呼吸道疾病	28.90						0.04	0.16
内：慢性支气管肺炎	3.81							0.00
肺气肿	1.68							
尘肺	0.08							
九、消化系统疾病小计	12.36	3.77	0.27	0.05	0.15	0.30	0.42	0.25
其中：胃和十二指肠溃疡	2.01						0.04	0.05
阑尾炎	0.06			0.00				
肠梗阻	1.08	0.63	0.00			0.05	0.08	0.00
肝疾病	3.29	0.42	0.00	0.00		0.10	0.21	0.08
内：肝硬化	2.72	0.21				0.05	0.08	0.03
十、肌肉骨骼和结缔组织疾病小计	2.76	0.63		0.05	0.20	0.41	0.34	0.35
其中：系统性红斑狼疮	0.54			0.00	0.15	0.30	0.29	0.33
十一、泌尿生殖系统疾病小计	5.55	0.00	0.16	0.05	0.24	0.10	0.21	0.35
其中：肾小球和肾小管间质疾病	3.29	0.00	0.16	0.05	0.20	0.10	0.13	0.25
肾衰竭	1.78				0.05	0.00	0.08	0.11
十二、妊娠、分娩和产褥期并发症小计	0.10						0.21	0.35
其中：直接产科原因计	0.09						0.21	0.27
内：流产	0.01							0.03
妊娠高血压综合征	0.01						0.08	0.00
产后出血	0.02						0.00	0.08
产褥期感染	0.03						0.08	0.08
间接产科原因计	0.01							0.08
十三、起源于围生期的情况小计	0.91	91.96						
其中：早产儿和未成熟儿	0.29	28.91						
新生儿产伤和窒息	0.14	13.83						
十四、先天畸形、变形和染色体异常小计	0.93	33.73	2.67	1.07	1.08	0.41	0.59	0.35
其中：先天性心脏病	0.59	19.48	1.91	0.78	0.68	0.35	0.46	0.30
先天性脑畸形	0.05	1.68	0.22	0.10	0.10	0.05		0.03
十五、诊断不明小计	2.09	3.35	0.22	0.24	0.15	0.30	0.42	0.22
十六、其他疾病小计	7.71	1.05	0.27	0.10		0.15	0.08	0.08
十七、损伤和中毒小计	27.51	9.85	8.44	4.81	7.92	8.11	7.41	6.81
其中：机动车辆交通事故	5.72	0.42	2.40	1.65	2.05	1.67	2.32	2.29
内：行人与机动车发生的交通事故	2.82		1.14	0.92	1.17	0.86	0.93	0.98
机动车与机动车发生的交通事故	0.65		0.38	0.10	0.20	0.15	0.38	0.41
机动车以外的运输事故	0.01			0.00				
意外中毒	0.93	0.42	0.38	0.19	0.44	0.61	0.76	0.63
意外跌落	10.86	0.63	1.96	0.92	1.66	0.96	0.51	0.63
火灾	0.22		0.05	0.10	0.29	0.05	0.08	0.03
溺水	1.62	0.21	1.91	0.87	1.22	0.86	0.93	0.49
意外的机械性窒息	0.25	4.82	0.44	0.10	0.10	0.10	0.04	0.03
砸死	0.13	0.00	0.05	0.05	0.05	0.05	0.04	0.05
触电	0.04		0.05			0.00	0.00	0.03
自杀	3.80			0.05	1.51	3.19	2.27	2.18
被杀	0.23	0.00	0.27	0.34	0.15	0.15	0.21	0.14

11-2-3 续表3

30～	35～	40～	45～	50～	55～	60～	65～	70～	75～	80～	85岁及以上
1.34	2.56	5.05	12.05	23.88	37.51	71.68	165.87	349.19	704.07	1525.69	3424.40
0.88	1.74	3.34	8.55	15.77	21.70	35.48	72.26	129.70	232.09	421.36	762.72
0.23	0.48	1.03	2.26	4.54	8.28	19.18	48.58	119.45	254.20	564.68	1348.08
0.05	0.11	0.11	0.31	0.60	0.71	1.63	4.08	10.87	21.46	55.75	143.55
0.67	0.84	1.51	3.23	4.77	8.09	18.47	42.91	100.72	222.96	547.87	1535.43
0.21	0.37	0.63	1.26	1.35	2.31	5.96	9.59	20.61	38.23	112.72	385.19
0.35	0.25	0.57	1.38	2.57	4.48	9.96	28.29	71.51	162.70	384.48	1007.52
0.05	0.00	0.09	0.21	0.28	0.57	0.98	3.21	7.97	19.24	51.88	144.38
0.02	0.00	0.09	0.10	0.14	0.33	1.05	1.51	4.33	10.03	22.37	54.79
			0.07	0.00	0.08		0.00	0.23	0.25	1.69	1.83
0.74	0.93	1.34	2.02	3.53	5.73	8.85	16.55	33.71	64.87	136.67	352.38
0.07	0.03	0.11	0.17	0.25	0.65	0.95	1.70	4.84	10.36	27.57	66.78
0.05			0.02		0.08	0.07	0.11	0.28	0.08	0.85	1.17
0.02	0.14	0.09	0.12	0.28	0.49	0.31	0.68	2.39	4.36	13.42	39.14
0.30	0.31	0.54	1.09	1.74	2.25	4.41	7.48	13.27	18.09	32.29	45.46
0.18	0.17	0.43	0.95	1.49	1.93	3.42	6.16	10.93	15.29	26.49	39.14
0.51	0.48	0.69	1.26	1.24	1.77	2.54	4.99	6.60	10.61	20.92	71.78
0.44	0.39	0.37	0.76	0.69	0.65	0.78	1.55	0.85	0.66	0.73	1.50
0.62	0.73	0.86	1.33	2.41	3.40	6.03	11.56	19.53	34.78	57.21	91.09
0.37	0.45	0.49	0.71	1.24	1.98	3.66	7.03	11.61	20.96	34.35	52.79
0.18	0.22	0.29	0.55	0.99	1.22	2.03	3.93	6.43	10.85	16.81	27.48
0.35	0.17	0.17	0.05								
0.35	0.14	0.14	0.05								
0.05	0.00	0.00	0.00								
0.07	0.03	0.03									
0.02	0.03	0.06	0.02								
0.12	0.06	0.06	0.02								
	0.00	0.03									
0.44	0.28	0.43	0.40	0.48	0.46	0.41	0.26	0.63	1.32	0.85	0.67
0.30	0.20	0.31	0.29	0.28	0.19	0.17	0.11	0.46	0.82	0.60	0.50
0.05	0.03			0.02	0.03	0.03					
0.32	0.67	0.57	0.78	1.01	1.14	1.19	2.27	3.47	8.30	16.81	63.12
0.16	0.17	0.31	0.36	0.41	0.52	0.78	2.12	3.47	9.21	45.47	496.43
6.57	6.41	8.37	13.54	17.26	19.10	26.20	36.23	55.23	90.52	198.47	649.48
2.38	2.56	2.83	5.04	6.81	7.99	10.44	13.22	15.43	16.11	14.76	18.98
0.92	1.04	1.00	1.88	2.73	3.80	5.42	6.76	9.34	9.37	8.71	12.99
0.55	0.56	0.40	0.83	0.80	0.92	1.15	1.21	0.91	1.07	1.21	0.83
			0.02	0.05						0.12	
0.39	0.34	0.60	0.62	0.89	0.87	0.95	1.55	2.11	3.62	4.96	5.66
0.79	0.53	1.08	1.83	2.50	3.18	4.27	8.35	16.23	38.97	116.95	434.48
0.07	0.06	0.14	0.07	0.11	0.03	0.24	0.19	0.80	0.49	1.81	4.83
0.60	0.70	0.54	1.14	1.15	1.44	1.53	3.29	4.61	6.82	5.44	13.32
0.12	0.03	0.09	0.10	0.11	0.08	0.24	0.30	0.34	0.49	1.57	3.50
0.02	0.06	0.03	0.19	0.18	0.16	0.14	0.26	0.40	0.25	0.85	0.50
0.00	0.00	0.03	0.05	0.07	0.00	0.03	0.08	0.11	0.25	0.12	0.50
1.50	1.49	2.06	3.14	4.31	3.83	6.51	6.46	10.08	11.92	18.63	17.99
0.18	0.25	0.14	0.29	0.25	0.19	0.27	0.19	0.28	0.25	0.48	1.00

11-3-1　2005年农村居民主要疾病死亡率及构成

疾病名称	合计			男			女		
	死亡率（1/10万）	构成（%）	位次	死亡率（1/10万）	构成（%）	位次	死亡率（1/10万）	构成（%）	位次
传染病（不含呼吸道结核）	3.18	0.60	13	3.93	0.70	12	2.29	0.38	14
呼吸道结核	2.89	0.55	14	3.81	0.67	14	1.78	0.27	16
寄生虫病	0.10	0.02	20	0.12	0.02	19	0.06	0.01	20
恶性肿瘤	105.99	20.08	3	130.26	23.05	1	76.99	11.80	3
血液、造血器官及免疫疾病	0.59	0.11	18	0.56	0.10	18	0.63	0.10	19
内分泌、营养和代谢疾病	6.19	1.17	9	5.14	0.91	9	7.45	1.09	9
精神障碍	2.34	0.44	15	2.11	0.37	15	2.62	0.35	15
神经系统疾病	4.75	0.90	11	4.92	0.87	11	4.55	0.79	11
心脏病	62.13	11.77	4	58.50	10.35	4	66.46	8.56	4
脑血管病	111.74	21.17	2	116.46	20.60	3	106.11	14.38	2
呼吸系统疾病	123.79	23.45	1	119.81	21.20	2	128.53	16.93	1
消化系统疾病	17.11	3.24	6	21.75	3.85	6	11.56	1.72	6
肌肉骨骼和结缔组织疾病	0.91	0.17	17	0.60	0.11	17	1.28	0.24	17
泌尿生殖系统疾病	6.98	1.32	8	7.18	1.27	8	6.73	1.01	10
妊娠、分娩产褥期并发症	0.40	0.08	19				0.73	0.12	18
起源于围生期某些情况	4.19	0.79	12	3.77	0.67	13	4.03	1.59	7
先天畸形、变形和染色体异常	2.07	0.39	16	2.00	0.35	16	2.16	0.71	13
诊断不明	4.85	0.92	10	5.02	0.89	10	4.64	0.72	12
其他疾病	9.00	1.70	7	7.37	1.30	7	10.95	1.17	8
损伤和中毒外部原因	44.71	8.47	5	55.89	9.89	5	31.36	5.54	5

11-3-2　2010年农村居民主要疾病死亡率及死因构成

疾病名称	合计			男			女		
	死亡率（1/10万）	构成（%）	位次	死亡率（1/10万）	构成（%）	位次	死亡率（1/10万）	构成（%）	位次
传染病（不含呼吸道结核）	4.13	0.66	11	5.30	0.74	10	2.92	0.55	13
呼吸道结核	2.12	0.34	16	2.99	0.42	13	1.22	0.23	16
寄生虫病	0.02	0.00	20	0.01	0.00	18	0.03	0.01	20
恶性肿瘤	144.11	23.11	2	187.25	26.14	1	99.00	18.81	3
血液、造血器官及免疫疾病	0.90	0.14	17	0.98	0.14	16	0.81	0.15	18
内分泌营养和代谢疾病	10.33	1.66	8	8.99	1.25	8	11.74	2.23	7
精神障碍	2.99	0.48	13	2.79	0.39	14	3.19	0.61	12
神经系统疾病	3.84	0.62	12	3.98	0.56	12	3.69	0.70	11
心脏病	111.34	17.86	3	115.54	16.13	3	106.95	20.32	2
脑血管病	145.71	23.37	1	159.27	22.23	2	131.54	24.99	1
呼吸系统疾病	88.25	14.15	4	95.36	13.31	4	80.82	15.36	4
消化系统疾病	14.76	2.37	6	19.26	2.69	6	10.05	1.91	8
肌肉骨骼和结缔组织疾病	0.88	0.14	18	0.72	0.10	17	1.05	0.20	17
泌尿生殖系统疾病	6.31	1.01	9	7.31	1.02	9	5.27	1.00	9
妊娠分娩产褥期并发症	0.13	0.02	19				0.27	0.05	19
围生期疾病	2.51	0.40	14	2.99	0.42	13	2.01	0.38	14
先天畸形、变形和染色体异常	2.14	0.34	15	2.48	0.35	15	1.79	0.34	15
诊断不明	4.57	0.73	10	5.10	0.71	11	4.01	0.76	10
其他疾病	12.64	2.03	7	10.55	1.47	7	14.83	2.82	6
损伤和中毒外部原因	52.93	8.49	5	71.75	10.02	5	33.25	6.32	5

11-3-3 2015年农村居民主要疾病死亡率及死因构成

疾病名称	合计			男			女		
	死亡率(1/10万)	构成(%)	位次	死亡率(1/10万)	构成(%)	位次	死亡率(1/10万)	构成(%)	位次
传染病（含呼吸道结核）	7.72	1.16	8	10.55	1.39	8	4.78	0.85	10
寄生虫病	0.07	0.01	17	0.08	0.01	16	0.05	0.01	17
恶性肿瘤	153.94	23.22	1	198.07	26.07	1	108.20	19.24	3
血液、造血器官及免疫疾病	1.16	0.18	15	1.19	0.16	15	1.13	0.20	15
内分泌营养和代谢疾病	14.28	2.15	6	12.52	1.65	7	16.11	2.86	6
精神障碍	2.83	0.43	11	2.66	0.35	11	3.01	0.54	11
神经系统疾病	6.51	0.98	10	6.64	0.87	10	6.37	1.13	8
心脏病	144.79	21.84	3	148.22	19.51	3	141.22	25.11	1
脑血管病	153.63	23.17	2	169.27	22.28	2	137.43	24.43	2
呼吸系统疾病	79.96	12.06	4	88.47	11.64	4	71.13	12.65	4
消化系统疾病	14.16	2.14	7	18.20	2.39	6	9.98	1.77	7
肌肉骨骼和结缔组织疾病	1.54	0.23	14	1.27	0.17	14	1.83	0.33	12
泌尿生殖系统疾病	7.20	1.09	9	8.39	1.10	9	5.96	1.06	9
妊娠分娩产褥期并发症	0.10	0.02	16				0.21	0.04	16
围生期疾病	2.19	0.33	12	2.61	0.34	12	1.75	0.31	13
先天畸形、变形和染色体异常	1.78	0.27	13	2.03	0.27	13	1.53	0.27	14
损伤和中毒外部原因	53.49	8.07	5	72.12	9.49	5	34.17	6.08	5
诊断不明	2.41	0.36		2.72	0.36		2.10	0.37	
其他疾病	6.17	0.93		5.15	0.68		7.22	1.28	

11-3-4 2020年农村居民主要疾病死亡率及死因构成

疾病名称	合计			男			女		
	死亡率(1/10万)	构成(%)	位次	死亡率(1/10万)	构成(%)	位次	死亡率(1/10万)	构成(%)	位次
传染病（含呼吸道结核）	6.61	1.00	10	9.00	1.15	8	4.00	0.66	10
寄生虫病	0.07	0.00	16	0.00	0.01	16	0.00	0.01	17
恶性肿瘤	161.85	23.00	3	207.00	25.93	1	116.00	19.25	3
血液、造血器官及免疫疾病	1.32	0.19	13	1.34	0.17	13	1.30	0.22	13
内分泌、营养和代谢疾病	19.01	2.71	6	17.54	2.20	7	20.52	3.42	6
精神障碍	3.07	0.44	11	2.94	0.37	11	3.21	0.54	11
神经系统疾病	9.31	1.33	8	9.00	1.14	9	10.00	1.59	8
心脏病	171.36	24.47	1	175.00	21.93	3	168.00	27.96	1
脑血管病	164.77	23.53	2	182.00	22.78	2	147.00	24.56	2
呼吸系统疾病	63.64	9.09	4	74.55	9.35	4	52.38	8.73	4
消化系统疾病	15.30	2.18	7	19.41	2.43	6	11.06	1.84	7
肌肉骨骼和结缔组织疾病	2.22	0.32	12	1.90	0.24	12	2.55	0.43	12
泌尿生殖系统疾病	7.35	1.05	9	8.60	1.00	10	6.00	1.01	9
妊娠、分娩产褥期并发症	0.05	0.01	17	0.00	0.00		0.00	0.02	16
围生期疾病	1.10	0.16	15	1.24	0.00	14	1.00	0.16	15
先天畸形、变形和染色体异常	1.16	0.17	14	1.22	0.15	15	1.11	0.19	14
损伤和中毒外部原因	50.93	7.27	5	65.22	8.18	5	36.18	6.03	5
诊断不明	2.31	0.33		3.00	0.38		1.60	0.27	17
其他疾病	6.11	0.87		4.86	1.00		7.00	1.23	

11-4-1 2020年农村居民年龄别疾病别死亡率（1/10万）（合计）

疾病名称（ICD-10）	合计	不满1岁	1～	5～	10～	15～	20～	25～
总　计	**700.29**	**209.82**	**26.03**	**16.53**	**21.83**	**31.19**	**35.20**	**45.67**
一、传染病和寄生虫病小计	6.69	4.26	0.53	0.38	0.43	0.51	0.80	1.09
其中：传染病计	6.61	4.26	0.50	0.38	0.43	0.50	0.80	1.07
内：痢疾	0.00	0.00			0.00			
肠道其他细菌性传染病	0.14	0.83	0.07	0.03	0.03	0.04	0.02	0.03
呼吸道结核	1.78	0.00	0.01	0.00	0.06	0.11	0.24	0.30
破伤风	0.04	0.00		0.00			0.01	0.00
脑膜炎球菌感染	0.12	0.26	0.10	0.07	0.08	0.04	0.03	0.00
败血症	0.38	2.39	0.13	0.05	0.03	0.06	0.06	0.06
性传播疾病	0.01	0.05						0.00
狂犬病	0.02		0.01	0.00	0.04		0.02	0.00
流行性乙型脑炎	0.00				0.00			
病毒性肝炎	2.90	0.16	0.02	0.02	0.02	0.03	0.09	0.17
艾滋病	0.50		0.01	0.00	0.02	0.05	0.14	0.30
寄生虫病计	0.07		0.02			0.01		0.02
内：血吸虫病	0.05							
二、肿瘤小计	165.87	3.59	3.21	3.20	3.50	5.24	5.41	8.28
其中：恶性肿瘤计	161.85	3.43	3.04	3.10	3.38	5.01	5.29	8.01
内：鼻咽癌	1.70		0.02		0.02	0.04	0.07	0.16
食管癌	12.71				0.02	0.01	0.02	0.02
胃癌	19.18				0.01	0.04	0.36	0.59
结肠、直肠和肛门癌	11.56				0.01	0.13	0.25	0.57
内：结肠癌	4.58					0.11	0.13	0.33
直肠癌	6.62					0.02	0.12	0.22
肝癌	26.77	0.05	0.11	0.10	0.08	0.23	0.57	1.45
胆囊癌	1.04						0.01	0.03
胰腺癌	5.60	0.00				0.01	0.05	0.11
肺癌	47.05	0.05	0.02	0.02	0.03	0.09	0.22	0.57
乳腺癌	3.59					0.02	0.06	0.30
宫颈癌	2.71						0.03	0.10
卵巢癌	1.23	0.00		0.00	0.01	0.05	0.09	0.09
前列腺癌	1.81				0.00	0.02	0.01	0.03
膀胱癌	2.03		0.00	0.00		0.01	0.02	0.01
脑及神经系统恶性肿瘤	4.12	0.73	0.82	1.13	0.74	0.84	0.62	0.89
白血病	3.85	1.72	1.31	1.24	1.58	2.07	1.57	1.38
良性肿瘤计	0.46	0.10	0.07	0.06	0.07	0.09	0.02	0.11
三、血液、造血器官及免疫疾病小计	1.32	1.61	0.47	0.40	0.35	0.25	0.23	0.34
其中：贫血	0.89	0.73	0.17	0.20	0.25	0.17	0.15	0.23
四、内分泌、营养和代谢疾病小计	19.01	2.24	0.17	0.20	0.24	0.27	0.52	0.65
其中：甲状腺疾患	0.08	0.05			0.01		0.05	0.03
糖尿病	16.18		0.01	0.05	0.10	0.16	0.37	0.42
五、精神和行为障碍小计	3.07	0.05	0.01	0.01	0.09	0.17	0.29	0.37
其中：痴呆	1.26			0.01	0.02	0.01		0.01
六、神经系统疾病小计	9.31	4.06	1.90	1.57	1.88	2.58	1.99	1.94
其中：脑膜炎	0.10	0.99	0.13	0.07	0.08	0.05	0.08	0.04
帕金森病	0.81					0.01		0.01
七、循环系统疾病小计	344.22	3.17	0.65	0.53	1.03	2.88	4.73	7.53
其中：心脏病计	171.36	2.81	0.53	0.32	0.59	2.04	3.19	4.90
内：慢性风湿性心脏病	3.81					0.07	0.08	0.10
高血压性心脏病	21.60			0.02	0.03	0.06	0.08	0.14
冠心病	135.88			0.02	0.05	0.88	2.03	3.21
内：急性心肌梗死	78.65			0.01	0.04	0.61	1.57	2.50
其他高血压病	4.88			0.00	0.00	0.01	0.04	0.11

11-4-1 续表1

30～	35～	40～	45～	50～	55～	60～	65～	70～	75～	80～	85岁及以上
67.55	**95.77**	**143.77**	**218.26**	**366.40**	**551.60**	**826.46**	**1403.49**	**2536.25**	**4550.34**	**7994.66**	**16874.13**
1.91	2.75	4.16	5.24	6.97	8.78	10.49	15.81	23.15	34.29	42.52	55.67
1.89	2.74	4.12	5.23	6.93	8.70	10.42	15.67	22.89	33.77	41.68	54.52
			0.00					0.00	0.03		0.06
0.04	0.03	0.04	0.09	0.10	0.14	0.20	0.16	0.35	0.51	0.93	2.77
0.42	0.56	0.76	1.06	1.35	2.19	2.94	4.40	7.26	11.14	14.04	16.01
0.01	0.02	0.00	0.05	0.08	0.05	0.07	0.08	0.06	0.26	0.12	0.48
0.04	0.08	0.06	0.09	0.12	0.08	0.12	0.30	0.14	0.49	0.93	1.08
0.09	0.12	0.10	0.20	0.25	0.37	0.48	0.69	1.31	1.82	3.51	5.54
0.00	0.00	0.00	0.02	0.03	0.02	0.00	0.02	0.03	0.13	0.12	0.06
0.00	0.02	0.02		0.03	0.06	0.03	0.05	0.03	0.08	0.08	0.06
0.53	1.21	1.90	2.65	3.83	4.42	5.13	7.45	10.20	14.17	15.49	18.05
0.50	0.49	0.94	0.70	0.70	0.62	0.65	0.91	1.00	1.10	1.05	0.66
0.02	0.00	0.03	0.00	0.04	0.08	0.07	0.14	0.27	0.51	0.85	1.14
0.00				0.03	0.06	0.07	0.08	0.25	0.49	0.69	1.02
15.04	24.49	43.34	73.58	132.96	212.53	317.09	501.13	751.33	1058.11	1274.78	1394.70
14.52	23.73	42.05	71.69	129.62	207.54	309.80	489.39	733.56	1034.93	1242.10	1357.87
0.39	0.62	1.19	1.73	2.47	3.38	3.50	4.57	5.19	6.49	6.17	6.56
0.11	0.16	0.69	2.12	6.24	12.88	23.44	41.14	65.97	100.40	120.35	137.51
1.15	1.53	2.94	5.42	11.23	19.51	33.42	59.77	97.02	142.64	178.57	191.61
1.08	1.54	2.78	4.30	7.69	12.57	17.97	31.57	52.76	80.69	113.69	138.59
0.53	0.71	1.22	1.78	2.81	4.98	6.94	12.19	20.31	32.41	45.83	55.97
0.53	0.79	1.43	2.41	4.65	7.29	10.47	18.32	30.70	45.66	64.47	78.65
3.49	6.63	12.85	20.49	31.70	43.86	58.09	78.95	103.36	127.91	141.45	143.47
0.04	0.08	0.13	0.28	0.65	1.07	1.73	3.19	5.22	7.29	10.69	10.65
0.22	0.60	1.20	2.05	4.50	7.65	11.50	17.91	25.64	37.26	41.56	44.71
1.28	3.10	6.12	13.75	29.78	56.06	94.28	155.23	240.50	334.58	382.63	395.43
0.80	1.77	2.92	4.34	6.36	7.46	7.59	8.39	8.21	9.73	12.26	16.07
0.46	1.07	1.64	2.53	4.17	5.55	5.06	6.55	8.86	12.22	12.06	11.92
0.12	0.22	0.65	1.23	1.98	2.63	2.54	3.72	4.05	4.49	4.32	3.49
0.00	0.01	0.02	0.04	0.23	0.52	1.46	3.49	8.38	18.32	28.97	41.58
0.02	0.03	0.15	0.26	0.56	0.98	1.97	4.65	9.21	17.73	29.90	42.31
1.26	1.47	2.03	2.78	4.41	6.02	8.22	10.73	14.85	18.97	20.21	17.87
1.77	1.85	2.03	2.65	3.27	4.87	5.89	9.80	12.89	16.17	18.03	14.44
0.09	0.11	0.17	0.26	0.36	0.55	0.67	1.16	1.93	2.10	4.24	5.12
0.31	0.43	0.40	0.50	0.70	1.12	1.33	2.25	4.44	7.37	12.67	25.34
0.19	0.27	0.29	0.34	0.46	0.74	0.93	1.61	3.13	5.18	9.32	16.55
1.06	1.63	2.82	4.84	8.97	15.51	23.86	43.48	80.50	138.25	212.54	402.29
0.01	0.06	0.07	0.04	0.08	0.09	0.07	0.17	0.27	0.36	0.24	1.08
0.87	1.27	2.42	4.32	8.26	14.66	22.67	41.55	75.87	126.50	177.36	245.71
0.58	0.90	1.06	1.16	1.44	1.59	1.76	3.45	7.51	15.65	38.81	117.17
	0.02	0.02	0.02	0.04	0.08	0.30	0.93	2.74	7.08	20.74	69.99
1.70	1.97	1.82	2.33	3.12	4.29	5.30	9.64	21.04	46.22	108.65	367.09
0.07	0.06	0.02	0.09	0.04	0.07	0.15	0.15	0.17	0.18	0.20	0.36
0.01	0.01	0.01	0.07	0.21	0.37	0.81	1.83	4.46	8.03	11.26	14.02
14.52	25.77	44.62	70.32	125.23	199.59	322.52	597.67	1223.46	2421.15	4682.25	10383.15
8.78	14.61	22.71	34.95	59.09	91.59	144.41	261.76	538.54	1106.76	2348.08	6000.59
0.17	0.27	0.52	0.84	1.40	2.49	3.47	6.00	13.14	24.25	53.58	120.96
0.23	0.60	1.16	2.22	3.65	6.63	11.70	24.57	64.85	144.67	341.40	911.04
6.51	10.94	17.82	28.19	48.53	75.17	119.67	216.31	431.73	883.41	1841.07	4662.94
5.07	8.40	13.66	20.96	34.64	52.88	80.24	141.20	261.62	509.22	980.95	2383.85
0.19	0.42	0.76	1.07	1.88	2.92	4.78	7.97	17.27	32.62	68.38	146.96

11-4-1 续表2

疾病名称（ICD-10）	合计	不满1岁	1～	5～	10～	15～	20～	25～
脑血管病计	164.77	0.31	0.08	0.20	0.39	0.80	1.42	2.26
内：脑出血	62.37	0.16	0.04	0.14	0.30	0.64	1.16	1.65
脑梗死	54.25				0.03	0.05	0.20	0.30
中风（未特指出血或梗死）	5.30			0.01	0.01	0.03		0.03
八、呼吸系统疾病小计	63.64	12.01	1.27	0.55	0.36	0.66	0.63	0.78
其中：肺炎	6.42	9.78	0.90	0.31	0.17	0.26	0.27	0.28
慢性下呼吸道疾病	52.94	0.00	0.03	0.05	0.03	0.16	0.10	0.19
内：慢性支气管肺炎	7.38			0.01	0.01	0.03	0.00	0.02
肺气肿	3.64				0.01		0.02	0.02
尘肺	0.78							0.02
九、消化系统疾病小计	15.30	3.28	0.46	0.22	0.25	0.34	0.55	0.97
其中：胃和十二指肠溃疡	2.66	0.26	0.01		0.01	0.01	0.04	0.10
阑尾炎	0.10		0.01	0.04	0.03	0.03	0.03	0.02
肠梗阻	0.99	0.47	0.06	0.09	0.09	0.04	0.04	0.05
肝疾病	5.65	0.57	0.02	0.01	0.04	0.10	0.17	0.34
内：肝硬化	4.84	0.31	0.00	0.00	0.02	0.04	0.12	0.26
十、肌肉骨骼和结缔组织疾病小计	2.22	0.10	0.07	0.07	0.09	0.26	0.37	0.38
其中：系统性红斑狼疮	0.28			0.01	0.06	0.16	0.26	0.27
十一、泌尿生殖系统疾病小计	7.35	0.16	0.09	0.13	0.23	0.45	0.54	0.76
其中：肾小球和肾小管间质疾病	4.90	0.10	0.07	0.10	0.19	0.30	0.42	0.47
肾衰竭	1.83		0.02	0.02	0.05	0.13	0.10	0.26
前列腺增生	0.10							
十二、妊娠、分娩和产褥期并发症小计	0.05					0.01	0.12	0.20
其中：直接产科原因计	0.05					0.01	0.11	0.19
内：流产	0.00						0.01	0.03
妊娠高血压综合征	0.01						0.01	0.05
产后出血	0.01						0.02	0.03
产褥期感染	0.02						0.06	0.03
间接产科原因计	0.00						0.01	0.01
十三、起源于围生期的情况小计	1.10	103.07						
其中：早产儿和未成熟儿	0.27	25.64						
新生儿产伤和窒息	0.18	17.32						
十四、先天畸形、变形和染色体异常小计	1.16	45.55	2.36	1.08	1.47	1.14	0.73	0.64
其中：先天性心脏病	0.76	26.10	1.68	0.71	1.11	0.96	0.48	0.46
先天性脑畸形	0.07	1.92	0.19	0.20	0.14	0.07	0.13	0.03
十五、诊断不明小计	2.31	3.17	0.40	0.10	0.27	0.48	0.64	0.84
十六、其他疾病小计	6.11	3.12	0.52	0.15	0.21	0.19	0.21	0.21
十七、损伤和中毒小计	50.93	19.76	13.42	7.60	11.21	15.48	17.22	20.42
其中：机动车辆交通事故	14.99	0.99	3.57	2.41	2.46	4.75	5.95	7.41
内：行人与机动车发生的交通事故	5.20	0.26	1.77	1.15	0.81	1.35	1.68	2.01
机动车与机动车发生的交通事故	3.03	0.31	0.38	0.42	0.38	0.98	1.29	1.79
机动车以外的运输事故	0.05		0.00	0.01	0.00	0.01	0.04	0.07
意外中毒	2.84	0.47	0.40	0.27	0.37	0.77	1.15	1.38
意外跌落	13.94	1.09	1.80	0.74	1.33	1.43	1.59	2.42
火灾	0.60	0.10	0.17	0.08	0.15	0.12	0.13	0.17
溺水	3.72	0.62	5.22	2.97	4.02	3.68	2.65	1.82
意外的机械性窒息	0.70	10.04	0.44	0.29	0.22	0.10	0.24	0.24
砸死	0.66		0.12	0.08	0.06	0.09	0.17	0.36
触电	0.59	0.00	0.09	0.06	0.10	0.24	0.40	0.79
自杀	7.47			0.04	1.71	3.30	3.59	4.03
被杀	0.35	0.73	0.22	0.18	0.16	0.20	0.33	0.31

11-4-1 续表3

30～	35～	40～	45～	50～	55～	60～	65～	70～	75～	80～	85岁及以上
5.20	10.12	20.12	33.00	62.56	102.54	169.36	321.26	655.34	1260.67	2231.89	4164.66
4.17	7.67	14.71	22.44	39.70	57.76	84.18	140.65	250.09	436.28	680.30	1163.19
0.46	1.19	2.75	5.77	11.83	23.27	45.86	97.08	217.80	441.64	810.65	1577.94
0.13	0.25	0.49	0.85	1.35	2.47	3.96	8.16	17.43	38.11	80.21	180.54
1.07	1.85	3.02	5.78	11.26	19.78	40.12	85.73	209.28	476.78	1000.24	2356.11
0.34	0.67	0.73	1.15	1.62	2.75	4.38	7.30	15.97	35.47	83.80	273.27
0.38	0.73	1.48	3.31	7.24	13.79	31.11	71.29	181.10	418.65	869.15	1943.47
0.04	0.10	0.26	0.37	0.79	1.64	3.94	8.72	24.15	56.90	119.10	296.62
0.06	0.08	0.14	0.39	0.71	1.11	2.61	5.70	14.39	29.21	57.01	115.90
0.04	0.13	0.26	0.65	1.22	1.50	1.79	1.97	2.40	3.31	4.88	4.51
2.15	4.03	5.95	8.68	12.33	16.47	19.25	28.19	47.73	86.36	155.69	318.59
0.15	0.44	0.58	0.75	1.42	1.87	2.73	4.58	8.16	19.50	34.78	71.43
0.01	0.02	0.01	0.02	0.03	0.06	0.07	0.18	0.35	0.90	0.77	2.83
0.07	0.10	0.13	0.23	0.30	0.49	0.77	1.36	3.27	6.90	14.44	30.03
1.20	2.65	4.02	5.89	8.01	10.25	10.30	13.23	17.56	22.35	28.77	33.10
0.99	2.32	3.57	5.22	7.14	9.06	8.79	11.30	15.20	18.25	22.59	26.60
0.50	0.47	0.53	0.94	1.26	1.92	2.26	3.44	7.13	13.58	24.21	56.69
0.38	0.24	0.23	0.39	0.37	0.41	0.34	0.31	0.52	0.54	0.44	0.54
1.28	1.92	2.51	3.53	5.74	7.64	10.38	16.63	28.44	45.24	69.60	111.93
0.90	1.29	1.68	2.32	3.84	5.27	6.84	11.37	19.90	31.03	44.82	68.12
0.36	0.56	0.71	1.09	1.62	2.05	2.96	4.23	6.45	10.55	16.14	24.43
	0.01	0.01	0.01	0.04		0.06	0.04	0.24	0.56	1.49	4.99
0.23	0.17	0.07	0.01								
0.23	0.16	0.07	0.01								
0.02											
0.01	0.03	0.01	0.01								
0.04	0.04	0.02									
0.11	0.03	0.04									
	0.01										
0.73	0.49	0.40	0.47	0.37	0.34	0.20	0.29	0.22	0.41	0.73	0.48
0.54	0.37	0.30	0.33	0.21	0.18	0.10	0.20	0.13	0.18	0.48	0.48
0.07	0.04	0.02					0.01				
0.77	1.37	1.44	1.73	2.24	2.67	2.46	3.15	4.70	7.88	14.65	52.78
0.27	0.41	0.53	0.51	0.94	1.06	1.54	2.30	4.79	13.04	47.37	478.12
25.09	26.66	30.65	38.13	52.23	57.66	67.11	89.50	121.25	184.26	306.78	746.27
9.89	10.50	12.27	14.56	20.19	22.01	25.53	33.94	39.21	43.06	41.03	38.63
2.75	2.96	3.59	4.26	6.14	6.82	8.75	12.02	16.31	19.91	20.62	22.39
2.51	2.44	2.76	3.29	4.61	5.00	5.40	6.73	6.50	6.31	4.76	2.89
0.03	0.04	0.07	0.05	0.08	0.14	0.07	0.04	0.02	0.05		0.06
2.16	2.19	2.67	3.23	3.98	3.72	4.09	4.95	6.97	8.39	10.49	12.58
2.86	3.71	4.64	6.49	9.51	10.84	13.48	18.38	30.60	62.70	145.77	461.33
0.20	0.20	0.36	0.33	0.44	0.52	0.59	1.04	1.77	3.49	4.84	10.29
2.08	1.89	1.64	2.33	2.69	3.08	4.19	5.43	7.48	12.52	16.78	24.61
0.51	0.52	0.56	0.80	0.85	0.85	0.73	0.85	0.87	1.49	1.65	2.17
0.58	0.52	0.89	1.13	1.40	1.26	0.82	0.98	0.60	0.69	0.56	1.08
0.78	0.71	0.85	0.82	0.94	0.88	0.60	0.64	0.49	0.56	0.44	0.42
3.63	3.69	3.64	5.01	7.65	9.31	12.19	16.35	23.00	33.59	42.36	52.72
0.40	0.36	0.51	0.47	0.47	0.37	0.35	0.30	0.36	0.31	0.36	0.60

11-4-2 2020年农村居民年龄别疾病别死亡率（1/10万）（男）

疾病名称（ICD-10）	合计	不满1岁	1～	5～	10～	15～	20～	25～
总　计	**797.38**	**228.56**	**28.86**	**18.48**	**24.74**	**39.27**	**46.33**	**64.87**
一、传染病和寄生虫病小计	9.27	5.26	0.57	0.40	0.43	0.51	0.91	1.57
其中：传染病计	9.17	5.26	0.55	0.40	0.43	0.51	0.91	1.54
内：痢疾	0.00		0.00					
肠道其他细菌性传染病	0.17	1.09	0.06	0.02	0.03	0.02	0.04	0.03
呼吸道结核	2.76	0.00	0.02	0.02	0.05	0.17	0.27	0.44
破伤风	0.05	0.00						
脑膜炎球菌感染	0.13	0.40	0.13	0.09	0.09	0.04	0.02	
败血症	0.44	2.68	0.15	0.03	0.05	0.06	0.08	0.03
性传播疾病	0.02	0.10						
狂犬病	0.03		0.00	0.02	0.03		0.04	0.00
流行性乙型脑炎	0.00							
病毒性肝炎	3.91	0.20	0.02	0.02	0.02	0.02	0.10	0.26
艾滋病	0.79		0.00	0.00	0.02	0.06	0.21	0.53
寄生虫病计	0.10		0.02					0.03
内：血吸虫病	0.08							
二、肿瘤小计	211.06	3.87	3.20	3.43	3.96	6.43	6.10	9.96
其中：恶性肿瘤计	206.72	3.57	3.01	3.31	3.81	6.14	6.04	9.70
内：鼻咽癌	2.45		0.04		0.02	0.06	0.11	0.24
食管癌	18.84	0.00			0.03	0.02	0.02	0.02
胃癌	26.25					0.06	0.32	0.55
结肠、直肠和肛门癌	13.60			0.00	0.00	0.17	0.27	0.67
内：结肠癌	5.12				0.00	0.13	0.15	0.38
直肠癌	8.05					0.04	0.11	0.27
肝癌	38.61	0.10	0.15	0.12	0.09	0.27	0.74	2.36
胆囊癌	0.88					0.00		0.02
胰腺癌	6.29						0.06	0.19
肺癌	64.66			0.00	0.02	0.11	0.29	0.72
乳腺癌	0.12						0.00	
宫颈癌								
卵巢癌								
前列腺癌	3.56				0.00	0.04	0.02	0.05
膀胱癌	3.18		0.00			0.02	0.02	0.00
脑及神经系统恶性肿瘤	4.56	0.89	0.84	1.19	0.92	0.97	0.65	1.15
白血病	4.44	1.49	1.33	1.36	1.76	2.66	1.92	1.69
良性肿瘤计	0.45	0.20	0.08	0.09	0.09	0.11	0.00	0.12
三、血液、造血器官及免疫疾病小计	1.34	1.69	0.46	0.34	0.42	0.21	0.27	0.38
其中：贫血	0.90	0.60	0.13	0.19	0.36	0.15	0.19	0.24
四、内分泌、营养和代谢疾病小计	17.54	2.78	0.21	0.22	0.26	0.25	0.61	0.70
其中：甲状腺疾患	0.06	0.10			0.02		0.04	0.03
糖尿病	15.00		0.02	0.03	0.07	0.15	0.44	0.44
五、精神和行为障碍小计	2.94	0.00	0.00	0.02	0.12	0.15	0.36	0.51
其中：痴呆	1.07			0.02	0.02	0.02		0.02
六、神经系统疾病小计	9.06	4.47	2.04	1.77	2.11	3.40	2.64	2.45
其中：脑膜炎	0.12	1.09	0.13	0.03	0.05	0.04	0.10	0.09
帕金森病	0.85	0.00						0.02
七、循环系统疾病小计	365.31	3.37	0.59	0.55	1.06	3.63	5.91	11.12
其中：心脏病计	174.87	3.08	0.46	0.33	0.57	2.61	3.91	7.20
内：慢性风湿性心脏病	3.20					0.10	0.10	0.09
高血压性心脏病	20.32			0.02	0.03	0.08	0.04	0.19
冠心病	140.06			0.03	0.05	1.29	2.58	4.89
内：急性心肌梗死	84.55			0.02	0.05	0.86	1.96	3.95
其他高血压病	5.14				0.00	0.02	0.06	0.22

11-4-2 续表1

30～	35～	40～	45～	50～	55～	60～	65～	70～	75～	80～	85岁及以上
97.17	**140.35**	**207.88**	**310.00**	**514.42**	**767.22**	**1126.10**	**1853.98**	**3213.68**	**5587.09**	**9880.90**	**18637.99**
3.00	4.57	6.89	8.75	11.14	13.79	15.12	22.41	31.44	46.60	61.38	75.47
2.97	4.55	6.85	8.74	11.07	13.66	15.00	22.22	31.05	45.73	60.34	73.43
			0.00					0.00	0.05		0.16
0.07	0.03	0.06	0.15	0.13	0.18	0.28	0.21	0.49	0.87	1.41	2.67
0.72	0.91	1.41	1.72	2.31	3.92	4.66	6.82	11.13	18.38	24.95	30.44
	0.03		0.09	0.11	0.06	0.09	0.10	0.06	0.22	0.19	0.47
0.04	0.12	0.08	0.12	0.14	0.03	0.19	0.35	0.10	0.76	1.32	0.78
0.12	0.17	0.10	0.27	0.32	0.54	0.67	1.03	1.55	2.12	4.05	5.02
0.01		0.02	0.01	0.06	0.03		0.04	0.06	0.11	0.19	
0.01	0.03	0.05	0.01	0.05	0.03	0.06	0.10	0.03	0.11	0.19	
	0.02		0.00	0.00				0.00			
0.84	2.14	3.29	4.55	6.32	6.85	7.03	9.94	12.84	16.37	17.89	20.55
0.84	0.79	1.41	1.21	1.05	0.94	1.02	1.49	1.62	1.90	2.17	1.73
0.03	0.02	0.05	0.01	0.06	0.13	0.11	0.19	0.39	0.87	1.04	2.04
0.00	0.02	0.02		0.05	0.10	0.11	0.10	0.36	0.82	0.75	1.88
17.61	29.20	52.81	90.83	171.46	284.47	437.46	690.90	1032.87	1436.18	1813.50	1951.16
17.20	28.56	51.76	89.23	168.13	279.20	428.52	676.84	1010.22	1408.45	1772.74	1909.89
0.56	0.98	1.88	2.81	3.75	4.97	5.36	6.62	7.63	9.41	9.60	9.26
0.18	0.27	1.17	3.81	11.24	22.72	40.38	68.02	101.98	147.35	184.97	201.45
1.17	1.60	3.33	6.55	15.64	28.98	50.49	91.05	145.97	212.00	267.06	270.80
1.32	1.68	3.30	5.24	9.35	16.29	23.41	40.52	67.15	100.10	149.49	176.19
0.63	0.81	1.43	2.12	3.36	6.07	8.66	14.74	24.81	37.08	56.86	68.25
0.68	0.84	1.64	2.95	5.71	9.79	14.04	24.46	40.37	59.43	87.54	103.08
5.96	11.57	22.30	34.61	52.35	70.78	88.40	116.97	144.23	171.98	199.47	191.26
0.03	0.08	0.11	0.27	0.47	1.15	1.48	2.94	4.82	6.52	10.07	10.83
0.29	0.79	1.43	2.63	5.93	9.57	13.93	20.67	30.47	40.94	50.83	53.82
1.66	4.04	7.50	17.59	42.16	81.99	141.50	230.96	356.41	486.54	573.00	590.71
	0.00	0.03	0.02	0.11	0.16	0.28	0.35	0.42	0.82	0.94	2.20
	0.02	0.03	0.09	0.46	1.03	2.91	7.11	17.14	38.82	67.59	108.42
0.01	0.05	0.27	0.42	0.97	1.58	3.08	7.81	15.33	30.56	55.73	81.27
1.48	2.11	2.44	3.18	5.13	7.47	9.55	11.70	16.56	21.42	23.91	17.73
2.10	1.99	2.34	3.04	3.62	5.59	6.96	11.62	15.30	21.04	23.82	21.65
0.10	0.03	0.14	0.32	0.41	0.53	0.76	1.20	1.81	1.96	4.71	5.33
0.35	0.47	0.48	0.59	0.84	1.27	1.39	2.50	5.08	7.88	14.12	27.61
0.23	0.27	0.32	0.37	0.48	0.88	0.96	1.76	3.72	5.33	11.01	17.10
1.38	2.36	4.01	6.55	12.02	18.74	26.41	41.99	73.58	126.91	211.90	393.50
0.01	0.03	0.13	0.02	0.01	0.08	0.07	0.12	0.19	0.22	0.19	0.94
1.09	1.92	3.37	5.89	11.09	17.64	24.78	39.92	68.47	114.29	172.08	242.09
0.87	1.36	1.51	1.58	1.92	2.13	1.95	4.01	8.18	16.96	36.24	116.10
	0.03	0.02	0.01	0.06	0.13	0.39	0.87	2.94	7.61	19.30	72.02
2.16	2.41	2.50	2.85	4.23	5.37	6.12	11.29	24.00	52.74	123.97	352.07
0.10	0.08	0.05	0.12	0.08	0.08	0.20	0.19	0.23	0.33	0.28	0.63
0.01	0.02	0.02	0.05	0.33	0.41	0.85	2.07	4.88	9.68	13.18	16.79
22.55	41.30	69.85	106.34	181.37	281.91	432.58	760.96		2805.86	5485.30	10964.67
13.39	23.05	36.15	53.92	88.11	131.60	193.80	327.96	629.91	1233.69	2660.80	6106.55
0.16	0.30	0.50	0.76	1.22	2.15	3.17	5.60	12.03	22.84	56.95	114.85
0.38	0.88	1.65	3.33	5.09	8.87	15.08	29.67	74.94	158.66	379.46	898.54
10.10	17.45	28.87	44.07	73.13	110.01	162.07	273.28	506.97	987.38	2088.75	4773.40
7.87	13.65	22.28	32.94	52.85	78.17	110.82	180.68	310.83	577.89	1132.15	2483.04
0.29	0.67	1.15	1.52	2.67	4.09	5.97	9.24	20.83	36.92	80.96	161.60

11-4-2 续表2

疾病名称（ICD-10）	合计	不满1岁	1～	5～	10～	15～	20～	25～
脑血管病计	181.64	0.30	0.08	0.21	0.43	0.97	1.88	3.34
内：脑出血	71.18		0.04	0.21	0.31	0.84	1.48	2.48
脑梗死	58.35				0.05	0.04	0.30	0.39
中风（未特指出血或梗死）	5.57				0.02	0.04		0.07
八、呼吸系统疾病小计	74.55	12.50	1.30	0.50	0.36	0.80	0.74	0.96
其中：肺炎	7.04	10.22	0.86	0.31	0.19	0.30	0.27	0.36
慢性下呼吸道疾病	62.10		0.02	0.03	0.02	0.27	0.15	0.19
内：慢性支气管肺炎	8.35			0.02	0.02	0.06		
肺气肿	4.45						0.04	0.03
尘肺	1.49							0.03
九、消化系统疾病小计	19.41	3.47	0.61	0.28	0.26	0.27	0.65	1.52
其中：胃和十二指肠溃疡	3.29	0.30	0.02		0.02		0.08	0.19
阑尾炎	0.10		0.02	0.05	0.03	0.02	0.04	0.03
肠梗阻	1.08	0.40	0.02	0.14	0.10	0.04	0.06	0.09
肝疾病	8.51	0.60	0.02		0.02	0.10	0.21	0.51
内：肝硬化	7.50	0.40			0.02	0.04	0.13	0.43
十、肌肉骨骼和结缔组织疾病小计	1.90	0.10	0.11	0.10	0.05	0.23	0.23	0.21
其中：系统性红斑狼疮	0.10			0.02	0.02	0.06	0.08	0.09
十一、泌尿生殖系统疾病小计	8.60	0.20	0.11	0.15	0.24	0.55	0.59	0.89
其中：肾小球和肾小管间质疾病	5.61	0.10	0.08	0.12	0.17	0.36	0.46	0.56
肾衰竭	2.18		0.02	0.02	0.07	0.17	0.11	0.31
前列腺增生	0.19							
十二、妊娠、分娩和产褥期并发症小计								
其中：直接产科原因计								
内：流产								
妊娠高血压综合征								
产后出血								
产褥期感染								
间接产科原因计								
十三、起源于围生期的情况小计	1.24	112.84						
其中：早产儿和未成熟儿	0.30	27.39						
新生儿产伤和窒息	0.21	19.45						
十四、先天畸形、变形和染色体异常小计	1.22	46.84	2.13	1.05	1.30	1.14	0.72	0.58
其中：先天性心脏病	0.74	25.80	1.47	0.65	0.88	0.91	0.49	0.36
先天性脑畸形	0.09	2.48	0.19	0.26	0.16	0.08	0.10	0.05
十五、诊断不明小计	3.00	3.77	0.42	0.05	0.38	0.55	0.91	1.30
十六、其他疾病小计	4.86	4.07	0.57	0.22	0.24	0.29	0.23	0.26
十七、损伤和中毒小计	65.22	22.43	15.97	8.89	13.29	20.46	25.21	32.04
其中：机动车辆交通事故	21.44	1.09	3.75	2.48	2.77	6.68	8.99	12.09
内：行人与机动车发生的交通事故	6.91	0.20	1.83	1.14	0.87	1.75	2.47	3.20
机动车与机动车发生的交通事故	4.60	0.50	0.38	0.46	0.45	1.45	1.84	2.93
机动车以外的运输事故	0.08					0.02	0.04	0.12
意外中毒	4.10	0.79	0.44	0.31	0.33	0.95	1.39	2.04
意外跌落	16.05	1.09	1.98	0.79	1.54	1.84	2.45	4.11
火灾	0.83	0.10	0.27	0.09	0.21	0.15	0.15	0.24
溺水	4.71	0.69	6.84	4.05	5.55	5.36	4.22	2.72
意外的机械性窒息	1.01	11.12	0.53	0.31	0.24	0.15	0.34	0.39
砸死	1.14		0.17	0.09	0.07	0.13	0.30	0.56
触电	1.05		0.13	0.09	0.14	0.36	0.74	1.47
自杀	8.65			0.07	1.52	3.69	4.83	5.77
被杀	0.38	0.69	0.27	0.19	0.10	0.15	0.30	0.38

11-4-2 续表3

30～	35～	40～	45～	50～	55～	60～	65～	70～	75～	80～	85岁及以上
8.25	16.49	31.00	48.98	88.20	142.92	227.56	415.24	804.28	1508.99	2701.56	4619.49
6.77	12.45	22.57	32.77	55.78	79.19	110.45	180.71	301.58	514.92	820.57	1294.08
0.62	1.90	4.20	9.00	17.21	33.51	62.36	126.23	269.17	528.62	974.38	1740.60
0.19	0.42	0.77	1.31	1.96	3.41	5.64	10.85	21.74	44.80	97.24	186.55
1.29	2.85	4.33	8.39	16.60	30.14	58.80	123.59	291.75	653.30	1379.54	2961.41
0.48	1.01	1.09	1.64	2.41	4.17	6.21	10.13	20.80	44.91	105.52	326.50
0.40	1.06	1.99	4.51	10.22	20.44	45.07	102.29	253.13	577.62	1208.50	2462.01
0.03	0.12	0.35	0.44	1.13	2.40	5.40	11.99	32.80	78.79	160.31	364.00
0.03	0.15	0.26	0.61	1.04	1.67	3.91	8.62	20.54	40.56	79.73	150.93
0.09	0.27	0.51	1.28	2.36	2.96	3.51	3.97	4.69	6.91	11.11	10.51
3.61	6.94	10.47	15.11	20.85	26.60	29.06	40.17	62.23	107.44	192.50	358.82
0.26	0.76	0.91	1.27	2.35	2.96	4.19	6.68	11.64	25.56	45.28	86.61
0.01		0.02	0.02	0.06	0.08	0.07	0.23	0.39	0.87	0.94	2.35
0.10	0.15	0.18	0.31	0.43	0.60	1.09	1.82	3.95	9.08	17.04	34.67
2.09	4.68	7.36	10.69	14.22	17.32	16.25	19.68	23.81	28.87	38.78	46.13
1.85	4.16	6.64	9.56	12.94	15.68	14.17	17.32	21.28	24.09	31.82	37.66
0.26	0.32	0.37	0.75	1.09	2.04	2.36	3.60	7.76	13.05	24.00	50.83
0.15	0.05	0.08	0.07	0.13	0.08	0.20	0.14	0.36	0.16	0.28	0.63
1.75	2.73	2.93	4.72	7.58	9.07	13.08	19.87	34.19	55.68	92.35	159.72
1.20	1.79	1.84	3.06	5.04	6.27	8.62	13.56	23.45	38.12	56.86	88.65
0.54	0.86	0.96	1.53	2.23	2.45	3.73	5.06	7.83	12.83	20.80	33.89
	0.02	0.02	0.01	0.09		0.11	0.08	0.49	1.20	3.48	13.02
0.70	0.54	0.46	0.55	0.47	0.49	0.22	0.27	0.29	0.43	0.75	0.63
0.50	0.37	0.32	0.43	0.22	0.21	0.13	0.14	0.10	0.22	0.38	0.63
0.09	0.07	0.03	0.01								
1.28	2.22	2.47	2.84	3.76	4.25	3.82	4.96	6.47	10.06	19.11	50.36
0.31	0.57	0.75	0.75	1.32	1.43	2.00	2.96	6.24	15.28	51.30	424.25
39.52	41.73	47.32	58.56	78.73	84.59	94.42	123.40	158.00	236.04	370.51	743.22
15.72	16.81	18.74	21.71	30.16	31.78	36.30	48.25	55.96	64.43	65.80	60.88
4.17	4.52	5.50	5.76	8.82	9.66	11.67	15.65	21.61	26.70	29.75	32.48
3.98	4.06	4.44	5.10	6.97	7.34	8.20	10.38	10.29	10.77	8.75	5.49
0.06	0.07	0.14	0.10	0.15	0.22	0.13	0.08				0.16
3.30	3.76	4.60	5.49	6.41	5.76	6.19	7.03	9.19	11.26	13.46	15.38
4.95	6.42	7.69	11.16	15.90	17.54	20.48	27.06	39.95	76.78	162.29	438.37
0.26	0.34	0.59	0.57	0.72	0.89	0.96	1.43	2.85	5.17	7.06	13.49
3.01	2.75	2.36	3.13	3.40	3.82	5.14	6.62	8.15	14.46	19.11	27.77
0.95	0.76	0.95	1.37	1.42	1.42	1.09	1.20	1.13	2.07	2.07	2.51
1.07	0.96	1.56	2.13	2.54	2.32	1.47	1.78	0.87	1.03	0.94	1.41
1.45	1.33	1.57	1.52	1.70	1.66	1.04	1.05	0.84	0.87	0.56	0.94
5.13	4.45	4.34	6.14	9.19	11.18	14.28	19.06	26.30	39.75	54.41	70.45
0.40	0.35	0.55	0.53	0.58	0.41	0.46	0.33	0.45	0.33	0.56	0.47

11-4-3　2020年农村居民年龄别疾病别死亡率(1/10万)(女)

疾病名称（ICD-1）	合计	不满1岁	1～	5～	10～	15～	20～	25～
总　计	**600.01**	**189.20**	**22.81**	**14.26**	**18.38**	**21.67**	**22.41**	**25.76**
一、传染病和寄生虫病小计	4.02	3.17	0.48	0.36	0.43	0.51	0.68	0.59
其中：传染病计	3.97	3.17	0.45	0.36	0.43	0.49	0.68	0.59
内：痢疾								
肠道其他细菌性传染病	0.11	0.55	0.07	0.04	0.02	0.07		0.04
呼吸道结核	0.76				0.06	0.04	0.22	0.14
破伤风	0.03						0.02	
脑膜炎球菌感染	0.10	0.11	0.07	0.04	0.08	0.04	0.04	0.02
败血症	0.33	2.08	0.12	0.06		0.07	0.04	0.09
性传播疾病	0.01							
狂犬病	0.01		0.02		0.04			
流行性乙型脑炎	0.00			0.02				
病毒性肝炎	1.86	0.11	0.02	0.02	0.02	0.04	0.09	0.09
艾滋病	0.20		0.02		0.02	0.04	0.07	0.07
寄生虫病计	0.04		0.02			0.02		
内：血吸虫病	0.03							
二、肿瘤小计	119.21	3.28	3.23	2.94	2.94	3.85	4.61	6.55
其中：恶性肿瘤计	115.51	3.28	3.06	2.86	2.88	3.67	4.43	6.26
内：鼻咽癌	0.92			0.02	0.02	0.02	0.02	0.07
食管癌	6.39						0.02	0.02
胃癌	11.88				0.02	0.02	0.39	0.64
结肠、直肠和肛门癌	9.46				0.02	0.09	0.24	0.48
内：结肠癌	4.03					0.09	0.11	0.28
直肠癌	5.15						0.13	0.16
肝癌	14.54		0.07	0.08	0.08	0.18	0.37	0.51
胆囊癌	1.19						0.02	0.04
胰腺癌	4.88					0.02	0.04	0.04
肺癌	28.87	0.11	0.05	0.04	0.04	0.07	0.15	0.41
乳腺癌	7.17					0.04	0.13	0.60
宫颈癌	5.51						0.07	0.20
卵巢癌	2.50				0.02	0.11	0.20	0.18
膀胱癌	0.84						0.02	0.02
脑及神经系统恶性肿瘤	3.67	0.55	0.79	1.07	0.54	0.69	0.59	0.62
白血病	3.25	1.97	1.29	1.09	1.36	1.37	1.18	1.05
良性肿瘤计	0.48		0.05	0.02	0.04	0.07	0.04	0.11
三、血液、造血器官及免疫疾病小计	1.30	1.53	0.48	0.46	0.27	0.29	0.20	0.30
其中：贫血	0.88	0.87	0.22	0.20	0.12	0.20	0.11	0.21
四、内分泌、营养和代谢疾病小计	20.52	1.64	0.12	0.18	0.23	0.29	0.41	0.60
其中：甲状腺疾患	0.10						0.07	0.04
糖尿病	17.41			0.06	0.14	0.18	0.28	0.39
五、精神和行为障碍小计	3.21	0.11	0.02		0.06	0.20	0.22	0.23
其中：痴呆	1.46				0.02			
六、神经系统疾病小计	9.56	3.60	1.75	1.33	1.61	1.61	1.24	1.42
其中：脑膜炎	0.07	0.87	0.14	0.10	0.12	0.07	0.07	
帕金森病	0.77					0.02		
七、循环系统疾病小计	322.43	2.95	0.72	0.50	1.01	1.99	3.38	3.81
其中：心脏病计	167.74	2.51	0.60	0.30	0.62	1.37	2.36	2.52
内：慢性风湿性心脏病	4.45					0.04	0.07	0.12
高血压性心脏病	22.92			0.02	0.02	0.04	0.13	0.09
冠心病	131.56				0.04	0.40	1.40	1.47
内：急性心肌梗死	72.56				0.02	0.31	1.14	0.99
其他高血压病	4.61						0.02	

11-4-3 续表1

30～	35～	40～	45～	50～	55～	60～	65～	70～	75～	80～	85岁及以上
38.23	**51.14**	**78.78**	**125.67**	**219.68**	**336.89**	**523.46**	**968.17**	**1888.03**	**3623.63**	**6579.87**	**15776.64**
0.84	0.93	1.38	1.69	2.83	3.79	5.81	9.43	15.23	23.28	28.38	43.34
0.83	0.93	1.37	1.69	2.82	3.76	5.78	9.33	15.07	23.09	27.68	42.76
0.01	0.03	0.02	0.02	0.08	0.10	0.11	0.12	0.22	0.19	0.56	2.83
0.13	0.20	0.10	0.38	0.40	0.48	1.20	2.06	3.56	4.67	5.86	7.03
0.03		0.02	0.01	0.05	0.03	0.04	0.06	0.06	0.29	0.07	0.49
0.04	0.03	0.03	0.05	0.10	0.13	0.06	0.26	0.19	0.24	0.64	1.27
0.07	0.07	0.11	0.12	0.19	0.19	0.30	0.36	1.08	1.56	3.11	5.86
			0.02						0.15	0.07	0.10
					0.08			0.03	0.05		0.10
				0.01							
0.22	0.27	0.50	0.73	1.36	2.01	3.21	5.03	7.68	12.20	13.70	16.50
0.17	0.19	0.47	0.19	0.34	0.30	0.28	0.36	0.40	0.39	0.21	
0.01		0.02		0.01	0.03	0.04	0.10	0.15	0.19	0.71	0.59
				0.01	0.02	0.04	0.06	0.15	0.19	0.64	0.49
12.49	19.77	33.75	56.17	94.79	140.90	195.37	317.76	481.93	720.16	870.72	1048.46
11.87	18.90	32.20	53.99	91.46	136.17	189.75	308.25	468.81	701.06	844.10	1014.39
0.22	0.27	0.49	0.63	1.21	1.79	1.61	2.60	2.85	3.89	3.60	4.88
0.04	0.05	0.20	0.42	1.28	3.09	6.32	15.16	31.51	58.42	71.88	97.72
1.13	1.45	2.54	4.27	6.86	10.08	16.17	29.55	50.17	80.63	112.19	142.33
0.84	1.40	2.26	3.36	6.04	8.86	12.47	22.91	39.00	63.33	86.85	115.19
0.44	0.61	1.01	1.44	2.25	3.90	5.20	9.73	16.00	28.24	37.56	48.32
0.38	0.74	1.22	1.86	3.60	4.80	6.86	12.39	21.45	33.34	47.16	63.45
1.03	1.67	3.27	6.23	11.23	17.04	27.44	42.21	64.25	88.51	97.93	113.73
0.06	0.08	0.15	0.28	0.83	1.00	1.97	3.44	5.60	7.97	11.16	10.54
0.15	0.40	0.98	1.47	3.08	5.74	9.04	15.24	21.02	33.97	34.60	39.05
0.90	2.16	4.71	9.87	17.51	30.23	46.53	82.05	129.59	198.74	239.85	273.93
1.60	3.54	5.85	8.70	12.56	14.73	14.99	16.16	15.66	17.69	20.76	24.70
0.92	2.14	3.30	5.08	8.31	11.08	10.18	12.89	17.33	23.14	21.11	19.33
0.23	0.44	1.30	2.47	3.94	5.25	5.10	7.31	7.92	8.51	7.55	5.66
0.03	0.02	0.02	0.10	0.16	0.38	0.84	1.60	3.34	6.27	10.52	18.06
1.05	0.83	1.61	2.37	3.69	4.58	6.86	9.79	13.22	16.77	17.44	17.96
1.44	1.70	1.71	2.26	2.93	4.15	4.82	8.05	10.59	11.81	13.70	9.96
0.07	0.19	0.20	0.20	0.31	0.57	0.58	1.12	2.04	2.24	3.88	4.98
0.28	0.39	0.33	0.41	0.57	0.97	1.28	2.00	3.84	6.90	11.58	23.92
0.15	0.27	0.26	0.32	0.43	0.60	0.90	1.46	2.57	5.05	8.05	16.21
0.74	0.89	1.63	3.11	5.94	12.30	21.29	44.93	87.13	148.39	213.02	407.77
0.01	0.08	0.02	0.06	0.14	0.10	0.08	0.22	0.34	0.49	0.28	1.17
0.65	0.62	1.46	2.74	5.46	11.68	20.54	43.13	82.95	137.40	181.32	247.96
0.29	0.44	0.60	0.74	0.97	1.05	1.58	2.92	6.87	14.48	40.74	117.83
		0.02	0.04	0.01	0.03	0.21	1.00	2.54	6.61	21.82	68.73
1.25	1.54	1.12	1.80	2.03	3.22	4.46	8.05	18.20	40.39	97.15	376.43
0.04	0.03		0.06		0.06	0.09	0.12	0.12	0.05	0.14	0.20
			0.10	0.09	0.33	0.77	1.60	4.05	6.56	9.81	12.30
6.57	10.22	19.04	33.97	69.57	117.61	211.22	439.88	987.55	2077.26	4079.91	10021.32
4.20	6.16	9.09	15.81	30.32	51.75	94.47	197.79	451.11	993.31	2113.53	5934.66
0.17	0.24	0.54	0.93	1.59	2.84	3.77	6.39	14.21	25.52	51.05	124.76
0.09	0.32	0.67	1.11	2.22	4.39	8.29	19.64	55.19	132.15	312.86	918.82
2.95	4.42	6.62	12.17	24.15	40.48	76.80	161.26	359.74	790.49	1655.29	4594.20
2.30	3.14	4.91	8.87	16.60	27.70	49.31	103.04	214.52	447.83	867.54	2322.14
0.09	0.17	0.36	0.63	1.09	1.74	3.58	6.73	13.87	28.77	58.96	137.84

11-4-3 续表2

疾病名称（ICD-10）	合计	不满1岁	1～	5～	10～	15～	20～	25～
脑血管病计	147.34	0.33	0.07	0.18	0.35	0.60	0.90	1.14
内：脑出血	53.27	0.33	0.05	0.06	0.29	0.40	0.79	0.78
脑梗死	50.02					0.07	0.09	0.21
中风（未特指出血或梗死）	5.02			0.02		0.02		
八、呼吸系统疾病小计	52.38	11.47	1.22	0.60	0.35	0.49	0.50	0.59
其中：肺炎	5.78	9.29	0.93	0.30	0.14	0.20	0.28	0.20
慢性下呼吸道疾病	43.48		0.05	0.06	0.04	0.04	0.04	0.20
内：慢性支气管肺炎	6.39					0.00	0.00	0.04
肺气肿	2.81				0.02	0.00	0.00	0.00
尘肺	0.04							0.00
九、消化系统疾病小计	11.06	3.06	0.29	0.16	0.25	0.43	0.44	0.39
其中：胃和十二指肠溃疡	2.01	0.22				0.02	0.00	0.00
阑尾炎	0.10			0.02	0.02	0.04	0.02	
肠梗阻	0.89	0.55	0.10	0.04	0.08	0.04	0.02	0.02
肝疾病	2.71	0.55	0.02	0.02	0.06	0.11	0.13	0.16
内：肝硬化	2.09	0.22	0.00		0.02	0.04	0.11	0.09
十、肌肉骨骼和结缔组织疾病小计	2.55	0.11	0.02	0.04	0.14	0.29	0.52	0.57
其中：系统性红斑狼疮	0.46				0.10	0.29	0.48	0.46
十一、泌尿生殖系统疾病小计	6.05	0.11	0.07	0.10	0.23	0.34	0.48	0.62
其中：肾小球和肾小管间质疾病	4.16	0.11	0.05	0.08	0.21	0.22	0.37	0.37
肾衰竭	1.47		0.02	0.02	0.02	0.09	0.09	0.21
前列腺增生	0.00							
十二、妊娠、分娩和产褥期并发症小计	0.11					0.02	0.26	0.41
其中：直接产科原因计	0.11					0.02	0.24	0.39
内：流产	0.01					0.00	0.02	0.05
妊娠高血压综合征	0.02						0.02	0.11
产后出血	0.02						0.04	0.05
产褥期感染	0.04						0.13	0.07
间接产科原因计	0.00						0.02	0.02
十三、起源于围生期的情况小计	0.95	92.31						
其中：早产儿和未成熟儿	0.24	23.71						
新生儿产伤和窒息	0.15	14.97						
十四、先天畸形、变形和染色体异常小计	1.11	44.13	2.63	1.11	1.67	1.14	0.74	0.69
其中：先天性心脏病	0.77	26.44	1.92	0.77	1.38	1.01	0.46	0.57
先天性脑畸形	0.06	1.31	0.19	0.12	0.12	0.07	0.17	0.02
十五、诊断不明小计	1.60	2.51	0.38	0.16	0.14	0.40	0.33	0.37
十六、其他疾病小计	7.39	2.08	0.45	0.06	0.16	0.07	0.20	0.16
十七、损伤和中毒小计	36.18	16.82	10.51	6.09	8.75	9.61	8.04	8.37
其中：机动车辆交通事故	8.33	0.87	3.38	2.32	2.10	2.49	2.47	2.55
内：行人与机动车发生的交通事故	3.44	0.33	1.70	1.17	0.74	0.87	0.76	0.78
机动车与机动车发生的交通事故	1.42	0.11	0.38	0.36	0.29	0.43	0.66	0.60
机动车以外的运输事故	0.01			0.02			0.04	0.02
意外中毒	1.54	0.11	0.36	0.22	0.41	0.56	0.87	0.71
意外跌落	11.77	1.09	1.60	0.69	1.09	0.94	0.59	0.67
火灾	0.36	0.11	0.05	0.08	0.08	0.09	0.11	0.11
溺水	2.70	0.55	3.38	1.71	2.20	1.70	0.85	0.89
意外的机械性窒息	0.39	8.85	0.34	0.26	0.19	0.04	0.13	0.07
砸死	0.16		0.07	0.08	0.04	0.04	0.02	0.14
触电	0.12	0.00	0.05	0.02	0.06	0.09		0.09
自杀	6.25				1.93	2.84	2.16	2.24
被杀	0.32	0.76	0.17	0.16	0.23	0.25	0.35	0.25

11-4-3 续表3

30～	35～	40～	45～	50～	55～	60～	65～	70～	75～	80～	85岁及以上
2.17	3.75	9.09	16.87	37.14	62.32	110.51	230.44	512.82	1038.70	1879.61	3881.66
1.60	2.89	6.75	12.02	23.76	36.42	57.62	101.94	200.81	365.98	575.09	1081.75
0.31	0.47	1.28	2.52	6.51	13.06	29.18	68.90	168.65	363.89	687.85	1476.73
0.07	0.08	0.21	0.38	0.74	1.54	2.27	5.55	13.31	32.13	67.43	176.79
0.84	0.84	1.69	3.16	5.98	9.46	21.23	49.14	130.36	318.98	715.74	1979.49
0.20	0.34	0.36	0.67	0.84	1.33	2.53	4.57	11.36	27.02	67.50	240.15
0.36	0.40	0.96	2.10	4.28	7.17	16.99	41.33	112.17	276.55	614.63	1620.82
0.04	0.08	0.16	0.31	0.45	0.87	2.48	5.55	15.88	37.33	88.19	254.70
0.09	0.02	0.02	0.16	0.38	0.55	1.29	2.88	8.51	19.05	39.96	94.11
			0.01	0.09	0.05	0.06	0.04	0.22	0.10	0.21	0.78
0.70	1.11	1.37	2.20	3.88	6.37	9.32	16.62	33.86	67.51	128.08	293.55
0.03	0.12	0.24	0.22	0.49	0.78	1.26	2.56	4.83	14.09	26.90	61.99
	0.03		0.02		0.03	0.08	0.14	0.31	0.92	0.64	3.12
0.03	0.05	0.08	0.15	0.18	0.38	0.45	0.92	2.63	4.96	12.50	27.14
0.32	0.61	0.63	1.05	1.85	3.20	4.29	6.99	11.58	16.53	21.25	24.99
0.13	0.47	0.46	0.84	1.38	2.47	3.36	5.47	9.38	13.03	15.67	19.72
0.73	0.62	0.70	1.14	1.42	1.81	2.16	3.30	6.53	14.05	24.36	60.33
0.61	0.42	0.39	0.72	0.60	0.73	0.47	0.48	0.68	0.87	0.56	0.49
0.81	1.11	2.08	2.33	3.91	6.21	7.65	13.50	22.93	35.92	52.53	82.20
0.60	0.79	1.51	1.58	2.64	4.28	5.05	9.25	16.50	24.69	35.80	55.35
0.17	0.27	0.46	0.64	1.01	1.65	2.18	3.42	5.14	8.51	12.64	18.55
0.45	0.34	0.15	0.02								
0.45	0.32	0.15	0.01								
0.04											
0.03	0.05	0.02	0.01								
0.07	0.08	0.03									
0.22	0.05	0.08									
	0.02										
0.76	0.44	0.34	0.38	0.28	0.19	0.17	0.32	0.15	0.39	0.71	0.39
0.58	0.37	0.28	0.23	0.20	0.16	0.08	0.26	0.15	0.15	0.56	0.39
0.04	0.02					0.02	0.02				
0.28	0.51	0.39	0.60	0.74	1.09	1.09	1.40	3.00	5.93	11.30	54.28
0.23	0.25	0.31	0.27	0.55	0.68	1.07	1.66	3.40	11.03	44.41	511.64
10.80	11.56	13.75	17.51	25.96	30.84	39.48	56.73	86.07	137.99	258.98	748.18
4.12	4.18	5.71	7.34	10.32	12.29	14.65	20.12	23.18	23.96	22.45	24.80
1.34	1.40	1.66	2.74	3.49	4.00	5.80	8.51	11.24	13.85	13.77	16.11
1.06	0.83	1.06	1.46	2.28	2.68	2.57	3.20	2.88	2.33	1.77	1.27
	0.02				0.06	0.02		0.03	0.10		
1.02	0.62	0.72	0.95	1.56	1.68	1.97	2.94	4.86	5.83	8.26	10.84
0.79	1.00	1.54	1.76	3.17	4.17	6.41	9.99	21.67	50.11	133.38	475.62
0.15	0.07	0.13	0.09	0.16	0.14	0.21	0.66	0.74	1.99	3.18	8.30
1.15	1.03	0.91	1.53	1.98	2.35	3.23	4.28	6.84	10.79	15.04	22.65
0.07	0.29	0.16	0.23	0.29	0.29	0.36	0.52	0.62	0.97	1.34	1.95
0.09	0.08	0.21	0.12	0.26	0.19	0.17	0.20	0.34	0.39	0.28	0.88
0.12	0.08	0.11	0.11	0.19	0.11	0.15	0.24	0.15	0.29	0.35	0.10
2.15	2.94	2.93	3.87	6.12	7.45	10.07	13.72	19.84	28.09	33.33	41.68
0.41	0.37	0.47	0.42	0.36	0.32	0.23	0.28	0.28	0.29	0.21	0.68

十二、食品安全与卫生健康监督

简要说明

一、本章反映我国食品安全监测、食品安全标准、卫生健康监督、监测及行政执法情况。主要包括食源性疾病暴发、食品安全监测和国家标准制定情况，公共场所卫生、生活饮用水卫生、职业卫生、放射卫生等监督、监测、行政执法情况及传染病防治、医疗卫生、采供血卫生监督执法情况。

二、本章数据来源于食品安全风险监测和卫生健康监督统计年报。

三、除在表下方标明所缺省份外，其他数据包括全国31个省、自治区、直辖市数据。

四、2020年结案案件数，包括往年查处2020年结案的情况。

主要指标解释

食源性疾病　指食品中致病因素进入人体引起的感染性、中毒性等疾病。

监督户次　即卫生监督的生产、经营企业的户次数。

监测合格率　即卫生抽样监测合格件数/监测件数×100%。

12-1-1 各类致病因素食源性疾病暴发报告情况

致病因素	事件数（个）		事件构成（%）		患者数（个）		患者构成（%）	
	2019	2020	2019	2020	2019	2020	2019	2020
动植物及毒蘑菇	2543	3725	39.8	52.7	10709	13695	27.6	36.6
其中：毒蘑菇	1606	2705	25.1	38.2	5882	9111	15.2	24.3
菜豆	336	318	5.3	4.5	2066	1526	5.3	4.1
乌头	85	84	1.3	1.2	379	337	1.0	0.9
桐油果	53	46	0.8	0.7	417	238	1.1	0.6
野菜	77	93	1.2	1.3	299	355	0.8	0.9
苦瓠瓜子苷	46	48	0.7	0.7	173	381	0.5	1.0
发芽马铃薯	19	17	0.3	0.2	76	97	0.2	0.3
河鲀鱼	8	15	0.1	0.2	24	53	0.1	0.1
微生物	856	766	13.4	10.8	12738	10483	32.8	28.0
其中：沙门菌	212	286	3.3	4.0	3623	3446	9.3	9.2
副溶血性弧菌	279	128	4.4	1.8	3853	1848	9.9	4.9
金黄色葡萄球菌及其毒素	91	75	1.4	1.1	1023	954	2.6	2.5
蜡样芽孢杆菌	46	50	0.7	0.7	799	620	2.1	1.7
大肠埃希菌	32	58	0.5	0.8	537	1520	1.4	4.1
化学物	168	163	2.6	2.3	944	922	2.4	2.5
其中：亚硝酸盐	85	80	1.3	1.1	540	457	1.4	1.2
农药	47	53	0.7	0.7	189	255	0.5	0.7
寄生虫		1		0.0		4		0.0
混合因素								
不明原因	2818	2411	44.1	34.1	14306	12323	36.9	32.9

注：包括胰蛋白酶抑制剂（含在未煮熟豆浆中）。

12-1-2 各类场所食源性疾病暴发报告情况

发生场所	事件数（个）		事件构成（%）		患者数（个）		患者构成（%）	
	2019	2020	2019	2020	2019	2020	2019	2020
合计	**6390**	**7073**	**100.0**	**100.0**	**38797**	**37454**	**100.0**	**100.0**
餐饮服务单位	3192	2719	50.0	38.4	27516	22432	70.9	59.9
宾馆饭店	988	508	15.5	7.2	8143	4184	21.0	11.2
单位食堂	354	371	5.5	5.2	4012	3607	10.3	9.6
学校食堂	236	310	3.7	4.4	3507	5081	9.0	13.6
快餐店①	326	240	5.1	3.4	1663	1171	4.3	3.1
农村宴席	174	130	2.7	1.8	3349	2165	8.6	5.8
街头摊点②	641	712	10.0	10.1	2676	2659	6.9	7.1
小餐馆	299	291	4.7	4.1	1495	1473	3.9	3.9
送餐	116	110	1.8	1.6	2106	1807	5.4	4.8
其他③	58	47	0.9	0.7	565	285	1.5	0.8
学校（不包括学校食堂）	49	27	0.8	0.4	474	196	1.2	0.5
家庭	3035	4140	47.5	58.5	10152	14066	26.2	37.6
其他④	114	187	1.8	2.6	655	760	1.7	2.0

注：①包括食品超市、食品零售点、小吃店、熟食店、糕点坊、大排档；②包括农贸市场；③包括种养殖场、食品公司和饮水公司；④指除集体食堂、宾馆饭店、家庭、街头摊点、快餐店和送餐之外的饮食场所。

12-1-3　各地区食源性疾病暴发报告情况

监测地区	事件数（个）		患者数（个）	
	2019	2020	2019	2020
总　计	**6390**	**7073**	**38797**	**37454**
东　部	2577	2146	16962	13989
中　部	1326	1724	7998	7690
西　部	2487	3203	13837	15775
北　京	40	26	485	183
天　津	60	39	522	498
河　北	75	89	649	752
山　西	156	146	869	927
内蒙古	143	87	1031	457
辽　宁	30	47	300	545
吉　林	132	108	1048	414
黑龙江	54	34	456	152
上　海	23	11	265	116
江　苏	148	134	1908	1919
浙　江	188	197	1726	1693
安　徽	171	155	1047	1050
福　建	172	241	1265	1296
江　西	177	223	951	846
山　东	1589	1093	6784	4560
河　南	84	72	922	519
湖　北	49	107	494	706
湖　南	503	879	2211	3076
广　东	167	187	2493	1898
广　西	145	212	1567	1423
海　南	85	82	565	529
重　庆	43	70	505	684
四　川	317	390	1756	1760
贵　州	422	701	1625	2819
云　南	1192	1455	5866	6621
西　藏				
陕　西	66	110	548	962
甘　肃	95	88	552	552
青　海	9	11	56	49
宁　夏	25	45	187	244
新　疆	30	34	144	204

12-2　2020年食品中微生物、化学污染物及有害因素监测情况

	化学污染物和有害因素					微生物				
	采样单位（个）	检测单位（个）	数据上报单位（个）	完成样本数（份）	监测数据量（个）	采样单位（个）	检测单位（个）	数据上报单位（个）	完成样本数（份）	监测数据量（个）
总　计	**782**	**588**	**606**	**35654**	**491777**	**782**	**660**	**653**	**56217**	**223315**
省级	19	19	23	1465	37020	16	21	17	2402	6133
地市级	325	311	320	26076	381388	294	307	300	12816	54997
区县级	438	258	263	8113	73369	472	332	336	40999	162185

注：2020 年化学污染物和有害因素采样涉及 2516 个区县，微生物采样涉及 2554 个区县。

12-3　食品安全国家标准制定公布情况

年　　份	2015	2016	2017	2018	2019	2020
总　计	**204**	**530**	**11**	**36**	**13**	**38**
食品安全基础标准		2	2	1	2	
食品产品标准	21	14		7		
营养与特殊膳食食品标准	2					
食品生产经营规范标准	1	19	9	4		1
食品添加剂质量规格标准	142	160		5		18
营养强化剂质量规格标准	13	14		11		10
食品相关产品标准	3	11				
理化检验方法标准	12	186				5
微生物检验方法标准		18				2
毒理学评价程序	10					2
农药残留限量		106		8	2	
兽药残留限量					9	

12-4 2020年建设项目卫生审查情况

专业类别	建设项目数（个）				设计卫生审查		竣工验收	
	合计	新建	改建	扩建	同意	不同意	通过	未通过
总 计	**6084**	**3713**	**2179**	**192**	**4224**	**5**	**3586**	**6**
生活饮用水卫生	465	445	12	8	354		448	2
放射卫生	5051	2804	2116	131	3719	4	2661	2
其他	568	464	51	53	151	1	477	2

12-5-1 2020年公共场所卫生被监督单位情况

指 标	总计	住宿场所	沐浴场所	游泳场所	美容美发场所	候车（机／船）场所	其他
单位数	1421114	354522	116323	16060	821492	2843	109874
从业人员数（人）	7390012	2331554	629093	130230	1766526	83827	2448782
持健康合格证明人数（人）	7188159	2279959	618407	126282	1755125	74244	2334142
有集中空调通风系统	66995	23464	3996	1850	11787	585	25313
有效卫生许可证（份）	1421114	354522	116323	16060	821492	2843	109874
卫生许可证发放情况（份）	465388	109144	40890	5642	272330	1007	36375
新发	335076	62741	31071	3351	214110	554	23249
变更	18570	6215	1746	643	6648	101	3217
延续	94563	37166	5953	1445	41220	343	8436
注销	17179	3022	2120	203	10352	9	1473
量化分级管理等级评定情况							
合计	1350985	336283	114049	17359	794693	1977	86624
A 级	16205	7581	814	1286	4739	56	1729
B 级	372984	92845	31739	7795	214789	588	25228
C 级	897557	226073	75385	7724	549004	846	38525
不予评级	64239	9784	6111	554	26161	487	21142

12-5-2　2020年公共场所经常性卫生监督监测情况

指　　标	总计	住宿场所	沐浴场所	游泳场所	美容美发场所	候车（机/船）场所	其他
卫生监督户次数	1929703	551952	149466	32924	1043715	5041	146605
卫生监测样品数	1452369	747797	156262	88518	376115	5706	77971
卫生监测合格率（%）	98.22	98.23	98.54	95.12	98.56	99.53	99.21

12-5-3　2020年公共场所卫生监督处罚案件（件）

指　　标	总计	住宿场所	沐浴场所	游泳场所	美容美发场所	候车（机/船）场所	其他
案件数	107684	32802	8928	3155	55475	81	7243
结案数	106464	32360	8962	3133	54729	80	7200
违法事实							
违反卫生管理有关规定	64407	17491	6057	2770	32343	70	5676
违反设施设备和公共卫生间有关规定	3819	2439	213	102	938	2	125
违反通风系统有关规定	534	240	28	13	44		209
违反公共用品用具有关规定	40311	14628	2692	181	22109	4	697
违反预防性卫生审查有关规定	81	31	7	3	37		3
违反危害健康事故处置有关规定	3755	862	408	43	1618	5	819
处罚程序							
简易程序	48693	14446	3133	1009	27923	45	2137
一般程序	58831	18310	5759	2144	27483	36	5099
其中：听证	251	63	26	6	114		42
行政强制及其他措施							
行政强制及其他措施	35510	11024	2536	1042	18537	35	2336
处罚决定							
警告	102501	31545	8483	2558	53576	76	6263
罚款	64346	19620	6241	2283	30182	42	5978
罚款金额（万元）	8778.3	2466.2	812.6	644.1	3387.7	5.8	1461.8
停业整顿	158	38	10	24	83		3
吊销卫生许可证	24	6	2	4	10		2

12-6-1　2020年饮用水卫生（供水）被监督单位情况

单位类别	单位数（户）	从业人员（人）	持健康合格证明人数（人）
总　计	**93896**	**622171**	**575578**
集中式供水单位	29887	175268	155837
城市公共供水	4305	85081	73549
乡镇公共供水	17635	52501	48095
自建设施供水	6606	32895	30733
分质供水	1341	4791	3460
二次供水单位	64009	446903	419741

12-6-2　2020年饮用水卫生（涉水产品）被监督单位情况

单位类别	单位数（户）	产品品种数
总　计	**5762**	**6560**
输配水设备单位	2094	4202
防护材料单位	47	62
水处理材料单位	232	546
化学处理剂单位	215	332
水质处理器单位	499	1412
与饮用水接触的新材料、新工艺和新化学物质	3	6

12-6-3　2020年饮用水经常性卫生监督监测情况

单位类别	卫生监督户次数	卫生监测合计样品数	卫生监测合格率（%）
合　计	**138113**	**68598**	**96.82**
集中式供水	51325	50932	96.31
城市公共供水	10686	26017	98.48
乡镇公共供水	28220	23302	94.03
自建设施供水	10502	1445	94.46
分质供水	1917	168	93.45
二次供水	79758	17160	98.35
涉水产品生产企业	7030	506	96.84

12-6-4 2020年饮用水卫生监督处罚案件（件）

指　　标	总计	集中式供水					二次供水	涉水产品生产企业	涉水产品经营单位
		合计	城市公共供水	乡镇公共供水	自建设施供水	分质供水			
案件数	5153	2828	234	1567	936	91	1840	184	301
结案数	5089	2814	233	1589	900	92	1795	179	301
违法事实									
违反饮用水工程项目验收的有关规定	56	28	9	15	3	1	28	–	
违反供水单位卫生许可的有关规定	1546	1092	49	393	604	46	453	–	1
违反供、管水人员健康管理的有关规定	498	326	44	235	40	7	168	–	4
违反生活饮用水卫生标准的有关规定	1651	1339	139	1020	143	37	286	–	26
违反集中式供水单位水源保护的有关规定	25	25	4	10	11		–	–	
生产和销售的涉及饮用水卫生安全产品违反卫生许可的有关规定	275	14	5	9				157	104
处罚程序									
简易程序	1753	946	35	228	678	5	605	17	185
一般程序	3398	1882	199	1339	258	86	1233	167	116
其中：听证	17	13		9	4		3	1	
相关行政措施									
责令限期改进	1332	947	77	749	65	56	321	43	21
处罚决定									
罚款	3704	2126	222	1527	290	87	1280	172	126
罚款金额（万元）	1065.0	520.0	63.9	320.5	116.2	19.4	338.1	153.7	53.2
其他	1659	772	16	72	679	5	700	12	175

12-7-1 2020年消毒产品被监督单位产品情况

产品种类	合计	消毒剂	消毒器械	卫生用品						
				合计	排泄物卫生用品	湿巾/卫生湿巾	抗（抑）菌制剂	纸巾（纸）	卫生棉/化妆棉	其他
总　计	**28111**	**8525**	**4056**	**15530**	**2458**	**1878**	**5986**	**3789**	**688**	**731**
第一类消毒产品	4663	3624	1039	–	–	–	–	–	–	–
第二类消毒产品	13904	4901	3017	5986	–	–	5986	–	–	–
第三类消毒产品	9544	–	–	9544	2458	1878	–	3789	688	731

12-7-2 2020年消毒产品经常性卫生监督监测情况

指　　标	卫生监测			
	合计	消毒剂	消毒器械	卫生用品
监测样品数	5490	924	78	4488
合格率（%）	95.7	92.6	94.9	96.3

12-8 2020年职业卫生技术机构被监督单位情况

指　标	合计	职业健康检查机构	职业病诊断机构	放射卫生技术服务机构
机构数（个）	4913	4317	248	348
业务人员数（人）	521532	461190	52995	7347
其中：专业技术人数（人）	90724	82921	4538	3265
内：取得相应资格人数（人）	50397	47801	2596	-
有效资质证数（份）	4913	4317	248	348
机构资质证发放情况（份）	110	12	34	64
新发	61		30	31
变更	11			11
延续	21		2	19
注销	17	12	2	3

12-9-1 2020年放射卫生被监督单位情况

指标	数量	指标	数量
单位数（户）	70434	放射诊疗许可证发放情况（份）	16410
其中：X射线影像诊断	70258	新发	6678
介入放射学	1734	变更	4072
核医学	1225	延续	5371
放射治疗	3202	注销	289
放射工作人员职业监护健康档案人数（人）	314229		
建立放射工作人员个人剂量监测档案人数（人）	325658	在岗期间职业健康检查应检人数（人）	295908
有效放射诊疗许可证（份）	70434	实检人数	289302
个人剂量应监测人数（人）	335574	其中：检出疑似放射病病人数	1505
实监测人数	326342	检出职业禁忌人数	711
其中：超标人数	15903		

12-9-2　2020年放射卫生监督处罚案件（件）

指　　标	数量
案件数	6683
结案数	6586
违法事实	
放射诊疗许可不符合有关规定	2703
放射诊疗建设项目不符合有关规定	518
放射诊疗场所及其防护措施不符合有关规定	714
放射诊疗设备不符合有关规定	477
放射工作人员管理不符合有关规定	1758
开展放射诊疗的人员条件不符合有关规定	271
对患者、受检者及其他非放射工作人员的保护不符合有关规定	1073
放射事件预防处置不符合有关规定	8
职业病人管理不符合有关规定	11
档案管理与体系建设不符合有关规定	405
核医学诊疗过程不符合有关规定	3
放射性同位素管理不符合有关规定	3
放射治疗过程不符合有关规定	4
拒绝卫生行政部门监督检查	6
处罚程序	
简易程序	2537
一般程序	4144
其中：听证	11
行政强制及其他措施	
责令限期改正	2276
处罚决定	
警告	6217
罚款	4014
罚款金额（万元）	2328.8
其他	20

12-10 2020年血液安全监督处罚案件（件）

指　　标	合计	医疗机构	采供血机构
案件数	59	33	26
结案数	62	35	27
违法事实			
单采血浆站违反相关管理规定的	8	-	8
血站违反采供血相关管理规定的	3	-	3
医疗机构临床用血不符合相关管理规定的	29	29	-
非法采集、制作、供应、买卖血液（血液制品）的	2	1	1
处罚程序			
简易程序	26	15	11
一般程序	32	18	14
其中：听证			
行政强制及其他措施			
责令改正	24	15	9
处罚决定			
警告	52	30	22
罚款	30	19	11
罚款金额（万元）	45.4	16.7	28.7

12-11-1　2020年传染病防治监督处罚案件（件）

指　　标	总计	疾病预防控制机构	医疗机构	采供血机构	其他
案件数	59774	86	58876		812
结案数	59829	85	58929		815
违法事实					
违反预防接种相关规定的行为	260	1	256		3
违反传染病疫情报告相关规定的行为	1275		1234		41
违反传染病疫情控制相关规定的行为	5559	4	5495		60
违反消毒隔离相关规定的行为	18577	19	18319		239
违反医疗废物处置相关规定的行为	35977	71	35491		415
违反病原微生物实验室生物安全管理相关规定的行为	693	2	670		21
其他违法行为	368	1	308		59
处罚程序					
简易程序	28044	43	27696		305
一般程序	31689	43	31139		507
其中：听证	132		132		
处罚决定					
警告	43824	72	43148		604
罚款	35780	41	35238		501
罚款金额（万元）	8078.1	16.5	7942.1		119.6
没收违法所得	30		21		9
没收金额（万元）	31.4		21.4		10.0
暂扣许可证、执业证书	13		11		2
吊销许可证、执业证书	40	1	32		7
其他	120		116		4

12-11-2 2020年消毒产品监督处罚案件（件）

指　　标	总计	生产企业	在华责任单位	经营单位	使用单位
案件数	3000	1207	158	1576	59
结案数	2979	1200	159	1563	57
违法事实					
违反消毒产品及生产企业卫生许可资质相关法规的行为	350	350	-	-	-
违法生产条件、生产过程相关法规的行为	3	3	-	-	-
违反使用原材料卫生质量相关法规的行为			-	-	-
违反消毒产品安全评价相关规定的行为	394	391	3	-	-
违反标签（铭牌）、说明书相关法规的行为			-	-	-
违反消毒产品卫生质量相关法规的行为			-	-	-
违反消毒产品卫生质量相关法规的行为	5	-	5	-	-
违反消毒产品进货检查验收制度相关法规的行为	24	-	-	24	
违反索证相关法规的行为	306	-	-	286	20
处罚程序					
简易程序	128	57	7	64	
一般程序	2858	1149	149	1501	59
其中：听证	12	4		8	
处罚决定					
罚款	2945	1177	151	1560	57
罚款金额（万元）	1175.0	735.1	57.2	364.0	18.7
没收违法所得	117	75	7	33	2
没收金额（万元）	241.3	159.3	57.1	17.4	7.5
其他	55	34	8	9	4

12-12　2020年无证行医监督处罚案件（件）

指　　标	总计	非医疗机构	个人非法行医
案件数	16196	3491	12705
结案数	16567	3492	13075
违法事实			
未取得《医疗机构执业许可证》开展诊疗活动	10119	3293	6826
未取得医生执业资格的非法行医情形	8781	606	8175
取得《医师资格证书》，因本人原因未经注册从事医疗活动的	196	20	176
被依法吊销医师执业证书期间从事医疗活动	186	2	184
未取得乡村医生执业证书从事乡村医疗活动	275	6	269
家庭接生员实施家庭接生以外的医疗行为	181	1	180
处罚程序			
简易程序	410	68	342
一般程序	15786	3423	12363
其中：听证	374	55	319
处罚决定			
罚款	15846	3437	12409
罚款金额（万元）	23377.1	4094.3	19282.8
没收违法所得	6367	1675	4692
没收金额（万元）	7140.7	4141.1	2999.6
没收药品器械	8331	1583	6748
移送司法机关案件数	370	27	343

12-13 2020年医疗卫生监督处罚案件（件）

指 标	总计	医 疗					
		合计	医院	妇 幼保健院	社区卫生服务机构	卫生院	疗养院
案件数	34104	30009	5817	186	1040	1425	8
结案数	33638	29570	5811	180	1032	1435	8
违法事实							
违反医疗机构资质管理相关规定的	11070	11006	2325	62	417	588	5
违反医务人员管理相关规定的	5326	3734	618	12	169	133	2
违反药品和医疗器械管理相关规定的	5254	5097	676	26	188	241	1
违反医疗技术管理相关规定的	247	229	55		4	7	
违反医疗文书相关管理规定的	10510	8399	1791	57	308	317	
违反质量管理相关规定的	3124	2956	902	35	62	186	
违反精神卫生法相关管理规定的	32	31	13	1		8	
违反中医机构相关管理规定的	179	125	4	1	2		
其他（含违反医疗广告有关规定等）的	1046	1010	185	5	23	45	
处罚程序							
简易程序	11696	9624	1073	34	320	331	2
一般程序	22326	20319	4706	152	719	1092	6
其中：听证	319	258	86	5	6	5	
处罚决定							
警告	23385	19972	3784	131	637	889	4
罚款	20977	20230	4647	147	711	1109	6
罚款金额（万元）	15459.4	14335.4	5134.1	178.4	313.9	611.3	2.5
没收违法所得	567	462	122	9	9	5	
没收金额（万元）	1530.1	1467.8	1010.1	134.6	4.0	33.0	
没收药品器械	233	121	12				
吊销执业许可证（证书）	246	195	17		4	1	
吊销诊疗科目	80	80	47	1	5	1	
责令暂停执业活动	598	177	59	3	8	10	
其他	147	132	33	1	4	6	

12-13 续表

机构				卫生技术人员					
门诊部	诊所	村卫生室	其他	合计	医师	药师	护士	医技	乡村医生
3214	11092	6905	322	4095	3546	140	142	21	246
3008	10881	6903	312	4068	3527	133	141	19	248
1239	4649	1579	142	64	54	1	2	1	6
546	1597	606	51	1592	1326	21	97	9	139
209	1554	2166	36	157	130	11		2	14
35	72	56		18	15		1	1	1
1012	2901	1923	90	2111	1876	110	38	9	78
290	745	701	35	168	145	4	12		7
5	2	1	1	1	1				
14	81	22	1	54	42	2		2	8
213	392	141	6	36	34	1			1
622	3521	3681	40	2072	1835	98	26	3	110
2581	7566	3221	276	2007	1700	42	113	17	135
35	89	28	4	61	53		7		1
1895	7049	5399	184	3413	3001	130	96	6	180
2502	7443	3407	258	747	603	12	51	12	69
2694.1	3956.5	1247.3	197.2	1124.1	983.1	14.2	73.2	4.0	49.7
64	169	82	2	105	72	1	5	2	25
170.0	85.7	6.8	23.6	62.3	46.4	0.4	8.5	1.8	5.2
9	47	52	1	112	81	4	4	1	22
30	96	46	1	51	48		3		
20	5	1		–	–	–	–	–	–
6	48	42	1	421	378	3	24	5	11
19	48	21		15	8		1		6

12-14　2020年计划生育监督处罚案件（件）

指　　标	总计				
		合计	医院	妇幼保健机构	妇幼保健计划生育技术服务中心
案件数	911	793	421	55	39
结案数	946	814	430	58	40
违法事实					
从事技术服务机构许可不符合相关规定	322	301	153	13	9
从事技术服务人员资质不符合相关规定	119	84	36	9	7
存在“两非”违法行为	160	108	56	3	5
擅自扩大技术服务项目	43	40	23	1	3
违法开展人类辅助生殖技术服务	3	2		1	
违法开展人类精子库技术服务	6	6	4	1	
买卖、出借、出租、变造、伪造相关证明文件	6	6	3		1
逾期不校验技术服务许可证书	9	9	1	1	2
违法收取技术服务费用	6	6	1		1
其他违法行为	298	286	177	29	21
处罚程序					
简易程序	262	238	136	27	16
一般程序	645	551	284	28	21
其中：听证	8	8	7		
处罚决定					
警告	780	691	382	46	32
罚款	578	497	251	27	20
罚款金额（万元）	1104.1	970.5	630.8	25.0	30.8
没收违法所得	340	285	152	10	8
没收金额（万元）	186.4	168.6	120.8	2.9	6.1
没收药品器械	12	9	1		
责令暂停执业活动	8	6	5		1
吊销执业许可证（证书）	4	1			
其他	3	3	1		

12-14 续表

医疗机构								个人
社区卫生服务机构	卫生院	门诊部	诊所	村卫生室	医学检验实验室	医学影像诊断中心	其他	
11	81	34	42	3			107	118
12	83	30	44	3			114	132
6	21	28	37	1			33	21
	16	1					15	35
2	15	3	1	1			22	52
	8	2					3	3
	1							1
	1							
	1						1	
	5							
	3	1						
3	13	0	5	1			37	12
2	31	2	2				22	24
9	50	32	40	3			84	94
				1				
10	72	32	37	3			77	89
8	45	32	39	3			72	81
6.3	37.5	55.2	74.7	5.5			104.7	133.6
3	26	24	30	2			30	55
0.4	9.7	8.6	7.6				12.4	17.8
		1	5				2	3
								2
			1					3
		1					1	

十三、医疗保障

简要说明

一、本章反映我国推行新型农村合作医疗制度、城镇职工和城镇居民基本医疗保险制度、政府医疗救助情况。2019年起，城镇居民医保和新农合整合为统一的城乡居民医保。主要包括参保人数、参保率、基金收入和支出、医疗救助人次和救助金额等。

二、新型农村合作医疗数据来源于新型农村合作医疗年报，城镇职工和城镇居民基本医疗保险数据来源于人力资源与社会保障部，医疗救助数据摘自民政部《社会服务统计年报》。2019年起，城镇职工和城乡居民基本医疗保障数据，医疗救助数据摘自国家医疗保障局《全国基本医疗保障事业发展统计公报》。

主要指标解释

参保人数 指报告期末按国家有关规定参加职工基本医疗保险和城乡居民基本医疗保险人员的合计。

新农合当年基金支出 指本年度实际从新农合基金账户中支出用于新农合补偿的金额。

新农合本年度筹资总额 指为本年度筹集的、实际进入新农合专用账户的基金数额。包括本年度中央及地方财政配套资金、农民个人缴纳资金（含民政部门及其他相关部门代缴的救助资金）、新农合基金本年度产生的全部利息收入及其他渠道实际筹集到的新农合基金额。筹资数额以进入新农合专用账户的基金数额为准，不含上年结转资金。

新农合补偿支出受益人次 指年内新农合参合人员因病就医获得补偿的人次数，包括住院、家庭账户形式、门诊、特殊病种大额门诊、住院正常分娩、体检和其他补偿人次之和。

城镇职工基本医疗保险基金收入 指根据国家有关规定，由纳入基本医疗保险范围的缴费单位和个人，按国家规定的缴费基数和缴费比例缴纳的基金，以及通过其他方式取得的形成基金来源的款项，包括单位缴纳的社会统筹基金收入、个人缴纳的个人账户基金收入、财政补贴收入、利息收入、其他收入。

城镇职工基本医疗保险基金支出 指按照国家政策规定的开支范围和开支标准从社会统筹基金中支付给参加基本医疗保险的职工和退休人员的医疗保险待遇支出和从个人账户基金中支付给参加基本医疗保险的职工和退休人员的医疗费用支出，以及其他支出。包括住院医疗费用支出、门急诊医疗费用支出、个人账户基金支出和其他支出。

城镇职工基本医疗保险累计结余 指截至报告期末基本医疗保险的社会统筹和个人账户基金累计结余金额。包括银行存款、财政专户、债券投资和其他。

生育保险参保人数 指报告期末依据有关规定参加生育保险的职工人数。

生育保险基金收入 指根据国家有关规定，由参加生育保险的单位按照国家规定的缴费基数和缴费比例缴纳的生育保险基金，以及通过其他方式取得的形成基金来源的款项，包括单位缴纳的基金收入、利息收入和其他收入。

生育保险基金支出 指按照国家政策规定的开支范围和开支标准，从生育保险基金中支付给参加生育保险的职工，因妊娠、分娩和计划生育手术而享受的待遇及其他支出。包括生育津贴、医疗费用支出及其他支出。

生育保险基金累计结余 指截至报告期末生育保险基金累计结余金额。包括银行存款、财政专户、债券投资和其他。

13-1-1　2020年全国基本医保收支情况

指标	参保人数（亿人）	收入（亿元）	支出（亿元）	基金累计结存（亿元）	其中当期结存
合计	**13.61**	**24846**	**21032**	**31500**	**–**
职工医保	3.45	15732	12867	15327*	1214*
城乡医保	10.17	9115	8165	6077	949

注：本表数据来源于《2020年全国基本医疗保障事业发展统计公报》，*指职工医保统筹基金结存。

13-1-2　城乡居民基本医保筹资

年份	筹资总额（亿元）			人均筹资（元）		
	城镇居民医保	城乡居民医保	新农合	城镇居民医保	城乡居民医保	新农合
2014	1494.5*		3074.9	453.3*		417.2
2015	2085.1*		3197.5	530.7*		483.6
2016	696.0	2221.0	3230.6	570.2	620.4	551.4
2017	282.6	5472.3	999.8	647.0	646.1	612.9
2018	200.4	6653.1	695.4	695.7	723.2	654.6
2019		8575.0			781.0	
2020		9115.0			833.0	

注：本表系医改监测数据，*含城乡居民医保整合的部分。

13-2 各地区城乡居民和职工基本医疗保险情况

年份 地区	参保人数（万人）					职工基本医保收支（亿元）		
	合计	城乡居民基本医保	职工基本医保	在职职工	退休人员	基金收入	基金支出	累计结存
2019	135407	102483	32925	24224	8700	15845.4	12663.2	22554.1
2020	136131	101676	34455	25429	9026	15732.0	12867.0	25423.0
东　部	54313.2	34857.4	19455.8	14903.7	4552.1	9887.4	7872.4	14336.3
中　部	42733.9	35859.7	6874.2	4617.3	2256.8	2810.8	2321.1	3752.6
西　部	38360.3	31765.6	6594.7	4703.3	1891.4	3147.2	2469.7	4465.2
北　京	2082.7	400.1	1682.5	1376.5	306.1	1483.6	1226.1	1085.9
天　津	1137.0	541.9	595.0	383.0	212.1	333.0	303.7	276.9
河　北	6937.7	5858.5	1079.2	741.9	337.3	504.7	390.0	820.9
山　西	3266.4	2564.3	702.0	482.3	219.7	269.3	234.4	387.2
内蒙古	2178.4	1647.7	530.7	360.2	170.5	245.5	197.8	348.8
辽　宁	3894.7	2342.6	1552.1	911.1	641.0	548.8	505.6	500.6
吉　林	2548.1	2022.2	525.9	333.7	192.3	205.3	166.0	326.2
黑龙江	2837.1	1963.5	873.6	496.5	377.1	341.4	302.1	432.0
上　海	1889.1	349.8	1539.3	1026.9	512.4	1356.6	891.8	2920.4
江　苏	7848.8	4894.8	2954.0	2189.6	764.5	1336.4	1091.8	1857.7
浙　江	5461.5	3034.9	2426.6	1950.1	476.5	1154.5	950.5	1941.1
安　徽	6731.5	5843.3	888.1	632.9	255.3	351.0	266.2	502.4
福　建	3788.1	2946.7	841.4	678.8	162.6	373.4	297.5	700.9
江　西	4782.4	4203.4	579.0	372.0	207.0	237.1	190.9	343.4
山　东	9569.6	7395.8	2173.8	1624.3	549.5	1041.9	867.0	1158.4
河　南	10289.8	9008.1	1281.6	906.6	375.1	487.3	408.5	665.0
湖　北	5562.6	4469.4	1093.2	761.8	331.4	513.1	427.4	510.7
湖　南	6716.1	5785.4	930.6	631.6	299.0	406.4	325.6	585.8
广　东	10783.5	6407.7	4375.7	3850.2	525.6	1656.6	1281.3	2913.7
广　西	5207.2	4586.6	620.5	444.5	176.0	276.5	221.6	401.2
海　南	920.6	684.5	236.1	171.5	64.7	98.0	67.1	159.8
重　庆	3272.1	2551.4	720.6	520.3	200.3	320.2	274.5	280.9
四　川	8616.9	6838.8	1778.1	1279.4	498.7	753.7	574.8	1267.2
贵　州	4186.7	3724.7	462.0	342.3	119.7	219.1	163.1	259.5
云　南	4533.4	4005.5	528.0	373.4	154.6	324.3	254.2	443.2
西　藏	347.1	299.3	47.7	36.5	11.2	50.9	21.4	114.2
陕　西	3960.8	3248.0	712.9	508.5	204.4	323.0	257.9	461.7
甘　肃	2572.9	2228.6	344.3	230.2	114.1	148.6	124.1	168.3
青　海	557.9	454.2	103.7	68.1	35.7	80.7	61.5	122.1
宁　夏	633.7	492.6	141.1	103.1	38.0	71.5	52.0	102.6
新　疆	2293.1	1688.1	605.1	436.9	168.1	333.1	266.9	495.5

注：①本表2020年数据来源于《2020年全国基本医疗保障事业发展统计公报》；②各地区系2019年数字。

13-3 各地区生育保险情况

年份 地区	年末参加 生育保险人数 （万人）	享受待遇人数 （万人）	基金收支（亿元）		
			基金收入	基金支出	累计结存
2015	17771.0	641.9	501.7	411.5	684.4
2016	18451.0	913.7	521.9	530.6	675.9
2017	19300.0	1112.8	642.5	743.5	564.5
2018	20434.1	1088.6	781.1	762.4	581.7
2019	21417.0	1136.4	-	-	-
2020	23567.0	1167.0	-	-	-
东　部	13284.1	742.3			
中　部	4028.3	189.6			
西　部	4104.9	204.6			
北　京	1164.4	61.2			
天　津	341.3	24.5			
河　北	811.0	35.5			
山　西	489.6	15.7			
内蒙古	320.6	11.0			
辽　宁	789.4	43.5			
吉　林	326.3	22.3			
黑龙江	343.5	9.1			
上　海	989.6	32.4			
江　苏	1868.8	143.5			
浙　江	1561.1	71.6			
安　徽	622.3	27.9			
福　建	621.7	21.0			
江　西	303.3	12.6			
山　东	1298.8	81.2			
河　南	765.3	31.6			
湖　北	577.7	38.5			
湖　南	600.4	32.0			
广　东	3669.4	217.2			
广　西	405.9	18.8			
海　南	168.8	10.7			
重　庆	466.9	29.4			
四　川	954.9	36.8			
贵　州	349.6	28.1			
云　南	356.0	18.3			
西　藏	34.3	3.6			
陕　西	454.5	16.8			
甘　肃	221.8	14.2			
青　海	61.8	4.6			
宁　夏	94.7	7.1			
新　疆	383.6	15.9			

注：①本表 2020 年数据来源于《2020 年全国基本医疗保障事业发展统计公报》；②各地区系 2019 年数字；③ 2019 年后生育保险基金并入职工基本医疗保险基金核算，不再单列生育保险基金收入，在职工基本医疗保险统筹基金待遇支出中设置生育待遇支出项目。

13-4 各地区医疗救助情况

年份 地区	资助参加医疗保险人次数（万人）	门诊和住院医疗救助人次数（万人次）	资助参加医疗保险支出（万元）	门诊和住院医疗救助支出（万元）
2015	6213.0	2515.9	544835	2145715
2016	5560.4	2696.1	633541	2327458
2017	5621.0	3517.1	739969	2660890
2018	6692.3	5361.0	1026749	2970237
2019	8750.8	7050.3	1589085	3342331
2020	9984.0	8404.0	…	…
东　部	1867.5	3592.3	473434.9	1104149.0
中　部	3098.1	1694.5	541907.3	1114718.2
西　部	3785.1	1763.5	573743.1	1123464.0
北　京	10.5	14.3	2245.0	25232.0
天　津	29.3	146.9	11998.5	26096.2
河　北	395.2	497.8	54474.8	151249.5
山　西	141.8	44.4	25844.0	59386.6
内蒙古	135.7	74.1	20441.7	91699.3
辽　宁	91.7	89.3	20230.6	55190.0
吉　林	136.1	65.9	21316.3	46321.4
黑龙江	274.8	116.4	50948.8	108803.5
上　海	9.9	323.6	8782.7	49775.3
江　苏	317.7	862.4	92922.8	196510.4
浙　江	123.2	651.5	60774.0	170022.0
安　徽	609.3	386.5	131368.5	213362.3
福　建	210.6	454.8	60019.6	86258.0
江　西	304.3	315.3	66484.3	117048.0
山　东	290.6	202.1	54948.6	115131.1
河　南	631.8	267.7	38447.4	177989.7
湖　北	344.6	278.8	74447.5	191583.0
湖　南	655.4	219.5	133050.4	200223.8
广　东	324.6	320.8	77427.5	214332.3
广　西	196.0	108.2	44163.1	66436.4
海　南	64.3	28.9	29610.7	14352.3
重　庆	165.8	519.9	35004.0	128755.0
四　川	468.1	217.8	106920.9	187762.0
贵　州	791.4	269.2	91000.5	136809.7
云　南	626.7	209.4	74978.3	91575.3
西　藏	22.5	4.0	1094.1	20194.9
陕　西	21.4	90.8	3981.0	119205.0
甘　肃	714.8	108.7	62342.6	94419.0
青　海	69.4	32.8	11991.6	47310.0
宁　夏	119.4	50.8	18049.2	22401.0
新　疆	454.1	77.8	103776.1	116896.3

注：①本表 2020 年数据来源于《2020 年全国基本医疗保障事业发展统计公报》；②各地区系 2019 年数字。

十四、人口指标

简要说明

一、本章反映七次人口普查及历年人口方面的基本情况，包括全国及31个省、自治区、直辖市的主要人口指标，如全国人口总数及增长率、城乡人口、性比例、人口年龄结构、人口密度、老少抚养比和受教育程度等。

二、本章资料主要摘自《中国统计年鉴》。

三、1964、1982、1990、2000、2010、2020年人口数系人口普查数，其他年份人口数系人口抽样调查推算数。

四、1964年文盲人口为13岁及以上不识字人口，1982、1990、2000年文盲人口为15岁及以上不识字或识字很少人口。

主要指标解释

人口数　指一定时点、一定范围内有生命的个人的总和。年度统计的年末人口数指每年12月31日24时的人口数。年度统计的全国人口总数不包括台湾省和港澳同胞以及海外华侨人数。

城镇人口和乡村人口　其定义有三种口径。第一种口径（按行政建制）：城镇人口是指市辖区内和县辖镇的全部人口；乡村人口指县辖乡人口。第二种口径（按常住人口划分）：城镇是指设区的市的区人口，不设区的市的街道人口和不设区的市所辖镇的居民委员会人口，县辖镇的居民委员会人口；乡村人口指上述人口以外的全部人口。第三种口径：按国家统计局1999年发布的《关于统计上划分城乡的规定（试行）》计算的。1952～1980年为第一种口径的数据，1981～1999年为第二种口径的数据，2000～2011年按第三种口径计算。

性比例　即男性人数与女性人数之比。计算公式：性比例＝男性人数/女性人数×100。

人口密度　是指一定时期单位土地面积上的人口数。计算公式：人口密度＝某地区人口数/该地区土地面积（人/平方公里）。

总抚养比　又称总负担系数，指人口总体中非劳动年龄人口数与劳动年龄人口数之比。通常用%表示。说明每100名劳动年龄人口大致要负担多少名非劳动年龄人口。用于从人口角度反映人口与经济发展的基本关系。计算公式：负担老年系数＝（0～14岁人口＋65岁以上人口）/（15～64岁人口）×100%。

少年儿童抚养比　又称少年儿童抚养系数，指某一人口中少年儿童人口数与劳动年龄人口数之比。通常用%表示。以反映每100名劳动年龄人口要负担多少名少年儿童。计算公式：负担少年系数＝0～14岁人口/15～64岁人口×100%。

老年人口抚养比　又称老年人口抚养系数，指某一人口中老年人口数与劳动年龄人口数之比。通常用百分比表示。用以表明每100名劳动年龄人口要负担多少名老年人。老年人口抚养比是从经济角度反映人口老化社会后果的指标之一。计算公式：负担老年系数＝65岁以上人口/（15～64岁人口）×100%。

文盲率　指15周岁（或12周岁）及以上不识字或识字很少的人数与15周岁（或12周岁）及以上人口之比。

14-1 人口数及构成

年份	年末总人口（万人）	按城乡分（万人）		城镇人口（%）	按性别分（万人）		性比例
		城镇	乡村		男性	女性	
1955	61465	8285	53180	13.5	31809	29656	107.3
1960	66207	13073	53134	19.8	34283	31924	107.4
1965	72538	13045	59493	18.0	37128	35410	104.9
1970	82992	14424	6868	17.4	42686	40306	105.9
1975	92420	16030	76390	17.3	47564	44856	106.0
1980	98705	19140	79565	19.4	50785	47920	106.0
1985	105851	25094	80757	23.7	54725	51126	107.0
1990	114333	30195	84138	26.4	58904	55429	106.3
1995	121121	35174	85947	29.0	61808	59313	104.2
2000	126743	45906	80837	36.2	65437	61306	106.7
2005	130756	56212	74544	43.0	67375	63381	106.3
2006	131448	58288	73160	44.3	67728	63720	106.3
2007	132129	60633	71496	45.9	68048	64081	106.2
2008	132802	62403	70399	47.0	68357	64445	106.1
2009	133450	64512	68938	48.3	68647	64803	105.9
2010	134091	66978	67113	49.9	68748	65343	105.2
2011	134735	69079	65656	51.3	69068	65667	105.2
2012	135404	71182	64222	52.6	69395	66009	105.1
2013	136072	73111	62961	53.7	69728	66344	105.1
2014	136782	74916	61866	54.8	70079	66703	105.1
2015	137462	77116	60346	56.1	70414	67048	105.0
2016	138271	79298	58973	57.4	70815	67456	105.0
2017	139008	81347	57661	58.5	71137	67871	104.8
2018	139538	83137	56401	59.6	71351	68187	104.6
2019	140005	84843	55162	60.6	71527	68478	104.5
2020	141178	90199	50979	63.9	72334	68844	105.1

注：人口数摘自《中国统计年鉴》《中国统计摘要》，2020 年系第七次人口普查数据。

14-2 流动人口数

年份	人户分离人口（亿人）	流动人口（亿人）
2010	2.61	2.21
2011	2.71	2.30
2012	2.79	2.36
2013	2.89	2.45
2014	2.98	2.53
2015	2.94	2.47
2016	2.92	2.45
2017	2.91	2.44
2018	2.86	2.41
2019	2.80	2.36
2020	4.93	3.76

注：2020 年系第七次人口普查数据。

14-3 人口基本情况

指　标	单位	2000	2005	2010	2015	2016	2017	2018	2019	2020
总人口	万人	126743	130756	134091	137462	138271	139008	139538	140005	141178
按性别分										
男性人口	万人	65437	67375	68748	70414	70815	71137	71351	71527	72334
女性人口	万人	61306	63381	65343	67048	67456	67871	68187	68478	68844
按城乡分										
城镇人口	万人	45906	56212	66978	77116	79298	81347	83137	84843	90199
农村人口	万人	80837	74544	67113	60346	58973	57661	56401	55162	50979
性别比重										
男性人口	%	51.6	51.5	51.3	51.2	51.2	51.2	51.1	51.1	51.2
女性人口	%	48.4	48.5	48.7	48.8	48.8	48.8	48.9	48.9	48.8
城乡比重										
城镇人口	%	36.2	43.0	49.9	56.1	57.4	58.5	59.6	60.6	63.9
农村人口	%	63.8	57.0	50.1	43.9	42.7	41.5	40.4	39.4	36.1
出生率	‰	14.0	12.4	11.9	12.1	13.0	12.4	10.9	10.5	8.5
死亡率	‰	6.5	6.5	7.1	7.1	7.1	7.1	7.1	7.1	7.1
自然增长率	‰	7.6	5.9	4.8	5.0	5.9	5.3	3.8	3.3	1.5
人口年龄构成										
0～14 岁人口	%	22.9	20.3	16.6	16.5	16.7	16.8	16.9	16.8	18.0
15～64 岁人口	%	70.1	72.0	74.5	73.0	72.5	71.8	71.2	70.7	68.5
65 岁及以上人口	%	7.0	7.7	8.9	10.5	10.8	11.4	11.9	12.6	13.5
人口总抚养比	%	42.7	38.9	34.2	37.0	37.9	39.2	40.4	41.5	45.9
少年儿童抚养比	%	32.7	28.2	22.3	22.6	22.9	23.4	23.7	23.8	26.2
老年人口抚养比	%	10.0	10.7	11.9	14.3	15.0	15.9	16.8	17.8	19.7
受教育程度人口占 6 岁及以上人口比重										
小学	%	35.7	31.2	26.8	26.2	25.6	25.2	25.3	25.3	
初中	%	34.0	35.8	38.8	38.3	38.8	38.1	37.8	37.3	
高中及中职	%	11.1	11.5	14.0	16.4	16.9	17.6	17.6	17.7	
大专及以上	%	3.6	5.2	8.9	13.3	12.9	13.9	14.0	14.6	
文盲人口及文盲率										
文盲人口	万人	8507		5466	6220	6091	5609	5732	5346	
文盲率	%	6.7		4.1	5.4	5.3	4.9	4.9	4.6	

注：①总人口包括中国人民解放军现役军人数，不包括香港、澳门特别行政区和台湾省人口；②城镇人口中包括中国人民解放军现役军人；③文化程度及文盲率根据抽样调查数据计算；④文盲人口指 15 岁及以上不识字或识字很少的人口。

14-4 各地区总人口（万人）

地　区	2000	2005	2010	2015	2016	2017	2018	2019	2020
总　计	**126743**	**130756**	**134091**	**137462**	**138271**	**139008**	**139538**	**140005**	**141178**
东　部	47684	50609	55039	56901	57329	57733	58109	58516	60631
中　部	42182	41738	42276	43054	43241	43406	43588	43688	42062
西　部	36192	35976	36070	37507	37414	37695	37956	38180	38285
北　京	1357	1538	1961	2171	2173	2171	2154	2154	2189
天　津	1001	1043	1299	1547	1562	1557	1560	1562	1387
河　北	6674	6851	7194	7425	7470	7520	7556	7592	7461
山　西	3248	3355	3574	3664	3682	3702	3718	3729	3492
内蒙古	2372	2386	2472	2511	2520	2529	2534	2540	2405
辽　宁	4184	4221	4375	4382	4378	4369	4359	4352	4259
吉　林	2682	2716	2747	2753	2733	2717	2704	2691	2407
黑龙江	3807	3820	3833	3812	3799	3789	3773	3751	3185
上　海	1641	1778	2303	2415	2420	2418	2424	2428	2487
江　苏	7327	7475	7869	7976	7999	8029	8051	8070	8475
浙　江	4596	4898	5447	5539	5590	5657	5737	5850	6457
安　徽	6286	6120	5957	6144	6196	6255	6324	6366	6103
福　建	3410	3535	3693	3839	3874	3911	3941	3973	4154
江　西	4149	4311	4462	4566	4592	4622	4648	4666	4519
山　东	8998	9248	9588	9847	9947	10006	10047	10070	10153
河　南	9488	9380	9405	9480	9532	9559	9605	9640	9937
湖　北	5960	5710	5728	5852	5885	5902	5917	5927	5775
湖　南	6562	6326	6570	6783	6822	6860	6899	6918	6644
广　东	7707	9194	10441	10849	10999	11169	11346	11521	12601
广　西	4750	4660	4610	4796	4838	4885	4926	4960	5013
海　南	789	828	869	911	917	926	934	945	1008
重　庆	3092	2798	2885	3017	3048	3075	3102	3124	3205
四　川	8602	8212	8045	8204	8262	8302	8341	8375	8367
贵　州	3756	3730	3479	3530	3555	3580	3600	3623	3856
云　南	4241	4450	4602	4742	4771	4801	4830	4858	4721
西　藏	258	277	301	324	331	337	344	351	365
陕　西	3644	3720	3735	3793	3813	3835	3864	3876	3953
甘　肃	2557	2594	2560	2600	2610	2626	2637	2647	2502
青　海	517	543	563	588	593	598	603	608	592
宁　夏	554	596	633	668	675	682	688	695	720
新　疆	1849	2010	2185	2360	2398	2445	2487	2523	2585

注：① 2000 年、2010 年、2020 年系人口普查数字，2005 ～ 2009 年、2011 ～ 2016 年系推算数；②各地区人口不含现役军人数。

14-5 各地区市县人口及城乡人口

地 区	2018年市县人口（万人）		2020年城乡人口（万人）		2020年城镇人口比重（%）
	市	县	城镇	乡村	
总 计	**77169.6**	**62099.3**	**90199**	**50979**	**63.9**
东 部	40747.0	17061.6	42960	17673	70.9
中 部	20594.1	22812.5	25117	16945	59.7
西 部	15828.5	22225.1	21925	16360	57.3
北 京	2170.7	0.0	1917	273	87.6
天 津	1556.9	0.0	1174	212	84.6
河 北	3026.8	4492.8	4482	2979	60.1
山 西	1581.8	2120.5	2183	1308	62.5
内蒙古	1136.1	1403.0	1623	782	67.5
辽 宁	3360.4	1008.4	3073	1187	72.2
吉 林	1967.5	749.9	1508	899	62.7
黑龙江	2431.4	1357.3	2090	1095	65.6
上 海	2344.0	74.3	2221	266	89.3
江 苏	6223.2	1806.1	6224	2251	73.4
浙 江	4182.4	1474.6	4660	1797	72.2
安 徽	2562.6	3692.2	3560	2543	58.3
福 建	2389.6	1521.4	2856	1298	68.8
江 西	1621.4	3000.7	2731	1788	60.4
山 东	6073.7	3932.1	6401	3751	63.0
河 南	3831.8	5727.3	5508	4429	55.4
湖 北	3952.0	1950.0	3632	2143	62.9
湖 南	2645.7	4214.4	3905	2740	58.8
广 东	8719.4	2449.6	9344	3258	74.2
广 西	2246.7	2638.3	2717	2296	54.2
海 南	700.0	302.2	608	401	60.3
重 庆	1957.5	1117.6	2226	979	69.5
四 川	3407.0	4895.0	4747	3621	56.7
贵 州	1131.7	2448.3	2050	1807	53.2
云 南	1471.7	3328.8	2363	2358	50.1
西 藏	47.1	290.0	130	234	35.6
陕 西	1546.9	2288.6	2477	1476	62.7
甘 肃	997.2	1676.7	1307	1195	52.2
青 海	210.0	388.5	356	236	60.1
宁 夏	396.0	285.7	468	252	65.0
新 疆	1280.4	1464.8	1461	1124	56.5

注：①市县人口数系公安部统计的户籍人口数；②城镇、乡村人口系根据2020年度人口普查数据。

14-6　各年龄段人口数

年龄组	2000 年人口数（万人）			2010 年人口数（万人）			2019 年人口数（人）		
	合计	男	女	合计	男	女	合计	男	女
总　计	**126743**	**65437**	**61306**	**133281**	**68233**	**65048**	**1091876**	**557834**	**534042**
0～4 岁	6898	3765	3133	7553	4106	3447	62722	33361	29361
5～9 岁	9015	4830	4185	7088	3846	3242	60701	32709	27992
10～14 岁	12540	6535	6005	7491	4027	3464	59844	32530	27314
15～19 岁	10303	5288	5015	9989	5190	4798	55822	30261	25560
20～24 岁	9457	4794	4664	12741	6401	6340	61519	32854	28665
25～29 岁	11760	6023	5737	10101	5084	5018	81741	42186	39555
30～34 岁	12731	6536	6195	9714	4952	4762	93971	47285	46686
35～39 岁	10915	5614	5301	11803	6039	5763	77703	39256	38447
40～44 岁	8124	4224	3900	12475	6361	6115	77044	39234	37810
45～49 岁	8552	4394	4158	10559	5378	5182	95621	48652	46969
50～54 岁	6330	3280	3050	7875	4036	3839	93125	47045	46079
55～59 岁	4637	2406	2231	8131	4108	4023	74068	37183	36886
60～64 岁	4170	2168	2003	5867	2983	2883	60712	30468	30244
65～69 岁	3478	1755	1723	4111	2075	2036	55086	26967	28119
70～74 岁	2557	1244	1314	3297	1640	1657	35665	17291	18374
75～79 岁	1593	718	875	2385	1128	1257	22610	10568	12042
80～84 岁	799	320	479	1337	592	746	14322	6242	8081
85～89 岁	303	106	197	563	220	343	7036	2906	4130
90～94 岁（人）	783594	229758	553836	1578307	530872	1047435	2113	719	1395
95～99 岁（人）	169756	51373	118383	369979	117716	252263	} 450	} 117	} 333
100 岁及以上（人）	17877	4635	13242	35934	8852	27082			

注：2000 年、2010 年系人口普查数字，2019 年系全国人口变动情况抽样调查样本数据，抽样比为 0.780‰。

14-7 各地区人口年龄结构

地区	年龄别人口						年龄构成（%）					
	2010（万人）			2019（人）			2010			2019		
	0～14岁	15～64岁	65岁及以上	0～14岁	15～64岁	65岁及以上	0～14岁	15～64岁	65岁及以上	0～14岁	15～64岁	65岁及以上
总 计	**22246**	**99843**	**11883**	**183267**	**771326**	**137283**	**16.6**	**74.5**	**8.9**	**16.8**	**70.6**	**12.6**
东 部	7959	42107	4928	68765	326468	59239	14.8	75.2	10.0	15.1	71.8	13.0
中 部	7371	31167	3713	60172	237458	42417	17.3	73.3	9.4	17.7	69.8	12.5
西 部	6822	25981	3229	54329	207402	35626	19.3	71.1	9.6	18.3	69.7	12.0
北 京	169	1622	171	1737	13020	1909	8.6	82.7	8.7	10.4	78.1	11.5
天 津	127	1057	110	1243	9391	1461	9.8	81.7	8.5	10.3	77.6	12.1
河 北	1209	5384	592	11125	40196	7767	16.8	74.9	8.2	18.8	68.0	13.1
山 西	611	2690	271	4459	21363	3190	17.1	75.3	7.6	15.4	73.6	11.0
内蒙古	348	1936	187	2572	15158	2013	14.1	78.3	7.6	13.0	76.8	10.2
辽 宁	500	3424	451	3446	24972	5382	11.4	78.3	10.3	10.2	73.9	15.9
吉 林	329	2187	230	2464	15692	2783	12.0	79.6	8.4	11.8	74.9	13.3
黑龙江	458	3054	319	2910	22247	4020	12.0	79.7	8.3	10.0	76.2	13.8
上 海	199	1870	233	1885	13845	3055	8.6	81.3	10.1	10.0	73.7	16.3
江 苏	1023	5986	857	8638	44567	9447	13.0	76.1	10.9	13.8	71.1	15.1
浙 江	719	4216	508	5930	33116	6374	13.2	77.5	9.3	13.1	72.9	14.0
安 徽	1070	4275	606	9242	33397	6923	18.0	71.8	10.2	18.6	67.4	14.0
福 建	571	2828	291	5208	22575	3086	15.5	76.7	7.9	16.9	73.1	10.0
江 西	975	3143	339	7339	25293	3686	21.9	70.5	7.6	20.2	69.6	10.2
山 东	1507	7129	943	13841	52075	12402	15.7	74.4	9.8	17.7	66.5	15.8
河 南	1975	6642	786	15814	50562	8711	21.0	70.6	8.4	21.1	67.3	11.6
湖 北	796	4407	520	7180	32895	6026	13.9	77.0	9.1	15.6	71.4	13.1
湖 南	1157	4769	642	10764	36009	7078	17.6	72.6	9.8	20.0	66.9	13.1
广 东	1762	7965	704	14278	67479	7672	16.9	76.4	6.8	16.0	75.5	8.6
广 西	999	3178	425	8438	26285	3930	21.7	69.1	9.2	21.8	68.0	10.2
海 南	173	626	68	1434	5232	685	20.0	72.2	7.8	19.5	71.2	9.3
重 庆	490	2061	333	4073	16475	3725	17.0	71.5	11.6	16.8	67.9	15.3
四 川	1364	5797	881	10707	44257	10266	17.0	72.1	11.0	16.4	67.8	15.7
贵 州	876	2300	298	6284	18690	3271	25.2	66.2	8.6	22.2	66.2	11.6
云 南	953	3293	351	6832	27299	3743	20.7	71.6	7.6	18.0	72.1	9.9
西 藏	73	212	15	715	1863	165	24.4	70.5	5.1	26.1	67.9	6.0
陕 西	549	2865	318	4388	22137	3633	14.7	76.8	8.5	14.6	73.4	12.0
甘 肃	464	1883	211	3530	14734	2377	18.2	73.6	8.2	17.1	71.4	11.5
青 海	118	409	35	924	3406	404	20.9	72.8	6.3	19.5	72.0	8.5
宁 夏	135	454	40	1120	3770	514	21.5	72.1	6.4	20.7	69.8	9.5
新 疆	453	1593	135	4746	13328	1586	20.8	73.0	6.2	24.1	67.8	8.1

注：2010年系人口普查数字，2019年系全国人口变动情况抽样调查样本数据，抽样比为0.780‰。

14-8 各地区性别比、人口密度与抚养比

地区	性别比（女=100）			人口密度（人/公里²）	少年儿童抚养比（%）			老年人口抚养比（%）		
	2000	2010	2020	2000	2000	2010	2019	2000	2010	2019
总　计	**106.7**	**105.2**	**105.1**	**132**	**32.7**	**22.3**	**23.8**	**10.0**	**12.0**	**17.8**
北　京	109.0	106.8	104.7	823	17.4	10.4	13.3	10.8	10.5	14.7
天　津	104.0	114.5	106.3	886	22.4	12.0	13.2	11.1	10.4	15.6
河　北	103.7	102.8	102.0	359	32.5	22.5	27.7	9.8	11.0	19.3
山　西	107.3	105.6	104.1	211	38.0	22.7	20.9	9.1	10.1	14.9
内蒙古	107.2	108.1	104.3	20	29.0	18.0	17.0	7.3	9.7	13.3
辽　宁	104.0	102.5	99.7	290	23.7	14.6	13.8	10.5	13.2	21.6
吉　林	104.9	102.7	99.7	146	25.2	15.1	15.7	7.8	10.5	17.7
黑龙江	104.6	103.2	100.4	81	25.0	15.0	13.1	7.2	10.4	18.1
上　海	105.7	106.2	107.3	2657	16.0	10.6	13.6	15.1	12.5	22.1
江　苏	102.6	101.5	103.2	725	27.5	17.1	19.4	12.2	14.3	21.2
浙　江	105.6	105.7	109.0	459	24.7	17.1	17.9	12.1	12.1	19.3
安　徽	106.6	103.4	103.9	429	38.1	24.7	27.7	11.1	14.2	20.7
福　建	106.4	106.0	106.9	286	32.7	20.2	23.1	9.3	10.3	13.7
江　西	108.3	107.5	106.6	248	38.3	31.1	29.0	9.0	10.8	14.6
山　东	102.5	102.3	102.7	579	29.3	21.2	26.6	11.3	13.2	23.8
河　南	106.6	102.1	100.6	554	38.7	29.7	31.3	10.4	11.8	17.2
湖　北	108.6	105.6	105.8	324	32.3	18.1	21.8	8.9	11.8	18.3
湖　南	109.0	105.8	104.8	304	31.4	24.3	29.9	10.3	13.5	19.7
广　东	103.8	109.0	113.1	486	34.6	22.1	21.2	8.7	8.9	11.4
广　西	112.7	108.3	107.0	190	39.4	31.4	32.1	10.7	13.4	15.0
海　南	109.8	110.9	112.9	232	41.6	27.4	27.4	10.0	11.2	13.1
重　庆	108.0	102.4	102.2	375	31.3	23.9	24.7	11.3	16.5	22.6
四　川	107.0	103.1	102.2	172	32.4	23.5	24.2	10.6	15.2	23.2
贵　州	110.1	106.9	104.5	200	47.4	38.3	33.6	9.1	13.2	17.5
云　南	110.1	107.8	107.2	109	38.3	28.9	25.0	8.8	10.6	13.7
西　藏	102.6	105.7	110.3	2.1	48.8	34.6	38.4	7.1	7.2	8.9
陕　西	108.4	106.9	104.8	175	36.2	19.2	19.8	8.6	11.1	16.4
甘　肃	107.6	104.4	103.1	56	39.7	24.7	24.0	7.3	11.2	16.1
青　海	107.1	107.4	105.0	7.2	38.5	28.8	27.1	6.1	8.7	11.9
宁　夏	105.3	105.1	103.8	108	42.4	29.6	29.7	6.6	8.9	13.6
新　疆	107.3	105.3	106.9	12	40.1	28.0	35.6	6.6	8.9	11.9

注：2000年、2010年、2020年系人口普查数字，2019年系全国人口变动情况抽样调查样本数据，抽样比为0.780‰。

14-9 每十万人口平均在校学生数

年份 地区	学前教育	小　学	初中阶段	高中阶段	高等教育
2005	1676	8358	4781	3070	1613
2010	2230	7448	3955	3504	2189
2015	3118	7086	3152	2965	2524
2016	3211	7211	3150	2887	2530
2017	3327	7300	3213	2861	2576
2018	3350	7438	3347	2828	2658
2019	3378	7569	3459	2850	2857
2020	3441	7661	3510	2948	3126
北　京	2171	4371	1433	1078	5320
天　津	1768	4500	1945	1673	4214
河　北	3164	8988	3935	3053	2596
山　西	2681	6168	3071	2815	2515
内蒙古	2395	5379	2618	2330	2053
辽　宁	2099	4475	2328	2135	3136
吉　林	1522	4385	2421	2134	3373
黑龙江	1351	3389	2422	2054	2531
上　海	2357	3409	1860	1070	3582
江　苏	3154	7113	3012	2410	3311
浙　江	3377	6399	2853	2626	2509
安　徽	3343	7307	3460	3109	2447
福　建	4303	8485	3462	2677	2577
江　西	3567	8852	4735	3400	3010
山　东	3365	7351	3592	2720	2855
河　南	4486	10541	4877	3685	2913
湖　北	3005	6363	2795	2239	3248
湖　南	3299	7664	3598	2930	2873
广　东	4094	9108	3429	2855	2751
广　西	4401	10049	4476	3843	2887
海　南	4017	9134	3951	3361	2497
重　庆	3167	6650	3597	3298	3258
四　川	3170	6663	3282	2776	2546
贵　州	4292	10786	4980	4170	2453
云　南	3103	7973	3821	3244	2401
西　藏	4118	9911	4064	2643	1588
陕　西	3596	7184	2908	2868	3812
甘　肃	3537	7362	3344	2831	2396
青　海	3564	8267	3736	3490	1486
宁　夏	3602	8491	4343	3422	2581
新　疆	6110	10482	3929	3496	2106

注：本表摘自《中国统计年鉴》，分省数据系 2019 年数据。

14-10 各地区文盲人口和文盲率

地区	文盲人口			文盲率（%）		
	2000（万人）	2010（万人）	2019（人）	2000	2010	2019
总　计	**8507**	**5466**	**41696**	**6.7**	**4.1**	**4.6**
北　京	59	33	258	4.2	1.7	1.7
天　津	49	27	187	4.9	2.1	1.7
河　北	448	188	1217	6.7	2.6	2.5
山　西	138	76	491	4.2	2.1	2.0
内蒙古	217	101	713	9.1	4.1	4.2
辽　宁	202	84	393	4.8	1.9	1.3
吉　林	125	53	415	4.6	1.9	2.3
黑龙江	188	79	678	5.1	2.1	2.6
上　海	90	63	420	5.4	2.7	2.5
江　苏	469	300	2565	6.3	3.8	4.8
浙　江	330	306	1787	7.1	5.6	4.5
安　徽	602	497	2592	10.1	8.3	6.4
福　建	250	90	1748	7.2	2.4	6.8
江　西	214	139	854	5.2	3.1	3.0
山　东	768	476	4729	8.5	5.0	7.3
河　南	543	399	2640	5.9	4.3	4.5
湖　北	431	262	1883	7.2	4.6	4.8
湖　南	299	175	1169	4.7	2.7	2.7
广　东	332	204	2247	3.8	2.0	3.0
广　西	170	125	826	3.8	2.7	2.7
海　南	55	35	227	7.0	4.1	3.8
重　庆	215	124	636	7.0	4.3	3.2
四　川	636	438	3710	7.6	5.4	6.8
贵　州	490	304	2237	13.9	8.7	10.2
云　南	488	277	2268	11.4	6.0	7.3
西　藏	85	73	671	32.5	24.4	33.1
陕　西	263	140	1024	7.3	3.7	4.0
甘　肃	367	222	1794	14.3	8.7	10.5
青　海	93	58	404	18.0	10.2	10.6
宁　夏	75	39	359	13.4	6.2	8.4
新　疆	107	52	553	5.6	2.4	3.7

注：2000 年、2010 年系人口普查数字，2019 年系全国人口变动情况抽样调查样本数据，抽样比为 0.780‰。

附录一　主要社会经济指标

简要说明

一、本章反映我国及31个省、自治区、直辖市主要社会和经济情况。内容包括行政区划、国内生产总值、国民总收入、财政收支、价格指数、城乡居民家庭收支、就业和工资、农村居民贫困状况等。

二、本章资料主要摘自《中国统计年鉴》，2020年数据摘自《2021中国统计摘要》。国家统计局调整了个别年份数据，历史数据以最近年鉴数据为准。

主要指标解释

地级区划数　包括地级市、地区、自治州、自治盟。

县级区划数　包括县（自治县、旗）、县级市和市辖区数。

国内生产总值（GDP）　指一个国家或地区所有常住单位在一定时期内生产活动的最终成果。

国民总收入　即国民生产总值。指一个国家或地区所有常住单位在一定时期内收入初次分配的最终结果。它等于国内生产总值加上来自国外的净要素收入。与国内生产总值不同，国民总收入是收入概念，而国内生产总值是个生产概念。

一般公共预算收支　指政府凭借国家政治权力，以社会管理者身份筹集以税收为主体的财政收入，用于保障和改善民生、维持国家机构正常运转、保障国家安全等方面的各项收支。全国一般公共预算收入与支出决算由中央级决算和地方总决算组成。省（自治区、直辖市）级决算及其所属市（州）、县（区）总决算汇总组成省（自治区、直辖市）总决算；各省（自治区、直辖市）总决算汇总成地方总决算。中央级决算、省（自治区、直辖市）级决算和市（州）、县（区）总决算，由同级主管部门汇总的行政事业单位决算、企业财务决算、基本建设财务决算和金库年报、税收年报等组成。

商品零售价格指数　是反映城乡商品零售价格变动趋势的一种经济指数。零售价格的调整变动直接影响到城市居民的生活支出和国家的财政收入，影响居民购买力和市场供需平衡，影响消费与积累的比例。因此，计算零售价格指数，可以从一个侧面对上述经济活动进行观察和分析。

居民消费价格指数　是反映一定时期内城乡居民所购买的生活消费品价格和服务项目价格变动趋势和程度的相对数。是对城市居民消费价格指数和农村居民消费价格指数进行综合汇总计算的结果。利用居民消费价格指数，可以观察和分析消费品的零售价格和服务价格变动对城乡居民实际生活费支出的影响程度。

三次产业　是根据社会生产活动历史发展的顺序对产业结构的划分，产品直接取自自然界的部门称为第一产业，对初级产品进行再加工的部门称为第二产业，为生产和消费提供各种服务的部门称为第三产业。我国的三次产业的划分是：第一产业：农业（包括种植业、林业、牧业和渔业）；第二产业：工业（采掘业，制造业，电力、煤气及水的生产和供应业）和建筑业；第三产业：除第一、第二产业以外的其他各业。第三产业分为流通部门和服务部门，具体又分为四个层次，即：第一层次：流通部门（包括交通运输、仓储及邮电通信业，批发和零售贸易、餐饮业）；第二层次：为生产和生活服务部门（包括金融、保险业务，地质勘查业、水利管理业，房地产业务，社会服务业，农林牧副渔服务业，交通运输辅助业，综合技术服务业等）；第三层次：为提高科学文化水平和居民素质服务部门（包括教育、文化艺术及广播电影电视业，卫生、体育和社会福利业，科学研究业等）；第四层次：为社会公共需要服务部门（包括国家机关、政党机关和社会团体以及军队、警察等）。

就业人员 即从业人员。指在各级国家机关、政党机关、社会团体及企业、事业单位中工作，取得工资或其他形式的劳动报酬的全部人员。包括在岗职工、再就业的离退休人员、民办教师以及在各单位中工作的外方人员和港澳台方人员、兼职人员、借用的外单位人员和第二职业者。不包括离开本单位仍保留劳动关系的职工。各单位的从业人员反映了各单位实际参加生产或工作的全部劳动力。

城镇登记失业人员 指有非农业户口，在一定的劳动年龄内，有劳动能力，无业而要求就业，并在当地就业服务机构进行求职登记的人员。

城镇登记失业率 城镇失业率指城镇登记失业人数同城镇从业人数与城镇登记失业人数之和的比。计算公式为：城镇登记失业率＝城镇登记失业人数/（城镇从业人数＋城镇登记失业人数）×100%。城镇登记失业率是指城镇登记失业人员与城镇单位从业人员（扣除使用的农村劳动力、聘用的离退休人员、港澳台及外方人员）、城镇单位中的不在岗职工、城镇私营业主、个体户主、城镇私营企业和个体从业人员、城镇登记失业人员之和的比。

恩格尔系数 指食物支出在生活消费总支出中所占的比例。即食物支出/生活消费总支出×100%。

附录1-1-1　全国行政区划（2020年底）

地　区	地级区划数（个）		县级区划数（个）				
		地级市	合计	市辖区	县级市	县	自治县
全　国	**333**	**293**	**2844**	**973**	**388**	**1312**	**117**
北　京			16	16			
天　津			16	16			
河　北	11	11	167	49	21	91	6
山　西	11	11	117	26	11	80	
内蒙古	12	9	103	23	11	17	
辽　宁	14	14	100	59	16	17	8
吉　林	9	8	60	21	20	16	3
黑龙江	13	12	121	54	21	45	1
上　海			16	16			
江　苏	13	13	95	55	21	19	
浙　江	11	11	90	37	20	32	1
安　徽	16	16	104	45	9	50	
福　建	9	9	85	29	12	44	
江　西	11	11	100	27	12	61	
山　东	16	16	136	58	26	52	
河　南	17	17	158	53	22	83	
湖　北	13	12	103	39	26	35	2
湖　南	14	13	122	36	18	61	7
广　东	21	21	122	65	20	34	3
广　西	14	14	111	41	9	49	12
海　南	4	4	25	10	5	4	6
重　庆			38	26		8	4
四　川	21	18	183	55	18	106	4
贵　州	9	6	88	16	9	51	11
云　南	16	8	129	17	17	66	29
西　藏	7	6	74	8		66	
陕　西	10	10	107	30	6	71	
甘　肃	14	12	86	17	5	57	7
青　海	8	2	44	7	5	25	7
宁　夏	5	5	22	9	2	11	
新　疆	14	4	106	13	26	61	6
香港特别行政区							
澳门特别行政区							
台湾省							

注：县包括县、自治县、旗、自治旗、1 个特区和 1 个林区（未列出旗、自治旗、特区和林区）。

附录1-1-2　城乡基层组织情况

年份 地区	街道数（个）	乡镇数（个）			村委会数（个）
		合计	乡	镇	
2015	7957	31830	11315	20515	580575
2016	8105	31755	10872	20883	559166
2017	8243	31645	10529	21116	554202
2018	8393	31550	10253	21297	542238
2019	8515	29090	9222	20988	533194
2020	8773	29966	8809	21157	502057
北　京	165	178	35	143	3887
天　津	122	128	3	125	3519
河　北	310	1943	713	1230	48709
山　西	207	1189	610	579	22391
内蒙古	246	778	270	508	11062
辽　宁	514	841	201	640	11567
吉　林	344	607	181	426	9343
黑龙江	390	902	340	562	9027
上　海	107	108	2	106	1562
江　苏	515	743	31	712	14045
浙　江	488	877	259	618	19806
安　徽	262	1239	271	968	14427
福　建	185	922	264	658	14320
江　西	168	1398	568	830	16979
山　东	693	1129	57	1072	58868
河　南	662	1791	610	1181	45148
湖　北	329	922	161	761	22665
湖　南	415	1525	392	1133	23792
广　东	484	1127	11	1116	19425
广　西	133	1118	312	806	14220
海　南	22	196	21	175	2537
重　庆	239	792	171	621	7977
四　川	459	2771	793	1978	26881
贵　州	361	1148	315	833	13196
云　南	192	1218	540	678	11825
西　藏	21	676	534	142	6583
陕　西	323	990	17	973	16905
甘　肃	127	1229	337	892	16010
青　海	37	366	222	144	4144
宁　夏	48	193	90	103	2244
新　疆	205	922	478	444	8993

附录1-2-1　国内生产总值与一般公共预算收支

年份	国内生产总值（亿元）	人均 GDP（元）	一般公共预算收入（亿元）	一般公共预算支出（亿元）	一般公共预算收入占 GDP%
1978	3678.7	385	1132.3	1122.1	30.8
1979	4100.5	423	1146.4	1281.8	28.0
1980	4587.6	468	1159.9	1228.8	25.5
1981	4935.8	497	1175.8	1138.4	24.0
1982	5373.4	533	1212.3	1230.0	22.7
1983	6020.9	588	1367.0	1409.5	22.9
1984	7278.5	702	1642.9	1701.0	22.7
1985	9098.9	866	2004.8	2004.3	22.2
1986	10376.2	973	2122.0	2204.9	20.6
1987	12174.6	1123	2199.4	2262.2	18.2
1988	15180.4	1378	2357.2	2491.2	15.6
1989	17179.7	1536	2664.9	2823.8	15.6
1990	18872.9	1663	2937.1	3083.6	15.6
1991	22005.6	1912	3149.5	3386.6	14.4
1992	27194.5	2334	3483.4	3742.2	12.9
1993	35673.2	3027	4349.0	4642.3	12.2
1994	48637.5	4081	5218.1	5792.6	10.8
1995	61339.9	5091	6242.2	6823.7	10.2
1996	71813.6	5898	7408.0	7937.6	10.4
1997	79715.0	6481	8651.1	9233.6	10.9
1998	85195.5	6860	9876.0	10798.2	11.6
1999	90564.4	7229	11444.1	13187.7	12.7
2000	100280.1	7942	13395.2	15886.5	13.4
2001	110863.1	8717	16386.0	18902.6	14.9
2002	121717.4	9506	18903.6	22053.2	15.6
2003	137422.0	10666	21715.3	24650.0	15.9
2004	161840.2	12487	26396.5	28486.9	16.4
2005	187318.9	14368	31649.3	33930.3	17.0
2006	219438.5	16738	38760.2	40422.7	17.8
2007	270092.3	20494	51321.8	49781.4	19.1
2008	319244.6	24100	61330.4	62592.7	19.4
2009	348517.7	26180	68518.3	76299.9	19.8
2010	412119.3	30808	83101.5	89874.2	20.3
2011	487940.2	36302	103874.4	109247.8	21.5
2012	538580.0	39874	117253.5	125953.0	22.0
2013	592963.2	43684	129209.6	140212.1	22.0
2014	643563.1	47137	140370.0	151785.6	22.1
2015	688858.2	50237	152269.2	175877.8	22.1
2016	746395.1	54139	159605.0	187755.2	21.4
2017	832035.9	60014	172592.8	203085.5	20.7
2018	919281.1	66006	183359.8	220904.1	19.9
2019	990865.1	70892	190382.2	238874.0	19.2
2020	1015986.0	72000	182895.0	245588.0	18.0

注：①本表按当年价格计算；②全国一般公共预算收支由中央级决算和地方总决算组成。

附录1-2-2　2020年各地区生产总值与一般公共预算收支

地　区	地区生产总值（亿元）	人均地区生产总值（元）	地方一般公共预算收入（亿元）	地方一般公共预算支出（亿元）
北　京	36102.6	164889	5483.9	7116.2
天　津	14083.7	101614	1923.1	3150.6
河　北	36206.9	48564	3826.4	9021.7
山　西	17651.9	50528	2296.5	5111.0
内蒙古	17359.8	72062	2051.3	5268.2
辽　宁	25115.0	58872	2655.5	6002.0
吉　林	12311.3	50800	1085.0	4127.2
黑龙江	13698.5	42635	1152.5	5449.4
上　海	38700.6	155768	7046.3	8102.1
江　苏	102719.0	121231	9059.0	13682.5
浙　江	64613.3	100620	7248.0	10081.9
安　徽	38680.6	63426	3216.0	7471.0
福　建	43903.9	105818	3079.0	5214.6
江　西	25691.5	56871	2507.5	6666.1
山　东	73129.0	72151	6559.9	11231.2
河　南	54997.1	55435	4155.2	10382.8
湖　北	43443.5	74440	2511.5	8439.0
湖　南	41781.5	62900	3008.7	8402.7
广　东	110760.9	88210	12922.0	17484.7
广　西	22156.7	44309	1716.9	6155.4
海　南	5532.4	55131	816.1	1973.9
重　庆	25002.8	78170	2094.8	4893.9
四　川	48598.8	58126	4258.0	11200.7
贵　州	17826.6	46267	1786.8	5723.3
云　南	24521.9	51975	2116.7	6974.0
西　藏	1902.7	52345	221.0	2207.8
陕　西	26181.9	66292	2257.2	5933.8
甘　肃	9016.7	35995	874.5	4154.9
青　海	3005.9	50819	298.0	1933.3
宁　夏	3920.5	54528	419.4	1483.0
新　疆	13797.6	53593	1477.2	5453.8

注：地方一般公共预算收入（支出）为地方财政本级收入（支出）。

附录1-3 价格指数（上年=100）

年份 地区	商品零售价格指数	中西药品及保健用品	居民消费价格指数	医疗保健	医疗服务
2010	103.1	104.3	103.3	103.3	100.9
2015	100.1	102.4	101.4	102.7	102.7
2016	100.7	104.1	102.0	103.8	103.5
2017	101.1	105.4	101.6	106.0	106.5
2018	101.9	104.5	102.1	104.3	104.3
2019	102.0	103.9	102.9	102.4	101.6
2020	101.4	…	102.5	101.8	…
北　京	100.5	101.7	102.3	108.4	121.6
天　津	101.7	102.0	102.7	100.9	100.1
河　北	101.8	108.2	103.0	104.4	102.3
山　西	101.8	104.9	102.7	101.8	100.1
内蒙古	101.5	104.2	102.4	101.7	100.5
辽　宁	101.7	103.8	102.4	101.6	100.5
吉　林	102.1	103.9	103.0	101.7	100.0
黑龙江	102.1	104.7	102.8	102.0	100.6
上　海	100.4	103.1	102.5	103.3	103.6
江　苏	102.6	102.3	103.1	101.0	100.4
浙　江	102.5	107.6	102.9	104.8	103.3
安　徽	101.9	102.7	102.7	101.5	100.8
福　建	101.9	104.2	102.6	101.4	100.3
江　西	101.9	101.7	102.9	101.0	100.7
山　东	102.2	103.5	103.2	102.0	100.2
河　南	102.4	103.9	103.0	101.9	100.9
湖　北	102.6	103.5	103.1	101.8	101.2
湖　南	102.3	104.3	102.9	101.4	100.1
广　东	101.4	103.0	103.4	103.9	104.7
广　西	103.2	104.7	103.7	101.8	100.4
海　南	102.5	103.6	103.4	101.5	100.0
重　庆	101.6	101.7	102.7	100.7	100.0
四　川	102.7	103.7	103.2	102.8	102.2
贵　州	101.7	104.6	102.4	102.9	102.4
云　南	101.5	103.1	102.5	102.0	100.3
西　藏	102.0	107.5	102.3	103.0	101.0
陕　西	102.4	102.3	102.9	101.4	100.2
甘　肃	101.9	104.7	102.3	102.0	100.5
青　海	102.0	102.4	102.5	102.1	100.9
宁　夏	101.1	102.5	102.1	104.0	105.2
新　疆	101.3	104.3	101.9	101.1	100.1

注：各地区价格指数系2019年数字。

附录1-4　就业和工资情况

指　　标	2010	2015	2016	2017	2018	2019	2020
年底从业人员（万人）	76105	77451	77603	77640	77586	77471	75064
按三次产业分							
第一产业	27931	21919	21496	20944	20258	19445	17715
第二产业	21842	22693	22350	21824	21390	21305	21543
第三产业	26332	32839	33757	34872	35938	36721	35806
按城乡分							
城镇从业人员	34687	40410	41428	42462	43419	44247	46271
内：国有单位	6516	6208	6170	6064	5740	5473	…
城镇集体单位	597	481	453	406	347	296	…
私营企业	6071	11180	12083	13327	13952	14567	…
乡村从业人员	41418	37041	36175	35178	34167	33224	28793
城镇登记失业人数（万人）	908	966	982	972	974	945	1160
城镇登记失业率（%）	4.1	4.1	4.0	3.9	3.8	3.6	4.2
城镇单位就业人员平均工资（元）	36539	62029	67569	74318	82413	90501	97379
国有单位	38359	65296	72538	81114	89474	98899	108132
城镇集体单位	24010	46607	50527	55243	60664	62612	68590
其他单位	35801	60906	65531	71304	79453	87195	92721

附录1-5　农村居民贫困状况

指　　标	2010	2015	2016	2017	2018	2019	2020
贫困标准（元/人）	1274	2300	2300	2300	2300	2300	2300
贫困人口（万人）	2688	5575	4335	3046	1660	551	0
贫困发生率（%）	2.8	5.7	4.5	3.1	1.7	0.6	0.0

附录1-6-1　居民人均收支情况

指　　标	2015	2016	2017	2018	2019	2020
全国居民人均可支配收入（元）	**21966.2**	**23821.0**	**25973.8**	**28228.0**	**30732.8**	**32188.8**
工资性收入	12459.0	13455.2	14620.3	15829.0	17186.2	17917.4
经营净收入	3955.6	4217.7	4501.8	4852.4	5247.3	5306.8
财产净收入	1739.6	1889.0	2107.4	2378.5	2619.1	2791.5
转移净收入	3811.9	4259.1	4744.3	5168.1	5680.3	6173.2
全国居民人均消费支出（元）	**15712.4**	**17110.7**	**18322.1**	**19853.1**	**21558.9**	**21209.9**
食品烟酒	4814.0	5151.0	5373.6	5631.1	6084.2	6397.3
衣着	1164.1	1202.7	1237.6	1288.9	1338.1	1238.4
居住	3419.2	3746.4	4106.9	4646.6	5054.8	5217.3
生活用品及服务	951.4	1043.7	1120.7	1222.7	1280.9	1259.5
交通通信	2086.9	2337.8	2498.9	2675.4	2861.6	2761.8
教育文化娱乐	1723.1	1915.3	2086.2	2225.7	2513.1	2032.2
医疗保健	1164.5	1307.5	1451.2	1685.2	1902.3	1843.1
其他用品及服务	389.2	406.3	447.0	477.5	524.0	462.2
城镇居民人均可支配收入（元）	**31194.8**	**33616.2**	**36396.2**	**39250.8**	**42358.8**	**43833.8**
工资性收入	19337.1	20665.0	22200.9	23792.2	25564.8	26380.7
经营净收入	3476.1	3770.1	4064.7	4442.6	4840.4	4710.8
财产净收入	3041.9	3271.3	3606.9	4027.7	4390.6	4626.5
转移净收入	5339.7	5909.8	6523.6	6988.3	7563.0	8115.8
城镇居民人均消费支出（元）	**21392.4**	**23078.9**	**24445.0**	**26112.3**	**28063.4**	**27007.4**
食品烟酒	6359.7	6762.4	7001.0	7239.0	7732.6	7880.5
衣着	1701.1	1739.0	1757.9	1808.2	1831.9	1644.8
居住	4726.0	5113.7	5564.0	6255.0	6780.2	6957.7
生活用品及服务	1306.5	1426.8	1525.0	1629.4	1689.3	1640.0
交通通信	2895.4	3173.9	3321.5	3473.5	3671.3	3474.3
教育文化娱乐	2382.8	2637.6	2846.6	2974.1	3328.0	2591.7
医疗保健	1443.4	1630.8	1777.4	2045.7	2282.7	2172.2
其他用品及服务	577.5	594.7	651.5	687.4	747.2	646.2
农村居民人均可支配收入（元）	**11421.7**	**12363.4**	**13432.4**	**14617.0**	**16020.7**	**17131.5**
工资性收入	4600.3	5021.8	5498.4	5996.1	6583.5	6973.9
经营净收入	4503.6	4741.3	5027.8	5358.4	5762.2	6077.4
财产净收入	251.5	272.1	303.0	342.1	377.3	418.8
转移净收入	2066.3	2328.2	2603.2	2920.5	3297.8	3661.3
农村居民人均消费支出（元）	**9222.6**	**10129.8**	**10954.5**	**12124.3**	**13327.7**	**13713.4**
食品烟酒	3048.0	3266.1	3415.4	3645.6	3998.2	4479.4
衣着	550.5	575.4	611.6	647.7	713.3	712.8
居住	1926.2	2147.1	2353.5	2660.6	2871.3	2962.4
生活用品及服务	545.6	595.7	634.0	720.5	763.9	767.5
交通通信	1163.1	1359.9	1509.1	1690.0	1836.8	1840.6
教育文化娱乐	969.3	1070.3	1171.3	1301.6	1481.8	1308.7
医疗保健	846.0	929.2	1058.7	1240.1	1420.8	1417.5
其他用品及服务	174.0	186.0	200.9	218.3	241.5	224.4

资料来源：国家统计局城乡一体化住户收支与生活状况调查。

附录1-6-2 2020年各地区居民人均收支情况

地区	全国居民			城镇居民			农村居民		
	可支配收入（元）	消费支出（元）	医疗保健支出（元）	可支配收入（元）	消费支出（元）	医疗保健支出（元）	可支配收入（元）	消费支出（元）	医疗保健支出（元）
总　计	**32188.8**	**21209.9**	**1902.3**	**43833.8**	**27007.4**	**2282.7**	**17131.5**	**13713.4**	**1420.8**
北　京	69433.5	38903.3	3739.7	75601.5	41726.3	3973.9	30125.7	20912.7	2246.9
天　津	43854.1	28461.4	2991.9	47658.5	30894.7	3179.3	25690.6	16844.1	2104.3
河　北	27135.9	18037.0	1699.0	37285.7	23167.4	2056.3	16467.0	12644.2	1334.0
山　西	25213.7	15732.7	1820.7	34792.7	20331.9	2383.4	13878.0	10290.1	1169.1
内蒙古	31497.3	19794.5	2108.0	41353.1	23887.7	2348.6	16566.9	13593.7	1748.8
辽　宁	32738.3	20672.1	2434.2	40375.9	24849.1	2827.8	17450.3	12311.2	1657.1
吉　林	25751.0	17317.7	2174.0	33395.7	21623.2	2525.2	16067.0	11863.6	1736.9
黑龙江	24902.0	17056.4	2457.1	31114.7	20397.3	2840.9	16168.4	12360.0	1925.2
上　海	72232.4	42536.3	3204.8	76437.3	44839.3	3331.6	34911.3	22095.5	2104.0
江　苏	43390.4	26225.1	2166.5	53101.7	30882.2	2419.9	24198.5	17021.7	1675.2
浙　江	52397.4	31294.7	2122.6	62699.3	36196.9	2300.3	31930.5	21555.4	1776.6
安　徽	28103.2	18877.3	1489.9	39442.1	22682.7	1658.2	16620.2	15023.5	1323.5
福　建	37202.4	25125.8	1506.8	47160.3	30486.5	1691.5	20880.3	16338.9	1210.4
江　西	28016.5	17955.3	1264.5	38555.8	22134.3	1559.3	16980.8	13579.4	964.4
山　东	32885.7	20940.1	1816.5	43726.3	27291.1	2183.8	18753.2	12660.4	1343.4
河　南	24810.1	16142.6	1746.1	34750.3	20644.9	2081.1	16107.9	12201.1	1461.8
湖　北	27880.6	19245.9	2230.9	36705.7	22885.5	2471.4	16305.9	14472.5	1921.8
湖　南	29379.9	20997.6	1961.6	41697.5	26796.4	2305.2	16584.6	14974.0	1614.5
广　东	41028.6	28491.9	1770.4	50257.0	33511.3	1883.0	20143.4	17132.3	1520.7
广　西	24562.3	16356.8	1616.0	35859.3	20906.5	2071.0	14814.9	12431.1	1231.2
海　南	27904.1	18971.6	1294.0	37097.0	23559.9	1597.3	16278.8	13169.3	918.4
重　庆	30823.9	21678.1	1925.4	40006.2	26464.4	2359.1	16361.4	14139.5	1262.3
四　川	26522.1	19783.4	1934.9	38253.1	25133.2	2293.3	15929.1	14952.6	1620.8
贵　州	21795.4	14873.8	1274.8	36096.2	20587.0	1850.8	11642.3	10817.6	878.3
云　南	23294.9	16792.4	1401.4	37499.5	24569.4	2048.2	12841.9	11069.5	936.3
西　藏	21744.1	13224.8	519.2	41156.4	24927.4	965.8	14598.4	8917.1	355.9
陕　西	26226.0	17417.6	1977.4	37868.2	22866.4	2528.5	13316.5	11375.7	1382.6
甘　肃	20335.1	16174.9	1619.3	33821.8	24614.6	2224.2	10344.3	9922.9	1183.0
青　海	24037.4	18284.2	1995.6	35505.8	24315.2	2509.8	12342.5	12134.2	1485.8
宁　夏	25734.9	17505.8	1929.3	35719.6	22379.1	2342.2	13889.4	11724.3	1448.3
新　疆	23844.7	16512.1	1725.4	34838.4	22951.8	2495.5	14056.1	10778.2	1060.5

注：各地区医疗保健支出系 2019 年数字。

附录二　世界各国卫生状况

简要说明

一、本章主要介绍世界各国卫生状况，包括预期寿命、死亡率、卫生服务覆盖、危险因素、卫生资源、卫生经费及人口。

二、本章数据摘自世界卫生组织《2021世界卫生统计》和全球卫生观察站数据库。

三、部分中国数据系世界卫生组织估算数。

主要指标解释

早产率　是指每100个活产中，出生时不足37孕周的活产儿所占百分比。

5岁以下儿童发育迟缓率　是指5岁以下儿童中低于WHO年龄别身高参考值至少2个标准差的生长迟缓者所占百分比。

5岁以下儿童低体重率　是指5岁以下儿童中低于WHO年龄别体重参考值至少2个标准差的低体重者所占百分比。

5岁以下儿童超重率　是指5岁以下儿童中高于WHO年龄别体重参考值至少2个标准差的超重者所占百分比。

成人肥胖率　指一定时期内20岁及以上人口中体质指数≥30的人数所占比例，体质指数＝身高/体重^2。

总和生育率　每个妇女度过她的整个育龄期根据现时年龄别生育率可能生育的孩子数。

附录2-1　健康状况

序列	国家	预期寿命（岁）								
		合计			男			女		
		1990	2000	2019	1990	2000	2019	1990	2000	2019
1	阿富汗	49	46	63.2	49	44	63.3	50	48	63.2
2	阿尔巴尼亚	69	70	78.0	67	68	76.3	71	73	79.9
3	阿尔及利亚	68	69	77.1	66	68	76.2	69	71	78.1
4	安道尔	77	80	…	74	76	…	81	83	…
5	安哥拉	43	46	63.1	41	44	60.7	45	48	65.5
6	安提瓜和巴布达	71	72	76.5	70	71	74.9	72	74	78.0
7	阿根廷	73	75	76.6	69	71	73.5	76	78	79.5
8	亚美尼亚	67	70	76.0	63	67	72.5	71	73	79.2
9	澳大利亚	77	80	83.0	74	77	81.3	80	82	84.8
10	奥地利	76	78	81.6	72	75	79.4	79	81	83.8
11	阿塞拜疆	63	64	71.4	60	62	68.8	66	67	74.1
12	巴哈马群岛	72	72	73.2	69	69	69.9	74	75	76.6
13	巴林群岛	73	73	75.8	72	72	75.0	74	74	77.0
14	孟加拉国	60	61	74.3	60	61	73.0	59	61	75.6
15	巴巴多斯岛	74	74	76.0	71	70	74.3	77	77	77.7
16	白俄罗斯	71	69	74.8	66	63	69.7	76	74	79.6
17	比利时	76	78	81.4	73	75	79.3	79	81	83.5
18	伯利兹	71	70	74.4	69	67	71.4	74	74	77.8
19	贝宁湾	53	55	63.4	51	52	61.2	56	58	65.7
20	不丹	53	60	73.1	53	58	72.0	53	62	74.4
21	玻利维亚	58	64	72.1	56	61	71.1	60	66	73.1
22	波黑	73	74	76.8	70	71	74.4	75	76	79.1
23	博茨瓦纳	65	51	62.2	65	50	58.9	66	52	65.5
24	巴西	66	70	75.9	63	67	72.4	70	74	79.4
25	文莱	73	77	74.3	71	75	73.4	75	79	75.4
26	保加利亚	71	72	75.1	68	68	71.6	75	75	78.6
27	布基纳法索	50	51	62.7	48	48	60.1	51	53	65.2
28	布隆迪	49	47	63.8	48	45	61.5	51	49	66.1
29	佛得角	66	69	74.0	63	66	69.9	68	72	77.9
30	柬埔寨	54	59	70.1	51	55	67.2	57	63	72.7
31	喀麦隆	54	51	62.4	53	51	60.3	56	52	64.5
32	加拿大	77	79	82.2	74	77	80.4	81	82	84.1
33	中非	48	46	53.1	46	46	50.2	50	45	56.3
34	乍得	45	49	59.6	43	48	58.0	47	50	61.3
35	智利	73	77	80.7	69	73	78.1	76	80	83.2
36	中国	69	71	77.4	67	70	74.7	71	73	80.5
37	哥伦比亚	71	73	79.3	67	68	76.7	75	77	81.9
38	科摩罗	56	58	67.4	54	56	65.9	58	61	68.9
39	刚果	56	52	64.7	55	51	63.8	58	54	65.6
40	库克岛	69	71	…	67	69	…	72	75	…
41	哥斯达黎加	77	77	80.8	75	75	78.3	78	79	83.4
42	科特迪瓦	51	49	62.9	50	47	60.5	54	50	65.8
43	克罗地亚	73	74	78.6	69	70	75.5	76	78	81.6
44	古巴	74	77	77.8	73	75	75.4	76	79	80.3
45	塞浦路斯	76	77	83.1	74	75	81.1	79	79	85.1
46	捷克	71	75	79.1	68	72	76.3	75	79	81.9
47	朝鲜	70	66	72.6	66	64	69.3	73	68	75.7
48	刚果民主共和国	49	47	62.4	48	45	60.0	51	50	64.8

附录2-1　续表1

2012 年标化死亡率（1/10 万）			2012 年寿命损失人年归因（1/10 万）			孕产妇死亡率（1/10 万）	
传染性疾病	非传染性疾病	伤害	传染性疾病	非传染性疾病	伤害	2010	2017
363	846	169	31128	12324	9801	460	638
46	672	48	1927	17284	2370	27	15
98	710	54	4810	12406	2418	97	112
…	…	…	…	…	…	…	…
873	768	138	75280	17031	9887	450	241
…	…	…	…	…	…	…	42
69	467	51	2917	13363	2413	77	39
45	848	49	2368	23695	2447	30	26
14	303	28	591	10017	1326	7	6
13	360	31	531	14341	1439	4	5
71	664	34	4926	13802	1893	43	26
122	465	46	6301	9780	1917	47	70
48	506	34	1236	5024	1329	20	14
235	549	64	10015	9632	2742	240	173
61	404	28	2659	12630	1345	51	27
28	683	91	1543	24934	4737	4	2
28	357	39	1165	14445	1814	8	5
105	471	82	4594	7186	3056	53	36
577	761	98	35559	12712	5057	350	397
187	573	142	9826	11790	6977	180	183
226	635	100	11727	13300	5488	190	155
20	513	42	777	17315	2030	8	10
555	612	88	26187	9111	4444	160	144
93	514	80	3345	12542	4303	56	60
56	475	45	1273	7905	1622	24	31
33	638	36	1553	26901	1826	11	10
648	784	119	42924	13422	6312	300	320
705	729	147	51897	14209	8809	800	548
142	482	54	5127	8695	1914	79	58
227	394	62	12889	10043	3906	250	160
769	675	106	45696	14488	6263	690	529
23	318	31	935	11421	1482	12	10
1212	551	108	69308	10575	6577	890	829
1071	713	114	75598	12700	6670	1100	1140
36	367	41	1317	9887	2006	25	13
41	576	50	1858	13475	2208	37	29
52	338	72	3308	7622	3851	92	83
495	695	132	29959	11603	5634	280	273
667	632	89	45395	11739	5576	560	378
…	…	…	…	…	…	…	…
31	392	46	1274	8695	2211	40	27
861	794	124	54054	16884	7382	400	617
12	496	40	575	20431	1853	17	8
33	422	45	1182	14141	1911	73	36
16	333	27	489	9158	1318	10	6
27	461	39	1068	17096	1868	5	3
117	751	92	4657	18529	4252	81	89
921	724	137	70873	14227	9524	540	473

附录2-1　续表2

序列	国家	预期寿命（岁）								
		合计			男			女		
		1990	2000	2019	1990	2000	2019	1990	2000	2019
49	丹麦	75	77	81.3	72	75	79.6	78	79	83.0
50	吉布提	57	58	65.8	55	56	64.1	59	60	67.8
51	多米尼加	74	74	…	72	72	…	76	76	…
52	多米尼加共和国	69	73	72.8	68	72	69.8	70	74	76.2
53	厄瓜多尔	69	73	78.4	67	70	76.4	72	76	80.5
54	埃及	65	68	71.8	63	66	69.6	67	71	74.1
55	萨尔瓦多	65	70	75.0	61	67	70.6	70	74	79.1
56	赤道几内亚	48	52	62.2	46	51	60.9	49	53	63.6
57	厄立特里亚	48	61	64.1	46	58	61.3	50	63	67.1
58	爱沙尼亚	70	71	78.9	64	65	74.7	75	76	82.6
59	斯瓦蒂尼（原斯威士兰）	61	48	57.7	62	46	53.4	61	51	63.2
60	埃塞俄比亚	45	48	68.7	42	46	66.9	48	51	70.5
61	斐济	66	68	68.0	64	65	65.9	68	71	70.3
62	芬兰	75	78	81.6	71	74	79.2	79	81	84.0
63	法国	78	79	82.5	73	75	79.8	82	83	85.1
64	加蓬	61	60	66.5	60	58	63.6	63	63	69.7
65	冈比亚	52	57	65.5	50	55	63.4	53	58	67.7
66	格鲁吉亚	71	71	73.3	67	68	68.8	75	74	77.8
67	德国	76	78	81.7	72	75	78.7	79	81	84.8
68	加纳	57	58	66.3	55	56	63.7	58	59	69.2
69	希腊	77	78	81.1	75	76	78.6	80	81	83.6
70	格林纳达	70	72	72.9	67	68	70.6	74	75	75.3
71	危地马拉	62	67	72.0	60	64	69.0	65	70	75.0
72	几内亚	47	50	61.0	46	48	59.5	48	53	62.3
73	几内亚比绍	49	47	60.2	47	44	57.4	52	49	63.0
74	圭亚那	63	66	65.7	59	61	62.5	67	71	69.4
75	海地	54	55	64.1	52	54	63.3	56	57	64.8
76	洪都拉斯	67	67	71.9	65	64	70.7	69	70	73.2
77	匈牙利	69	72	76.4	65	68	73.1	74	76	79.6
78	冰岛	78	80	82.3	75	78	80.8	81	82	83.9
79	印度	58	61	70.8	57	60	69.5	58	62	72.2
80	印尼	62	68	71.3	60	66	69.4	64	70	73.3
81	伊朗	64	67	77.3	63	65	75.7	64	70	79.1
82	伊拉克	69	68	72.4	67	65	69.9	71	70	75.0
83	爱尔兰	75	76	81.8	72	74	80.2	78	79	83.5
84	以色列	77	79	82.6	75	77	80.8	79	81	84.4
85	意大利	77	79	83.0	74	76	80.9	80	82	84.9
86	牙买加	71	72	76.0	69	71	74.4	74	74	77.7
87	日本	79	81	84.3	76	78	81.5	82	85	86.9
88	约旦	70	70	77.9	68	68	77.0	71	73	78.8
89	哈萨克斯坦	66	63	74.0	61	58	70.0	70	68	77.6
90	肯尼亚	60	54	66.1	58	52	63.7	62	56	68.4
91	基里巴斯	60	66	59.4	57	64	56.1	62	68	62.8
92	科威特	73	76	81.0	73	75	79.3	74	76	83.9
93	吉尔吉斯	66	65	74.2	62	62	70.7	69	69	77.3
94	老挝	53	59	68.5	51	58	66.2	54	60	70.9
95	拉脱维亚	69	71	75.4	64	65	70.6	74	76	79.8
96	黎巴嫩	67	71	76.4	64	68	74.0	71	75	79.2

附录2-1　续表3

2012年标化死亡率（1/10万）			2012年寿命损失人年归因（1/10万）			孕产妇死亡率（1/10万）	
传染性疾病	非传染性疾病	伤害	传染性疾病	非传染性疾病	伤害	2010	2017
29	406	23	1114	15722	1023	12	4
626	631	106	32528	12131	4795	200	248
…	…	…	…	…	…	…	…
77	396	66	5127	8525	3236	150	95
97	410	84	4586	9122	4176	110	59
74	782	33	4268	15168	1513	66	37
96	475	158	4079	10914	7994	81	46
757	729	134	48783	15054	7887	240	301
506	672	119	22640	9469	4519	240	480
19	511	47	1810	20218	2189	2	9
884	702	119	48011	11412	6918	320	437
559	476	94	29697	8571	4697	350	401
105	804	64	4602	16839	2791	26	34
9	367	39	413	15028	1830	5	3
21	313	35	936	12899	1600	8	8
589	505	77	30028	10127	4197	230	252
590	630	96	35805	11970	5295	360	597
39	615	32	2419	21490	1647	67	25
22	365	23	926	16246	1113	7	7
476	670	76	28629	12863	4084	350	308
24	365	27	1027	15467	1298	3	3
…	…	…	…	…	…	24	25
213	409	111	10458	7885	5929	120	95
680	681	96	45952	12912	5574	610	576
870	765	112	56025	13835	6094	790	667
177	1024	150	8533	17196	6621	280	169
405	725	89	25017	13728	5232	350	480
118	441	81	6564	8031	4121	100	65
17	603	44	795	24235	2081	21	12
14	312	29	462	9207	1289	5	4
253	682	116	13613	14186	4785	200	145
162	680	49	7905	12030	2116	220	177
56	569	75	3118	10302	3799	21	16
87	715	128	7823	9610	5647	63	79
22	344	32	728	9828	1512	6	5
31	311	21	1024	8286	846	7	3
15	304	20	712	13583	953	4	2
97	519	51	5142	12320	2729	110	80
34	244	40	1604	12212	2005	5	5
53	640	53	3691	8584	2299	63	46
55	950	102	3834	21333	5254	51	10
657	515	101	37031	9133	5271	360	342
…	…	…	…	…	…	…	92
82	406	25	1468	4400	1199	14	12
66	835	65	5767	15300	3421	71	60
329	680	75	21052	10183	3846	470	185
26	624	55	2076	25436	2564	34	19
30	385	41	1196	7934	1377	25	29

附录2-1　续表4

序列	国家	预期寿命（岁）								
		合计			男			女		
		1990	2000	2019	1990	2000	2019	1990	2000	2019
97	莱索托	61	47	50.7	59	44	47.7	62	50	54.2
98	利比里亚	42	50	64.1	39	48	63.2	46	52	65.0
99	利比亚	68	71	75.8	67	69	74.2	70	74	77.3
100	立陶宛	71	72	76.0	66	67	71.2	76	77	80.4
101	卢森堡	76	78	82.4	72	75	80.6	79	81	84.2
102	马达加斯加	51	59	65.3	50	57	64.1	53	61	66.6
103	马拉维	45	43	65.6	43	41	62.3	46	45	68.9
104	马来西亚	71	72	74.7	68	69	72.6	73	74	77.1
105	马尔代夫	58	67	79.6	60	67	78.6	57	67	80.8
106	马里	46	50	62.8	46	48	62.2	46	52	63.4
107	马耳他	76	78	81.9	74	76	79.9	78	80	83.8
108	马歇尔群岛	63	59	…	61	58	…	65	60	…
109	毛里求斯	70	71	74.1	66	68	71.0	74	75	77.3
110	毛里塔尼亚	58	58	68.4	57	56	68.1	60	59	68.7
111	墨西哥	71	74	76.0	68	72	73.1	75	77	78.9
112	密克罗尼西亚	66	67	63.0	65	66	60.3	67	68	66.0
113	摩纳哥	78	80	…	74	76	…	81	84	…
114	蒙古	61	64	68.1	58	60	63.8	64	67	72.8
115	黑山	76	74	75.9	73	72	73.2	79	77	78.7
116	摩洛哥	64	69	73.0	63	67	71.7	66	72	74.3
117	莫桑比克	43	48	58.1	41	46	54.5	45	50	61.7
118	缅甸	59	62	69.1	57	59	65.9	61	65	72.2
119	纳米比亚	63	53	64.6	62	50	60.6	64	57	68.4
120	瑙鲁	73	59	…	69	54	…	77	65	…
121	尼泊尔	54	62	70.9	54	61	68.9	55	63	72.7
122	荷兰	77	78	81.8	74	76	80.4	80	81	83.1
123	新西兰	76	79	82.0	73	76	80.4	78	81	83.5
124	尼加拉瓜	71	73	75.0	68	70	72.1	74	76	77.9
125	尼日尔	43	51	63.3	43	51	62.1	43	51	64.6
126	尼日利亚	46	48	62.6	45	47	61.2	47	48	64.1
127	纽埃岛	71	72	…	69	68	…	75	76	…
128	北马其顿（原马其顿）	72	72	74.8	70	69	72.8	75	75	76.9
129	挪威	77	79	82.6	74	76	81.1	80	81	84.1
130	阿曼	68	71	73.9	66	69	73.0	70	75	75.3
131	巴基斯坦	60	61	65.6	59	61	64.6	61	62	66.7
132	帕劳群岛	66	70	…	65	67	…	68	74	…
133	巴拿马	74	76	79.3	72	73	76.6	76	78	82.1
134	巴布亚新几内亚	56	61	65.3	53	60	63.4	59	63	67.4
135	巴拉圭	73	74	75.8	71	71	73.1	76	77	78.8
136	秘鲁	70	72	79.9	68	70	78.5	72	74	81.3
137	菲律宾	66	69	70.4	63	66	67.4	70	73	73.6
138	波兰	71	74	78.3	67	70	74.5	76	78	81.9
139	葡萄牙	74	77	81.6	71	73	78.6	78	80	84.4
140	卡塔尔	75	77	77.2	74	77	78.0	76	77	76.6
141	韩国	72	76	83.3	68	72	80.3	76	80	86.1
142	摩尔多瓦	68	68	73.3	65	64	69.3	72	71	77.1
143	罗马尼亚	70	71	75.6	66	68	72.0	73	75	79.3
144	俄罗斯	69	65	73.2	63	58	68.2	74	72	78.0

附录2-1 续表5

2012年标化死亡率(1/10万)			2012年寿命损失人年归因(1/10万)			孕产妇死亡率(1/10万)	
传染性疾病	非传染性疾病	伤害	传染性疾病	非传染性疾病	伤害	2010	2017
1110	672	142	57102	11697	7939	620	544
609	657	83	32485	10525	4030	770	661
53	550	63	2305	8377	2511	58	72
26	581	76	1281	22141	3932	8	8
21	318	31	750	10773	1367	20	5
430	649	89	24877	10233	4675	240	335
778	655	98	41453	9228	4049	460	349
117	563	63	3134	9740	2450	29	29
59	487	35	2173	7691	1205	60	53
588	866	120	55170	14432	6603	540	562
24	364	19	767	12632	886	8	6
…	…	…	…	…	…	…	…
619	555	83	31786	9373	4001	510	766
62	577	44	2399	16472	2235	60	61
57	468	63	2578	10391	3339	50	33
…	…	…	…	…	…	100	88
…	…	…	…	…	…	…	…
83	966	69	5357	17033	3885	63	45
19	572	41	883	18336	1946	8	6
132	708	47	…	…	…	100	70
998	594	175	53997	11531	8061	490	289
316	709	102	13566	14286	4767	200	250
357	580	76	18018	8027	3755	200	195
…	…	…	…	…	…	…	…
252	678	89	11880	11404	3697	170	186
26	355	22	941	13172	966	6	5
18	314	33	742	10295	1597	15	9
75	547	64	4947	10740	3209	95	98
740	649	98	54270	10726	5637	590	509
866	674	146	59843	13237	8544	630	917
…	…	…	…	…	…	…	…
17	637	24	823	18585	1096	10	7
25	337	26	894	11991	1117	7	2
84	478	53	2583	5787	2443	32	19
296	669	99	20789	11796	4893	260	140
…	…	…	…	…	…	…	…
86	373	67	3975	8760	3724	92	52
554	693	100	22709	12277	4394	230	145
77	486	68	4427	9696	3421	99	84
121	364	48	4193	8048	2189	67	88
226	720	54	8000	13013	2698	99	121
23	494	49	940	18222	2433	5	2
40	343	25	1632	14128	1215	8	8
28	407	41	635	3410	1690	7	9
34	302	53	944	8755	2381	16	11
45	788	76	3150	24614	3642	41	19
39	612	41	1841	22427	2049	27	19
74	790	103	3877	28356	5483	34	17

附录2-1　续表6

序列	国家	预期寿命（岁）								
		合计			男			女		
		1990	2000	2019	1990	2000	2019	1990	2000	2019
145	卢旺达	48	47	69.1	46	45	66.9	50	49	71.2
146	圣基茨和尼维斯	68	71	…	65	69	…	71	73	…
147	圣卢西亚岛	72	74	74.3	70	71	71.3	74	77	77.7
148	圣文森特和格林纳丁斯	72	70	73.2	69	67	71.3	75	73	75.3
149	萨摩亚群岛	66	67	70.5	63	65	69.2	69	70	71.8
150	圣马力诺	79	81	…	76	78	…	83	84	…
151	圣多美和普林西比	61	66	70.4	59	64	68.8	63	68	72.0
152	沙特阿拉伯	69	71	74.3	67	69	73.1	71	75	76.1
153	塞内加尔	57	60	68.6	56	58	66.8	59	62	70.1
154	塞尔维亚	72	72	75.9	69	69	73.5	75	74	78.3
155	塞舌尔	69	72	73.3	64	67	70.0	75	76	77.1
156	塞拉利昂	38	41	60.8	38	37	59.6	38	45	61.9
157	新加坡	75	78	83.2	73	76	81.0	78	81	85.5
158	斯洛伐克	71	73	78.2	66	69	74.8	75	77	81.4
159	斯洛文尼亚	74	76	81.3	70	72	78.6	78	80	84.1
160	所罗门群岛	62	69	65.2	61	67	62.9	63	71	67.9
161	索马里	47	50	56.5	45	49	54.0	50	51	59.2
162	南非	62	56	65.3	59	54	62.2	66	59	68.3
163	南苏丹	42	…	62.8	41	…	60.8	44	…	64.8
164	西班牙	77	79	83.2	73	76	80.7	81	83	85.7
165	斯里兰卡	69	69	76.9	65	63	73.8	75	75	79.8
166	苏丹	55	58	69.1	54	58	67.6	57	58	70.8
167	苏里南	73	69	71.5	71	66	68.5	76	72	74.6
168	瑞典	78	80	82.4	75	77	80.8	81	82	84.0
169	瑞士	78	80	83.4	74	77	81.8	81	83	85.1
170	叙利亚	70	71	72.7	69	69	71.2	71	74	74.3
171	塔吉克斯坦	64	64	69.5	62	62	67.6	65	65	71.5
172	泰国	69	68	77.7	66	63	74.4	72	72	81.0
173	东帝汶	50	60	69.6	48	58	67.9	51	63	71.4
174	多哥	55	56	64.3	54	54	61.5	57	59	67.2
175	汤加	68	69	72.6	64	68	69.8	74	71	75.6
176	特立尼达和多巴哥	68	69	76.1	65	65	72.5	71	73	79.9
177	突尼斯	70	73	77.0	69	71	74.9	72	75	79.2
178	土耳其	65	70	78.6	62	67	76.4	68	73	80.7
179	土库曼斯坦	62	62	69.7	59	59	66.5	65	65	73.0
180	图瓦卢	62	63	…	59	63	…	64	63	…
181	乌干达	47	47	66.7	44	43	63.2	49	51	70.1
182	乌克兰	70	68	73.0	65	62	68.0	75	73	77.8
183	阿联酋	72	77	76.1	71	75	75.1	73	79	78.4
184	英国	76	78	81.4	73	75	79.8	79	80	83.0
185	坦桑尼亚	51	51	67.3	49	49	65.4	52	53	69.3
186	美国	75	77	78.5	72	74	76.3	79	80	80.7
187	乌拉圭	73	75	77.1	69	71	73.5	76	79	80.6
188	乌兹别克斯坦	67	66	73.0	63	63	70.8	70	68	75.2
189	瓦努阿图	66	69	65.3	64	68	62.7	67	70	68.3
190	委内瑞拉	72	74	73.9	70	71	69.9	74	77	78.2
191	越南	70	70	73.7	66	68	69.6	75	72	78.1
192	也门	58	61	66.6	56	59	64.4	59	62	68.9
193	赞比亚	43	42	62.5	40	40	59.5	47	44	65.4
194	津巴布韦	62	45	60.7	60	43	57.5	64	47	63.6

附录2-1　续表7

2012年标化死亡率（1/10万）			2012年寿命损失人年归因（1/10万）			孕产妇死亡率（1/10万）	
传染性疾病	非传染性疾病	伤害	传染性疾病	非传染性疾病	伤害	2010	2017
402	585	106	24964	9517	5642	340	248
…	…	…	…	…	…	…	…
…	…	…	…	…	…	35	117
…	…	…	…	…	…	48	68
…	…	…	…	…	…	…	43
…	…	…	…	…	…	…	…
…	…	…	…	…	…	70	130
71	549	41	1841	6721	1577	24	17
588	558	89	26368	9505	3637	370	315
19	658	32	895	23163	1543	12	12
…	…	…	…	…	…	…	53
1327	964	150	82802	21114	9282	890	1 120
66	265	17	1527	7562	794	3	8
35	533	39	1313	17777	1936	6	5
15	369	44	589	14708	2027	12	7
231	710	75	9927	11096	3192	93	104
927	551	188	71921	11605	11017	1000	829
612	711	104	30989	14121	5017	300	119
831	623	143	50404	12108	7667	…	1150
19	323	18	823	12838	851	6	4
75	501	89	2592	11909	3689	35	36
495	551	134	29142	10558	6569	730	295
84	375	70	4516	8530	3373	130	120
19	333	26	792	13327	1204	4	4
14	292	25	609	11297	1173	8	5
41	573	308	2807	7685	18227	70	31
148	753	52	14692	11930	3128	65	17
123	449	73	4570	12846	3379	48	37
344	671	69	21132	9304	3862	300	142
682	679	93	43673	12507	5449	300	396
…	…	…	…	…	…	110	52
80	705	98	3611	18921	5045	46	67
65	509	39	2762	11153	1792	56	43
44	555	39	2361	12651	2148	20	17
116	1025	93	8879	22123	5552	67	7
…	…	…	…	…	…	…	…
697	664	167	41005	10918	8098	310	375
69	749	67	3734	28498	3569	32	19
36	547	32	918	3086	1546	12	3
29	359	22	1187	13889	1016	12	7
584	570	129	32565	9699	5956	460	524
31	413	44	1337	14258	2159	21	19
46	446	54	1972	14879	2575	29	17
86	811	47	6840	14571	2713	28	29
…	…	…	…	…	…	110	72
58	411	103	3209	8639	5936	92	125
96	435	59	4475	10594	2730	59	43
515	627	84	21708	10259	4865	200	164
764	587	156	49853	9379	7020	440	213
711	599	82	42568	9782	5349	570	458

附录2-2　5岁以下儿童死亡率

序列	国家	新生儿死亡率（‰）		婴儿死亡率（‰）					
				合计			男		
		1990	2019	1990	2000	2019	1990	2000	2019
1	阿富汗	51.4	36	121.3	94.5	46.5		159	49.8
2	阿尔巴尼亚	17.0	8	35.1	23.2	8.6	48	27	9.5
3	阿尔及利亚	22.5	16	39.9	33.9	20.0	54	43	21.3
4	安道尔	4.2	1	7.5	3.9	2.8	8	4	3.1
5	安哥拉	54.3	28	133.4	128.3	50.2	160	132	55.3
6	安提瓜和巴布达	12.4	4	23.4	13.8	5.8	31	21	6.2
7	阿根廷	15.8	6	24.4	18.0	8.2	27	19	9.2
8	亚美尼亚	24.2	6	42.4	26.6	10.5	51	34	11.6
9	澳大利亚	4.7	2	7.6	5.1	3.1	9	6	3.3
10	奥地利	4.5	2	8.0	4.6	2.9	9	5	3.1
11	阿塞拜疆	32.3	11	75.4	60.7	18.2	87	64	20.1
12	巴哈马群岛	11.7	7	19.6	13.0	10.9	19	14	11.6
13	巴林群岛	8.1	3	19.5	10.9	5.9	13	11	6.1
14	孟加拉国	54.8	19	99.6	64.4	25.6	108	70	27.3
15	巴巴多斯岛	9.9	8	16.2	14.9	11.7	18	13	12.8
16	白俄罗斯	7.5	1	13.5	11.4	2.4	24	18	2.7
17	比利时	4.5	2	8.3	4.8	2.7	9	5	3.1
18	伯利兹	16.0	8	32.1	21.2	10.6	39	27	11.6
19	贝宁湾	41.4	31	107.9	90.0	59.0	117	94	64.4
20	不丹	43.2	17	93.3	58.9	23.9	99	73	26.0
21	玻利维亚	38.4	15	84.6	57.0	21.2	89	66	23.3
22	波黑	11.5	4	16.2	8.1	5.1	23	16	5.5
23	博茨瓦纳	24.8	18	38.9	54.4	32.3	47	67	35.3
24	巴西	27.8	8	51.4	28.9	12.5	51	31	13.9
25	文莱	6.4	6	9.4	7.7	9.6	11	6	10.5
26	保加利亚	12.0	3	18.4	17.9	5.6	16	15	6.2
27	布基纳法索	40.4	26	102.5	96.2	53.9	114	106	58.7
28	布隆迪	45.5	21	103.4	91.6	39.9	125	118	44.0
29	佛得角	22.1	9	48.4	29.0	12.8	59	40	14.0
30	柬埔寨	37.7	14	85.6	81.7	22.8	94	88	25.5
31	喀麦隆	35.2	26	84.8	92.5	50.2	99	104	55.2
32	加拿大	4.5	3	6.8	5.2	4.3	8	6	4.5
33	中非	48.3	40	115.3	113.3	81.0	118	123	87.5
34	乍得	48.4	33	115.9	105.9	69.1	127	130	75.3
35	智利	8.2	5	16.0	9.2	6.0	20	10	6.5
36	中国	24.9	4	42.2	30.2	6.8	31	25	7.2
37	哥伦比亚	19.0	7	29.0	21.2	11.8	33	26	13.1
38	科摩罗	41.2	30	88.1	72.8	51.3	99	90	55.9
39	刚果	29.7	19	60.1	76.5	34.9	69	76	38.4
40	库克岛	11.6	4	20.6	14.4	6.5	12	19	7.2
41	哥斯达黎加	9.0	6	14.3	11.3	7.5	17	13	8.0
42	科特迪瓦	47.8	…	104.3	99.6	58.6	116	107	65.3
43	克罗地亚	8.4	3	11.1	7.2	4.1	12	7	4.4
44	古巴	7.0	2	10.5	6.5	3.8	13	8	4.2
45	塞浦路斯	5.7	1	9.9	5.5	1.8	12	5	2.0
46	捷克	9.7	2	12.8	5.6	2.5	13	5	2.8
47	朝鲜	21.3	10	33.4	44.5	13.1	24	44	14.4
48	刚果民主共和国	47.6	27	114.7	114.6	66.1	131	131	72.0

附录2-2　续表1

			5岁以下儿童死亡率(‰)								
女			合计			男			女		
1990	2000	2019	1990	2000	2019	1990	2000	2019	1990	2000	2019
154	136	43.1	179.1	135.6	60	262	232	63.8	237	210	56.6
33	19	7.7	40.5	26.1	10	64	34	10.5	38	20	8.9
46	36	18.6	47.1	39.6	23	66	50	24.6	55	42	21.8
6	4	2.6	8.5	4.6	3	9	5	3.3	8	4	2.7
146	120	44.9	225.9	216.7	75	274	225	80.4	242	199	68.7
18	12	5.3	25.5	15.4	7	31	23	7.1	27	15	6.1
21	15	7.3	27.6	20.2	9	31	22	10.3	25	18	8.2
45	30	9.4	49.7	30.1	12	63	40	13.0	49	31	10.6
7	5	2.8	9.2	6.2	4	10	7	3.9	8	6	3.3
7	4	2.6	9.5	5.5	3	10	6	3.8	9	5	3.1
68	50	16.3	94.5	74.1	20	109	77	22.4	85	60	18.3
14	12	10.1	23.5	15.8	13	28	22	13.5	21	18	11.7
14	10	5.7	23.0	12.7	7	16	14	7.2	17	11	6.6
96	61	23.8	143.7	88.1	31	151	92	32.9	144	88	28.6
12	13	10.6	18.1	16.4	13	20	14	13.8	15	15	11.5
17	13	2.1	16.6	14.4	3	27	20	3.6	20	15	2.8
7	4	2.4	10.0	5.8	3	11	7	3.8	8	5	3.0
31	19	9.5	39.6	25.1	12	47	30	13.5	39	24	11.1
104	84	53.3	179.4	146.0	90	189	148	96.0	180	141	84.2
84	62	21.5	133.7	79.4	28	158	113	31.1	137	98	25.7
80	59	18.9	122.7	77.4	26	124	87	28.5	120	84	23.3
19	12	4.6	18.3	9.2	6	26	20	6.4	21	14	5.3
46	65	29.2	49.5	85.1	42	62	102	45.1	57	95	38.0
40	25	10.9	61.5	32.9	14	62	37	15.6	50	31	12.3
8	6	8.6	12.2	9.5	11	12	8	12.6	11	8	10.2
12	12	5.0	22.1	21.1	7	20	18	7.4	15	15	6.1
106	98	49.1	202.2	185.8	88	203	189	92.2	200	186	82.7
102	96	35.5	170.8	148.9	56	203	190	61.2	176	165	51.7
39	26	11.5	63.0	35.3	15	74	48	16.3	52	34	13.4
76	71	20.0	117.5	110.5	27	126	115	29.6	107	97	23.4
84	87	44.8	136.4	151.2	75	154	163	80.5	141	149	68.7
6	5	3.9	8.3	6.2	5	9	7	5.2	7	5	4.5
111	115	74.3	176.9	174.1	110	174	183	116.2	175	184	103.7
112	114	62.5	214.7	190.7	114	206	210	120.3	197	201	106.9
16	9	5.5	19.1	10.9	7	24	12	7.5	19	10	6.4
43	35	6.3	53.9	36.9	8	39	31	8.4	52	41	7.4
23	18	10.8	35.2	25.1	14	41	30	15.2	29	22	12.2
80	72	48.3	52.8	43.7	63	138	123	68.0	117	104	57.7
64	71	31.2	92.2	121.4	48	108	121	51.9	99	111	43.7
20	10	5.8	24.4	16.8	8	15	21	7.9	21	12	7.3
14	10	7.0	16.9	13.1	9	20	14	9.2	16	11	8.0
94	87	51.5	151.6	146.1	…	159	148	87.1	145	135	71.1
9	6	3.7	12.8	8.3	5	14	8	5.2	10	7	4.3
9	5	3.4	13.3	8.4	5	15	10	5.6	11	7	4.6
10	5	1.7	11.1	6.5	2	13	7	2.5	11	6	2.1
9	4	2.2	14.6	6.6	3	14	6	3.5	11	5	2.9
22	40	11.6	43.4	60.0	17	47	61	19.1	43	55	15.4
120	120	59.9	176.0	175.9	85	207	207	91.3	190	190	77.9

附录2-2　续表2

序列	国家	新生儿死亡率（‰）		婴儿死亡率（‰）					
				合计			男		
		1990	2019	1990	2000	2019	1990	2000	2019
49	丹麦	4.5	3	7.4	4.6	3.2	9	6	3.7
50	吉布提	43.6	31	92.1	79.7	48.4	108	95	52.6
51	多米尼加	11.8	28	14.0	13.6	30.9	18	16	33.3
52	多米尼加共和国	28.3	19	46.1	33.2	23.5	51	34	25.6
53	厄瓜多尔	21.3	7	44.2	28.3	12.0	47	32	13.5
54	埃及	32.2	11	62.5	35.9	17.3	77	44	18.5
55	萨尔瓦多	18.5	7	46.0	26.8	11.4	52	30	12.6
56	赤道几内亚	48.1	29	124.4	98.8	60.4	129	109	66.0
57	厄立特里亚	35.7	18	92.6	58.4	30.5	103	65	34.7
58	爱沙尼亚	12.3	1	16.5	8.8	1.9	14	10	2.0
59	斯瓦蒂尼（原斯威士兰）	29.5	18	55.4	80.1	38.6	71	75	42.6
60	埃塞俄比亚	54.6	28	121.8	89.8	36.6	140	103	41.5
61	斐济	12.5	11	25.0	20.6	21.7	21	18	23.6
62	芬兰	3.9	1	5.5	3.5	2.0	6	4	2.1
63	法国	3.6	3	7.4	4.4	3.8	8	5	4.1
64	加蓬	33.0	20	60.3	55.5	31.1	81	73	34.7
65	冈比亚	46.1	27	79.9	63.4	35.9	111	100	39.9
66	格鲁吉亚	27.8	5	40.5	31.2	8.5	44	33	9.5
67	德国	3.7	2	7.0	4.4	3.2	8	5	3.5
68	加纳	39.5	23	80.3	65.2	33.9	82	73	37.5
69	希腊	9.0	2	11.3	6.9	3.3	10	7	3.6
70	格林纳达	10.2	11	17.7	13.6	14.7	32	17	15.8
71	危地马拉	29.3	12	59.6	40.0	20.8	58	39	23.0
72	几内亚	52.5	30	140.4	103.1	63.8	152	124	69.7
73	几内亚比绍	60.6	35	132.8	108.7	52.3	157	142	57.6
74	圭亚那	29.0	19	47.1	38.6	24.4	60	49	27.6
75	海地	37.8	25	100.2	74.8	48.2	113	87	52.9
76	洪都拉斯	24.5	9	45.7	31.1	14.5	47	36	16.0
77	匈牙利	12.9	2	17.0	9.7	3.0	17	10	3.3
78	冰岛	3.2	1	5.1	3.1	1.6	6	3	1.7
79	印度	51.1	22	88.4	66.5	28.3	83	67	28.3
80	印尼	30.8	12	62.0	41.0	20.2	62	43	22.5
81	伊朗	26.8	9	44.1	28.6	12.0	62	43	12.6
82	伊拉克	26.1	15	41.8	35.7	21.8	45	41	24.0
83	爱尔兰	5.0	2	7.7	6.0	2.8	9	7	3.1
84	以色列	6.1	2	9.7	5.6	3.0	11	6	3.2
85	意大利	6.2	2	8.3	4.7	2.7	9	5	2.9
86	牙买加	17.0	10	24.9	20.1	11.9	30	29	13.3
87	日本	2.5	1	4.6	3.3	1.8	5	4	1.9
88	约旦	19.4	9	30.0	23.3	13.4	37	29	14.6
89	哈萨克斯坦	22.5	5	44.7	37.5	9.3	58	43	10.5
90	肯尼亚	32.8	21	63.9	68.6	31.9	70	72	34.9
91	基里巴斯	29.8	22	69.1	53.5	40.1	68	52	44.2
92	科威特	9.3	5	14.4	11.0	6.8	15	10	7.4
93	吉尔吉斯	28.2	12	54.5	42.0	16.4	68	48	18.2
94	老挝	47.7	22	110.9	83.0	36.4	122	71	40.4
95	拉脱维亚	12.6	2	16.6	14.5	3.1	16	12	3.3
96	黎巴嫩	15.9	4	26.8	17.1	6.2	36	22	6.4

附录2-2 续表3

			5 岁以下儿童死亡率（‰）								
女			合计			男			女		
1990	2000	2019	1990	2000	2019	1990	2000	2019	1990	2000	2019
6	4	2.8	8.9	5.6	4	10	6	4.3	8	5	3.2
82	72	44.0	118.6	100.7	57	137	119	62.3	108	94	52.4
12	13	28.5	17.2	15.8	35	21	18	39.2	14	15	33.6
45	30	21.2	59.7	41.1	28	67	42	30.6	57	36	25.3
35	24	10.5	56.9	34.3	14	58	37	15.6	48	31	12.3
54	31	16.1	85.1	44.8	20	103	54	21.5	75	39	19.0
44	25	10.2	59.5	32.4	13	68	37	14.6	56	30	11.9
111	95	54.7	184.0	142.4	82	206	174	87.8	190	162	75.8
81	51	26.0	150.6	89.3	40	162	96	45.6	137	81	35.2
10	7	1.7	20.2	11.0	2	18	13	2.6	14	9	2.2
64	68	34.4	73.9	122.5	49	95	108	53.8	90	102	44.7
108	79	31.4	205.0	145.5	51	225	159	56.2	193	137	44.9
17	14	19.7	30.0	24.4	26	25	19	27.9	19	17	23.4
6	3	1.8	6.7	4.3	2	7	5	2.6	7	4	2.2
6	4	3.4	9.0	5.4	4	10	6	4.9	8	5	4.0
54	48	27.4	92.7	84.6	42	104	93	46.6	81	73	38.2
96	87	31.7	169.8	119.0	52	163	140	56.4	142	122	46.9
37	28	7.5	47.3	35.7	10	51	38	10.6	42	31	8.5
6	4	2.9	8.5	5.4	4	10	6	4.1	8	5	3.5
70	62	30.0	128.2	101.3	46	132	117	50.7	107	94	41.4
9	5	3.0	12.5	7.8	4	11	8	4.0	10	6	3.5
33	18	13.5	22.2	15.9	17	40	19	17.9	40	21	15.1
56	38	18.3	80.6	50.7	25	75	48	27.1	77	49	21.9
121	98	57.7	237.6	170.2	99	246	198	104.6	214	172	92.7
127	115	46.8	224.8	180.8	78	264	240	84.5	215	196	72.3
34	28	21.1	61.2	48.7	29	80	59	32.9	41	31	25.3
97	74	43.2	144.6	104.4	63	158	117	68.0	147	109	57.2
39	30	12.8	59.1	38.2	17	58	42	18.6	52	38	14.9
13	9	2.8	19.0	11.2	4	19	12	4.0	15	10	3.4
5	2	1.4	6.4	4.0	2	7	4	2.1	6	3	1.8
85	68	28.2	125.9	91.4	34	111	87	33.7	126	99	34.9
51	35	17.9	84.3	52.2	24	93	61	26.4	77	51	21.2
47	33	11.3	56.6	34.7	14	82	54	14.5	63	41	13.3
39	35	19.6	53.4	44.6	26	58	52	28.4	48	43	23.3
8	5	2.6	9.2	7.2	3	11	8	3.6	9	6	3.0
9	5	2.7	11.6	6.9	4	13	8	3.9	11	6	3.4
7	4	2.5	9.6	5.5	3	10	6	3.4	8	5	2.9
25	25	10.5	29.8	23.7	14	35	34	15.5	32	30	12.2
4	3	1.7	6.3	4.5	2	7	5	2.6	6	4	2.3
27	21	12.2	36.7	27.8	16	42	31	16.9	37	28	14.2
44	33	8.0	52.6	43.5	10	69	51	11.7	51	38	9.1
58	59	28.5	98.7	110.9	43	106	112	46.8	92	97	39.2
62	45	35.9	95.4	71.0	51	93	64	55.5	84	62	46.1
13	7	6.1	16.7	12.7	8	18	13	8.6	16	10	7.2
57	40	14.5	65.7	49.2	18	80	55	20.3	69	47	16.2
94	55	32.1	162.0	117.4	46	166	91	50.1	148	81	40.7
11	9	2.9	20.4	17.2	4	20	15	3.9	15	11	3.3
30	19	5.9	32.3	20.0	7	45	27	7.5	35	21	6.8

附录2-2 续表4

序列	国家	新生儿死亡率（‰）		婴儿死亡率（‰）					
				合计			男		
		1990	2019	1990	2000	2019	1990	2000	2019
97	莱索托	44.6	43	69.5	80.6	68.1	79	91	74.6
98	利比里亚	52.1	32	165.3	118.9	62.2	178	144	67.8
99	利比亚	21.1	6	36.2	24.4	9.9	32	23	19.9
100	立陶宛	9.3	2	13.4	9.6	3.0	11	8	3.2
101	卢森堡	4.1	1	7.3	3.9	2.3	9	4	2.5
102	马达加斯加	41.2	20	98.1	70.5	36.5	109	70	40.2
103	马拉维	50.0	20	143.4	103.0	30.9	135	103	34.3
104	马来西亚	8.3	5	14.3	8.7	7.3	17	10	7.9
105	马尔代夫	35.8	5	67.8	35.2	6.5	83	43	7.1
106	马里	58.9	32	130.5	116.2	60.2	147	127	65.5
107	马耳他	7.4	5	10.0	6.8	6.1	12	7	6.6
108	马歇尔群岛	19.6	15	39.2	33.5	26.4	40	33	29.5
109	毛里求斯	15.8	10	19.9	16.4	12.8	23	20	15.7
110	毛里塔尼亚	41.0	32	77.8	76.0	50.1	86	82	55.4
111	墨西哥	16.9	9	37.0	21.6	12.2	40	24	13.4
112	密克罗尼西亚	21.7	16	43.2	41.6	24.5	45	38	27.2
113	摩纳哥	4.4	2	6.3	4.2	2.5	8	4	2.8
114	蒙古	30.9	8	77.0	49.4	13.5	86	58	15.2
115	黑山	10.6	1	15.0	12.5	20.4	12	14	2.2
116	摩洛哥	36.1	14	63.5	42.8	18.3	79	53	20.2
117	莫桑比克	56.4	29	158.0	113.8	54.8	160	127	58.8
118	缅甸	42.2	22	77.5	58.9	35.8	94	70	39.5
119	纳米比亚	28.8	19	49.6	49.3	30.7	58	58	33.8
120	瑙鲁	27.9	20	44.7	33.4	25.7	11	62	28.4
121	尼泊尔	53.2	20	98.8	60.4	25.6	98	63	27.8
122	荷兰	4.7	3	6.8	5.1	3.5	8	6	3.8
123	新西兰	4.3	3	9.2	6.1	3.9	10	7	4.3
124	尼加拉瓜	25.2	10	50.8	32.6	14.3	58	39	16.0
125	尼日尔	49.8	24	137.7	101.0	46.7	148	110	50.7
126	尼日利亚	51.7	36	126.3	112.5	74.2	134	122	80.6
127	纽埃岛	7.1	13	11.9	19.7	19.7	8	40	21.8
128	北马其顿（原马其顿）	16.6	4	33.0	14.2	5.3	33	18	5.7
129	挪威	4.1	1	7.0	3.9	2.0	8	4	2.2
130	阿曼	18.7	5	31.9	14.2	9.8	39	19	10.8
131	巴基斯坦	56.1	41	106.1	87.9	55.7	105	89	60.6
132	帕劳群岛	15.8	9	30.9	22.8	15.8	22	18	17.6
133	巴拿马	13.3	9	25.8	21.9	12.8	26	21	14.1
134	巴布亚新几内亚	30.6	22	65.0	58.2	35.9	68	59	39.0
135	巴拉圭	22.1	11	36.9	27.7	16.6	39	29	18.3
136	秘鲁	26.4	6	56.5	30.4	10.3	69	39	11.2
137	菲律宾	22.6	13	41.1	30.1	21.6	46	32	24.1
138	波兰	11.4	3	15.1	8.1	3.8	17	9	4.1
139	葡萄牙	7.2	2	11.5	5.5	3.1	13	7	3.3
140	卡塔尔	10.0	3	17.7	10.7	5.6	20	12	6.0
141	韩国	3.1	2	6.1	5.2	2.7	8	6	3.0
142	摩尔多瓦	14.1	11	26.7	25.4	12.4	37	25	13.7
143	罗马尼亚	16.8	3	31.0	23.3	5.7	26	21	6.3
144	俄罗斯	14.7	3	21.9	19.7	4.9	26	23	5.4

附录2-2　续表5

			5 岁以下儿童死亡率（‰）								
女			合计			男			女		
1990	2000	2019	1990	2000	2019	1990	2000	2019	1990	2000	2019
70	81	61.1	86.3	114.6	86	98	132	93.5	87	116	78.9
151	122	56.3	248.0	175.2	85	257	207	90.7	236	189	78.2
32	23	8.8	42.4	28.4	12	36	25	12.7	36	25	10.4
10	9	2.7	16.5	11.8	4	15	11	4.0	12	11	3.3
7	4	2.0	8.8	4.8	3	11	6	3.0	8	5	2.5
94	60	32.6	160.8	110.6	51	174	104	55.0	160	96	46.0
123	94	27.3	245.3	174.2	42	229	173	46.0	206	156	37.2
14	8	6.7	16.6	10.1	9	19	11	9.2	16	9	7.9
78	42	5.9	93.5	43.8	8	114	55	8.3	111	51	6.9
130	112	54.6	254.2	219.9	94	258	225	99.4	241	210	88.4
8	5	5.5	11.4	7.8	7	13	8	7.6	9	6	6.4
38	31	23.2	49.6	41.5	32	49	39	35.3	48	38	28.2
75	71	44.7	117.8	113.1	73	136	128	78.7	122	115	66.9
18	12	14.3	23.1	18.6	16	27	22	17.5	20	14	14.4
32	20	11.0	46.4	25.6	14	49	29	15.5	41	23	12.8
45	37	21.8	55.4	53.1	29	58	47	32.4	57	46	26.3
6	3	2.3	7.7	5.2	3	9	5	3.4	7	4	2.8
59	40	11.6	107.9	64.6	16	117	73	17.6	85	53	13.6
12	11	1.9	16.7	13.7	2	14	15	2.5	14	12	2.2
58	39	16.4	80.7	50.8	21	98	61	23.5	79	49	19.2
150	119	50.6	237.0	168.5	74	235	186	78.8	229	181	69.5
73	54	31.8	108.6	79.5	45	131	94	48.8	104	75	40.2
41	41	27.6	73.6	75.5	42	84	88	46.2	61	64	38.5
5	17	22.9	57.5	41.3	31	12	78	34.0	6	22	27.6
99	63	23.3	142.3	81.9	31	144	86	32.9	140	84	28.5
6	5	3.1	8.3	6.2	4	10	7	4.4	8	6	3.6
7	6	3.6	11.2	7.4	5	13	9	5.2	9	7	4.3
44	29	12.6	66.8	40.3	17	74	46	18.5	61	38	14.7
140	104	42.4	327.3	226.9	80	310	230	84.0	300	223	76.5
116	106	67.4	213.2	187.7	117	217	195	123.6	206	185	110.4
19	30	17.5	13.8	23.2	23	8	40	25.7	19	32	20.7
30	16	5.0	36.6	16.0	6	37	20	6.5	35	18	5.7
6	3	1.8	8.7	4.8	2	10	5	2.7	7	4	2.2
35	17	8.8	39.3	16.5	11	50	23	12.5	47	21	10.3
96	81	50.5	138.6	112.6	67	130	108	71.6	130	108	62.7
14	9	14.0	36.1	26.7	17	25	19	19.3	17	13	15.4
23	18	11.4	31.1	26.0	15	33	27	16.4	28	25	13.2
65	56	32.6	89.1	78.4	45	95	80	48.5	87	73	41.0
29	22	14.9	46.2	33.5	19	47	34	21.4	37	27	17.4
55	31	9.2	80.0	39.8	13	86	44	14.5	69	35	11.9
36	26	19.1	58.6	39.9	27	64	41	30.1	53	34	24.3
14	7	3.4	17.3	9.3	4	20	10	4.8	16	8	4.0
10	5	2.8	14.7	7.2	4	16	9	4.0	12	7	3.3
15	11	5.1	20.8	12.4	7	25	14	7.0	20	12	6.0
8	6	2.5	7.1	6.1	3	9	7	3.5	8	6	2.9
24	16	10.9	32.3	30.6	14	45	30	15.9	28	19	12.7
21	17	5.1	37.7	27.0	7	34	24	7.6	27	20	6.3
19	18	4.4	26.0	23.2	6	31	27	6.3	23	21	5.2

附录2-2　续表6

序列	国家	新生儿死亡率（‰）		婴儿死亡率（‰）					
				合计			男		
		1990	2019	1990	2000	2019	1990	2000	2019
145	卢旺达	38.5	16	92.8	108.0	26.3	111	116	28.9
146	圣基茨和尼维斯	17.3	10	22.9	13.6	12.9	28	15	14.2
147	圣卢西亚岛	12.9	13	18.6	15.2	20.0	20	15	21.8
148	圣文森特和格林纳丁斯	15.1	9	20.5	19.3	13.4	21	21	14.5
149	萨摩亚群岛	11.8	8	25.8	18.5	12.9	42	43	14.1
150	圣马力诺	4.0	1	9.7	4.9	1.5	12	6	1.6
151	圣多美和普林西比	32.2	14	70.3	58.4	23.5	65	60	26.1
152	沙特阿拉伯	20.7	4	35.3	19.3	5.7	37	21	6.0
153	塞内加尔	41.5	22	70.5	69.2	32.7	79	66	36.2
154	塞黑	16.6	3	24.0	11.1	4.6	24	13	5.1
155	塞舌尔	10.2	9	14.2	12.2	12.3	19	10	13.3
156	塞拉利昂	57.3	31	158.1	141.3	80.9	176	159	86.3
157	新加坡	4.0	1	6.2	3.1	2.1	8	3	2.2
158	斯洛伐克	12.1	3	15.6	10.2	4.7	14	10	5.1
159	斯洛文尼亚	5.4	1	8.8	4.5	1.7	10	6	1.8
160	所罗门群岛	16.1	8	31.5	28.4	16.8	32	31	18.4
161	索马里	51.8	37	108.1	104.9	74.0	110	110	79.4
162	南非	20.3	11	47.0	51.7	27.5	54	61	29.8
163	南苏丹	64.8	39	149.5	109.6	62.4	…	…	67.3
164	西班牙	6.8	2	9.3	5.4	2.6	8	5	2.8
165	斯里兰卡	12.1	4	18.2	14.0	6.1	26	20	6.6
166	苏丹	41.0	27	80.2	68.9	41.0	75	70	45.4
167	苏里南	21.9	11	40.8	30.4	16.1	48	37	18.0
168	瑞典	3.6	1	5.8	3.4	2.1	7	4	2.3
169	瑞士	3.8	3	6.7	4.6	3.6	7	5	3.9
170	叙利亚	17.2	11	30.4	19.8	17.9	36	22	19.6
171	塔吉克斯坦	37.6	15	84.9	74.7	29.6	106	87	33.2
172	泰国	18.9	5	30.3	19.1	7.7	30	19	8.5
173	东帝汶	48.3	20	129.5	83.8	38.1	155	94	41.4
174	多哥	42.1	25	90.3	76.7	45.8	103	90	50.3
175	汤加	11.0	7	19.4	15.4	14.3	23	19	12.3
176	特立尼达和多巴哥	20.3	12	26.9	25.3	15.7	33	34	17.2
177	突尼斯	24.3	12	41.0	25.6	14.5	44	26	15.8
178	土耳其	31.2	5	55.7	33.7	8.6	75	40	9.2
179	土库曼斯坦	32.2	24	72.7	66.4	36.3	93	68	41.3
180	图瓦卢	22.1	16	44.4	34.2	20.2	43	37	22.5
181	乌干达	39.5	20	107.2	89.1	33.4	125	105	36.9
182	乌克兰	8.6	5	16.7	15.8	7.2	22	20	7.9
183	阿联酋	9.3	4	14.2	9.6	6.4	16	11	7.1
184	英国	4.7	3	7.9	5.6	3.7	9	6	4.0
185	坦桑尼亚	43.3	20	101.3	80.4	36.0	102	88	39.0
186	美国	5.7	4	9.4	7.1	5.6	11	8	6.0
187	乌拉圭	11.1	4	20.3	14.6	6.1	24	16	6.7
188	乌兹别克斯坦	20.3	10	58.7	53.2	15.6	65	56	17.7
189	瓦努阿图	14.8	11	27.3	19.6	21.9	33	21	23.6
190	委内瑞拉	14.9	15	24.6	18.2	21.0	30	23	22.8
191	越南	22.8	10	36.5	27.0	15.9	39	23	18.0
192	也门	43.2	27	87.7	69.2	43.6	94	77	47.6
193	赞比亚	43.9	23	114.5	99.5	42.4	119	110	46.1
194	津巴布韦	31.0	26	50.4	61.0	38.4	56	72	42.6

附录2-2　续表7

女			5 岁以下儿童死亡率（‰）								
			合计			男			女		
1990	2000	2019	1990	2000	2019	1990	2000	2019	1990	2000	2019
95	100	23.6	151.8	181.9	34	185	195	37.5	156	165	31.1
16	22	11.5	28.5	17.5	15	32	16	16.8	20	26	13.8
14	13	18.2	22.6	17.9	22	25	17	24.3	18	15	20.3
19	17	12.2	24.7	22.2	15	26	26	15.8	24	20	13.4
38	10	11.6	31.0	21.8	15	51	47	16.4	49	18	13.5
16	4	1.4	10.9	5.5	2	12	6	1.8	18	4	1.5
58	53	20.7	110.4	89.3	30	98	89	32.9	91	82	26.5
33	19	5.4	44.1	22.8	7	47	25	7.0	39	21	6.3
67	56	29.0	141.1	137.0	45	161	128	49.3	140	111	41.1
22	9	4.1	27.8	12.8	5	28	15	5.8	25	11	4.8
11	13	11.2	16.5	14.2	14	21	13	15.4	12	14	13.0
157	142	75.2	267.7	231.5	109	300	263	115.2	270	237	102.9
7	2	1.9	7.7	4.0	3	10	4	2.7	8	4	2.3
10	7	4.2	17.7	11.8	6	16	12	6.3	12	8	5.2
7	4	1.5	10.4	5.5	2	12	6	2.2	8	5	1.9
31	30	15.2	38.7	34.4	20	37	36	21.4	39	38	17.8
107	107	67.9	179.7	173.6	117	178	178	122.6	182	182	110.6
42	47	25.1	61.0	74.3	34	70	88	37.3	53	66	31.4
…	…	57.2	252.9	182.5	96	…	…	100.8	…	…	91.5
7	4	2.4	11.0	6.5	3	10	6	3.4	8	5	2.8
20	15	5.5	21.3	16.3	7	33	24	7.7	24	17	6.5
81	76	36.3	128.0	107.8	58	116	108	63.3	131	122	53.2
39	30	14.1	47.7	34.8	18	55	41	20.1	47	35	15.8
5	3	1.9	6.9	4.1	3	8	5	2.8	6	3	2.3
6	4	3.3	8.2	5.6	4	9	6	4.4	8	5	3.7
24	15	16.1	37.2	23.3	22	44	26	23.4	29	17	19.5
76	63	25.8	108.2	93.5	34	136	109	37.8	97	78	29.6
22	15	6.9	37.1	22.5	9	36	22	9.9	27	18	8.1
120	73	34.5	172.1	106.6	44	207	120	48.1	158	92	40.1
75	65	41.0	146.4	121.8	67	171	141	72.1	129	106	61.3
16	16	16.2	22.8	17.9	17	24	22	14.9	20	19	18.2
27	26	14.0	30.6	28.6	18	38	40	19.1	31	29	15.8
35	20	13.1	52.2	30.8	17	54	31	18.3	45	24	15.4
62	33	8.0	74.4	41.7	10	92	45	10.7	76	38	9.4
67	49	31.1	90.7	81.9	42	112	81	47.5	84	61	36.3
41	32	17.9	57.1	42.5	24	54	42	26.1	52	43	21.5
97	82	29.8	178.7	147.0	46	203	170	50.6	165	138	41.0
14	13	6.4	19.6	18.4	8	26	24	9.2	16	14	7.5
13	9	5.7	16.5	11.2	7	19	12	8.2	15	10	6.7
7	5	3.3	9.3	6.6	4	11	7	4.7	8	6	3.9
96	84	32.9	167.0	131.5	50	161	138	53.9	163	141	46.6
8	7	5.1	11.2	8.4	6	13	9	7.1	10	8	5.9
21	12	5.4	23.1	16.8	7	27	19	7.8	23	14	6.3
57	49	13.3	71.4	63.9	17	77	65	19.8	70	60	15.0
33	21	20.0	33.1	23.1	26	39	24	27.6	42	26	23.8
23	17	19.1	29.5	21.3	24	35	26	26.2	28	20	22.1
40	24	13.7	50.6	35.1	20	58	31	23.2	53	28	16.5
82	67	39.6	124.8	95.7	58	128	103	62.4	121	97	54.3
95	88	38.5	192.5	168.8	62	196	182	66.4	161	149	56.6
52	66	34.0	74.6	102.6	55	84	120	59.3	78	111	49.6

附录2-3　卫生服务覆盖

序列	国家	熟练卫生人员接生比例（%）2011～2020	1岁儿童疫苗接种率（%）			结核病发病率（1/10万）2019	新涂阳结核病人治疗成功率（%）2018	HIV新发感染率（1/1000未感染者）2019
			麻苗 2019	百白破 2019	乙肝 2019			
1	阿富汗	59	64	66	72	189	91	0.04
2	阿尔巴尼亚	100	95	99	99	16	89	0.03
3	阿尔及利亚	99	80	91	91	61	85	0.05
4	安道尔	100	99	99	98	8	100	…
5	安哥拉	50	51	57	53	351	50	0.84
6	安提瓜和巴布达	100	93	95	99	0	100	…
7	阿根廷	100	86	86	83	29	54	0.13
8	亚美尼亚	100	95	92	92	26	81	0.05
9	澳大利亚	97	95	95	95	7	79	0.03
10	奥地利	98	94	85	85	6	73	…
11	阿塞拜疆	99	98	94	94	60	84	0.06
12	巴哈马群岛	99	83	86	89	15	72	…
13	巴林群岛	100	99	99	99	12	47	…
14	孟加拉国	59	97	98	98	221	94	…
15	巴巴多斯岛	99	92	90	90	0		0.18
16	白俄罗斯	100	98	98	97	29	88	0.20
17	比利时	…	96	98	97	9	82	…
18	伯利兹	94	96	98	98	27	67	…
19	贝宁湾	78	68	76	76	55	87	0.31
20	不丹	96	97	97	97	165	95	…
21	玻利维亚	81	79	75	75	106	81	0.08
22	波黑	100	68	73	80	27	28	…
23	博茨瓦纳	100	97	95	95	253	82	4.78
24	巴西	99	91	73	72	46	71	0.23
25	文莱	100	97	99	99	64	77	…
26	保加利亚	100	95	92	93	21	86	0.04
27	布基纳法索	80	88	91	91	47	80	0.14
28	布隆迪	85	92	93	93	107	94	0.17
29	佛得角	97	98	96	97	46	90	0.19
30	柬埔寨	89	84	92	92	287	94	0.05
31	喀麦隆	69	60	67	67	179	84	0.69
32	加拿大	98	90	91	84	6		…
33	中非	40	41	47	42	540	79	1.10
34	乍得	24	41	50	50	142	78	0.34
35	智利	100	95	96	96	18	73	0.27
36	中国	100	99	99	99	58	94	…
37	哥伦比亚	99	95	92	94	35	74	0.25
38	科摩罗	82	90	91	91	35		＜0.01
39	刚果	91	73	79	79	373	62	1.55
40	库克岛	…	99	98	98	13		…
41	哥斯达黎加	99	95	95	98	10	88	0.19
42	科特迪瓦	74	76	84	84	137	84	0.51
43	克罗地亚	100	93	94	93	8	29	0.02
44	古巴	100	99	99	99	7	82	0.14
45	塞浦路斯	99	86	96	94	5	59	…
46	捷克	100	92	97	97	5	67	…
47	朝鲜	100	98	97	97	513	83	…
48	刚果民主共和国	85	57	57	57	320	93	0.22

附录2-3 续表1

序列	国家	熟练卫生人员接生比例（%）2011～2020	1岁儿童疫苗接种率（%）			结核病发病率（1/10万）2019	新涂阳结核病人治疗成功率（%）2018	HIV新发感染率（1/1000未感染者）2019
			麻苗 2019	百白破 2019	乙肝 2019			
49	丹麦	95	96	97	…	5	16	…
50	吉布提	87	83	85	85	234	84	0.14
51	多米尼加	100	92	99	99	16	100	…
52	多米尼加共和国	100	96	89	87	42	76	0.27
53	厄瓜多尔	96	83	85	85	46		0.14
54	埃及	92	95	95	95	12	86	0.05
55	萨尔瓦多	100	82	81	81	58	91	0.14
56	赤道几内亚	68	53	53	53	181	65	4.06
57	厄立特里亚	…	93	95	95	86	93	0.11
58	爱沙尼亚	100	88	91	91	13	83	…
59	斯瓦蒂尼（原斯威士兰）	88	81	90	90	363	90	4.9
60	埃塞俄比亚	50	58	69	68	140	88	0.16
61	斐济	100	96	99	99	66	66	0.14
62	芬兰	100	96	91	…	5	20	…
63	法国	98	90	96	91	9	11	…
64	加蓬	89	62	70	70	521	50	0.74
65	冈比亚	84	85	88	88	158	88	1.06
66	格鲁吉亚	100	99	94	94	74	84	…
67	德国	99	97	93	87	6	71	…
68	加纳	79	92	97	97	144	84	0.7
69	希腊	100	97	99	96	4	0	…
70	格林纳达	100	94	92	94	3	50	…
71	危地马拉	70	90	85	85	26	88	0.07
72	几内亚	55	47	47	47	176	90	0.39
73	几内亚比绍	54	79	84	78	361	71	1.15
74	圭亚那	96	98	99	99	79	72	0.42
75	海地	42	65	51	51	170	82	0.52
76	洪都拉斯	74	89	87	88	31	88	0.11
77	匈牙利	100	99	99	…	6	66	…
78	冰岛	98	93	91	…	4	100	…
79	印度	81	95	91	91	193	82	…
80	印尼	95	88	85	85	312	83	…
81	伊朗	99	99	99	99	13	86	0.05
82	伊拉克	96	82	84	84	41	93	…
83	爱尔兰	100	91	94	93	6	39	…
84	以色列	…	99	98	96	3	78	…
85	意大利	100	94	95	95	7		0.04
86	牙买加	100	94	96	96	3	22	0.58
87	日本	100	96	98	99	13	66	…
88	约旦	100	87	89	89	6	67	…
89	哈萨克斯坦	100	99	97	97	68	90	0.2
90	肯尼亚	70	89	92	91	267	84	0.92
91	基里巴斯	92	94	97	94	436	92	…
92	科威特	100	98	91	91	22	83	…
93	吉尔吉斯	100	96	95	95	110	81	0.14
94	老挝	64	83	68	80	155	88	0.11
95	拉脱维亚	100	99	99	99	26		0.19
96	黎巴嫩	…	82	83	80	13	81	0.03

附录2-3　续表2

序列	国家	熟练卫生人员接生比例（%）2011～2020	1岁儿童疫苗接种率（%）麻苗2019	百白破2019	乙肝2019	结核病发病率（1/10万）2019	新涂阳结核病人治疗成功率（%）2018	HIV新发感染率（1/1000未感染者）2019
97	莱索托	87	90	87	87	654	77	6.43
98	利比里亚	84	68	74	70	308	75	0.46
99	利比亚	100	73	73	73	59	69	0.07
100	立陶宛	100	93	92	92	42	87	0.09
101	卢森堡	…	99	99	96	9		…
102	马达加斯加	46	64	79	70	233	83	0.23
103	马拉维	90	92	95	95	146	88	1.94
104	马来西亚	100	97	98	97	92	79	0.2
105	马尔代夫	100	99	99	98	36	64	…
106	马里	67	70	77	77	52	80	…
107	马耳他	100	96	98	98	14		…
108	马歇尔群岛	92	85	79	82	483	91	…
109	毛里求斯	100	99	96	97	12	81	0.57
110	毛里塔尼亚	69	78	81	81	89	81	…
111	墨西哥	97	73	82	56	23	76	…
112	密克罗尼西亚	…	78	78	84	100	93	…
113	摩纳哥	…	88	99	99	0		…
114	蒙古	99	98	98	98	428	91	0.01
115	黑山	99	33	86	62	15	95	0.05
116	摩洛哥	87	99	99	99	97	88	0.02
117	莫桑比克	73	87	88	88	361	93	4.68
118	缅甸	60	84	90	90	322	88	0.19
119	纳米比亚	88	80	87	87	486	86	3.1
120	瑙鲁	…	95	96	96	182	100	…
121	尼泊尔	77	92	93	93	238	91	0.03
122	荷兰	…	94	94	92	5	86	0.02
123	新西兰	96	92	92	92	8	84	0.03
124	尼加拉瓜	96	99	98	98	43	87	0.06
125	尼日尔	39	79	81	81	84	83	0.06
126	尼日利亚	43	54	57	57	219	87	0.52
127	纽埃岛	100	99	99	99	0	100	…
128	北马其顿（原马其顿）	100	75	92	92	12	87	…
129	挪威	99	97	97	96	3	84	…
130	阿曼	99	99	99	99	9	52	0.04
131	巴基斯坦	71	81	75	84	263	93	0.12
132	帕劳群岛	100	97	97	98	38	82	…
133	巴拿马	93	97	88	88	37	82	…
134	巴布亚新几内亚	56	37	35	35	432	73	0.38
135	巴拉圭	98	87	86	86	46	67	0.16
136	秘鲁	94	85	88	88	119	83	0.1
137	菲律宾	84	73	65	77	554	83	0.14
138	波兰	100	93	95	91	15		…
139	葡萄牙	100	99	99	98	19	67	…
140	卡塔尔	100	99	98	98	35	71	…
141	韩国	100	98	98	98	59	82	…
142	摩尔多瓦	100	97	91	94	80	85	0.23
143	罗马尼亚	95	90	88	90	66	84	0.04
144	俄罗斯	100	98	97	97	50	69	…

附录2-3　续表3

序列	国家	熟练卫生人员接生比例（%）2011～2020	1岁儿童疫苗接种率（%）			结核病发病率（1/10万）2019	新涂阳结核病人治疗成功率（%）2018	HIV新发感染率（1/1000未感染者）2019
			麻苗2019	百白破2019	乙肝2019			
145	卢旺达	94	96	98	98	57	86	0.44
146	圣基茨和尼维斯	100	97	96	97	2		…
147	圣卢西亚岛	100	96	92	92	4	100	…
148	圣文森特和格林纳丁斯	99	99	97	97	4	33	…
149	萨摩亚群岛	89	87	58	58	11	73	…
150	圣马力诺	…	86	88	87	0		…
151	圣多美和普林西比	97	95	95	95	114	72	…
152	沙特阿拉伯	99	95	96	96	10	90	…
153	塞内加尔	75	89	93	96	117	89	0.09
154	塞黑	100	87	97	94	14	82	0.02
155	塞舌尔	99	99	99	99	16	67	…
156	塞拉利昂	87	93	95	95	295	89	0.65
157	新加坡	100	95	96	96	41	80	0.03
158	斯洛伐克	98	96	97	97	5	92	…
159	斯洛文尼亚	100	94	95	…	5	78	…
160	所罗门群岛	86	81	94	94	66	92	…
161	索马里	32	46	42	42	258	87	0.03
162	南非	97	83	77	85	615	71	3.98
163	南苏丹	…	49	49	49	227	81	1.5
164	西班牙	100	98	96	96	9	45	0.06
165	斯里兰卡	100	99	99	99	64	85	＜0.01
166	苏丹	78	90	93	93	67	84	0.08
167	苏里南	98	64	77	77	29	87	0.45
168	瑞典	…	97	98	97	6	78	…
169	瑞士	…	95	96	69	5	82	0.03
170	叙利亚	…	59	54	54	19	89	＜0.01
171	塔吉克斯坦	95	98	97	97	83	89	0.17
172	泰国	99	96	97	97	150	85	0.08
173	东帝汶	57	85	83	90	498	88	0.15
174	多哥	69	75	84	84	37	81	0.59
175	汤加	98	99	99	99	11	100	…
176	特立尼达和多巴哥	100	95	93	93	18	64	0.07
177	突尼斯	100	97	92	92	35		0.05
178	土耳其	99	97	99	99	16	85	…
179	土库曼斯坦	100	99	99	99	45	83	…
180	图瓦卢	…	96	92	92	296	93	…
181	乌干达	74	87	93	93	200	74	1.38
182	乌克兰	100	93	80	76	77	77	0.28
183	阿联酋	100	99	99	98	1	80	…
184	英国	…	91	93	93	8	80	…
185	坦桑尼亚	64	88	89	89	237	92	1.46
186	美国	99	90	94	91	3	79	…
187	乌拉圭	100	96	94	94	35	72	…
188	乌兹别克斯坦	100	98	96	96	67	92	0.13
189	瓦努阿图	89	80	90	90	41	90	…
190	委内瑞拉	99	93	64	64	45	84	0.19
191	越南	94	95	89	89	176	91	0.05
192	也门	45	67	73	73	48	88	0.04
193	赞比亚	80	93	88	88	333	90	3.17
194	津巴布韦	86	85	90	90	199	84	2.81

附录2-4 环境危险因素

序列	国家	安全饮用水普及率（%）							卫生厕所普及率（%）						
		城市		农村		合计			城市		农村		合计		
		2011	2012	2011	2012	2011	2012	2019	2011	2012	2011	2012	2011	2012	2019
1	阿富汗	85	90	53	56	61	64	72	46	47	23	23	28	29	49
2	阿尔巴尼亚	95	97	94	94	95	96	95	95	95	93	86	94	91	99
3	阿尔及利亚	85	85	79	79	84	84	94	98	98	88	88	95	95	86
4	安道尔	100	100	100	100	100	100	100	100	100	100	100	100	100	100
5	安哥拉	66	68	35	34	53	54	57	86	87	19	20	59	60	51
6	安提瓜和巴布达	98	98	98	98	98	98	…	91	…	91	…	91	…	…
7	阿根廷	100	99	95	95	99	99	…	96	97	98	99	96	97	…
8	亚美尼亚	100	100	98	100	99	100	100	96	96	81	81	90	91	94
9	澳大利亚	100	100	100	100	100	100	100	100	100	100	100	100	100	100
10	奥地利	100	100	100	100	100	100	100	100	100	100	100	100	100	100
11	阿塞拜疆	88	88	71	71	80	80	95	86	86	78	78	82	82	96
12	巴哈马群岛	96	98	96	98	96	98	99	…	92	…	92	…	92	95
13	巴林群岛	100	100	100	100	100	100	100	99	99	99	99	99	99	100
14	孟加拉国	85	86	82	84	83	85	98	55	55	55	58	55	57	53
15	巴巴多斯岛	100	100	100	100	100	100	99	…	…	…	…	…	…	98
16	白俄罗斯	100	100	99	99	100	100	97	92	94	97	95	93	94	98
17	比利时	100	100	100	100	100	100	100	100	100	100	100	100	100	99
18	伯利兹	97	98	100	100	99	99	98	93	94	87	88	90	91	88
19	贝宁湾	85	85	69	69	76	76	65	25	25	5	5	14	14	17
20	不丹	100	99	96	97	97	98	97	74	75	29	31	45	47	75
21	玻利维亚	96	96	72	72	88	88	93	57	57	24	24	46	46	64
22	波黑	100	100	98	99	99	100	96	100	99	92	92	96	95	…
23	博茨瓦纳	99	99	93	93	97	97	92	78	78	42	42	64	64	80
24	巴西	100	100	84	85	97	98	99	87	87	48	49	81	81	89
25	文莱	…	…	…	…	…	…	100	…	…	…	…	…	…	…
26	保加利亚	100	100	99	99	100	99	99	100	100	100	100	100	100	86
27	布基纳法索	96	97	74	76	80	82	48	50	50	6	7	18	19	21
28	布隆迪	82	92	73	73	74	75	62	45	43	51	48	50	47	46
29	佛得角	91	100	86	52	89	89	88	74	75	45	47	63	65	77
30	柬埔寨	90	…	61	68	67	71	71	76	82	22	25	33	37	66
31	喀麦隆	95	94	52	86	74	74	65	58	62	36	27	48	45	44
32	加拿大	100	94	99	66	100	100	99	100	100	99	99	100	100	99
33	中非	92	91	51	99	67	68	38	43	44	28	7	34	22	14
34	乍得	71	72	44	54	50	51	46	31	31	6	6	12	12	12
35	智利	100	100	90	45	99	99	100	100	100	89	89	99	99	100
36	中国	98	98	85	91	92	92	94	74	74	56	56	65	65	91
37	哥伦比亚	100	97	72	85	93	91	97	82	85	65	66	78	80	93
38	科摩罗	…	…	97	74	…	…	80	…	…	…	…	…	…	36
39	刚果	95	96	32	97	72	75	74	19	20	15	6	18	15	20
40	库克岛	100	100	100	39	100	100	100	95	97	95	97	95	97	99
41	哥斯达黎加	100	100	91	100	96	97	100	95	95	92	92	94	94	98
42	科特迪瓦	91	92	68	91	80	80	71	36	33	11	10	24	22	34
43	克罗地亚	100	100	97	97	99	99	…	99	99	98	98	98	98	97
44	古巴	96	96	86	87	94	94	97	94	94	87	88	92	93	91
45	塞浦路斯	100	100	100	100	100	100	100	100	100	100	100	100	100	99
46	捷克	100	100	100	100	100	100	100	100	100	100	100	100	100	99
47	朝鲜	99	99	97	97	98	98	94	88	88	73	73	82	82	85
48	刚果民主共和国	80	79	29	29	46	46	45	29	29	31	33	31	31	16

附录2-4　续表1

早产发生率（%）2010	5岁以下儿童			成人（≥18岁）肥胖率（%）2016		成人（>15岁）平均饮酒量（升/人/年）2019	成人（>15岁）吸烟率（%）2018		未成年人（13～15岁）吸烟率（%）2006～2013	
	发育迟缓率（%）2020	低体重率（%）2011～2020	超重率（%）2020	男	女		男	女	男	女
12	35.1	5.1	3.9	3.2	7.6	＜0.1	…	…	…	…
9	9.6	1.6	14.6	21.6	21.8	6.8	50.5	7.9	17.6	6.7
7	9.3	2.7	12.9	19.9	34.9	0.6	36.3	1.4	17.4	2.6
…	…	…	…	25.9	25.3	12.3	38.1	29.5	…	…
13	37.7	4.9	3.5	4.0	12.1	7.8	…	…	…	…
6	…	…	…	11.6	25.9	9.4	…	…	24.3	15.9
8	7.8	1.6	12.9	27.3	29.0	9.5	28.2	15.4	22.7	25.4
11	9.1	4.4	10.8	17.1	23.0	4.7	51.8	1.6	10.9	4.3
8	2.1	…	18.5	29.6	28.4	10.4	18.7	13.6	…	…
11	…	…	…	21.9	18.3	11.9	30.4	27.7	…	…
9	16.3	3.2	9.4	15.8	23.6	1.0	39.0	0.2	11.4	2.1
10	…	…	…	24.4	38.1	4.8	18.6	3.2	16.0	10.7
14	5.1	…	6.4	25.5	36.8	1.1	41.5	8.6	…	…
14	30.2	9.8	2.1	2.3	5.0	0.0	60.6	17.7	9.2	2.8
9	6.6	6.8	11.4	14.7	31.3	10.4	15.0	2.3	34.5	23.2
4	3.9	…	6.8	22.1	26.3	11.0	42.8	10.4	…	…
8	2.3	0.4	5.1	23.1	21.0	10.8	26.9	23.1	…	…
10	13.3	1.8	8.0	16.5	31.5	6.4	…	…	21.8	15.3
11	31.3	5.0	2.2	4.7	14.2	2.2	12.4	1.9	…	…
10	22.4	…	5.2	4.7	8.5	0.2	…	…	39.0	23.2
9	12.7	2.0	8.8	14.5	25.6	3.9	…	…	20.9	16.4
8	9.1	2.3	12.8	17.1	18.4	7.8	46.3	30.2	16.3	10.5
15	22.8	…	11.0	8.1	29.3	6.6	37.3	10.1	27.0	20.5
9	6.1	…	7.3	18.5	25.4	7.3	21.5	11.5	…	…
12	12.7	…	9.3	12.5	15.7	0.5	28.6	2.5	17.1	6.7
8	6.4	6.3	5.7	25.5	24.3	12.5	42.5	35.3	26.4	31.8
11	25.5	8.1	2.6	2.6	8.1	11.0	24.9	7.2	…	…
11	57.6	4.8	3.1	2.1	8.6	7.5	18.8	6.4	20.7	16.8
11	9.7	…	…	6.9	16.3	6.4	…	…	14.7	11.7
11	29.9	9.7	2.1	2.7	4.8	7.8	37.4	6.3	7.9	5.0
13	27.2	4.3	9.6	6.1	16.4	5.5	17.5	1.2	…	…
8	…	…	11.8	29.5	29.3	8.8	22.7	12.4	…	…
13	40.1	5.2	2.6	3.7	10.9	1.7	…	…	…	…
13	35.0	13.9	3.4	3.1	8.9	1.3	21.3	2.3	20.9	13.9
7	1.6	0.3	9.8	24.9	31.0	8.9	49.2	40.3	…	…
7	4.7	1.9	8.3	5.9	6.5	6.0	47.7	1.8	11.2	2.2
9	11.5	1.6	5.8	17.6	26.6	5.5	12.2	3.7	…	…
17	22.6	11.2	9.6	3.3	12.2	1.1	29.9	9.2	21.8	14.8
17	18.0	8.2	5.1	5.5	13.5	9.2	30.1	2.0	27.6	20.4
…	…	…	…	52.6	59.2	10.9	31.3	21.8	33.7	36.3
14	8.6	1.8	8.1	21.1	30.4	4.1	14.7	5.0	15.9	13.1
14	17.8	6.1	2.8	5.8	15.2	3.0	24.3	1.6	26.3	10.9
6	…	…	…	24.1	24.5	8.7	37.9	35.3	28.6	27.9
6	7.0	2.0	10.0	18.9	30.3	6.3	39.7	14.5	19.8	15.0
15	…	…	…	21.9	21.6	10.8	50.1	23.3	28.7	10.8
7	2.5	…	6.6	26.4	25.4	14.3	35.6	27.3	35.0	37.8
11	18.2	2.5	1.9	6.1	7.3	4.2	37.5	0.0	…	…
12	40.8	6.4	4.2	3.6	9.7	1.1	…	…	…	…

附录2-4 续表2

序列	国家	安全饮用水普及率（%）							卫生厕所普及率（%）						
		城市		农村		合计			城市		农村		合计		
		2011	2012	2011	2012	2011	2012	2019	2011	2012	2011	2012	2011	2012	2019
49	丹麦	100	100	100	100	100	100	100	100	100	100	100	100	100	100
50	吉布提	100	100	67	65	93	92	76	73	73	22	22	61	61	67
51	多米尼加	96	96	81	…	…	…	…	…	…	…	…	…	…	…
52	多米尼加共和国	82	82	…	77	82	81	97	86	86	74	74	82	82	87
53	厄瓜多尔	96	92	82	75	92	86	95	96	86	86	76	93	83	91
54	埃及	100	100	99	99	99	99	99	97	98	93	94	95	96	97
55	萨尔瓦多	94	95	81	81	90	90	98	79	80	53	53	70	70	83
56	赤道几内亚	…	…	…	…	…	…	…	…	…	…	…	…	…	…
57	厄立特里亚	…	…	…	…	99	…	…	…	…	4	4	…	…	…
58	爱沙尼亚	99	100	97	98	…	99	100	100	96	94	94	100	95	99
59	斯瓦蒂尼（原斯威士兰）	93	94	67	69	72	74	71	63	63	55	56	57	57	64
60	埃塞俄比亚	97	97	39	42	49	52	48	27	27	19	23	21	24	9
61	斐济	100	100	92	92	96	96	94	92	92	82	82	87	87	99
62	芬兰	100	100	100	100	100	100	100	100	100	100	100	100	100	99
63	法国	100	100	100	100	100	100	100	100	100	100	100	100	100	99
64	加蓬	95	97	41	63	88	92	85	33	43	30	32	33	41	50
65	冈比亚	92	94	85	84	89	90	81	70	64	65	55	68	60	47
66	格鲁吉亚	100	100	96	97	98	99	97	96	96	91	91	93	93	86
67	德国	100	100	100	100	100	100	100	100	100	100	100	100	100	99
68	加纳	92	93	80	81	86	87	85	19	20	8	8	13	14	23
69	希腊	100	100	99	99	100	100	100	99	99	97	97	99	99	99
70	格林纳达	…	99	…	95	…	97	…	…	98	…	98	…	98	…
71	危地马拉	99	99	89	89	94	94	94	88	88	72	72	80	80	68
72	几内亚	90	92	65	65	74	75	64	32	33	11	11	18	19	28
73	几内亚比绍	94	96	54	56	72	74	59	33	34	8	8	19	20	17
74	圭亚那	98	97	93	98	95	98	96	88	88	82	82	84	84	86
75	海地	77	75	48	47	64	62	66	34	31	17	16	26	24	37
76	洪都拉斯	96	97	81	82	89	90	95	86	85	74	74	81	80	83
77	匈牙利	100	100	100	100	100	100	100	100	100	100	100	100	100	98
78	冰岛	100	100	100	100	100	100	100	100	100	100	100	100	100	99
79	印度	96	97	89	91	92	93	90	60	60	24	25	35	36	68
80	印尼	93	93	76	76	84	85	92	73	71	44	46	59	59	84
81	伊朗	98	98	90	92	95	96	97	100	93	99	82	100	89	90
82	伊拉克	94	94	67	69	85	85	98	86	86	80	82	84	85	99
83	爱尔兰	100	100	100	100	100	100	97	100	100	98	98	99	99	91
84	以色列	100	100	100	100	100	100	100	100	100	100	100	100	100	100
85	意大利	100	100	100	100	100	100	100	…	…	…	…	…	…	100
86	牙买加	97	97	89	89	93	93	91	78	78	82	82	80	80	87
87	日本	100	100	100	100	100	100	99	100	100	100	100	100	100	100
88	约旦	97	97	90	90	96	96	99	98	98	98	98	98	98	97
89	哈萨克斯坦	99	99	90	86	95	93	95	97	97	98	98	97	97	98
90	肯尼亚	83	82	54	55	61	62	61	31	31	29	29	29	30	33
91	基里巴斯	87	87	50	51	66	67	77	51	51	30	31	39	40	45
92	科威特	99	99	99	99	99	99	100	100	100	100	100	100	100	100
93	吉尔吉斯	96	97	85	82	89	88	91	94	92	93	92	93	92	98
94	老挝	83	84	63	65	70	72	85	87	90	48	50	62	65	79
95	拉脱维亚	100	100	96	96	98	98	99	…	…	…	…	…	…	92
96	黎巴嫩	100	100	100	100	100	100	93	100	100	…	…	…	…	99

附录2-4　续表3

早产发生率（%）2010	5岁以下儿童			成人（≥18岁）肥胖率（%）2016		成人（>15岁）平均饮酒量（升/人/年）2019	成人（>15岁）吸烟率（%）2018		未成年人（13～15岁）吸烟率（%）2006～2013	
	发育迟缓率（%）2020	低体重率（%）2011～2020	超重率（%）2020	男	女		男	女	男	女
7	…	…	…	22.3	17.0	10.1	18.4	18.7	…	…
12	34.0	21.5	7.2	8.6	18.3	0.4	…	…	18.6	15.2
12	…	…	…	19.9	35.6	7.2	…	…	30.4	19.8
11	5.9	2.4	7.6	21.0	34.1	6.7	11.2	7.5	24.3	14.0
5	23.1	3.7	9.8	14.9	24.7	3.3	…	…	…	…
7	22.3	9.5	17.8	22.7	41.1	0.1	42.3	0.4	20.0	3.8
13	11.2	2.1	6.6	18.9	28.9	4.1	22.8	2.5	18.2	11.0
17	19.7	3.1	9.3	3.8	12.6	6.9	…	…	25.1	17.3
12	49.1	…	2.1	2.0	7.6	2.1	14.2	0.3	…	…
6	1.2	1.5	5.7	20.3	21.8	10.8	36.9	24.1	33.8	27.8
14	22.6	2.0	9.7	5.4	26.2	8.8	19.1	2.2	15.8	8.6
10	35.3	7.2	2.6	1.9	6.9	2.2	8.3	0.9	…	…
10	7.5	…	5.2	25.1	35.3	3.7	42.3	11.1	17.5	10.1
6	…	…	…	23.7	20.6	10.7	21.0	18.3	…	…
7	…	…	…	22.0	21.1	12.2	36.0	33.2	…	…
16	14.4	3.4	7.4	9.6	20.3	8.1	…	…	…	…
14	16.1	5.1	2.3	5.6	14.8	3.4	27.3	1.5	…	…
9	5.7	0.6	7.6	19.2	23.8	9.5	54.2	5.2	16.5	7.8
9	1.6	0.3	4.1	24.2	20.4	12.8	29.9	26.0	…	…
15	14.2	6.8	2.9	4.5	16.6	2.8	7.0	0.4	14.1	10.6
7	2.2	…	13.9	24.2	25.4	10.5	45.3	32.8	19.3	13.3
10	…	…	…	13.3	29.0	9.0	…	…	24.5	16.7
8	42.8	0.8	5.1	15.1	26.4	1.6	…	…	19.7	13.3
14	29.4	9.2	5.7	3.7	11.5	1.1	…	…	30.8	20.0
11	28.0	7.8	3.4	5.0	13.7	5.5	…	…	…	…
13	9.0	6.4	6.6	12.7	27.1	5.3	22.1	2.2	25.3	16.0
14	20.4	3.7	3.7	17.9	26.9	3.0	13.3	3.3	…	…
12	19.9	1.4	5.7	15.6	26.9	3.9	…	…	…	…
9	…	…	…	28.2	24.6	11.1	34.8	26.4	33.0	28.0
7	…	…	…	24.2	19.4	9.2	13.9	13.7	…	…
13	30.9	17.3	1.9	2.7	5.1	5.6	42.0	12.1	19.0	8.3
16	31.8	10.2	11.1	4.8	8.9	0.2	70.5	5.3	36.2	4.3
13	6.3	…	9.4	19.3	32.2	1.0	24.6	3.5	32.9	19.5
7	11.6	3.0	9.0	23.4	37.0	0.4	40.8	3.6	12.1	4.6
6	…	…	…	25.1	25.5	12.7	26.1	21.2	…	…
8	…	…	…	25.9	26.2	4.4	35.2	15.8	…	…
7	…	…	…	20.1	19.5	8.0	27.1	19.6	20.6	26.3
10	8.5	3.3	6.8	15.3	33.4	4.2	17.7	4.2	31.3	24.6
6	5.5	…	2.4	4.8	3.7	10.1	33.2	10.5	…	…
14	7.3	2.4	7.1	28.2	43.1	0.5	…	…	34.1	19.4
9	6.7	3.1	8.8	18.9	22.7	5.0	42.2	6.6	12.2	7.8
12	19.4	4.2	4.5	2.8	11.1	2.1	20.8	2.8	12.8	6.7
10	14.9	3.5	2.4	41.6	50.4	2.3	68.6	35.5	43.2	31.6
11	6.0	2.5	7.1	33.3	45.6	0.0	40.9	3.4	25.0	11.3
10	11.4	2.0	5.8	14.0	18.6	4.9	52.5	3.4	12.3	4.5
11	30.2	9.0	3.0	3.7	6.7	12.1	60.1	15.5	18.7	6.0
5	…	…	…	21.6	25.1	13.2	49.5	24.0	39.4	41.4
8	10.4	…	19.7	27.4	37.0	1.5	49.4	35.9	41.9	31.4

附录2-4　续表4

序列	国家	安全饮用水普及率（%）							卫生厕所普及率（%）						
		城市		农村		合计			城市		农村		合计		
		2011	2012	2011	2012	2011	2012	2019	2011	2012	2011	2012	2011	2012	2019
97	莱索托	91	93	73	77	78	81	72	32	37	24	27	26	30	48
98	利比里亚	89	87	60	63	74	75	75	30	28	7	6	18	17	18
99	利比亚	…	…	…	…	…	…	100	97	97	96	96	97	97	92
100	立陶宛	98	99	…	89	…	96	98	95	99	…	85	…	94	94
101	卢森堡	100	100	100	100	100	100	100	100	100	100	100	100	100	98
102	马达加斯加	78	78	34	35	48	50	52	19	19	11	11	14	14	12
103	马拉维	95	95	82	83	84	85	69	50	22	53	8	53	10	26
104	马来西亚	100	100	99	99	100	100	97	96	96	95	95	96	96	…
105	马尔代夫	100	100	98	98	99	99	100	97	97	98	100	98	99	98
106	马里	89	91	53	54	65	67	81	35	35	14	15	22	22	44
107	马耳他	100	100	100	100	100	100	100	100	100	100	100	100	100	100
108	马歇尔群岛	93	93	97	98	94	95	89	84	84	55	56	76	76	84
109	毛里求斯	100	100	100	100	100	100	100	92	92	90	90	91	91	…
110	毛里塔尼亚	52	52	48	48	50	50	71	51	51	9	9	27	27	49
111	墨西哥	96	96	89	91	94	95	99	87	87	77	79	85	85	92
112	密克罗尼西亚	95	95	88	87	89	89	88	83	85	47	49	55	57	88
113	摩纳哥	100	100	…	…	100	100	100	100	100	…	…	100	100	100
114	蒙古	100	95	53	61	85	85	85	64	65	29	35	53	56	67
115	黑山	100	100	95	95	98	98	99	92	92	87	87	90	90	98
116	摩洛哥	98	98	61	64	82	84	89	83	85	52	63	70	75	86
117	莫桑比克	78	80	33	35	47	49	61	41	44	9	11	19	21	36
118	缅甸	94	95	79	81	84	86	82	84	84	74	74	77	77	73
119	纳米比亚	99	98	90	87	94	92	84	57	56	17	17	32	32	35
120	瑙鲁	96	96	…	…	96	96	100	66	66	…	…	66	66	…
121	尼泊尔	91	90	87	88	88	88	90	50	51	32	34	35	37	73
122	荷兰	100	100	100	100	100	100	100	100	100	100	100	100	100	98
123	新西兰	100	100	100	100	100	100	100	…	…	…	…	…	…	100
124	尼加拉瓜	98	98	68	68	85	85	82	63	63	37	37	52	52	73
125	尼日尔	100	99	39	42	50	52	47	34	33	4	4	10	9	14
126	尼日利亚	75	79	47	49	61	64	76	33	31	28	25	31	28	42
127	纽埃岛	99	99	99	99	99	99	97	100	100	100	100	100	100	96
128	北马其顿（原马其顿）	97	100	99	99	100	99	100	89	97	96	83	91	91	97
129	挪威	100	100	100	100	100	100	100	100	100	100	100	100	100	98
130	阿曼	95	95	85	86	92	93	92	97	97	95	95	97	97	99
131	巴基斯坦	96	96	89	89	91	91	90	72	72	34	34	47	48	67
132	帕劳群岛	97	97	86	…	95	…	100	100	100	100	100	100	100	100
133	巴拿马	97	97	86	87	94	94	94	77	80	54	52	71	73	83
134	巴布亚新几内亚	89	88	33	33	40	40	45	57	56	13	13	19	19	19
135	巴拉圭	99	100	…	83	…	94	100	…	96	…	53	…	80	92
136	秘鲁	91	91	66	72	85	87	93	81	81	38	45	72	73	78
137	菲律宾	93	92	92	91	92	92	94	79	79	69	69	74	74	81
138	波兰	100	100	…	…	…	…	100	96	96	…	…	…	…	100
139	葡萄牙	100	100	100	100	100	100	100	100	100	100	100	100	100	100
140	卡塔尔	100	100	100	100	100	100	100	100	100	100	100	100	100	100
141	韩国	100	100	88	88	98	98	100	100	100	100	100	100	100	100
142	摩尔多瓦	99	99	93	94	96	97	90	89	89	83	84	86	87	78
143	罗马尼亚	99	99	…	…	…	…	100	…	…	…	…	…	…	86
144	俄罗斯	99	99	92	92	97	97	97	74	74	59	59	70	70	89

附录2-4 续表5

早产发生率（%）2010	5 岁以下儿童			成人（≥ 18 岁）肥胖率（%）2016		成人（＞ 15 岁）平均饮酒量（升 / 人 / 年）2019	成人（＞ 15 岁）吸烟率（%）2018		未成年人（13 ～ 15 岁）吸烟率（%）2006 ～ 2013	
	发育迟缓率（%）2020	低体重率（%）2011 ～ 2020	超重率（%）2020	男	女		男	女	男	女
12	32.1	2.1	7.2	4.6	26.7	5.1	54.7	4.6	26.4	21.7
14	28.0	3.4	4.7	5.5	14.2	5.4	15.1	1.8	…	…
8	43.5	10.2	25.4	25.0	39.6	＜0.1	…	…	11.0	5.0
6	…	…	…	24.2	27.8	12.8	35.3	19.0	38.4	28.8
8	…	…	…	24.5	20.7	12.4	23.6	19.8	…	…
14	40.2	6.4	1.5	3.0	7.5	2.0	46.9	11.0	33.2	14.3
18	37.0	0.6	4.7	2.2	9.1	4.1	20.4	5.2	16.7	11.4
12	20.9	9.7	6.1	13.0	17.9	0.9	42.7	1.0	35.1	9.4
8	14.2	9.1	4.6	5.8	11.4	2.8	…	…	15.2	6.7
12	25.7	9.3	2.1	4.6	12.4	1.3	22.4	1.7	23.1	8.8
6	…	…	…	29.2	28.5	8.3	27.8	22.5	…	…
12	32.2	3.5	4.2	48.4	57.3	…	…	…	29.4	21.6
15	24.2	11.5	2.7	6.6	18.5	0.0	…	…	27.5	17.7
13	8.7	…	7.6	5.6	15.7	4.8	48.3	5.4	20.3	7.7
7	12.1	1.4	6.3	24.3	32.8	5.0	21.2	6.5	21.6	17.7
11	…	…	…	40.1	51.5	2.5	…	…	52.1	35.7
…	…	…	…	…	…	…	…	…	…	…
14	7.1	0.9	10.1	17.5	23.2	5.9	49.1	6.2	20.3	8.3
9	8.1	2.2	10.2	23.3	23.1	12.2	…	…	6.6	5.9
7	12.9	2.6	11.3	19.4	32.2	0.5	28.6	0.9	11.3	6.6
16	37.8	4.4	6.0	3.3	10.5	2.7	23.4	5.4	…	…
12	25.2	6.7	1.5	4.0	7.3	2.1	70.2	20.8	30.0	6.8
14	18.4	7.1	5.0	7.5	25.4	3.1	28.4	7.4	31.9	29.9
…	15.0	…	3.7	58.7	63.3	4.2	51.7	52.6	…	…
14	30.4	12.0	1.8	2.7	5.4	0.6	48.6	15.3	24.6	16.4
8	1.6	…	5.0	20.8	20.0	9.7	25.6	21.3	…	…
8	…	…	…	30.1	31.4	10.7	16.1	13.5	18.7	21.5
9	14.1	2.2	7.5	17.9	29.0	5.1	…	…	…	…
9	46.7	9.8	1.9	2.5	8.7	0.5	16.3	0.8	11.8	5.6
12	35.3	6.5	2.7	4.6	13.1	6.2	9.0	0.5	…	…
…	…	…	…	44.8	55.1	9.9	…	…	14.1	18.5
7	4.1	3.4	10.0	22.6	22.1	6.4	…	…	11.9	11.7
6	…	…	…	23.6	22.5	7.1	19.1	17.7	…	…
14	12.2	9.3	4.8	22.9	33.7	0.9	18.5	0.7	4.9	1.7
16	36.7	7.1	3.4	6.0	11.3	0.3	33.6	6.4	…	…
…	…	…	…	51.8	58.8	…	36.3	11.2	54.1	36.7
8	14.7	…	10.8	17.8	27.6	7.8	11.1	2.7	15.1	10.2
7	48.4	…	8.9	16.6	25.8	2.1	…	…	55.4	40.3
8	4.6	1.0	12.0	17.1	23.4	7.0	20.8	4.7	20.8	12.9
7	10.8	0.4	8.0	15.2	24.2	6.8	15.6	3.6	21.5	16.5
15	28.7	5.6	4.2	5.2	7.5	7.0	41.6	7.0	18.8	9.3
7	2.3	0.7	6.7	23.7	22.2	11.9	30.3	21.6	17.0	19.0
8	3.3	0.6	8.5	20.3	21.2	12.1	33.3	22.4	…	…
11	4.6	…	13.9	32.5	43.1	1.5	26.7	1.3	25.2	13.1
9	2.2	…	8.8	4.4	4.8	8.5	38.2	5.9	8.8	3.6
12	4.9	1.9	4.3	16.2	21.1	12.9	44.6	6.0	14.9	5.8
7	9.7	…	6.7	23.4	21.6	12.3	35.2	15.8	12.2	10.1
7	…	…	…	18.1	26.9	10.5	40.9	15.7	…	…

附录2-4　续表6

序列	国家	安全饮用水普及率（%）							卫生厕所普及率（%）						
		城市		农村		合计			城市		农村		合计		
		2011	2012	2011	2012	2011	2012	2019	2011	2012	2011	2012	2011	2012	2019
145	卢旺达	80	81	66	68	69	71	60	61	61	61	64	61	64	69
146	圣基茨和尼维斯	98	98	98	98	98	98	…	…	…	…	…	…	…	…
147	圣卢西亚岛	98	99	93	93	94	94	97	70	…	64	…	65	…	83
148	圣文森特和格林纳丁斯	95	95	95	95	95	95	…	…	…	…	…	…	…	…
149	萨摩亚群岛	97	97	98	99	98	99	92	93	93	91	91	92	92	97
150	圣马力诺	…	…	…	…	…	…	100	…	…	…	…	…	…	100
151	圣多美和普林西比	99	99	94	94	97	97	78	41	41	23	23	34	34	46
152	沙特阿拉伯	97	97	97	97	97	97	100	100	100	100	100	100	100	100
153	塞内加尔	93	92	59	60	73	74	84	68	67	39	40	51	52	56
154	塞黑	99	99	99	99	99	99	95	98	99	96	96	97	97	98
155	塞舌尔	96	96	96	96	96	96	97	97	97	97	97	97	97	100
156	塞拉利昂	84	87	40	42	58	60	63	22	22	7	7	13	13	16
157	新加坡	100	100	…	…	100	100	100	100	100	…	…	100	100	100
158	斯洛伐克	100	100	100	100	100	100	100	100	100	100	100	100	100	98
159	斯洛文尼亚	100	100	99	99	100	100	100	100	100	100	100	100	100	98
160	所罗门群岛	93	93	76	77	79	81	67	81	81	15	15	29	29	34
161	索马里	66	…	7	…	30	…	55	52	…	6	…	24	…	38
162	南非	99	99	79	88	92	95	94	84	82	57	62	74	74	78
163	南苏丹	63	63	55	55	57	57	41	16	16	7	7	9	9	16
164	西班牙	100	100	100	100	100	100	100	100	100	100	100	100	100	100
165	斯里兰卡	99	99	92	93	93	94	92	83	83	93	94	91	92	94
166	苏丹	66	66	50	50	55	55	60	44	44	13	13	24	24	37
167	苏里南	97	98	81	88	92	95	98	90	88	66	61	83	80	89
168	瑞典	100	100	100	100	100	100	100	100	100	100	100	100	100	99
169	瑞士	100	100	100	100	100	100	100	100	100	100	100	100	100	100
170	叙利亚	93	92	87	87	90	90	94	96	96	94	95	95	96	90
171	塔吉克斯坦	100	93	57	64	66	72	82	97	94	83	95	95	94	97
172	泰国	92	97	95	95	96	96	100	95	89	94	96	93	93	98
173	东帝汶	93	95	60	61	69	70	84	68	69	27	27	39	39	56
174	多哥	90	92	40	41	59	61	68	26	25	3	2	11	11	18
175	汤加	99	99	99	99	99	99	99	99	99	89	89	92	91	93
176	特立尼达和多巴哥	98	97	93	…	94	…	99	92	92	92	92	92	92	94
177	突尼斯	100	100	89	90	96	97	97	97	97	75	77	90	90	96
178	土耳其	100	100	99	99	100	100	97	97	97	75	75	91	91	99
179	土库曼斯坦	89	89	54	54	71	71	100	100	100	98	98	99	99	99
180	图瓦卢	98	98	97	97	98	98	100	86	86	80	80	83	83	…
181	乌干达	91	95	72	71	75	75	54	34	33	35	34	35	34	20
182	乌克兰	98	98	98	98	98	98	94	96	96	89	89	94	94	98
183	阿联酋	100	100	100	100	100	100	100	98	98	95	95	98	98	99
184	英国	100	100	100	100	100	100	100	100	100	100	100	100	100	99
185	坦桑尼亚	79	78	44	44	53	53	60	24	25	7	7	12	12	32
186	美国	100	99	94	98	99	99	100	100	100	99	100	100	100	100
187	乌拉圭	100	100	98	95	100	99	99	99	96	98	96	99	96	98
188	乌兹别克斯坦	98	98	81	81	87	87	98	100	100	100	100	100	100	100
189	瓦努阿图	98	98	88	88	91	91	91	65	65	55	55	58	58	53
190	委内瑞拉	…	…	…	…	…	…	94	…	…	…	…	…	…	96
191	越南	99	98	94	94	96	95	96	93	93	67	67	75	75	88
192	也门	72	72	47	47	55	55	60	93	93	34	34	53	53	54
193	赞比亚	86	85	50	49	64	63	65	56	56	33	34	42	43	31
194	津巴布韦	97	97	69	69	80	80	63	52	52	33	32	40	40	36

附录2-4　续表7

早产发生率（%）2010	5岁以下儿童			成人（≥18岁）肥胖率（%）2016		成人（＞15岁）平均饮酒量（升/人/年）2019	成人（＞15岁）吸烟率（%）2018		未成年人（13～15岁）吸烟率（%）2006～2013	
	发育迟缓率（%）2020	低体重率（%）2011～2020	超重率（%）2020	男	女		男	女	男	女
10	32.6	1.1	5.2	1.9	9.3	8.0	19.7	6.9	13.3	9.5
…	…	…	…	15.3	30.1	6.3	…	…	10.4	7.8
11	2.8	3.7	6.9	12.0	27.0	9.6	…	…	24.5	17.3
12	…	…	…	16.6	31.0	7.2	…	…	23.6	14.6
6	6.8	3.1	7.1	39.9	55.0	2.8	40.8	16.9	25.8	20.4
…	…	…	…	…	…	…	…	…	10.9	11.6
11	11.8	4.1	4.0	7.2	16.9	5.8	9.5	1.4	30.7	22.7
6	3.9	…	7.6	30.8	42.3	0.0	31.2	2.0	21.2	9.1
10	17.2	8.1	2.1	4.0	12.9	0.7	17.4	0.7	14.9	6.2
7	5.3	2.6	10.8	21.1	21.8	8.9	40.0	41.2	18.2	17.4
12	7.4	4.3	9.8	7.6	20.5	8.8	35.3	6.9	27.1	25.3
10	26.8	5.4	4.7	3.8	13.3	5.3	31.0	8.5	…	…
12	2.8	…	4.8	5.8	6.3	2.0	27.8	5.1	…	…
6	…	…	…	21.0	19.9	11.1	38.6	26.0	29.7	27.6
8	…	…	…	19.4	21.0	12.1	25.1	20.3	17.4	21.5
12	29.3	8.5	4.0	17.9	27.1	1.7	55.9	19.9	43.9	37.0
12	27.4	…	2.9	3.9	12.3	0.0	…	…	…	…
8	23.2	3.4	12.9	15.4	39.6	9.5	46.8	16.0	24.3	19.0
…	30.6	…	5.7	…	…	…	…	…	…	…
7	…	…	…	24.6	22.8	12.7	29.1	26.7	…	…
11	16.0	15.1	1.3	2.9	7.3	2.9	43.2	2.7	15.7	5.4
13	33.7	16.3	2.7	8.6	3.8	…	…	…	9.5	4.3
9	8.0	5.5	4.0	26.4	18.9	7.4	…	…	20.7	16.6
6	…	…	…	20.6	23.1	9.0	28.2	29.3	…	…
7	…	…	…	20.6	22.2	11.2	27.8	22.5	…	…
11	29.6	…	18.2	27.8	20.9	0.2	…	…	31.6	17.4
11	15.3	5.6	3.5	14.2	11.6	0.9	…	…	…	…
12	12.3	7.7	9.2	10.0	7.0	8.5	42.5	3.1	26.9	9.2
12	48.8	9.9	2.6	3.8	2.6	0.5	65.8	10.7	65.5	23.9
13	23.8	5.7	2.4	8.4	3.9	2.7	13.5	1.6	11.3	4.3
8	2.6	1.1	12.6	48.2	41.4	0.4	48.4	12.1	44.9	28.0
8	8.7	6.4	11.0	18.6	10.8	6.5	…	…	20.0	16.3
9	8.6	2.1	16.5	26.9	19.1	2.0	49.1	2.9	20.1	3.8
12	…	1.7	…	32.1	24.4	1.8	41.5	17.0	20.3	12.8
10	7.6	4.1	3.8	18.6	15.9	3.1	…	…	…	…
…	9.7	…	6.4	51.6	47.0	1.3	66.0	31.4	…	…
14	27.9	3.5	4.0	5.3	1.8	12.5	15.5	4.0	19.3	15.8
7	15.9	…	17.0	24.1	22.0	8.3	41.0	9.9	22.6	15.7
8	…	…	…	31.7	27.5	3.8	35.6	0.8	…	…
8	…	…	…	27.8	26.9	11.4	21.1	17.3	…	…
11	32.0	3.5	5.5	8.4	4.0	12.0	23.5	3.1	…	…
12	3.2	0.1	8.8	36.2	35.5	10.0	30.9	19.3	12.4	10.0
10	6.5	1.4	10.3	27.9	24.9	6.9	25.2	18.4	21.4	24.5
9	9.9	1.8	5.0	16.6	13.8	2.6	23.3	1.3	…	…
13	28.7	4.7	4.9	25.2	20.2	2.1	45.0	3.3	34.1	19.6
8	10.6	…	6.7	25..6	22.4	3.6	…	…	11.0	7.2
9	22.3	5.8	6.0	2.1	1.6	7.9	…	…	6.5	1.5
13	37.2	16.4	2.7	17.1	12.0	＜0.1	32.5	9.3	23.9	9.9
13	32.3	4.2	5.7	8.1	3.6	4.5	25.0	4.4	24.9	25.8
17	23.0	2.9	3.6	15.5	4.7	4.5	26.5	1.3	…	…

附录2-5　卫生资源

序列	国家	人数			每万人口			每万人口医院床位 2005～2019
		医师 2008～2019	口腔医师 2004～2019	护士和助产士 2014～2019	医师 2011～2019	口腔医师 2010～2019	护士和助产士 2010～2019	
1	阿富汗	9842	2697	16581	2.8	0.7	4.5	3.9
2	阿尔巴尼亚	4745	2973	14658	16.5	10.3	50.9	28.9
3	阿尔及利亚	72604	15437	65359	17.2	3.7	15.5	19.0
4	安道尔	260	64	313	33.3	8.2	40.1	…
5	安哥拉	6400	34	12554	2.1	…	4.1	8.0
6	安提瓜和巴布达	264	4	882	27.7	0.4	90.8	28.9
7	阿根廷	175313	68079	114219	39.9	15.3	26	49.9
8	亚美尼亚	12964	1638	12894	44	5.6	43.7	41.6
9	澳大利亚	93604	14981	333730	37.6	6	132.4	38.4
10	奥地利	46337	5027	63032	52.1	5.7	70.9	72.7
11	阿塞拜疆	32756	2601	61157	34.5	2.7	64.3	48.2
12	巴哈马群岛	740	99	1761	19.4	2.6	45.7	29.6
13	巴林群岛	1270	134	3422	9.3	1	24.9	17.4
14	孟加拉国	103809	9608	63857	6.4	0.6	3.9	8.0
15	巴巴多斯岛	712	88	146	24.9	3.1	5.1	59.7
16	白俄罗斯	48995	5887	103859	51.9	6.2	110	108.3
17	比利时	68724	12432	133287	59.6	10.8	118.1	55.8
18	伯利兹	413	54	897	10.8	1.4	23.4	10.4
19	贝宁湾	763	12	3575	0.6	…	3	5.0
20	不丹	351	69	1396	4.6	0.9	18.3	17.4
21	玻利维亚	11528	2014	17449	10.3	1.8	15.6	12.9
22	波黑	7413	823	19057	21.6	2.4	57.3	34.9
23	博茨瓦纳	652	172	12300	2.9	0.7	54.6	18.0
24	巴西	487659	134060	1561940	23.1	6.4	74	20.9
25	文莱	683	110	2530	16.1	2.5	59	28.5
26	保加利亚	29667	9800	33744	42.1	14	47.9	74.5
27	布基纳法索	1910	52	18841	0.9	…	9.3	4.0
28	布隆迪	1084	4	7642	1	…	6.6	7.9
29	佛得角	410	120	706	7.8	2.2	13	21.0
30	柬埔寨	2944	1385	16611	1.9	0.9	10.1	9.0
31	喀麦隆	1842	300	127	0.9	0.1	0.1	13.0
32	加拿大	91375	19455	441898	24.4	5.2	118.1	25.2
33	中非	324	11	927	0.7	…	2.1	10.0
34	乍得	865	7	2196	0.5	…	1.4	4.0
35	智利	97062	23504	249563	51.8	12.5	133.2	20.6
36	中国	2828999	637000	3804021	19.8	4.5	26.6	43.1
37	哥伦比亚	190904	49398	70042	38.4	10.1	13.9	17.1
38	科摩罗	123	33	500	1.7	0.4	6.3	21.6
39	刚果	530	27	4638	1.1	0.1	9.3	16.0
40	库克岛	25	6	140	14.1	3.4	80	…
41	哥斯达黎加	14468	686	4520	28.9	1.4	9	11.0
42	科特迪瓦	4173	373	16860	1.6	0.1	6.6	4.0
43	克罗地亚	12624	5053	34184	30	12.2	81.2	55.4
44	古巴	95466	18934	85732	84.2	16.7	75.6	53.3
45	塞浦路斯	2283	956	335	19.5	8	2.8	34.0
46	捷克	43994	7844	89854	41.2	7.4	84.2	66.2
47	朝鲜	93667	5595	113135	36.8	2.2	44.5	143.0
48	刚果民主共和国	6418	147	93326	0.9	…	11.1	8.0

注：①中国医师数系执业医师数（不含口腔医师），护士和助产士系注册护士数；②每万人口医院床位系医疗机构床位数。

附录2-5 续表1

序列	国家	人数			每万人口			每万人口医院床位 2005～2019
		医师 2008～2019	口腔医师 2004～2019	护士和助产士 2014～2019	医师 2011～2019	口腔医师 2010～2019	护士和助产士 2010～2019	
49	丹麦	24301	4162	60693	42.2	7.2	105.5	26.0
50	吉布提	201	19	655	2.2	0.2	7.3	14.0
51	多米尼加	79	8	436	11	1.1	61	15.6
52	多米尼加共和国	15591	2481	15673	14.5	2.3	14.6	17.0
53	厄瓜多尔	37263	5035	42811	22.2	3	25.1	13.9
54	埃及	74926	19746	189579	7.5	2	19.3	14.3
55	萨尔瓦多	18427	5586	11778	28.7	8.7	18.3	11.9
56	赤道几内亚	507	5	634	4	…	5	21.0
57	厄立特里亚	215	16	4971	…	…	14.4	7.0
58	爱沙尼亚	4569	1277	8773	34.6	9.7	66.3	45.7
59	斯瓦蒂尼（原斯威士兰）	107	14	4706	1	0.1	41.4	21.0
60	埃塞俄比亚	8395	1745	77931	0.8	0.2	7.1	3.3
61	斐济	747	107	3524	8.6	1.2	39.6	19.9
62	芬兰	25627	4500	7210	46.4	8.1	13.1	36.1
63	法国	424674	43333	745485	65.3	6.7	114.7	59.1
64	加蓬	1408	46	6083	6.8	0.2	29.5	13.0
65	冈比亚	252	17	1423	1.1	0.1	6.1	11.0
66	格鲁吉亚	28291	3079	20848	70.8	7.7	52.2	28.9
67	德国	357401	71093	1121000	43	8.6	134.9	80.0
68	加纳	3236	400	82462	1.1	0.1	27.1	9.0
69	希腊	65513	13300	38952	62.3	12.6	37	42.0
70	格林纳达	160	22	700	14.4	2	62.8	35.7
71	危地马拉	6122	180	22127	3.5	0.1	12.8	4.4
72	几内亚	977	50	1453	0.8	…	1.2	3.0
73	几内亚比绍	227	7	1284	1.3	…	6.9	10.0
74	圭亚那	1417	93	810	18.2	1.2	10.4	17.2
75	海地	2606	237	4424	2.3	0.2	4	7.1
76	洪都拉斯	2913	308	6986	3.1	0.3	7.3	6.4
77	匈牙利	33078	6870	50935	34.1	7.1	52.6	70.1
78	冰岛	1404	285	5827	41.4	8.4	171.9	28.3
79	印度	1268172	278520	3263633	9.3	2	23.9	5.3
80	印尼	125862	15744	1030265	4.7	0.6	38.1	10.4
81	伊朗	129604	36600	169868	15.8	4.5	20.8	1.0
82	伊拉克	27208	10374	78588	7.1	2.6	20.4	15.6
83	爱尔兰	16366	3346	62700	33.5	6.9	130.1	29.7
84	以色列	46573	9877	56268	54.7	11.6	66	29.8
85	意大利	485190	48638	356443	80.1	8	58.9	31.4
86	牙买加	1322	262	2766	4.5	0.9	9.4	17.2
87	日本	315406	101811	1615184	24.8	8	127	129.8
88	约旦	22739	7107	33810	23.2	7.1	33.5	14.7
89	哈萨克斯坦	68864	5089	128164	39.8	2.9	72.9	60.6
90	肯尼亚	8042	1300	59901	1.6	0.2	11.7	14.0
91	基里巴斯	22	8	443	2	0.7	38.3	18.6
92	科威特	10150	2587	30676	26.5	6.7	74.1	20.4
93	吉尔吉斯	12934	1166	35946	22.1	1.9	56	44.1
94	老挝	2591	439	5141	3.7	0.6	7.2	15.0
95	拉脱维亚	6367	1361	8804	33	7.1	46.2	54.9
96	黎巴嫩	14431	7001	11479	21	10.2	16.7	27.3

附录2-5　续表2

序列	国家	人数			每万人口			每万人口医院床位
		医师 2008～2019	口腔医师 2004～2019	护士和助产士 2014～2019	医师 2011～2019	口腔医师 2010～2019	护士和助产士 2010～2019	2005～2019
97	莱索托	138	37	6866	…	0.2	32.6	13.0
98	利比里亚	168	7	2564	0.4	…	5.3	8.0
99	利比亚	13757	5776	42975	20.9	8.8	65.3	32.0
100	立陶宛	13908	3833	26065	50.4	13.9	94.5	64.3
101	卢森堡	1780	581	7206	30.1	9.8	121.7	42.6
102	马达加斯加	4275	1242	7827	1.8	0.5	3	2.0
103	马拉维	649	31	7957	0.4	…	4.4	13.0
104	马来西亚	46491	9717	111324	15.4	3.1	34.8	18.7
105	马尔代夫	881	103	3315	17.1	2	64.3	43.0
106	马里	2454	107	8409	1.3	0.1	4.4	1.0
107	马耳他	1240	213	4166	28.6	4.8	94.8	44.9
108	马歇尔群岛	24	7	195	4.2	1.2	33.4	…
109	毛里求斯	3210	351	4445	25.3	2.8	35.2	34.0
110	毛里塔尼亚	821	240	4074	1.9	0.5	9.3	4.0
111	墨西哥	611970	17073	301663	48.5	1.4	23.6	9.8
112	密克罗尼西亚	20	14	245	…	…	21.5	…
113	摩纳哥	280	38	752	75.1	10.2	201.6	…
114	蒙古	12211	1294	13358	38.5	4.1	42.1	80.0
115	黑山	1730	29	3283	27.6	0.5	52.3	38.6
116	摩洛哥	26003	4855	49412	7.3	1.4	13.9	10.0
117	莫桑比克	2570	288	14354	0.8	0.1	4.7	7.0
118	缅甸	39826	3800	58485	7.4	0.7	10.8	10.4
119	纳米比亚	1421	178	4784	5.9	0.7	19.5	27.0
120	瑙鲁	14	4	84	13.5	3.7	78.5	…
121	尼泊尔	23146	3200	94542	8.1	1.1	33	3.0
122	荷兰	63233	11195	195932	37.1	6.5	114.9	31.7
123	新西兰	16224	3004	3274	34.2	6.3	6.8	25.7
124	尼加拉瓜	10762	258	9912	16.6	0.4	15.5	9.3
125	尼日尔	900	18	5013	0.4	…	2.2	3.9
126	尼日利亚	74543	4358	301579	3.8	0.2	15	5.0
127	纽埃岛	3	2	20	…	…	125	…
128	北马其顿（原马其顿）	5975	1824	7884	28.7	8.8	37.9	42.8
129	挪威	26276	4703	98699	48.9	8.7	183.5	35.3
130	阿曼	9602	1494	20323	19.3	3	40.9	14.7
131	巴基斯坦	242099	26686	104640	11.2	1.2	4.8	6.3
132	帕劳群岛	25	4	130	14.2	2.2	72.6	48.0
133	巴拿马	6932	1284	13612	16.3	3	32.1	22.5
134	巴布亚新几内亚	580	62	3975	0.7	0.1	4.5	…
135	巴拉圭	9421	1129	11550	13.5	1.6	16.6	8.3
136	秘鲁	26231	4798	95238	8.2	1.5	29.8	15.9
137	菲律宾	63141	28154	588572	6	2.6	54.4	9.9
138	波兰	90284	13331	261380	23.8	3.5	68.9	65.4
139	葡萄牙	54478	9832	70754	53.1	9.6	69	34.5
140	卡塔尔	6913	1741	20020	24.9	6.1	72	12.5
141	韩国	123230	25792	381867	24.1	5	74.6	124.3
142	摩尔多瓦	10345	728	15902	25.6	1.8	39.3	56.6
143	罗马尼亚	58583	15653	145226	29.8	8	73.9	68.9
144	俄罗斯	646993	41113	655814	44.4	2.8	45.3	71.2

附录2-5　续表3

序列	国家	人数			每万人口			每万人口医院床位 2005～2019
		医师 2008～2019	口腔医师 2004～2019	护士和助产士 2014～2019	医师 2011～2019	口腔医师 2010～2019	护士和助产士 2010～2019	
145	卢旺达	1492	228	11970	1.2	0.2	9.5	16.0
146	圣基茨和尼维斯	145	12	216	27.7	2.3	42.2	…
147	圣卢西亚岛	116	31	571	6.4	1.7	31.5	13.0
148	圣文森特和格林纳丁斯	102	18	773	9.4	1.7	70.1	43.2
149	萨摩亚群岛	67	21	678	3.4	1.1	34.4	10.0
150	圣马力诺	201	60	270	61.1	17.8	82.1	…
151	圣多美和普林西比	63	…	406	3.2	…	19.2	29.0
152	沙特阿拉伯	88023	16752	199353	26.1	5	58.2	22.4
153	塞内加尔	1435	219	8807	0.9	0.1	5.4	3.0
154	塞黑	27563	1901	53881	31.1	2.1	60.9	56.1
155	塞舌尔	240	42	956	24.7	4.3	98.5	36.0
156	塞拉利昂	566	15	5757	0.7	…	7.5	4.0
157	新加坡	12967	2363	35636	22.9	4.1	62.4	24.9
158	斯洛伐克	19178	2779	32803	35.2	5.1	60.2	57.0
159	斯洛文尼亚	6591	1492	21245	31.7	7.2	102.2	44.3
160	所罗门群岛	120	50	1413	1.9	0.7	21.6	14.0
161	索马里	309	…	1502	0.2	…	1.1	8.7
162	南非	46393	6365	74556	7.9	1.1	13.1	23.0
163	南苏丹	…	3	…	…	…	…	…
164	西班牙	188166	38400	283869	40.3	8.2	60.8	29.7
165	斯里兰卡	24605	2300	48200	11.5	1.1	22.6	41.5
166	苏丹	10683	8116	47882	2.6	2.1	11.5	7.4
167	苏里南	472	33	2283	8.2	0.6	39.3	30.0
168	瑞典	42898	17806	216079	43.3	17.9	216.7	21.4
169	瑞士	36940	4337	152565	43.3	5.1	178.9	46.3
170	叙利亚	22485	12532	26908	12.9	7.2	15.4	14.0
171	塔吉克斯坦	14219	1289	39229	17.2	1.6	47.5	46.7
172	泰国	63974	18560	219473	9.2	2.7	31.5	21.0
173	东帝汶	994	10	2270	7.7	0.1	17.6	59.0
174	多哥	627	21	3753	0.8	…	4.6	7.0
175	汤加	55	17	453	5.4	1.6	43.3	…
176	特立尼达和多巴哥	6244	444	5677	44.8	3.2	40.7	30.2
177	突尼斯	14892	3458	28739	13	3.1	25.1	21.8
178	土耳其	148751	30615	247243	18.1	3.7	30	28.5
179	土库曼斯坦	12161	631	24201	22.2	1.2	44.3	40.3
180	图瓦卢	10	5	49	9.1	4.5	42.6	…
181	乌干达	6918	310	52907	1.7	0.1	12.4	5.0
182	乌克兰	134986	26954	300489	29.9	6	66.6	74.6
183	阿联酋	24345	6273	55158	25.3	6.5	57.3	13.8
184	英国	393247	35568	695033	58.2	5.3	102.9	24.6
185	坦桑尼亚	3015	423	31940	0.6	0.1	5.8	7.0
186	美国	851641	199528	5130507	26	6.1	156.9	28.7
187	乌拉圭	16976	4963	24984	49.4	14.5	72.2	24.3
188	乌兹别克斯坦	72237	4520	343223	23.7	1.5	112.8	39.8
189	瓦努阿图	46	9	426	1.7	0.3	14.2	…
190	委内瑞拉	50866	4116	59690	17.3	1.4	20.7	8.7
191	越南	77539	…	135432	8.3	…	14.5	31.8
192	也门	13560	543	22377	5.3	0.2	7.9	7.1
193	赞比亚	1514	145	17745	0.9	0.1	10.2	20.0
194	津巴布韦	3026	248	27934	2.1	0.2	19.3	17.0

附录2-6　卫生经费

序列	国家	卫生总费用占 GDP%			卫生总费用构成（%）					
					政府卫生支出			个人卫生支出		
		2000	2010	2018	2000	2010	2018	2000	2010	2018
1	阿富汗		8.6	9.4		5.5	5.2		79.0	78.4
2	阿尔巴尼亚			5.3			54.0			44.7
3	阿尔及利亚	3.5	5.1	6.2	72.0	69.5	65.8	28.0	30.5	34.1
4	安道尔	9.3	9.4	6.7	41.6	44.6	67.9	58.4	55.4	32.1
5	安哥拉	1.9	2.7	2.6	58.2	62.1	41.9	41.3	34.6	54.8
6	安提瓜和巴布达	4.5	5.2	5.2	56.2	56.9	55.5	43.8	42.9	44.4
7	阿根廷	8.5	8.6	9.6	54.7	64.6	61.4	45.2	35.0	38.3
8	亚美尼亚	4.2	9.2	10.0	22.8	18.3	12.3	64.5	78.0	86.4
9	澳大利亚	7.6	8.4	9.3	68.4	68.6	69.1	31.6	31.4	30.9
10	奥地利	9.2	10.2	10.3	74.2	72.4	73.1	25.8	27.6	26.9
11	阿塞拜疆	3.9	4.8	3.5	22.3	21.2	26.5	76.2	78.0	72.8
12	巴哈马群岛	4.0	5.9	6.3	47.5	47.3	50.2	51.9	52.2	49.3
13	巴林群岛	3.6	3.8	4.1	66.0	63.0	58.8	34.0	37.0	41.2
14	孟加拉国	2.0	2.5	2.3	28.7	21.0	17.0	63.4	69.8	76.5
15	巴巴多斯岛	5.3	6.8	6.6	51.9	53.5	44.8	48.1	44.3	54.0
16	白俄罗斯	5.5	5.7	5.6	78.7	68.0	70.4	21.2	31.5	29.3
17	比利时	7.9	10.0	10.3	74.5	77.7	75.8	25.4	22.2	24.2
18	伯利兹	4.1	5.8	5.7	50.4	66.5	68.6	43.7	29.8	28.9
19	贝宁湾	4.2	4.1	2.5	26.1	24.2	19.7	57.3	50.1	50.2
20	不丹	4.3	3.5	3.1	79.7	72.1	79.6	12.2	16.9	14.4
21	玻利维亚	4.4	5.5	6.3	55.3	58.8	71.2	38.4	36.8	27.0
22	波黑	7.7	9.0	8.9	53.3	68.1	69.9	39.6	30.4	29.7
23	博茨瓦纳	5.8	6.2	5.9	54.8	57.6	77.5	28.6	37.3	16.1
24	巴西	8.3	7.9	9.5	41.6	45.0	41.7	58.0	54.7	58.2
25	文莱	2.5	2.3	2.4	84.2	91.7	95.1	15.8	8.3	4.9
26	保加利亚	5.9	7.1	7.4	59.6	55.2	57.6	40.4	44.8	42.4
27	布基纳法索	3.3	5.9	5.6	32.6	24.9	42.5	46.1	33.6	42.3
28	布隆迪	6.2	11.3	7.7	23.7	17.6	24.6	75.6	39.5	44.5
29	佛得角	4.4	4.5	5.4	71.3	63.3	60.2	26.1	30.7	30.9
30	柬埔寨	6.5	6.9	6.0	19.8	19.7	21.3	78.1	66.4	58.2
31	喀麦隆	4.0	4.5	3.5	16.9	18.0	…	83.1	76.6	85.5
32	加拿大	8.3	10.7	10.8	72.9	73.8	73.5	27.1	26.2	26.5
33	中非	4.4	3.7	11.0	41.5	28.5	6.3	47.3	47.9	42.4
34	乍得	5.5	4.1	4.1	38.0	21.0	17.0	58.5	73.1	67.4
35	智利	7.0	6.8	9.1	35.8	47.1	50.8	46.7	41.0	49.2
36	中国	4.5	4.2	5.4	22.0	51.9	56.4	78.0	48.0	43.6
37	哥伦比亚	5.7	7.1	7.6	74.5	72.2	71.6	23.5	25.1	28.4
38	科摩罗	12.2	8.5	4.6	13.0	9.1	9.3	83.1	80.3	76.3
39	刚果	1.7	2.0	2.1	34.2	44.7	36.8	54.3	43.5	55.3
40	库克岛	3.2	3.5	2.9	92.9	87.9	82.0	7.1	5.8	13.2
41	哥斯达黎加	6.6	8.1	7.6	64.9	72.3	72.4	33.2	26.7	27.6
42	科特迪瓦	5.6	6.1	4.2	14.5	13.3	28.8	74.7	76.1	58.9
43	克罗地亚	7.7	8.1	6.8	85.0	83.4	83.2	15.0	16.6	16.8
44	古巴	6.6	10.7	11.2	83.7	90.8	88.9	16.2	9.2	11.0
45	塞浦路斯	5.3	6.3	6.8	41.1	47.8	42.8	58.4	51.3	56.8
46	捷克	5.7	6.9	7.7	88.7	83.1	82.7	11.3	16.9	17.3
47	朝鲜									
48	刚果民主共和国	1.6	4.0	3.3	4.0	10.3	15.1	70.0	44.9	49.7

附录2-6　续表1

政府卫生支出占政府总支出（%）			社会医保支出占政府卫生支出（%）			人均卫生费用（美元）			人均政府卫生支出（美元）		
2000	2010	2018	2000	2011	2012	2000	2010	2018	2000	2010	2018
	2.3	1.8	…	0.0	0.0		45.6	49.8		2.5	2.6
8.0	15.2	9.7	20.4	74.1	74.1			274.9	30.4	181.3	148.4
8.8	9.5	10.7	35.5	31.6	29.1	61.3	228.4	255.9	44.1	158.7	168.5
13.0	10.9	18.6	88.1	57.4	24.2	2050.6	3754.7	2822.0	852.4	1673.6	1917.0
2.7	4.2	5.4	0.0	0.0	0.0	13.0	96.6	87.6	7.5	60.0	36.7
11.0	13.1	11.7	0.0	11.1	7.6	444.9	631.6	875.2	250.1	359.5	485.8
17.8	16.7	15.2	59.6	64.1	52.8	705.2	891.1	1128.0	386.0	576.1	692.6
3.9	6.4	5.3	0.0	0.0	0.0	26.1	297.2	422.3	5.9	54.3	52.1
15.2	16.3	17.9	0.0	0.0	0.0	1632.4	4952.8	5425.0	1116.2	3399.4	3747.0
13.4	14.0	15.5	58.6	53.6	55.1	2263.5	4796.1	5326.0	1678.7	3472.2	3893.0
4.8	3.2	2.8	0.0	0.0	0.0	25.3	279.3	165.8	5.6	59.2	44.0
16.2	17.3	15.9	1.8	2.2	0.0	1093.6	1657.6	2013.0	519.6	784.3	1011.0
10.2	8.5	7.2	0.4	1.6	1.5	485.7	796.3	994.2	320.7	501.4	584.9
5.2	4.4	3.0	0.0	0.0	0.0	8.3	20.2	41.9	2.4	4.2	7.1
12.3	10.4	9.9	0.0	0.2	0.2	604.5	1097.6	1165.0	313.5	586.7	521.4
12.1	8.7	10.6	0.0	0.0	0.0	57.3	341.8	356.3	45.1	232.6	250.8
12.1	14.5	15.0	85.4	86.2	85.5	1845.3	4449.5	4913.0	1375.3	3458.6	3723.0
6.6	13.1	12.5	0.0	13.5	13.9	139.3	250.3	286.0	70.2	166.5	196.2
5.2	5.1	3.0	0.5	0.4	0.1	15.8	31.0	30.9	4.1	7.5	6.1
7.6	5.6	7.6	0.0	0.0	0.0	31.8	69.8	102.7	25.4	50.3	81.7
8.3	9.7	12.1	62.0	42.9	50.9	44.3	103.1	223.6	24.5	60.6	159.1
7.3	12.4	15.1	97.7	90.1	91.0	113.0	415.9	539.6	60.3	283.0	376.9
8.2	8.1	14.3	0.0	…	0.0	195.1	393.1	483.0	107.0	226.2	374.2
10.1	9.2	10.3	0.0	0.0	0.0	311.7	891.8	848.4	129.8	401.5	353.5
5.7	5.8	7.1	0.0	…	0.0	508.4	803.5	763.2	427.9	737.1	726.1
8.5	10.9	11.6	12.0	68.4	76.4	94.5	484.8	689.9	56.3	267.8	397.6
4.8	6.0	8.8	0.8	0.2	0.2	7.5	33.9	40.3	2.5	8.5	17.1
5.9	4.9	8.5	29.5	12.4	13.6	8.4	26.1	24.0	2.0	4.6	5.9
7.5	7.2	10.4	34.9	25.2	29.6	62.0	148.2	194.9	44.2	93.8	117.2
8.6	6.5	5.2	0.0	…	0.0	19.7	54.3	90.6	3.9	10.7	19.3
4.4	5.1	1.1	3.9	2.6	2.6	26.3	59.0	54.1	4.5	10.6	3.2
14.8	18.3	19.5	1.9	2.0	1.9	1998.6	5044.1	4995.0	1456.0	3721.8	3671.0
10.9	5.7	4.2	0.0	…	0.0	10.4	16.7	53.7	4.3	4.8	3.4
11.4	3.5	5.2	0.0	…	0.0	10.3	36.5	29.2	3.9	7.7	5.0
11.0	13.7	18.3	19.3	11.4	9.2	358.8	871.3	1456.0	128.4	410.4	740.0
6.1	8.8	8.9	57.2	67.0	67.9	42.4	187.7	501.1	9.3	97.4	282.7
14.9	17.3	19.6	66.8	83.4	84.0	130.3	441.3	513.2	97.1	318.7	367.5
9.7	3.5	2.6	0.0	0.0	0.0	45.6	67.1	65.2	5.9	6.1	6.0
2.3	3.6	3.5	0.0	0.0	0.0	16.9	55.4	47.5	5.8	24.8	17.5
9.6	9.3	7.8	0.0	0.0	0.0	162.7	478.0	596.1	151.1	420.4	488.6
25.3	31.7	27.8	80.7	81.0	79.3	251.1	665.3	909.7	163.0	481.1	658.6
4.6	4.1	5.1	2.0	6.3	6.6	36.0	74.4	71.9	5.2	9.9	20.7
14.6	14.1	12.3	97.6	94.3	93.5	371.1	1126.4	1014.0	315.5	939.5	843.9
10.8	13.9	15.2	0.0	…	0.0	180.4	606.7	986.9	151.0	550.7	877.4
6.3	7.1	6.6	0.0	1.6	1.5	750.5	1959.3	1954.0	308.3	935.7	836.5
12.4	13.2	15.5	89.5	92.3	92.7	342.9	1373.9	1766.0	304.2	1142.0	1460.0
		…	…	…	…						
2.5	2.5	4.5	0.0	…	0.0	20.2	12.9	18.5	0.8	1.3	2.8

附录2-6　续表2

序列	国家	卫生总费用占 GDP%			卫生总费用构成（%）					
					政府卫生支出			个人卫生支出		
		2000	2010	2018	2000	2010	2018	2000	2010	2018
49	丹麦	8.1	10.3	10.1	83.1	83.9	83.9	16.9	16.1	16.1
50	吉布提	4.1	4.3	2.3	48.0	60.7	49.6	52.0	29.5	30.6
51	多米尼加	5.2	5.6	6.6	62.5	58.9	64.8	34.5	36.9	33.3
52	多米尼加共和国	4.9	5.6	5.7	35.0	45.1	44.3	63.1	54.3	54.7
53	厄瓜多尔	3.3	7.1	8.1	29.0	44.8	52.0	68.2	54.5	47.9
54	埃及	4.9	4.2	5.0	35.2	32.9	28.7	64.8	66.4	70.6
55	萨尔瓦多	8.9	8.2	7.1	44.2	54.0	63.9	54.6	37.0	36.0
56	赤道几内亚	2.3	1.8	3.0	13.7	24.9	19.9	83.3	70.7	77.8
57	厄立特里亚	4.5	3.5	4.1	35.6	15.3	15.6	63.8	52.8	48.6
58	爱沙尼亚	5.2	6.3	6.7	75.9	74.2	73.6	24.1	24.0	26.4
59	斯瓦蒂尼（原斯威士兰）	4.6	8.6	6.5	52.3	49.2	32.9	43.6	25.2	24.6
60	埃塞俄比亚	4.4	5.5	3.3	41.2	17.3	23.4	42.5	48.3	40.7
61	斐济	3.7	3.7	3.4	76.8	63.9	68.3	15.3	29.8	29.5
62	芬兰	6.8	8.9	9.0	74.3	77.3	78.6	24.8	21.5	21.4
63	法国	9.6	11.2	11.3	78.9	76.3	73.4	21.1	23.7	26.6
64	加蓬	2.9	2.5	2.8	36.6	63.6	58.6	61.3	35.3	40.2
65	冈比亚	2.7	3.4	3.1	23.5	32.1	30.6	57.4	33.3	34.3
66	格鲁吉亚	7.4	9.5	7.1	11.4	21.3	39.5	81.4	75.1	60.0
67	德国	9.8	11.0	11.4	78.3	75.8	77.7	21.7	16.7	22.3
68	加纳	2.8	4.6	3.5	27.4	51.7	38.9	60.8	39.4	48.7
69	希腊		9.6	7.7		68.3	51.9		31.7	47.9
70	格林纳达	5.3	6.2	4.5	33.5	41.0	38.2	64.2	53.2	58.6
71	危地马拉	5.7	6.1	5.7	35.4	33.7	36.0	61.9	63.7	62.3
72	几内亚	3.5	3.0	3.9	8.7	12.0	16.4	53.2	66.0	73.7
73	几内亚比绍	7.7	6.6	7.0	45.1	18.3	9.2	36.2	47.2	78.4
74	圭亚那	3.9	5.5	5.9	53.2	30.9	61.9	46.4	39.8	35.1
75	海地	6.9	8.1	7.7	21.8	17.9	12.0	46.7	36.0	48.8
76	洪都拉斯	6.4	8.7	7.1	47.1	42.4	40.3	50.0	50.1	56.7
77	匈牙利	6.8	7.5	6.7	68.8	66.6	69.1	31.2	33.4	30.9
78	冰岛	9.0	8.5	8.5	80.6	80.4	82.4	19.4	19.6	17.6
79	印度	4.0	3.3	3.5	20.7	26.2	27.0	76.6	72.8	72.4
80	印尼	1.9	3.0	2.9	28.7	25.7	49.3	68.4	73.0	50.3
81	伊朗	4.7	6.8	8.7	37.7	32.4	45.9	62.3	67.6	54.1
82	伊拉克		3.2	4.1		73.9	48.1		26.1	51.4
83	爱尔兰	5.9	10.5	6.9	77.5	76.2	73.9	22.5	23.8	26.1
84	以色列	6.8	7.0	7.5	63.1	62.8	64.7	34.6	35.9	33.6
85	意大利	7.6	9.0	8.7	72.6	78.5	73.9	27.4	21.5	26.1
86	牙买加	5.8	5.0	6.1	55.3	60.7	64.9	42.4	36.7	33.6
87	日本	7.2	9.2	11.0	80.4	81.9	84.1	19.6	18.1	15.9
88	约旦	9.6	8.4	7.8	45.0	66.7	49.2	52.4	28.8	46.3
89	哈萨克斯坦	4.2	2.7	2.9	50.9	68.2	60.8	49.1	31.3	39.0
90	肯尼亚	4.6	6.1	5.2	28.6	29.0	42.1	59.0	42.2	42.4
91	基里巴斯	8.6	9.2	12.1	96.7	91.4	76.4	3.3	3.4	0.1
92	科威特	2.5	2.8	5.0	75.9	84.6	88.0	24.1	15.4	12.0
93	吉尔吉斯	4.4	7.0	6.5	48.4	49.1	42.8	51.6	43.1	52.5
94	老挝	4.3	2.9	2.3	28.8	20.7	38.7	61.3	62.6	48.9
95	拉脱维亚	5.4	6.1	6.2	50.8	60.2	59.7	49.2	39.8	40.1
96	黎巴嫩	10.8	7.4	8.4	29.8	40.3	50.0	70.1	58.9	49.0

附录2-6　续表3

政府卫生支出占政府总支出（%）			社会医保支出占政府卫生支出（%）			人均卫生费用（美元）			人均政府卫生支出（美元）		
2000	2010	2018	2000	2011	2012	2000	2010	2018	2000	2010	2018
12.8	15.3	16.6	0.0	0.0	0.0	2496.0	6011.5	6217.0	2074.4	5042.5	5215.0
6.1	7.0	4.3	11.3	9.5	9.5	32.0	55.5	70.9	15.3	33.7	35.1
8.4	8.3	7.0	0.0	0.8	0.1	250.7	384.9	490.8	156.8	226.8	318.1
11.8	15.9	15.4	17.0	25.8	41.8	138.6	303.6	461.5	48.6	136.9	204.5
4.1	9.2	11.4	28.0	34.5	33.1	48.1	331.7	516.3	13.9	148.7	268.4
6.7	4.4	4.7	24.3	19.4	20.8	72.5	111.4	125.6	25.5	36.7	36.1
18.5	17.7	18.8	49.3	42.5	43.1	179.3	246.5	288.5	79.2	133.0	184.2
1.4	1.5	3.2	0.0	0.0	0.0	43.7	311.6	314.3	6.0	77.7	62.4
2.1	1.5	2.4	0.0	0.0	0.0	9.3	16.7	23.8	3.3	2.5	3.7
10.8	11.6	12.5	86.4	86.4	86.6	209.7	926.5	1553.0	159.2	687.4	1143.0
9.8	13.8	6.0	0.0	0.0	0.0	75.5	317.0	271.1	39.5	156.0	89.1
7.0	5.1	4.8	0.0	0.0	0.0	5.4	16.7	24.2	2.2	2.9	5.7
10.6	8.6	7.2	0.0	0.0	0.0	77.0	135.2	214.6	59.2	86.4	146.6
10.6	12.5	13.3	19.5	19.0	19.1	1655.9	4099.6	4516.0	1229.7	3167.4	3547.0
14.6	15.1	14.8	94.3	92.3	95.1	2156.5	4593.4	4690.0	1701.0	3506.9	3441.0
5.2	6.8	9.4	14.5	27.1	27.1	127.4	216.7	218.4	46.6	137.7	128.0
6.9	7.8	4.4	0.0	0.0	0.0	23.0	32.3	22.2	5.4	10.4	6.8
4.9	6.2	10.3	46.0	68.8	68.8	47.9	262.5	312.8	5.5	56.0	123.4
17.2	17.6	20.0	87.3	88.6	88.8	2334.7	4597.2	5472.0	1827.6	3482.5	4251.0
6.0	11.9	6.4	0.0	21.6	22.2	17.2	80.9	77.9	4.7	41.9	30.3
	12.4	8.5	45.9	64.0	57.8		2573.7	1567.0		1757.0	813.7
6.8	9.0	7.7	0.0	0.4	0.6	272.4	456.2	474.5	91.2	187.1	181.3
14.1	14.2	16.7	51.2	41.8	52.5	84.0	173.8	259.6	29.8	58.5	93.5
2.4	1.8	4.1	1.1	4.5	4.5	15.9	19.2	38.3	1.4	2.3	6.3
13.7	5.9	3.0	5.4	1.5	1.5	22.5	36.3	53.3	10.1	6.7	4.9
6.8	5.5	10.7	7.1	2.7	2.6	58.0	165.3	295.6	30.9	51.2	182.9
13.9	6.4	4.8	0.0	0.0	0.0	29.5	54.6	64.3	6.4	9.8	7.7
13.7	14.0	10.7	13.7	26.2	29.6	70.8	168.6	176.3	33.3	71.4	71.0
9.9	10.2	9.9	83.9	83.7	83.3	313.1	983.1	1082.0	215.6	655.0	747.5
17.6	14.4	16.6	33.4	36.1	35.8	2873.8	3644.8	6531.0	2315.5	2931.4	5380.0
3.3	3.1	3.4	17.4	15.8	6.5	18.6	45.3	72.8	3.8	11.9	19.6
3.6	4.5	8.5	6.3	18.2	17.6	16.2	92.2	111.7	4.6	23.7	55.1
11.0	11.9	21.8	57.8	50.2	47.2	80.2	440.9	484.3	30.3	142.6	222.4
	4.8	6.2	0.0	0.0	0.0		145.5	239.4		107.5	115.2
14.8	12.3	20.2	1.2	0.5	0.2	1561.0	5128.5	5489.0	1210.0	3906.8	4056.0
8.9	10.7	12.1	72.5	71.5	71.8	1496.9	2211.0	3324.0	944.6	1388.6	2151.0
11.8	14.1	13.2	0.1	0.2	0.4	1520.5	3214.5	2989.0	1104.4	2521.9	2209.0
11.8	9.0	13.0	0.0	0.3	0.2	195.5	234.9	321.0	108.0	142.7	208.4
15.3	18.9	23.6	84.9	87.6	87.0	2740.5	4060.2	4267.0	2204.2	3326.4	3588.0
12.7	17.0	12.4	9.7	28.2	6.3	159.8	308.7	330.1	71.9	205.9	162.4
9.2	8.3	9.1	0.0	…	0.0	50.5	247.4	275.9	25.7	168.7	167.8
7.1	7.3	8.5	10.9	13.1	13.1	20.9	59.2	88.4	6.0	17.1	37.2
11.4	10.3	6.0	0.0	0.0	0.0	68.9	139.9	196.9	66.6	127.9	150.4
5.2	5.2	8.9	0.0	0.0	0.0	462.6	1061.4	1711.0	351.3	898.4	1507.0
7.1	9.2	8.4	10.0	64.1	64.1	12.3	61.5	85.7	5.9	30.2	36.7
6.2	2.7	4.4	1.2	4.9	4.2	14.4	35.0	57.1	4.1	7.3	22.1
7.4	8.1	9.6	0.0	…	0.0	181.6	689.1	1101.0	92.2	414.7	657.8
7.5	10.3	13.3	46.3	49.7	39.4	569.6	659.4	686.5	169.9	266.0	343.4

附录2-6　续表4

序列	国家	卫生总费用占 GDP%			卫生总费用构成（%）					
					政府卫生支出			个人卫生支出		
		2000	2010	2018	2000	2010	2018	2000	2010	2018
97	莱索托	5.9	7.6	9.3	50.2	57.9		49.2	24.4	16.0
98	利比里亚	4.0	8.8	6.7	18.5	8.9	26.2	72.6	54.9	49.6
99	利比亚	3.4	3.6		48.7	69.9		51.3	30.0	
100	立陶宛	6.2	6.8	6.6	67.3	71.1	65.9	32.7	28.7	33.8
101	卢森堡	5.9	7.0	5.3	83.2	85.9	84.9	16.8	14.1	13.7
102	马达加斯加	5.2	5.3	4.8	40.3	40.1		45.4	43.9	34.3
103	马拉维	3.4	7.2	9.3	37.6	22.0	28.9	20.6	15.2	17.9
104	马来西亚	2.6	3.2	3.8	46.7	52.8	51.2	53.3	47.2	48.8
105	马尔代夫	7.7	8.5	9.4	33.1	53.0	70.6	66.9	43.7	28.5
106	马里	5.6	4.6	3.9	23.5	14.3	28.2	68.6	59.2	35.8
107	马耳他	6.6	8.2	9.0	71.8	64.6	63.5	27.8	35.4	36.5
108	马歇尔群岛	19.7	15.2	17.6	50.3	28.5	43.5	13.3	18.8	14.6
109	毛里求斯	2.9	4.6	5.8	53.5	44.1	43.2	46.2	54.0	56.4
110	毛里塔尼亚	4.7	3.4	4.6	13.9	27.7	35.9	81.8	66.3	56.5
111	墨西哥	4.4	6.0	5.4	45.2	48.6	50.1	54.8	51.4	49.9
112	密克罗尼西亚	7.8	13.1	12.6	22.5	17.5	26.3	5.3	3.5	2.4
113	摩纳哥	1.7	2.3	1.6	80.0	81.4	85.7	20.0	18.6	14.3
114	蒙古	4.9	3.7	3.8	74.3	65.4	58.7	24.6	30.3	35.8
115	黑山			8.4			60.0			40.0
116	摩洛哥	4.0	5.9	5.3	24.6	39.9	40.2	75.0	59.7	59.6
117	莫桑比克	3.9	5.1	8.2	74.7	13.1	21.2	17.7	9.7	15.9
118	缅甸	1.8	1.8	4.8	13.2	9.8	14.8	85.7	80.7	76.5
119	纳米比亚	9.8	9.7	8.0	49.7	41.0	46.1	45.2	44.7	49.3
120	瑙鲁	13.5	10.4	9.6	80.5	57.7		7.0	6.2	5.1
121	尼泊尔	3.6	5.0	5.8	15.5	18.1	25.1	63.0	68.0	65.9
122	荷兰	7.7	10.2	10.0	69.0	67.3	64.9	31.0	16.6	35.1
123	新西兰	7.5	9.6	9.2	74.5	78.3	74.8	25.5	21.7	25.2
124	尼加拉瓜	5.2	7.0	8.6	49.2	41.9	59.8	47.4	43.4	34.8
125	尼日尔	7.2	6.9	7.3	21.3	26.1	33.2	69.8	61.6	55.0
126	尼日利亚	3.2	3.3	3.9	18.3	13.6	14.9	64.7	80.1	77.3
127	纽埃岛	8.3	10.3	8.3	94.2	84.4	66.5	1.5	1.2	0.9
128	北马其顿（原马其顿）	8.9	6.7	6.6	53.1	60.6	57.3	42.9	38.7	42.7
129	挪威	7.7	8.9	10.1	81.7	84.7	85.3	18.3	15.3	14.7
130	阿曼	3.1	2.8	4.1	81.8	82.7	87.7	18.2	17.3	12.3
131	巴基斯坦	2.9	2.6	3.2	35.1	22.0	35.5	64.1	73.0	63.9
132	帕劳群岛	8.9	11.6	10.9	53.1	35.4	58.9	21.3	28.8	38.5
133	巴拿马	7.0	7.2	7.3	67.4	66.6	63.9	32.0	31.9	35.4
134	巴布亚新几内亚	2.0	2.1	2.4	84.3	61.7	70.0	9.4	12.3	9.7
135	巴拉圭	5.5	4.6	6.7	42.2	46.1	43.8	54.5	52.9	56.2
136	秘鲁	4.5	4.7	5.2	50.3	51.5	62.6	49.4	46.6	37.2
137	菲律宾	3.2	4.3	4.4	44.4	31.9	32.7	52.1	66.3	66.6
138	波兰	5.3	6.4	6.3	68.2	71.4	71.1	31.8	28.6	28.9
139	葡萄牙	8.4	9.8	9.4	70.4	69.7	61.5	29.5	30.2	38.5
140	卡塔尔	2.0	1.8	2.5	59.5	71.0	74.7	40.5	29.0	25.3
141	韩国	4.0	6.2	7.6	50.3	59.0	58.5	46.1	39.4	41.5
142	摩尔多瓦	4.9	10.1	6.6	49.0	45.9	56.5	47.2	42.2	40.8
143	罗马尼亚	4.2	5.8	5.6	79.3	79.9	79.7	20.7	20.0	20.3
144	俄罗斯	5.0	5.0	5.3	59.4	61.4	59.5	40.4	38.6	40.5

附录2-6　续表5

政府卫生支出占政府总支出（%）			社会医保支出占政府卫生支出（%）			人均卫生费用（美元）			人均政府卫生支出（美元）		
2000	2010	2018	2000	2011	2012	2000	2010	2018	2000	2010	2018
7.7	8.6	11.6	0.0	0.0	0.0	28.5	92.6	124.8	14.3	53.6	72.5
5.0	3.2	5.2	0.0	0.0	0.0	12.2	44.5	45.4	2.3	4.0	11.4
6.0	4.3	…	0.0	…	0.0	244.8	400.9		119.2	280.4	
10.6	11.5	12.7	88.3	84.9	85.1	217.2	805.2	1249.0	146.1	572.4	822.8
13.0	13.7	10.7	71.0	80.5	83.6	2894.0	7452.2	6227.0	2408.7	6402.0	5288.0
11.5	15.2	10.5	0.0	…	0.0	12.9	22.0	22.1	5.2	8.8	7.9
7.1	5.8	9.8	0.0	0.0	0.0	8.9	33.2	35.5	3.4	7.3	10.3
4.6	6.3	8.5	0.7	0.9	0.9	111.4	292.9	427.2	52.0	154.7	218.7
8.8	13.6	21.4	0.0	22.2	56.5	221.1	602.7	973.5	73.3	319.2	687.5
6.8	3.3	5.4	1.5	0.7	0.7	15.0	32.6	35.0	3.6	4.7	9.9
11.8	12.9	15.6	0.0	…	2.7	647.1	1733.7	2754.0	464.6	1119.5	1748.0
17.1	7.7	12.1	35.0	15.2	14.1	423.4	488.6	643.1	213.0	139.1	279.3
2.5	4.2	6.1	7.7	11.1	15.1	22.2	41.1	54.5	3.1	11.4	19.6
6.9	8.3	10.0	0.0	…	0.0	119.0	367.1	653.4	63.7	162.1	281.9
9.9	10.5	10.5	67.6	55.7	55.1	309.6	538.7	519.6	140.0	262.1	260.2
2.6	3.4	4.8	21.4	17.1	18.5	168.4	375.7	415.8	37.9	65.6	109.5
6.9	9.2	6.6	98.1	98.7	98.7	1410.9	3369.2	2969.0	1129.2	2744.2	2545.0
12.3	7.7	7.7	24.1	21.5	21.2	27.0	99.1	155.1	20.1	64.8	91.0
		10.6	99.0	89.3	89.3			731.5			439.0
4.0	7.5	7.2	0.0	24.5	24.5	53.6	168.7	174.8	13.2	67.3	70.3
13.8	2.2	5.6	0.3	33.1	22.8	10.5	21.5	40.3	7.8	2.8	8.5
1.3	1.2	3.5	2.9	3.0	3.0	3.4	15.1	59.2	0.4	1.5	8.8
16.0	11.9	10.7	1.8	2.5	2.5	200.7	504.6	471.5	99.8	207.0	217.2
9.7	7.3	7.4	0.0	0.0	0.0	292.0	650.2	965.8	235.1	375.1	799.3
4.3	4.8	4.6	0.0	0.0	0.0	8.6	30.0	57.9	1.3	5.4	14.5
12.6	14.3	15.4	93.9	90.5	91.2	2023.1	5186.6	5307.0	1396.7	3488.7	3445.0
14.7	17.6	19.3	0.0	9.4	10.4	1053.9	3216.2	4037.0	785.1	2517.4	3021.0
10.2	13.2	18.8	27.0	35.2	37.0	53.3	107.6	173.8	26.2	45.1	103.9
8.4	8.7	8.4	3.3	1.7	1.7	10.6	23.9	30.4	2.2	6.2	10.1
2.4	2.7	4.4	0.0	…	0.0	17.7	76.7	83.8	3.2	10.4	12.5
6.6	6.9	5.0	0.0	0.0	0.0	332.7	1361.5	1556.0	313.4	1149.0	1034.0
14.7	12.5	12.4	97.4	91.9	91.7	2948.9	…	399.1	87.4	184.9	228.8
15.0	16.8	17.4	17.1	12.2	12.8	164.5	7859.5	8239.0	2408.8	6655.5	7030.0
7.0	6.7	8.0	0.0	…	0.0	263.5	529.1	678.2	215.4	437.6	594.5
5.9	2.8	5.3	5.8	3.1	2.9	16.0	26.6	42.9	5.6	5.8	15.2
8.2	8.5	16.8	0.0	0.0	0.0	675.7	1037.8	1723.0	359.0	367.0	1015.0
19.8	19.2	21.4	50.0	35.6	33.1	286.1	579.5	1132.0	192.7	386.0	723.2
8.3	7.1	7.4	0.0	0.0	0.0	18.7	42.3	63.8	15.8	26.1	44.7
6.8	9.0	15.3	52.4	34.8	35.4	91.9	202.9	400.4	38.8	93.6	175.2
10.6	11.6	15.3	45.3	52.2	37.2	89.5	239.3	369.1	45.0	123.2	231.1
6.5	7.2	6.6	14.7	24.6	36.5	32.8	91.8	136.5	14.6	29.3	44.6
8.6	10.0	10.8	82.6	85.4	86.2	238.0	809.2	978.7	162.3	577.4	695.8
13.8	13.2	13.4	1.7	1.9	1.7	967.1	2213.1	2215.0	681.1	1543.1	1361.0
3.9	4.1	6.3	0.0	0.0	0.0	602.3	1257.9	1716.0	358.5	893.0	1282.0
8.1	11.8	14.0	77.3	78.9	77.8	473.9	1374.3	2543.0	238.5	810.8	1486.0
8.5	13.6	12.0	0.0	84.9	85.0	21.4	198.3	213.0	10.5	90.9	120.4
8.7	11.5	12.7	81.9	82.1	83.0	69.9	472.2	687.3	55.4	377.3	547.7
9.7	8.6	9.8	40.3	47.1	38.9	95.4	567.4	609.0	56.6	348.3	362.1

附录2-6　续表6

序列	国家	卫生总费用占 GDP%			卫生总费用构成（%）					
					政府卫生支出			个人卫生支出		
		2000	2010	2018	2000	2010	2018	2000	2010	2018
145	卢旺达	4.3	8.6	7.5	18.1	25.0	31.5	35.4	23.5	37.8
146	圣基茨和尼维斯	4.7	5.3	5.3	41.9	37.6	46.5	58.1	60.9	53.5
147	圣卢西亚岛	5.4	5.4	4.4	34.4	35.9	47.3	65.6	61.9	52.4
148	圣文森特和格林纳丁斯	4.3	4.6	4.5	69.9	59.2	68.2	30.1	35.6	31.4
149	萨摩亚群岛	4.4	5.5	5.2	83.6	75.3	72.2	12.1	13.6	12.6
150	圣马力诺	5.3	6.6	7.1	70.5	80.9	83.9	29.5	19.1	16.1
151	圣多美和普林西比	10.5	6.8	6.3	32.8	29.9	44.0	40.6	23.3	16.3
152	沙特阿拉伯	4.2	3.6	6.4	72.1	61.9	62.4	27.9	38.1	37.6
153	塞内加尔	3.6	4.0	4.0	35.4	28.9	23.8	60.6	58.8	62.5
154	塞黑	6.5	9.5	8.5	65.4	61.0	59.4	34.6	38.1	40.0
155	塞舌尔	4.6	4.8	5.1	82.1	64.3	74.5	17.9	33.6	25.2
156	塞拉利昂	11.5	10.9	16.1	18.0	11.6	9.7	76.2	64.2	64.4
157	新加坡	3.4	3.2	4.5	36.3	35.9	50.4	63.7	57.6	49.7
158	斯洛伐克	5.3	7.8	6.7	88.4	71.6	79.2	11.6	28.4	20.8
159	斯洛文尼亚	7.8	8.6	8.3	71.4	72.4	72.4	28.6	27.6	27.6
160	所罗门群岛	5.3	7.3	4.5	93.3	58.7	79.1	4.2	4.6	2.2
161	索马里									
162	南非	7.4	7.4	8.3	36.8	52.8	54.1	61.7	44.2	44.1
163	南苏丹			6.4			10.8			26.9
164	西班牙	6.8	9.0	9.0	71.4	74.8	70.4	28.6	25.2	29.6
165	斯里兰卡	4.2	3.9	3.8	53.6	40.4	41.1	45.5	58.4	56.7
166	苏丹	3.6	5.1	4.5	33.8	32.5	22.8	66.2	64.4	69.5
167	苏里南	6.3	5.0	8.0	48.4	42.4	65.9	37.2	51.2	32.1
168	瑞典	7.4	8.5	10.9	84.5	81.9	85.1	15.5	18.1	14.9
169	瑞士	9.8	10.7	11.9	28.0	31.1	31.2	44.4	38.2	68.8
170	叙利亚	4.3	3.3		35.5	44.8		64.3	54.0	
171	塔吉克斯坦	4.3	5.7	7.2	20.8	20.6	27.1	79.1	70.5	68.6
172	泰国	3.1	3.4	3.8	55.2	73.8	76.3	42.0	23.6	23.4
173	东帝汶		1.4	4.3		50.8	60.6		11.7	11.4
174	多哥	3.3	5.9	6.2	11.9	26.4	17.0	83.6	67.7	66.2
175	汤加	2.9	4.7	5.1	76.2	57.4	63.3	22.7	17.4	14.0
176	特立尼达和多巴哥	4.2	5.1	6.9	37.0	48.2	49.3	63.0	51.6	50.7
177	突尼斯	5.0	5.9	7.3	52.7	55.8	57.4	47.2	43.0	42.2
178	土耳其	4.6	5.1	4.1	61.7	78.0	77.4	38.3	22.0	22.6
179	土库曼斯坦	6.9	5.0	6.6	46.6	24.1	18.1	53.3	75.7	81.4
180	图瓦卢	24.2	16.4	19.1	99.5	85.0	79.9	0.5	3.1	3.9
181	乌干达	7.6	10.5	6.5	24.8	13.6	15.8	47.8	36.4	41.1
182	乌克兰	5.3	6.8	7.7	47.3	54.1	47.9	52.5	45.1	51.1
183	阿联酋	2.4	3.9	4.2	68.8	70.9	51.6	31.2	29.1	48.4
184	英国	6.0	8.4	10.0	81.7	84.8	78.6	18.2	15.2	21.4
185	坦桑尼亚	3.4	5.3	3.6	21.8	27.8	43.0	40.5	32.8	24.8
186	美国	12.5	16.4	16.9	44.2	48.5	50.4	55.8	51.5	49.6
187	乌拉圭	10.0	8.6	9.2	41.5	60.0	73.0	58.4	40.0	27.0
188	乌兹别克斯坦	5.4	5.6	5.3	47.0	48.0	38.2	53.0	50.2	61.0
189	瓦努阿图	3.3	3.4	3.4	74.5	55.0	63.5	10.6	12.1	13.2
190	委内瑞拉	7.3	6.8	3.6	45.9	37.9	47.9	54.1	62.1	52.1
191	越南	4.8	6.0	5.9	34.9	39.6	45.6	51.6	54.3	52.6
192	也门	4.7	5.2		50.8	22.5		46.0	75.1	
193	赞比亚	7.2	3.7	4.9	44.5	22.6	39.1	52.5	31.8	16.4
194	津巴布韦		10.7	4.7		25.8	28.0		47.2	52.0

附录2-6 续表7

政府卫生支出占政府总支出（%）			社会医保支出占政府卫生支出（%）			人均卫生费用（美元）			人均政府卫生支出（美元）		
2000	2010	2018	2000	2011	2012	2000	2010	2018	2000	2010	2018
3.5	8.6	8.9	6.4	10.5	10.5	9.2	48.7	58.3	1.7	12.2	18.4
5.8	5.9	7.4	0.5	0.3	0.2	445.4	789.4	992.6	186.7	296.7	461.8
8.1	7.0	8.2	4.9	4.3	3.3	288.9	434.0	464.7	99.4	156.0	219.6
11.7	8.2	10.1	0.0	0.0	0.2	157.8	283.6	329.3	110.3	168.0	224.7
11.8	10.4	11.0	0.3	0.5	0.0	63.0	192.5	227.3	52.6	145.0	164.1
11.8	13.1	23.4	100.0	85.0	73.5	1935.0	4001.8	3464.0	1363.7	3235.5	2907.0
31.9	4.1	10.8	0.0	0.0	0.0	58.2	77.3	125.4	19.1	23.1	55.1
9.2	6.8	10.9	0.0	…	0.0	384.4	702.6	1485.0	277.0	435.1	927.0
9.0	5.4	4.3	7.4	4.0	5.1	21.5	50.2	58.9	7.6	14.5	14.0
13.6	13.6	12.4	92.2	93.2	93.4	56.5	545.3	617.1	37.0	332.7	366.4
6.8	9.0	10.2	0.0	5.2	0.0	349.3	512.3	833.1	286.8	329.6	620.4
12.7	6.3	7.2	0.0	0.0	0.0	23.4	43.7	85.8	4.2	5.1	8.3
6.7	7.5	15.3	4.8	15.5	14.1	820.7	1513.6	2824.0	298.2	543.1	1422.0
9.0	13.3	12.7	94.4	89.6	90.0	203.5	1295.3	1300.0	180.0	927.3	1030.0
12.0	12.6	13.8	93.7	93.4	91.3	796.6	2015.2	2170.0	568.7	1458.3	1571.0
23.1	7.5	7.9	0.0	0.0	0.0	48.5	93.7	95.0	45.2	55.0	75.1
		…	…	…	…						
10.9	12.4	13.3	3.3	2.8	2.8	221.8	539.6	526.0	81.6	284.8	284.3
		2.1	…	…	0.0			26.8			2.9
12.4	14.8	15.2	9.6	6.3	6.6	1002.8	2775.1	2736.0	715.6	2074.4	1926.0
10.1	7.8	8.3	0.3	0.1	0.1	43.7	108.6	157.5	23.4	43.9	64.7
11.8	9.5	6.8	8.3	11.1	10.9	17.4	109.1	60.2	5.9	35.5	13.8
11.6	8.6	16.8	33.8	41.7	41.7	168.4	417.7	474.1	81.5	177.0	312.6
11.7	13.7	18.6	0.0	…	0.0	2173.2	4437.1	5982.0	1835.8	3633.3	5090.0
8.2	10.1	11.0	72.8	70.8	69.2	3737.8	8021.8	9871.0	1045.9	2495.2	3082.0
5.6	5.1	…	0.0	…	0.0	54.2	94.3		19.3	42.2	
4.6	4.5	6.1	0.0	…	0.0	6.0	42.3	59.8	1.2	8.7	16.2
12.7	14.4	15.0	9.4	9.3	9.2	62.3	172.1	275.9	34.4	126.9	210.5
	2.7	5.4	0.0	0.0	0.0		51.4	93.7		26.1	56.8
2.4	7.4	4.3	11.7	6.5	6.5	9.9	31.1	41.8	1.2	8.2	7.1
11.4	9.0	7.5	0.0	0.0	0.0	58.2	177.7	236.9	44.3	101.9	149.9
6.8	8.0	11.0	0.0	0.0	0.0	277.0	861.5	1123.0	102.5	414.9	553.7
10.5	13.0	13.6	28.9	56.3	56.3	111.8	243.6	251.6	58.9	135.8	144.3
7.2	10.9	9.3	55.6	57.0	64.1	199.5	539.3	389.9	123.0	420.7	301.7
13.3	8.7	8.7	6.5	6.5	6.5	76.6	221.8	460.2	35.7	53.3	83.4
11.9	14.8	13.7	0.0	0.0	0.0	358.1	500.0	692.5	356.2	425.1	553.1
9.5	7.6	5.1	0.0	0.0	0.0	18.8	62.7	43.1	4.7	8.5	6.8
7.1	7.5	8.9	0.0	0.6	0.6	35.1	202.3	228.4	16.6	109.5	109.5
7.6	8.5	7.2	0.0	0.0	0.0	781.8	1359.0	1817.0	538.1	962.9	937.4
13.8	15.0	19.2	0.0	…	0.0	1674.3	3309.5	4315.0	1368.2	2804.9	3392.0
6.1	7.3	9.4	0.0	…	4.5	12.4	36.1	36.8	2.7	10.0	15.8
16.2	18.4	22.5	83.7	86.0	87.3	4560.1	7957.3	10624.0	2015.1	3861.8	5356.0
14.3	16.9	20.2	27.4	45.2	56.8	687.6	1026.0	1590.0	285.7	615.6	1160.0
6.1	8.0	7.9	0.0	…	0.0	29.7	76.9	82.3	13.9	36.9	31.4
9.7	6.8	7.0	0.0	0.0	0.0	48.7	100.1	105.4	36.3	55.1	66.9
11.9	8.2	3.7	34.6	32.2	31.1	350.9	926.7	257.0	160.9	350.9	122.9
7.5	7.9	9.3	19.7	39.6	37.0	18.8	78.2	151.7	6.6	31.0	69.1
7.5	3.8	…	0.0	0.0	0.0	25.2	67.5		12.8	15.2	
14.9	4.7	7.0	0.0	0.0	0.0	24.5	54.4	76.0	10.9	12.3	29.7
	15.2	7.6	…	…	…		91.2	140.3		23.5	39.3

附录2-7　人口与社会经济

序列	国家	总人口（千人）2019	0～14岁人口（%）2013	60岁及以上人口（%）2013	人口年增长率（%）2003～2013	城镇人口（%）			
						2010	2011	2012	2013
1	阿富汗	38042	47	4	2.8	23	24	24	26
2	阿尔巴尼亚	2881	21	15	-0.2	52	53	55	55
3	阿尔及利亚	43053	28	7	1.7	66	73	74	70
4	安道尔	77	15	23	0.5	88	87	…	86
5	安哥拉	31825	47	4	3.3	59	59	60	43
6	安提瓜和巴布达	97	26	13	1.1	30	30	30	25
7	阿根廷	44781	24	15	0.9	92	93	93	92
8	亚美尼亚	2958	20	14	-0.2	64	64	64	63
9	澳大利亚	25203	19	20	1.6	89	89	89	89
10	奥地利	8955	15	24	0.4	68	68	68	66
11	阿塞拜疆	10048	22	9	1.2	52	54	54	54
12	巴哈马群岛	389	21	12	1.8	84	84	84	83
13	巴林群岛	1641	21	3	5.5	89	89	89	89
14	孟加拉国	163046	30	7	1.2	28	28	29	33
15	巴巴多斯岛	287	19	16	0.5	44	44	45	32
16	白俄罗斯	9452	15	20	-0.4	75	75	75	76
17	比利时	11539	17	24	0.7	97	97	98	98
18	伯利兹	390	34	6	2.5	52	45	45	44
19	贝宁湾	11801	43	5	3.0	42	45	46	43
20	不丹	763	28	7	2.0	35	36	36	37
21	玻利维亚	11513	35	7	1.7	67	67	67	68
22	波黑	3301	16	21	-0.2	49	48	49	40
23	博茨瓦纳	2304	34	6	1.0	61	62	62	57
24	巴西	211050	24	11	1.0	87	85	85	85
25	文莱	433	25	8	1.7	76	76	76	77
26	保加利亚	7000	14	26	-0.8	71	73	74	73
27	布基纳法索	20321	46	4	2.9	26	27	27	28
28	布隆迪	11531	44	4	3.4	11	11	11	12
29	佛得角	550	30	7	0.7	61	63	63	64
30	柬埔寨	16487	31	8	1.6	20	20	20	20
31	喀麦隆	25876	43	5	2.6	58	52	53	53
32	加拿大	37411	16	21	1.1	81	81	81	82
33	中非	4745	40	6	1.9	39	39	39	40
34	乍得	15947	48	4	3.2	28	22	22	22
35	智利	18952	21	14	1.0	89	89	89	89
36	中国	1441860	18	14	0.6	47	51	52	53
37	哥伦比亚	50339	28	10	1.4	75	75	76	76
38	科摩罗	851	42	5	2.5	28	28	28	28
39	刚果	5381	42	5	2.8	62	64	64	65
40	库克岛	18	30	9	1.0	75	74	…	74
41	哥斯达黎加	5048	24	11	1.6	64	65	65	75
42	科特迪瓦	25717	41	5	1.8	51	51	52	53
43	克罗地亚	4130	15	25	-0.3	58	58	58	58
44	古巴	11333	16	19	0.0	75	75	75	77
45	塞浦路斯	1199	17	17	1.3	70	70	71	67
46	捷克	10689	15	24	0.5	74	73	73	73
47	朝鲜	25666	22	13	0.6	60	60	60	61
48	刚果民主共和国	86791	45	5	2.8	35	34	35	42

附录2-7 续表1

生命登记覆盖人口（%）2007～2013		总和生育率（%）			成人识字率（%）2007～2012	人均国民收入（美元，购买力平价）				日均＜1美元（购买力平价）人口（%）2007～2012
出生	死亡	2000	2010	2013		2010	2011	2012	2013	
37	…	7.7	6.3	4.9	…	1060	1140	1560	2000	…
99	53	2.2	1.5	1.8	97	8740	8820	9280	10520	＜2.0
＞90	…	2.6	2.3	2.8	…	8180	8310	8360	12990	…
100	＞80	1.4	1.3	1.4	…	…	…	…	…	…
…	…	6.8	5.4	5.9	70	5410	5230	5400	6770	43.4
＞90	79	2.7	2.1	2.1	99	20240	17900	18920	20070	…
100	100	2.5	2.2	2.2	98	15570	17130	…	…	＜2.0
100	76	1.7	1.7	1.7	100	5660	6100	8820	8140	＜2.0
100	100	1.8	1.9	1.9	…	…	38110	43300	42540	…
100	100	1.4	1.4	1.5	…	39790	42050	43390	43840	…
＞90	93	2.0	2.2	1.9	100	9280	8960	9310	16180	＜2.0
…	93	2.2	1.9	1.9	…	…	…	29020	…	…
＞90	88	2.6	2.5	2.1	92	…	…	…	…	…
31	…	3.0	2.2	2.2	58	1810	1940	2030	2810	43.3
＞90	100	1.5	1.6	1.8	…	…	…	25670	…	…
100	100	1.2	1.4	1.5	100	13590	14460	14960	16940	＜2.0
＞90	100	1.6	1.8	1.9	…	38260	39190	39860	40280	…
95	100	3.6	2.8	2.7	…	6210	6090	7630	8160	…
80	…	6.0	5.3	4.8	42	1590	1620	1550	1780	51.6
100	…	3.8	2.4	2.2	…	4990	5570	6200	7210	2.4
76	…	4.1	3.3	3.2	91	4640	4890	4880	5750	8.0
＞90	89	1.4	1.1	1.3	98	8810	9190	9650	9820	＜2.0
72	…	3.4	2.8	2.6	85	13700	14550	16060	15500	13.4
93	93	2.4	1.8	1.8	90	11000	11420	11530	14750	3.8
＞90	89	2.5	2.0	2.0	95	…	…	…	…	…
100	100	1.2	1.5	1.5	98	13290	14160	15450	15200	＜2.0
77	…	6.3	5.9	5.6	29	1250	1300	1490	1560	44.5
75	…	5.8	4.3	6.0	67	400	610	550	820	…
91	…	3.7	2.4	2.3	85	3820	3980	4930	6220	13.7
62	…	3.9	2.6	2.9	74	2080	2230	2330	2890	10.1
61	…	5.0	4.5	4.8	71	2270	2330	2270	2660	27.6
100	100	1.5	1.7	1.7	…	38310	39660	42530	42610	＜2.0
61	…	5.4	4.6	4.4	57	790	810	1080	600	62.8
16	…	6.6	6.0	6.3	35	1220	1360	1620	2000	36.5
99	100	2.1	1.9	1.8	99	14590	16330	21310	21030	＜2.0
…	4	1.8	1.6	1.7	95	7640	8390	9040	11850	6.3
97	98	2.6	2.4	2.3	94	9060	9560	9990	11890	5.6
87	…	4.3	4.9	4.7	76	1090	1110	1210	1560	…
91	…	4.8	4.5	5.0	…	3220	3240	3450	4720	32.8
＞90	82	3.2	2.4	2.3	…	…	…	…	…	…
100	91	2.4	1.8	1.8	96	11270	11860	12500	13570	＜2.0
65	…	5.2	4.4	4.9	57	1810	1710	1920	2900	35.0
＞90	100	1.4	1.5	1.5	99	18860	18760	20200	20370	＜2.0
100	98	1.6	1.5	1.4	100	…	…	…	…	…
＞90	86	1.7	1.5	1.5	99	30300		29840	28830	…
100	100	1.1	1.5	1.6	…	23620	24370	24720	25530	＜2.0
100	…	2.0	2.0	2.0	100	…	…	…	…	…
28	…	6.9	5.8	5.9	67	320	340	390	680	…

附录2-7 续表2

序列	国家	总人口（千人）2019	0～14岁人口（%）2013	60岁及以上人口（%）2013	人口年增长率（%）2003～2013	城镇人口（%）			
						2010	2011	2012	2013
49	丹麦	5772	18	24	0.4	87	87	87	87
50	吉布提	974	34	6	1.5	76	77	77	77
51	多米尼加	72	26	13	0.3	67	67	…	69
52	多米尼加共和国	10739	30	9	1.4	69	70	70	77
53	厄瓜多尔	17374	30	10	1.7	67	67	68	63
54	埃及	100388	31	9	1.7	43	43	44	43
55	萨尔瓦多	6454	30	10	0.5	64	65	65	66
56	赤道几内亚	1356	39	5	2.9	40	39	40	40
57	厄立特里亚	3497	43	4	3.5	22	21	22	22
58	爱沙尼亚	1326	16	24	-0.4	69	69	70	68
59	斯瓦蒂尼（原斯威士兰）	1148	38	5	1.4	21	21	21	21
60	埃塞俄比亚	112079	43	5	2.7	17	17	17	19
61	斐济	890	29	9	0.8	52	52	53	53
62	芬兰	5532	16	26	0.4	85	84	84	84
63	法国	65130	18	24	0.6	85	86	86	79
64	加蓬	2173	38	7	2.4	86	86	87	87
65	冈比亚	2348	46	4	3.2	58	57	58	58
66	格鲁吉亚	3997	18	20	-0.5	53	53	53	53
67	德国	83517	13	27	-0.1	74	74	74	75
68	加纳	30418	38	5	2.4	51	52	53	53
69	希腊	10473	15	26	0.1	61	61	62	77
70	格林纳达	112	27	10	0.3	39	39	39	36
71	危地马拉	17581	40	7	2.5	49	50	50	51
72	几内亚	12771	42	5	2.4	35	35	36	36
73	几内亚比绍	1921	41	5	2.3	30	44	45	48
74	圭亚那	783	36	5	0.6	29	28	28	28
75	海地	11263	35	7	1.4	52	53	55	56
76	洪都拉斯	9746	35	7	2.0	52	52	53	54
77	匈牙利	9685	15	24	-0.2	68	69	70	70
78	冰岛	339	21	18	1.3	93	94	94	94
79	印度	1366418	29	8	1.4	30	31	32	32
80	印尼	270626	29	8	1.4	44	51	51	52
81	伊朗	82914	24	8	1.2	71	69	69	72
82	伊拉克	39310	40	5	2.6	66	66	66	69
83	爱尔兰	4882	22	17	1.4	62	62	62	63
84	以色列	8519	28	15	2.0	92	92	92	92
85	意大利	60550	14	27	0.5	68	68	69	69
86	牙买加	2948	27	11	0.5	52	52	52	54
87	日本	126860	13	32	0.0	67	91	92	93
88	约旦	10102	34	5	3.8	79	83	83	83
89	哈萨克斯坦	18551	26	10	1.1	59	54	53	53
90	肯尼亚	52574	42	4	2.7	22	24	24	25
91	基里巴斯	118	30	9	1.6	44	44	44	44
92	科威特	4207	25	4	4.6	98	98	98	98
93	吉尔吉斯	6416	30	6	1.0	35	35	35	36
94	老挝	7169	35	6	1.9	33	34	35	37
95	拉脱维亚	1907	15	24	-1.1	68	68	68	68
96	黎巴嫩	6856	21	12	2.7	87	87	87	88

附录2-7 续表3

生命登记覆盖人口（%）2007～2013 出生	死亡	总和生育率（%）2000	2010	2013	成人识字率（%）2007～2012	人均国民收入（美元，购买力平价）2010	2011	2012	2013	日均< 1美元（购买力平价）人口（%）2007～2012
100	98	1.8	1.9	1.9	…	40230	41900	43430	44460	< 2.0
…	…	4.8	3.8	3.4	…	…	…	…	…	…
> 90	100	2.3	2.1	2.1	…	11990	13000	11980	9800	…
81	52	2.9	2.6	2.5	90	9030	9420	9660	11150	2.3
90	80	3.0	2.5	2.6	92	7880	8510	9490	10310	4.0
> 90	95	3.3	2.7	2.8	74	6060	6120	6450	10850	< 2.0
99	78	2.9	2.3	2.2	85	6550	6640	6720	7490	2.5
54	…	5.8	5.2	4.8	94	23750	25620	18570	23240	…
…	…	5.4	4.5	4.7	69	540	580	550	1180	…
100	100	1.3	1.7	1.6	100	19760	20850	22500	24230	< 2.0
50	…	4.2	3.4	3.3	88	4840	5930	4760	6220	39.3
…	…	6.2	4.2	4.5	39	1040	1110	1110	1350	36.8
> 90	100	3.1	2.7	2.6	…	4510	4610	4690	7610	5.9
100	100	1.7	1.9	1.9	…	37290	37670	38220	38480	< 2.0
100	100	1.8	2.0	2.0	…	34440	35910	36720	37580	…
90	…	4.1	3.3	4.1	89	13170	13740	14090	17220	…
53	…	5.6	4.9	5.8	51	1300	1750	1830	1620	…
100	98	1.6	1.6	1.8	100	4990	5350	5770	7040	14.1
100	100	1.3	1.4	1.4	…	37950	40230	42230	44540	< 2.0
63	…	4.7	4.2	3.9	67	1660	1810	1910	3880	…
> 90	100	1.3	1.5	1.5	97	27050	25100	25460	25630	< 2.0
…	100	2.6	2.2	2.2	…	9890	10350	10350	11120	…
97	92	4.8	4.0	3.8	76	4650	4760	4880	7130	13.7
58	…	6.0	5.2	4.9	41	1020	1020	970	1160	40.9
24	…	5.9	5.1	4.9	55	1180	1240	1100	1240	…
88	81	2.5	2.3	2.5	85	3450	…	3340	6550	…
80	…	4.3	3.3	3.1	…	…	1180	1220	1710	…
94	17	4.0	3.1	3.0	85	3770	3820	3880	4270	16.5
100	100	1.3	1.4	1.4	99	19050	20310	20710	…	< 2.0
> 90	100	2.0	2.1	2.1	…	27680	31020	33480	38870	< 2.0
84	8	3.3	2.6	2.5	…	3550	3590	3910	5350	24.7
67	…	2.5	2.1	2.3	93	4200	4500	4730	9260	16.2
99	…	2.2	1.7	1.9	85	…	…	…	15600	…
99	65	5.0	4.7	4.0	79	3370	3750	4230	15220	3.9
> 90	100	1.9	2.1	2.0	…	33370	34180	35670	…	< 2.0
100	100	2.9	2.9	2.9	…	27630	27110	…	32140	< 2.0
100	100	1.2	1.4	1.5	99	31130	32400	32920	34100	< 2.0
98	…	2.6	2.3	2.3	87	7310	…	…	8480	…
100	100	1.3	1.4	1.4	…	34640	35330	36300	37630	< 2.0
99	65	3.9	3.1	3.2	96	5800	5930	5980	11660	< 2.0
100	91	1.9	2.6	2.5	100	10770	11250	11780	20570	< 2.0
60	…	5.0	4.7	4.4	87	1680	1710	1730	2250	…
94	…	4.3	2.9	3.0	…	3530	3300	3870	2780	…
> 90	95	2.4	2.3	2.6	94	…	…	…	…	…
98	96	2.7	2.7	3.1	99	2100	2180	2230	3070	5.1
75	…	4.6	2.7	3.0	…	2460	2580	2690	4570	30.3
100	100	1.2	1.5	1.6	100	16350	17700	21920	22970	< 2.0
100	…	2.4	1.8	1.5	90	14080	14470	14160	17390	…

附录2-7　续表4

序列	国家	总人口（千人）2019	0～14岁人口（%）2013	60岁及以上人口（%）2013	人口年增长率（%）2003～2013	城镇人口（%）			
						2010	2011	2012	2013
97	莱索托	2125	36	6	0.9	27	28	28	26
98	利比里亚	4937	43	5	3.2	48	48	49	49
99	利比亚	6777	30	7	1.3	78	78	78	78
100	立陶宛	2760	15	21	-1.1	67	67	67	67
101	卢森堡	616	17	19	1.7	85	85	86	90
102	马达加斯加	26969	42	5	2.8	30	33	33	34
103	马拉维	18629	45	5	2.9	20	16	16	16
104	马来西亚	31950	26	9	1.8	72	73	73	73
105	马尔代夫	531	29	7	1.8	40	41	42	43
106	马里	19658	47	4	3.1	36	35	36	38
107	马耳他	440	15	24	0.4	95	95	95	95
108	马歇尔群岛	59	30	9	0.1	72	72	…	72
109	毛里求斯	1270	20	14	0.3	42	42	42	40
110	毛里塔尼亚	4526	40	5	2.7	41	41	42	59
111	墨西哥	127576	29	10	1.2	78	78	78	79
112	密克罗尼西亚	114	35	7	-0.3	23	23	23	22
113	摩纳哥	39	18	24	1.4	100	100	…	100
114	蒙古	3225	27	6	1.4	62	69	…	70
115	黑山	628	19	19	0.1	61	63	63	64
116	摩洛哥	36472	28	8	1.1	58	57	57	59
117	莫桑比克	30366	45	5	2.6	38	31	31	32
118	缅甸	54045	25	8	0.7	34	33	33	33
119	纳米比亚	2495	36	5	1.5	38	38	39	45
120	瑙鲁	11	30	9	-0.0	100	100	…	100
121	尼泊尔	28609	35	8	1.3	19	17	17	18
122	荷兰	17097	17	23	0.4	83	83	84	89
123	新西兰	4783	20	19	1.1	86	86	86	86
124	尼加拉瓜	6546	33	7	1.3	57	58	58	58
125	尼日尔	23311	50	4	3.8	17	18	18	18
126	尼日利亚	200964	44	5	2.7	50	50	50	46
127	纽埃岛	2	30	9	-2.7	38	38	…	41
128	北马其顿（原马其顿）	2083	17	18	0.1	59	59	59	57
129	挪威	5379	19	22	1.0	79	79	80	80
130	阿曼	4975	23	4	4.2	73	73	74	77
131	巴基斯坦	216565	34	7	1.8	36	36	37	38
132	帕劳群岛	18	30	9	0.6	83	84	…	86
133	巴拿马	4246	28	10	1.8	75	75	76	66
134	巴布亚新几内亚	8776	38	5	2.3	13	12	13	13
135	巴拉圭	7045	32	8	1.8	61	62	62	59
136	秘鲁	32510	29	9	1.2	77	77	78	78
137	菲律宾	108117	34	6	1.7	49	49	49	45
138	波兰	37888	15	21	-0.0	61	61	61	61
139	葡萄牙	10226	15	25	0.2	61	61	62	62
140	卡塔尔	2832	13	2	11.9	96	99	99	99
141	韩国	51225	15	17	0.6	83	83	83	82
142	摩尔多瓦	4043	17	17	-1.1	47	48	48	45
143	罗马尼亚	19365	15	21	-0.2	57	53	53	54
144	俄罗斯	145872	16	19	-0.1	73	74	74	74

附录2-7 续表5

生命登记覆盖人口（%）2007～2013		总和生育率（%）			成人识字率（%）2007～2012	人均国民收入（美元，购买力平价）				日均< 1 美元（购买力平价）人口（%）2007～2012
出生	死亡	2000	2010	2013		2010	2011	2012	2013	
45	…	4.1	3.2	3.0	90	1960	2050	2170	3320	56.2
4	…	5.9	5.2	4.8	61	340	540	580	790	83.8
…	…	3.2	2.6	2.4	90	…	…	…	…	…
100	100	1.3	1.5	1.5	100	17870	19640	23560	24500	< 2.0
> 90	100	1.7	1.6	1.7	…	61790	64260	60160	…	…
83	…	5.6	4.7	4.5	65	960	950	930	1350	87.7
2	…	6.2	6.0	5.4	61	850	870	730	750	72.2
> 90	56	3.0	2.6	2.0	93	14220	15650	16270	22460	< 2.0
93	84	2.8	1.8	2.3	…	8110	7430	7560	9890	…
81	…	5.8	6.3	6.8	33	1030	1040	1140	1540	50.6
100	100	1.6	1.3	1.4	…	24840	…	27000	28030	…
96	…	4.4	3.5	3.3	…	…	…	…	4620	…
59	…	5.1	4.5	4.7	59	1960	2400	2480	2850	23.4
> 90	100	2.0	1.6	1.5	89	13960	14330	15060	17220	< 2.0
93	99	2.5	2.3	2.2	94	14290	15390	16450	16110	< 2.0
…	…	4.3	3.5	3.3	…	3490	3580	3920	3840	…
…	> 80	1.2	1.5	1.5	…	…	…	…	…	…
99	92	2.2	2.5	2.4	97	3670	4290	5020	8810	…
> 90	100	1.8	1.7	1.7	99	12930	13700	14590	14600	< 2.0
94	25	2.7	2.3	2.7	67	4600	4880	5060	7000	2.6
48	…	5.7	4.9	5.2	56	930	970	1000	1040	60.7
72	…	2.5	2.0	1.9	93	1950	…	…	…	…
78	…	4.0	3.2	3.1	89	6420	6560	7240	9590	23.5
83	…	3.5	3.1	2.9	…	…	…	…	…	…
42	…	4.0	2.7	2.3	57	1210	1260	1470	2260	23.7
100	100	1.7	1.8	1.8	…	41900	43140	43510	43210	< 2.0
100	100	1.9	2.2	2.1	…	…	…	…	…	…
85	68	3.3	2.6	2.5	…	2790	3730	3890	4440	8.5
64	…	7.5	7.1	7.6	…	720	720	760	910	40.8
30	…	5.9	5.5	6.0	61	2170	2290	2450	5360	62.0
> 90	…	…	…	…	…	…	…	…	…	…
100	100	1.7	1.4	1.4	97	10920	11090	11540	11520	< 2.0
100	100	1.8	1.9	1.9	…	56830	61460	66960	66520	< 2.0
…	87	4.4	2.3	2.9	87	…	…	…	…	…
34	…	4.7	3.4	3.2	55	2790	2870	2880	4920	12.7
…	…	2.0	1.7	1.7	…	11000	11080	16870	14540	…
> 90	90	2.7	2.5	2.5	94	12770	14510	15150	19290	4.0
…	…	4.5	4.0	3.8	62	2420	2570	2740	2430	…
76	81	3.7	3.0	2.9	94	5050	5390	5720	7640	3.0
96	69	2.9	2.5	2.4	90	8930	9440	10090	11360	2.9
90	90	3.5	3.1	3.0	95	3980	4140	4380	7820	19.0
100	100	1.3	1.4	1.4	100	19060	20430	21170	22300	< 2.0
100	100	1.4	1.3	1.3	95	24760	24440	24770	25360	…
> 90	77	3.1	2.3	2.0	96	…	86440	…	123860	…
> 90	99	1.4	1.3	1.3	…	29010	30370	30970	33440	…
100	90	1.6	1.5	1.5	99	3360	3640	3630	5190	< 2.0
> 90	100	1.3	1.4	1.4	98	14060	15120	16860	18060	< 2.0
> 90	100	1.2	1.5	1.5	100	19190	20560	22720	23200	< 2.0

附录2-7 续表6

序列	国家	总人口（千人）2019	0～14岁人口（%）2013	60岁及以上人口（%）2013	人口年增长率（%）2003～2013	城镇人口（%）			
						2010	2011	2012	2013
145	卢旺达	12627	43	4	2.5	19	19	19	27
146	圣基茨和尼维斯	53	26	13	1.3	32	32	…	32
147	圣卢西亚岛	183	24	12	1.2	28	18	17	19
148	圣文森特和格林纳丁斯	111	25	10	0.1	49	49	50	50
149	萨摩亚群岛	197	38	8	0.7	20	20	20	19
150	圣马力诺	34	14	27	0.9	94	94	…	94
151	圣多美和普林西比	215	42	5	2.7	62	63	63	64
152	沙特阿拉伯	34269	29	5	2.3	82	82	83	83
153	塞内加尔	16296	44	5	2.8	42	43	43	43
154	塞黑	8772	16	21	-0.6	56	56	57	55
155	塞舌尔	98	22	10	1.0	55	54	54	53
156	塞拉利昂	7813	42	4	2.6	38	39	40	39
157	新加坡	5804	16	16	2.4	100	100	100	100
158	斯洛伐克	5457	15	19	0.1	55	55	55	54
159	斯洛文尼亚	2079	14	24	0.4	50	50	50	50
160	所罗门群岛	670	40	5	2.3	19	20	21	21
161	索马里	15443	47	5	2.7	37	38	38	39
162	南非	58558	30	9	1.2	62	62	62	64
163	南苏丹	11062	42	5	4.2	…	18	18	18
164	西班牙	46737	15	23	1.1	77	77	78	79
165	斯里兰卡	21324	25	13	0.9	14	15	15	18
166	苏丹	42813	41	5	2.4	40	33	33	34
167	苏里南	581	27	10	1.0	69	70	70	66
168	瑞典	10036	17	26	0.7	85	85	85	86
169	瑞士	8591	15	23	1.0	74	74	74	74
170	叙利亚	17070	35	6	2.4	56	56	56	57
171	塔吉克斯坦	9321	36	5	2.3	26	27	27	27
172	泰国	69626	18	15	0.4	34	34	34	48
173	东帝汶	1293	46	5	1.9	28	28	29	32
174	多哥	8082	42	4	2.6	43	38	38	39
175	汤加	104	37	8	0.5	23	23	24	24
176	特立尼达和多巴哥	1395	21	14	0.4	14	14	14	9
177	突尼斯	11695	23	11	1.1	67	66	67	67
178	土耳其	83430	26	11	1.3	70	72	72	72
179	土库曼斯坦	5942	29	7	1.2	50	49	49	49
180	图瓦卢	12	30	9	0.3	50	51	…	58
181	乌干达	44270	48	4	3.4	13	16	16	15
182	乌克兰	43994	14	21	-0.6	69	69	69	69
183	阿联酋	9771	15	1	10.2	84	84	85	85
184	英国	67530	18	23	0.6	80	80	80	82
185	坦桑尼亚	58005	45	5	2.9	26	27	27	30
186	美国	329065	20	20	0.9	82	82	83	81
187	乌拉圭	3462	22	19	0.2	92	93	93	95
188	乌兹别克斯坦	32982	29	7	1.2	36	36	36	36
189	瓦努阿图	300	37	6	2.4	26	25	25	26
190	委内瑞拉	28516	29	9	1.6	93	94	94	89
191	越南	96462	23	10	1.0	30	31	32	32
192	也门	29162	40	5	2.5	32	32	33	34
193	赞比亚	17861	47	4	2.9	36	39	40	40
194	津巴布韦	14645	40	6	1.1	38	39	39	33

附录2-7　续表7

生命登记覆盖人口（%）2007～2013		总和生育率（%）			成人识字率（%）2007～2012	人均国民收入（美元，购买力平价）				日均＜1美元（购买力平价）人口（%）2007～2012
出生	死亡	2000	2010	2013		2010	2011	2012	2013	
63	…	5.9	5.4	4.5	66	1150	1270	1320	1430	63.0
…	79	2.2	1.8	1.8	…	15850	16470	17630	20400	…
92	85	2.3	2.0	1.9	…	10520	11220	11300	10350	…
＞90	100	2.4	2.1	2.0	…	10830	10440	10870	10610	…
48	…	4.5	3.9	4.1	99	4270	4270	4250	4840	…
＞90	＞80	1.3	1.5	1.5	…	…	…	…	…	…
75	…	4.6	3.7	4.1	89	1920	2080	1810	2950	43.5
…	51	4.2	2.8	2.6	87	…	24700	…	53780	…
73	…	5.6	4.8	4.9	50	1910	1940	1880	2240	34.1
99	90	1.7	1.6	1.4	98	11020	11540	11430	12020	＜2.0
＞90	100	2.2	1.9	2.2	92	21210	25140	25740	23270	＜2.0
78	…	5.4	5.0	4.7	43	830	840	1340	1750	56.6
＞90	74	1.5	1.3	1.3	96	55790	59380	60110	76850	…
＞90	100	1.3	1.3	1.4	…	23100	22130	24770	25500	＜2.0
100	100	1.2	1.4	1.5	100	26660	26510	27240	28130	＜2.0
…	…	4.6	4.2	4.0	…	2210	2350	2130	1810	…
…	…	6.5	6.3	6.6	…	…	…	…	…	…
85	91	2.9	2.5	2.4	93	10360	10710	11010	12240	9.4
35	…	…	…	4.9	…	…	…	…	2190	…
100	100	1.2	1.5	1.5	98	31640	31400	31670	31850	2.3
97	…	2.2	2.3	2.3	91	5010	5520	6030	9470	4.1
59	…	5.1	4.4	4.4	…	2030	2120	2070	2370	19.8
99	100	2.7	2.3	2.3	95	…	…	8380	15860	…
100	100	1.6	1.9	1.9	…	39730	42200	43980	44760	…
100	100	1.4	1.5	1.5	…	50170	52570	55090	56580	…
…	92	3.8	2.9	3.0	84	5120	…	5120	…	…
88	…	4.0	3.3	3.8	100	2140	2300	2180	2500	6.5
99	…	1.8	1.6	1.4	…	8190	8360	9280	13510	＜2.0
55	…	7.1	6.2	5.9	58	3600	…	6230	6410	34.9
78	…	5.1	4.1	4.6	60	890	1040	900	1180	52.5
…	…	4.2	3.9	3.8	…	4580	5000	5020	5450	…
…	85	1.6	1.6	1.8	99	24040	…	22860	26210	…
99	37	2.1	2.0	2.0	79	9060	9030	9210	10960	＜2.0
94	78	2.4	2.1	2.0	94	15170	16940	18190	18760	＜2.0
…	…	2.8	2.4	2.3	100	7490	8690	9070	12920	…
50	…	3.6	3.1	3.0	…	…	…	…	5990	…
30	…	6.8	6.1	5.9	73	1250	1310	1120	1370	37.8
100	99	1.1	1.4	1.5	100	6620	7040	7180	8960	＜2.0
100	87	2.7	1.7	1.8	…	…	47890	…	…	…
100	100	1.7	1.9	1.9	…	36410	36010	37340	35760	＜2.0
16	…	5.7	5.5	5.2	73	1430	1500	1560	1750	43.5
100	98	2.0	2.1	2.0	…	47360	48820	52610	53960	＜2.0
100	99	2.2	2.1	2.0	98	13990	14640	15310	18930	＜2.0
＞90	…	2.8	2.4	2.3	99	3120	3420	3670	5340	…
43	…	4.5	3.9	3.4	83	4320	4330	4300	2840	…
81	100	2.8	2.5	2.4	96	12150	12430	12920	17890	…
95	…	2.3	1.8	1.7	93	3070	3250	3620	5030	2.4
17	…	6.3	5.2	4.1	65	…	2170	2310	3820	…
14	…	6.2	6.3	5.7	71	1380	1490	1590	3070	74.3
49	…	3.9	3.3	3.5	84	…	…	…	1560	…